国家卫生健康委员会"十三五"规划教材

专科医师核心能力提升导引丛书

供超声医学专业临床型研究生及专科医师用

急重症超声诊断学

主　　编　吕国荣　柴艳芬

副 主 编　周苏晋　袁丽君

U0208066

编　　者（按姓氏笔画排序）

王晓曼（首都医科大学附属北京儿童医院）　　　何韶铮（福建医科大学附属第二医院）

吕发勤（中国人民解放军总医院）　　　　　　　周苏晋（广东省第二人民医院）

吕国荣（泉州医学高等专科学校　福建医科　　　姜立新（上海市第六人民医院）
　　　　大学附属第二医院）　　　　　　　　　袁丽君（空军军医大学唐都医院）

朱华栋（北京协和医院）　　　　　　　　　　　耿　斌（首都医科大学附属北京安贞医院）

刘　敬（北京市朝阳区妇幼保健院）　　　　　　柴艳芬（天津医科大学总医院）

寿松涛（天津医科大学总医院）　　　　　　　　崔立刚（北京大学第三医院）

主编秘书

何韶铮（福建医科大学附属第二医院）　　　　　苏惠玲（福建医科大学附属第二医院）

唐亚娟（福建医科大学附属第二医院）

人民卫生出版社

PEOPLE'S MEDICAL PUBLISHING HOUSE

图书在版编目（CIP）数据

急重症超声诊断学/吕国荣，柴艳芬主编. —北京：
人民卫生出版社，2018
ISBN 978-7-117-27504-0

Ⅰ. ①急⋯　Ⅱ. ①吕⋯②柴⋯　Ⅲ. ①急性病-超声
波诊断-高等学校-教材②险症-超声波诊断-高等学校-
教材　Ⅳ. ①R445.1

中国版本图书馆 CIP 数据核字（2018）第 294216 号

| 人卫智网 | www.ipmph.com | 医学教育、学术、考试、健康，购书智慧智能综合服务平台 |
| 人卫官网 | www.pmph.com | 人卫官方资讯发布平台 |

急重症超声诊断学

主　　编：吕国荣　柴艳芬
出版发行：人民卫生出版社（中继线 010-59780011）
地　　址：北京市朝阳区潘家园南里 19 号
邮　　编：100021
E - mail：pmph @ pmph. com
购书热线：010-59787592　010-59787584　010-65264830
印　　刷：中农印务有限公司
经　　销：新华书店
开　　本：889×1194　1/16　印张：22
字　　数：665 千字
版　　次：2019 年 5 月第 1 版　2020 年 5 月第 1 版第 2 次印刷
标准书号：ISBN 978-7-117-27504-0
定　　价：158.00 元

主 编 简 介

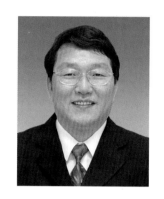

吕国荣　二级教授、主任医师、博士生导师、泉州医学高等专科学校校长，福建医科大学附属第二医院超声影像学科带头人，中国百名优秀超声专家，享受国务院特殊津贴专家，两度入选中国百强名医。兼任中国超声医学工程学会常务委员、介入超声专业副主任委员，中国医师协会超声医师分会常务委员、妇产专业委员会副主任委员、学科建设和管理委员会副主任委员，中国医学影像学研究会常务理事，中华医学会超声医学分会介入超声专业委员会委员，福建省超声医学工程学会会长；《中国超声医学杂志》编委、《中国医学影像学杂志》编委、《中华医学超声杂志(电子版)》编委、《中国临床医学影像杂志》编委，为多本SCI源杂志和CSCD源杂志特约审稿专家。长期从事胎儿超声诊断，尤其是胎儿颅脑疾病和心脏畸形的早期诊断，擅长介入性超声及疑难病例会诊。近年来率先在国内开展了十余项超声和介入性超声新技术，承担或协作承担国家自然科学基金项目和省部级基金项目共计15项，7项科研课题分别荣获国家卫健委、省政府科技成果进步奖，1项教育教学改革项目荣获省级教学成果一等奖。获实用新型专利7项，软件著作权3项。主编超声医学专著6部，参编12部，发表论文300余篇，其中SCI 30篇，被国内外学者引用近3000次。

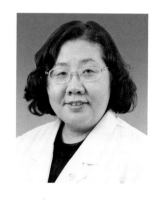

柴艳芬　主任医师，教授，现任天津医科大学总医院急诊医学科主任，急诊医学教研室主任，急诊医学专业和全科医学专业硕士研究生导师。从事急诊临床医疗、教学30年。任中国中西医结合学会重症医学专业委员会第1~2届副主任委员，中华医学会急诊医学分会常务委员兼信息化组组长，中华医学会灾难医学分会委员，中国医学救援协会灾害救援分会常务委员，中国医师协会急诊医师分会常务委员，天津市医师协会副会长，天津市医师协会急诊医师分会会长，天津市医学会急诊医学分会副主任委员，天津市医学会灾难医学分会副主任委员，天津市救援医学学会副理事长，天津市急诊质控中心主任。《中华急诊医学杂志》《中华危重症医学杂志(电子版)》《临床急诊杂志》《实用休克杂志》等杂志编委。主编全国高等医药院校《急诊医学》双语教材、参编五年制和八年制《内科学》《急诊医学》《急救护理学》《急诊与灾难医学》等全国高等医药院校规划教材13部。主编和参编《实用危重病医学》《急诊重症监护治疗病房(EICU)工作手册》《内科基本功》《急诊医学高级教程》《临床诊疗指南-急诊医学分册》《急诊床旁超声速查手册》《急诊技术操作规范》等临床参考书十余部，以第一作者/通讯作者发表论文数十篇。

副主编简介

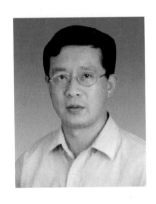

周苏晋　广东省第二人民医院超声科主任,临床医学硕士,主任医师、教授。中国医学影像技术研究会超声分会腹部超声专业委员会委员,中国超声医学工程学会委员,广东省医学会超声分会常务委员,广东省医师协会超声医师分会常务委员,广东省政府科技咨询专家,广东省医疗事故鉴定委员会专家,广东省高级职称评委,《中华临床医学杂志》审稿专家。从事超声医学工作30余年,擅长心脏、血管、腹部、妇产科、浅表小器官的常见病、疑难杂症超声诊断与鉴别诊断,尤其是对急危重症超声诊断颇有研究。承担省级科研项目5项,获得省市科学技术进步奖多项,主编《临床急症超声诊断》《心脏超声鉴别诊断学》等医学专著数部,参编医学专著多部,发表学术论文数十篇。

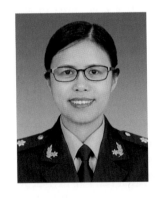

袁丽君　教授,主任医师,博士生导师。空军军医大学唐都医院超声科主任,陕西省中青年科技领军人才。现任中国医学影像技术研究会理事、中国超声医学工程学会理事、中国人民解放军超声医学专业委员会副主任委员、中华医学会超声医学分会青年委员会副主任委员、中国医师协会超声医师分会常务委员、中国超声医学工程学会妇产超声分会副主任委员、海峡两岸医药卫生交流与合作网超声医学专委会常务委员兼总干事、陕西省医学会超声医学分会副主任委员、陕西省医学会临床流行病学和循证医学分会副主任委员等。主持国家自然科学基金4项,以第一/通讯作者发表SCI论著24篇。多次应邀在美国超声心动图学会(American Society of Echocardiography, ASE)、美国心脏病学会(American College of Cardiology, ACC)、国际妇产科超声学会(International Society of Ultrasound in Obstetrics and Gynecology, ISUOG)及世界超声医学与生物学联合会(World Federation for Ultrasound in Medicine and Biology, WFUMB)等国际学术大会做报告。获陕西省科学技术奖一等奖、二等奖各1项。主编、副主编、主译专著 5部。

出 版 说 明

为了进一步贯彻《国务院办公厅关于深化医教协同进一步推进医学教育改革与发展的意见》（国办发〔2017〕63号）的文件精神，推动新时期创新型人才培养，人民卫生出版社在全面分析其他专业研究生教材、系统调研超声医学专业研究生及专科医师核心需求的基础上，及时组织编写全国第一套超声医学专业研究生规划教材暨专科医师核心能力提升导引丛书。

全套教材共包括9种，全面覆盖了超声医学专业各学科领域。来自全国知名院校的200多位超声医学的专家以"解决读者临床中实际遇到的问题"为立足点，以"回顾、现状、展望"为线索，以培养和启发读者创新思维为编写原则，对超声医学在临床应用的历史变迁进行了点评，对当前诊疗中的困惑、局限与不足进行了剖析，对相应领域的研究热点及发展趋势进行深入探讨。

该套教材适用于超声医学专业临床型研究生及专科医师。

全国高等学校超声医学专业研究生规划教材
评审委员会名单

全国高等学校超声医学专业研究生规划教材
目　录

前　　言

急重症超声诊断学(ultrasonography in the critically ill)是现代超声学的一个重要分支,以其独特的优势在重症医学和超声医学中占有重要地位。急重症超声是以临床需求为导向,有目的地对急重症患者进行超声重点扫查,随时评估急重症患者的病情,对危及生命的急重症疾病作出快速的诊断,或引导临床进行介入性治疗。近年来倡导的即时随诊超声(point of care ultrasound,PoCUS)、心脏超声目标导向评估(focused on cardiac ultrasound,FoCUS)正是这种急重症超声理念的具体体现。20世纪80年代后期,急诊超声的范畴主要限于急腹症、外伤评估和部分心血管疾病的检查。20世纪90年代中期,DA. Lichtenstein医师首先提出了重症超声的概念。从此,欧美许多学者研究并拓展了肺部疾病、颅脑和心血管急重症疾病的超声检查在重症医学领域的应用。目前国内外学者已经达成了诸多急重症超声的专家共识,并出版了许多相关指南,标志着急重症超声诊断学逐步形成并走向成熟。简约化是急重症超声的精髓,通过简便的设备、简化的流程、简单的技术和便捷的服务获取精准的诊断和治疗是急重症医学生命力和发展的源泉。

本书包含三篇,第一篇从第一章至第四章,主要介绍急重症超声内涵和基本技术技能,内容涉及常用急重症超声基本流程、方法、应用范畴等;第二篇从第五章至第十一章,主要介绍各器官或系统的急重症超声诊断,内容涵盖临床概况、超声表现、诊断与鉴别诊断;第三篇主要介绍介入性超声及其新技术在急重症医学中的应用。本书不仅内容丰富,图文并茂,更附有网络增值服务资料,体现融合教材的特色,同时附有许多典型案例分析,充分展现临床的思维方法,是一部具有创新性以及实用性的超声医学、急诊医学和重症医学的专业书籍。本书可供临床各科研究生、医师以及高等医学院校教师参考。

急重症超声技术的发展日新月异,虽然我们主观上希望本书能最大限度地反映当代急重症超声的最新成就,但实际上将急重症超声的全部新成果、新技术以及新理念及时体现在本书中是编者力所不能及的,加之作者的经验水平有限,所述观点难免有不准确、不够完美甚至错误的地方,敬请专家和广大读者批评指正,以期再版时匡正。

编者

2019 年 1 月

目　录

第一篇　急重症超声基本知识与技能

第二篇　常见急重症超声诊断

第三篇　急重症救治中的介入性超声技术

第一篇　急重症超声基本知识与技能

本篇主要介绍急重症超声的内涵和发展历史；急重症超声的管理、质控与培训；急重症超声的设备特点和操作方法；急重症超声检查的方法和检查程序，包括创伤重点评估、床旁肺部超声、心脏即时评估、急腹症超声检查程序、休克快速筛查程序、补液管理程序等；急重症超声技术在院前急救、院内急诊救治、重症监护的应用。本篇内容是急重症超声的基本知识和基本技能，是急重症超声重要的内容与任务，必须熟练掌握。

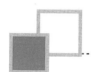

第一章　急重症超声概述

第一节　急重症超声的内涵特点及范畴

急重症超声诊断学是一门研究超声技术对急重症患者实施急救和特别监护的学科。它是超声医学的重要组成部分，又是急诊和重症医学的组成部分，是以挽救患者生命，提高抢救成功率，促进生命质量为目的，以现代医学科学、超声医学等为基础的综合性应用学科。它主要应用于院前急救、院内急诊救治和重症监护三个领域。

一、内涵和特点

急重症超声（ultrasonography in the critically ill）的定义为：以临床医师为主体，以临床需求为导向，有目的地对急重症患者进行超声重点检查，随时评估病情，并作出快速的诊断以指导治疗或引导介入性诊疗。

急重症超声不是超声科医师将超声检查用于危、急、重症患者的简单复制（表 1-1-1），它有着自身的内涵和特点：

1. 技术简化，易于掌握，可快速完成。

2. 简约的超声检查技术能够为急重症患者诊治提供解剖学、病理学、病理生理学方面的信息。

3. 根据病情可单独做一次急重症超声检查，亦可根据病情变化重复多次检查。既可在治疗过程中进行病理或生理上监测，亦可用于引导临床介入性诊疗。

表 1-1-1　急重症超声与传统超声的区别

	急重症超声	传统超声
检查范畴	从临床出发，以需求为导向，有目的地重点检查	对某个或某些脏器检查
实施结果	提供疾病状态，评价脏器功能，指导处置意见	提供诊断信息
实施主体	临床医师	超声科医师
实施程度	职业化，技术技能	专业化

4. 急重症超声诊断学既包含超声诊断也包括介入性超声。

二、应用范畴和适应证

（一）应用范畴

1. **强化急重症超声在 ICU 的临床应用**　急重症超声检查没有禁忌证，是否能够进行超声检查取决于医院条件和能力、患者的情况和检查部位。有一项研究表明，综合所有检查部位，急重症超声检查总的可行性为 92%，71% 的腹部超声检查处于最佳的观察状态，胰腺、腹主动脉和腹膜后属于难以检查的器官。Lichtenstein 等的研究表明，急重症超声检查促成 22% 患者即刻改变治疗计划，通过 ICU 患者的尸检证明，约有 1/3 重症患者通过使用超声检查修正错误诊断。Royse 等综合 47 篇文献分析，采用急重症超声技术（经食管超声和经胸超声）对心脏疾病进行检查,约13%的患者改变手术治疗方案,约37%改变临床处理方式或者提供有用信息。Deeb等报道对急性呼吸困难患者采用床边超声、以B线征诊断急性心源性肺水肿的临床荟萃分析发现,其诊断敏感性为94.1%、特异性为92.4%。总之,应该强调的是,急重症患者任何时候都有超声检查的指征,因为它总会提供一些有用的信息。

同体格检查一样,ICU患者进行常规的超声检查不要有丝毫的犹豫。即使一些较轻的患者,进行肺部超声检查有时也是很有用的(如吸入性肺炎)。然而,就目前来说,许多单位的ICU或重症医学科并未使用超声检查而使患者受益。重症医学科患者应尽早使用无创、无放射性、便捷的超声检查,必须在不可逆转的炎症和凝血障碍级联反应开始前使用超声检查。实践中应该给ICU或重症医学科患者尽早做全面超声检查,之后根据需求可反复对某一部位和指标重点监测。一般来说,有3种情况需要超声检查:①入院时进行初步诊断;②患者需要某些介入操作;③超声早期识别常见并发症(如肺炎、血栓)。

2. 完善急重症超声在院内急诊救治的应用 超声技术应用于院内急诊急救相对较为成熟,这些常用的技术分为两个层面,即基本应用和高级应用(表1-1-2)。许多的研究已证实这些超声技术的应用对指导临床诊疗具有重要的意义。

表1-1-2 常用急重症超声检查技术

基本应用	高级应用
创伤性超声重点评估	肺部急诊重点评估
心脏急诊重点超声	腹部急诊重点评估
气道急诊超声评估	阴囊急诊评估
腹主动脉超声重点评估	外周血管急诊评估
超声引导操作技术	妇产科急诊评估
	眼睛急诊评估

3. 拓展急重症超声在院前急救的应用 无线超声探头视诊仪和平板式超声袖珍仪的使用,已使急重症超声在地震、自然灾害、群体事件的救治中发挥重要作用。Yin等报道了急诊超声在地震救治中的应用,90.7%的床旁超声检查对于诊断和治疗是有价值的,这些检查项目包括血流动力学监测、床旁肺部超声、液体复苏、血栓定位、胆道感染、颅内感染。据统计,北美急诊医疗服务系统约有4%配备院前急诊超声检查技术和设备,并将之融入红十字会的救治中。

(二) 适应证和关键技术

急重症超声的范畴包括两个方面:超声诊断和介入性超声。传统上急重症超声主要用于急腹症、妇产科和心脏急重症患者的检查,现也称之为即时随诊超声(point of care ultrasound,PoCUS)。当今急重症超声已开始使用经颅多普勒和经颅彩色多普勒超声对脑卒中患者进行院前急救检查,采用二维和彩色多普勒血流显像(CDFI)对视神经、上颌窦、肺部、气道、膈肌、四肢软组织和动静脉进行检查,其临床应用极为广泛并且日益发挥重要作用。根据指南、专家共识、循证医学证据的研究,表1-1-3列出了急重症超声核心应用技术的领域。

表1-1-3 急重症超声核心与非核心技术的应用领域

◆ **核心技术的应用领域**	**外周血管重点评估**
重点心脏超声评估	● 深静脉血栓
● 左心室大小、收缩功能	● 主动脉瘤夹层
● 右心室大小、功能	● 血管闭塞
● 容量状况	**神经肌肉重点评估**
● 心包积液、心脏压塞	● 肌肉评估
● 慢性心脏病大体征象	(ICU获得性肌肉无力
● 瓣膜大体征象	症)
● 大的心内肿瘤	● 软组织感染
胸肺超声重点评估	● 关节积液
● 气胸	● 异物
● 肺间质综合征(肺水肿、肺	● 长骨骨折
炎、肺纤维化)	● 肌肉肌腱损伤
● 肺实变	● 膈肌功能评估
● 肺疾病监测	**眼眶重点评估**
(急性肺水肿、ARDS、急性	● 视盘
肺损伤、社区获得性肺炎、	● 视网膜脱离
呼吸机相关肺炎)	● 玻璃体积血
● 胸腔积液	● 形态结构异常
● 新生儿和儿科肺部疾病	**超声引导介入性可视化**
急腹症超声重点评估	**操作**
● 腹腔积血	● 静脉通道的建立
● 低灌注和肾衰竭	(颈内静脉、锁骨下静
● 急性胆囊炎和胆囊结石	脉、股静脉、外周静脉)
● 阑尾炎	● 神经阻滞术
● 肠梗阻	● 浆膜腔穿刺术
● 胃肠穿孔	● 置管引流术
● 泌尿系结石和肾盂炎	● 穿刺活检术
● 腹主动脉瘤	**其他**
急重症妇科重点评估	● 气道急诊评估
● 异位妊娠	● 睾丸急诊评估
● 卵巢肿瘤扭转、破裂	◆ **非核心技术的应用领域**
● 附件肿物性质	● 高级超声心动图
颅脑超声重点评估	● 经食管超声心电图
● 脑实质疾病监测	● 经颅多普勒
(脑中线移位、脑室扩张)	● 儿科先天性幽门梗阻、
● 颅内压增高、监测	憩室炎
● 脑死亡诊断	● 对比声学造影
	● 脑自主功能调节检测

三、学习内容与方法

急重症超声诊断学的学习内容包括两个模块。其一是理论学习模块,其二是实践技能模块。理论学习必须注重掌握一些急诊和急重症超声所特有的技术内容,包括创伤超声重点评估(focused assessment with sonography for trauma, FAST)、床旁肺部急诊超声检查程序(bedside lung ultrasound in emergency, BLUE)、液体输注管理程序(fluid administration limited by lung sonography, FALLS)、不明原因休克序贯超声筛查程序(sequential echographic screening assessing mechanism of a shock of indistinct, SESAME)等,注重学习肺部超声、心脏急诊超声等难点问题。整个急重症超声的重点内容应在心肺脏器功能的维护上,因此掌握心、肺的急重症超声也就成为学习急重症超声诊断学的关键。在急重症超声实践模块中,需掌握超声检查技术和超声引导技术。这两种技术需要通过临床反复实践才能熟练掌握。

四、回顾、现状与展望

(一)回顾

急重症超声发展经历了三个阶段:

1. **起始阶段(20世纪90年代以前)** 此阶段急重症超声主要的应用范畴集中于创伤、急腹症、妇科急症和心脏急诊。其承担主体是影像科或超声科医师,其急救模式是召唤式,主要的服务对象为院内急诊急救患者。

2. **发展阶段(1990—2010年)** 此阶段重要特征是:①将肺部超声引入急重症医学科内。国际上颁发了许多急症或急重症超声检查指南、专家共识和循证医学证据;②同时将气道超声、术中超声、血管、腔内超声、颅脑超声等专业超声评估引入专业 ICU,如 PICU、NICU、RICU 等;③介入性超声在急重症领域的广泛应用。急重症超声承担主体是临床医师和(或)超声医师,其服务模式是即时评估模式,主要服务对象为院内的急诊和急重症患者。

3. **拓展阶段(2010年以来)** 此阶段除了发展阶段的特征外,还有以下特点:将急重症超声拓展到院前急救、自然灾害和群体事件的急救领域,内容扩展到可视化的介入性操作和神经肌肉等专业评估。院前急救承担的主体扩展到医学辅助人员,或临床医师引导下的医学救护人员。其服务模式是把超声科带到现场,其微型化的设备已装备到急救车和急救直升机,并采取远程监护的新

形式。

(二)现状

国际上急重症超声发展存在以下问题:

1. 各种急重症超声检查的程序很多,但这些检查程序是否让患者受益,人们知之甚少;同一个脏器如心脏和肺脏也有多种的检查程序,但这些程序中哪一程序更佳呢?

2. 目前仍有一些急症或急重症超声检查的项目缺少循证医学的证据,如对神经肌肉、胰腺和胆系的检查项目。

3. 尽管目前国际上有许多的组织和协会开展急重症超声的培训,但是培训时间、内容、方法、考核办法仍未统一。

4. 对于开展院前急救的急重症超声检查仍缺少有关指南。

5. 急重症超声如何在重症监护室、儿童重症监护室、新生儿重症监护室、呼吸重症监护室、冠心病重症监护室更好发挥作用,如何与超声医师的超声专业有机结合,都值得更进一步探讨。

与国外急重症超声发展相比,国内急重症超声的发展仍处于起步阶段。存在的主要问题如下:

1. 准入制度尚未建立。

2. 收费目录和标准没有明确。

3. 医院投入不足,设备缺乏及设备专业化水平不高。

4. 没有把急重症超声的检查技能列入医师规范化培训或临床研究生培训的内容。

5. 没有建立急重症超声继续教育培训的制度。

6. 急重症超声未能在急诊科和重症医学科中广泛使用。

(三)展望

急重症超声未来发展方向:

1. **简约化** 简约化是急重症超声的精髓,基于简单的设备、简明的技术、简单的原理,构成简捷的超声检查流程,对急重症患者进行快速而有效的诊断和治疗。只有设备简单,才能应用于各个专业和领域,只有简明的技术才能让更多的临床医师所掌握,只有简捷的超声诊断流程才能为急重症患者赢得宝贵的救治时间。

2. **职业化** 超声设备复杂,仅能供专业人员在有限的领域应用,急重症超声首要任务之一就是要求超声成为临床工具,使急诊和重症医学科医师或其他领域专业医师如麻醉科具备超声检查的基本技能,就像心血管专业医师、重症医学科医师掌握心电图操作并解读使之成为常规诊断方法,就像

临床医师使用听诊器一样,成为一种技能,急重症超声要成为重症医学科和急诊科医师的有力工具,随时随地都可获得超声帮助,提倡时间就是生命的理念,而不是坐等超声科医师来检查。

3. 程序化 规范的程序化检查能够节省检查时间,提高诊断效率。如 FAST(图 1-1-1)、BLUE、FALLS、SESAME 等。

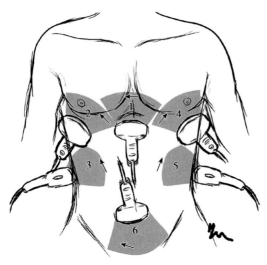

图 1-1-1 FAST 超声检查方法
患者仰卧位,检查六个部位,判断有无胸腔、心包、腹腔、盆腔积液

4. 规范化 急重症超声主要由急诊科和重症医学科的医师主导或临床医师主导。超声科医师更多地参与急重症超声继续教育和培训,以及专业的急重症超声工作。目前国内、国际上已颁布多部的急诊超声标准操作规范和急重症超声指南。例如美国急诊医师学会颁布的急诊超声检查指南和中华医学会急诊医学分会颁发的急诊超声标准操作规范,国际肺脏超声联合会也颁布了专家共识,这些指南和操作标准都是医师执行急重症超声的总体标准。

5. 可视化 急重症超声检查必须成为临床医师的诊断工具,成为视觉仪,成为望诊、触诊、叩诊、听诊等体格检查中望诊的一部分。只有这样才能有客观指标指导急重症患者的诊疗,只有这样才能将介入治疗过程可视化,最终获得精准治疗的目的。

6. 信息化 急重症超声人员的培训是决定急重症超声技术应用成败的关键因素。前面已介绍很多组织和协会采用不同的培训方式。实践证明,应用慕课(massive open online courses,MOOCS)可对急诊技术进行培训,其效果令人满意。

思 考 题

1. 急重症超声与传统超声的区别?
2. 常用急重症超声检查技术有哪些?

(吕国荣)

参 考 文 献

1. Royse C F,Canty D J,Faris J,et al. Core review:physician-performed ultrasound:the time has come for routine use in acute care medicine. Anesthesia & Analgesia,2012,115(5):1007-1028.
2. Volpicelli G,Boero E,Sverzellati N,et al. Semi-quantification of pneumothorax volume by lung ultrasound. Intensive Care Medicine,2014,40(10):1460-1467.

第二节 急重症超声的管理及制度

学习急重症超声诊断学需要了解急诊医疗服务体系及管理体系,熟悉急重症医学的核心制度和重症超声危急值报告制度;了解急症超声的培训情况,持续改进急重症超声质量。

急诊医疗服务体系(emergency medical service system,EMSS)是由院前急救、院内急诊科诊治和 ICU 救治形成的一个完整体系,院前急救负责现场急救和途中救护,急诊科负责院内急诊急救,ICU 负责院内专业救治,形成一个急诊救护的"生命"链。同时它是一个有严密组织和统一指挥机构的急救网络。EMSS 的健全与否,急救效率和质量的高低,不仅反映一个国家、地区或医院的现代化管理水平,也是反映医疗技术水平的重要标志。

一、急诊医疗服务体系的组织和急救网络

我国已建立城市三级急救医疗网络。县级以上城市建立急救医疗指挥系统,负责该地区急救工作的领导、指挥和协调。各级急救医疗机构接受急救医疗指挥部指派,在突发性灾难事故发生后进行现场抢救。一级急救网络由城市一级社区医院和乡镇卫生院组成,二级急救网络由区、县级医院组成;三级急救网络由市级综合医院和教学医院组成。

(一)急救指挥中心、急诊中心(站)的主要任务

1. 急救指挥中心或中心急救站在卫健委的直

接领导下,统一指挥辖区内的日常急救工作;急救分站在中心的指挥调度下,担负一定范围的抢救任务。

2. 以医疗急救为中心,负责院前急、危、重症患者及意外灾害事故受伤人员的现场和转送途中的抢救与治疗。

3. 在基层卫生组织和群众中宣传、普及急救知识,尤其是心肺复苏的救治知识。

4. 有条件的急救站可承担一定的科研、教学任务。

(二) 医院急诊科(室)的任务

1. 承担急救站转送和来诊的急、危、重症患者的诊治、抢救和留院观察工作。

2. 部分城市的医院急诊室同时承担急救站的任务。

(三) 街道卫生院、红十字卫生站等组织的主要任务

1. 在急救专业机构的指导下,学习和掌握现场救护的基本知识及技术操作。

2. 负责所在地段单位的战伤救护、防火、防毒等知识的宣传教育工作。

3. 一旦出现急、危、重症患者或意外灾害事故时,在急救专业人员到达前,及时、正确地组织群众开展现场自救、互救工作。

二、急诊医疗体系的管理

(一) 院前急救管理

院前急救包括现场急救和途中救护。院前急救是否得当、及时有效,关系患者能否存活,同时为医院急诊科或 ICU 病房进一步救治创造有利条件。因此,加强院前急救管理的基础是培养一支抢救质量高效的急救队伍。为此,应从以下几方面加以建设:①有灵敏的通讯和布局合理的急救网络;②有一支管理业务好、施救技术精良的急救队伍;③备有性能良好的救护车和急救设备。

为了提高救治效果,应当把超声装备配备到院前急救,同时培训院前急救医疗辅助人员的超声基本技能。

(二) 急诊科的管理

急诊科的管理包括急诊医疗行政管理、急诊医疗质量管理、人才资源管理、急诊信息管理等方面。

急诊医疗质量管理始终是急诊工作的核心。急诊医疗质量管理要围绕"快、准、优"的标准。所谓快,就是要从鉴别诊断、接诊、检查、处理、抢救、留观、转收等各环节做到分秒必争;所谓准,就是要

求鉴别诊断、诊断和处理准确性高,漏诊、误诊率低;所谓优,就是要求病历书写质量、设备完好率、抢救成功率、患者满意率高。为此,急诊医疗质量建设应从以下几方面入手:①提高急诊科医务人员的急救意识和群体素质:通过有计划、有组织地业务学习和训练考核,培养急诊专业队伍;②建立、健全急诊科、抢救室的各项规章制度;③推行急诊工作标准化管理。

为了提高急诊医疗质量应当把超声急诊技术的使用作为急诊科医师的业务能力考核的一部分,并形成制度,以提高急诊救治的水平。

(三) 重症监护室的管理

为了确保 ICU 工作能高效地运转,提高危重症患者救治成功率,必须制定一整套严格的规章制度,包括 ICU 工作制度、三级查房制度、护理工作制度、消毒隔离制度、交接班制度、抢救制度、业务学习制度、会诊制度、疑难或死亡病例讨论制度、药品和器械管理制度及各级工作人员职责等。ICU 内的工作人员都必须自觉遵守各项规章制度,互相督促,齐心协力做好本职工作。ICU 应当配备超声设备,同时还要加强超声新技术在 ICU 的应用学习、培训以及能力的提升,提高 ICU 救治的成功率。

三、超声在急重症诊断中的质控

(一) 急诊超声室的构成

1. **急诊超声室**　面积宜大,一般面积需 > 20m^2,必要时配备急救措施。

2. **仪器设备**　超声仪最好具备二维、M 型、彩色多普勒、频谱多普勒等多种成像功能,有多种探头可供选择以适应不同检查部位的需求,最好配备便携式或平板式超声仪,需配备超声工作站。

3. **医师资质**　超声医师具有医师执业证书和大型仪器上岗证并完成培训和复训;临床医师需经培训合格并取得超声上岗资质。

4. **打字员**　实时、同步完成患者超声检查的报告与诊断,提高工作效率,更有效的服务于临床,满足日益增多的患者就诊需求。

(二) 流程要求

1. **问诊**　急诊患者来诊时病况危急、病情复杂,诊查部位的选择主要由急诊科的临床医生完成;因此,超声检查时问诊非常重要。

2. **适应证**　确保所有急诊值班人员均掌握超声检查适应证。

3. **制度**　建立相应制度,减少不合理超声申

请的比例,避免出现过度诊查或者诊查部位不全贻误病情。

4. 图像采集 统一规范图像采集方法及部位,保证图像质量,每个病变至少要求保存两个互相垂直的断面图像。

(三) 质量评估与持续改进

1. 图像质量 以季度为单位,对每位超声检查医生的图像进行质控,抽查 10 例以上检查病例,至少 90% 以上符合所规定的图像要求。

2. 报告内容 检查报告的内容有无错误,描述是否准确,诊断是否规范。每季度同样抽查 10 例,合格率应在 90% 以上。

3. 结果交流 为了提高医生解读图像的整体质量与解读结果的一致性,需施行质量持续改进计划,在科室质控会议上,即每季度随机挑选不同疾病的检查图像,先由一名医生解读,再与初始诊断医师比较,比较二者之间分析解读的差异,并与手术或最后临床结果比较,进行讨论。

四、超声危急值报告制度

目前急重症超声的组织模式有以下 4 种:①临床科室的医师承担。欧美国家大多数采用这种模式;②由超声科医师承担;③临床医师和超声科医师共同承担。我国现有一般采用第二和第三两种模式;④急诊超声科承担。在急诊科或中心单独设立急诊超声科,主要负责全员 24 小时的急诊急救。这种模式在泉州医学高等专科学校教学医院、晋江市中医院进行 8 年探索,取得良好的效果,值得借鉴。

由于我国急重症超声大部分仍由超声医学科承担,因此,常存在着超声医学科和临床学科脱节的现象。为加强急危重症的管理,确保医疗安全,促进医疗质量的持续改进,必须强化超声危急值报告制度。

超声"危急值"的定义是,超声检查的结果提示患者可能处于生命危急的边缘状态,需要紧急处理的状况。实施危急值报告制度其目的是第一时间将患者的危急情况通知临床医师,引起医务人员足够重视,积极采取相应措施,维护生命安全。

(一) 超声"危急值"报告制度和流程

1. 超声医学科在确认检查结果出现"危急值"后,应立即电话报告所在临床科室,不得瞒报、漏报或延迟报告,并在《临床危急值报告登记簿》上详细记录。

2. 临床科室医护人员在接到"危急值"电话通知后,必须主动报告自己的身份,严格按照《接获临床危急值报告登记簿》的内容认真填写,字迹清晰,不得瞒报。同时立即通知分管医师或值班医师采取相应措施,必要时向上级医师汇报。

3. 临床科室医师更改治疗方案,实施抢救措施前,应及时与患方沟通,完善《接获临床危急值报告登记簿》登记并记载于病程记录中。

4. 门、急诊医生接到"危急值"结果时应及时电话通知患者或家属领取报告并及时就诊,一时无法通知患者时,应及时向门诊部、医务科报告。必要时门诊部应帮助寻找患者,并负责跟踪落实,完善《接获临床危急值报告登记簿》登记。医生应将诊疗措施记录在门诊病历中。

5. 临床科室医务人员在接到"危急值"报告后,如果认为该结果与患者的临床病情不符须进行复查。超声医学科的复查结果如果与上一次一致或误差在许可范围内,应重新向临床科室报告"危急值",并在报告单上注明"已复查"。

6. "危急值"报告与接收均遵循"谁报告(接收),谁记录"的原则。

(二) 超声医学科"危急值"报告项目

超声医学科"危急值"报告项目如下,但不仅限于此。

1. 心脏彩超室

(1) 心脏骤停。

(2) 急性心肌缺血(不适宜进行平板运动试验)。

(3) 急性心肌损伤。

(4) 急性心肌梗死。

(5) 致命性心律失常。

(6) 大量心包积液。

(7) 急性心瓣膜穿孔。

2. 超声医学科

(1) 液气胸,尤其是张力性气胸。

(2) 肺栓塞。

(3) 急性主动脉夹层。

(4) 消化道穿孔。

(5) 急性重症胰腺炎。

(6) 各种原因引起的腹腔大量出血。

(7) 急性肺水肿。

(8) 急性肠梗阻。

(9) 宫外孕破裂。

(10) 凶险型前置胎盘、血管前置。

(11) 胎儿严重缺氧。

五、急重症超声的培训

急重症超声培训分为院前急救的超声培训、院内急诊急救的超声培训和专科 ICU 的超声培训。

(一) 院前急救的超声培训

有医学背景的医学辅助人员可成为院前急救的超声技术应用人员。McCallum 等综合了 12 篇文献进行荟萃分析,总结出了院前医学辅助人员的培训内容、培训时间、培训方法及培训效果。

1. **培训内容** 包括 FAST、气胸、心脏停搏及骨折的培训内容。

2. **培训时间** 文献报道,FAST 培训时间大约 6~8 小时,胸膜腔超声培训时间为 25~30 分钟,骨折超声探查培训时间 5 分钟,心脏超声培训时间从 20 分钟至 2 小时不等。

3. **培训方法** 可通过理论授课和实践操作进行培训。可采用患者、动物模型、模拟人实践教学。

4. **培训效果** 采用上述的培训时间和方式,学员采用 FAST 程序诊断腹腔、心包腔和胸腔积液的敏感性和特异性分别为 81.9%(61%~100%)、97.9%(96.3%~100%);诊断气胸的敏感性和特异性分别为 91.3%(82%~100%)、93.2%(85%~100%),对于骨折和心脏尚无临床应用评价。专家认为心脏超声培训若是 2 小时以内,时间不够,不足以胜任工作,建议心脏超声培训至少需 6 小时,包括 4 小时授课,2 小时操作。骨折采用 5 分钟培训也太短,专家建议以培训 20 分钟以上为佳。

(二) 院内急诊急救的超声培训

1. **培训目标** 了解急诊超声检查的适应证,熟练地进行影像采集和解读,掌握规范所要求的急诊超声基本技术及高级技术,综合分析超声的评估结果及患者临床表现,对患者进行恰当的临床处置。

2. **培训内容** 培训内容包括急诊超声理论课程、实践操作和经验积累训练等三部分。理论课程通过讲师课堂授课的方式进行,或采用在线教程替代。实践操作为现场讲师指导,教具采用多媒体模拟模型、模拟人体模型、健康志愿者、标准化患者或具有典型临床病状的患者(需经患者知情同意)。急诊超声理论课程加实践操作练习时间合计不少于 16 小时。经验积累训练强调的是对急诊超声的扫查技术和图像解读的积累,通过临床病例、超声报告来评估。

3. **培训考核** 考核包括两部分,即实践操作能力及临床病例的急诊超声报告。实践操作能力

考核:由学员扫查健康志愿者或具有典型临床病状的患者(知情同意),扫查切面包括中华急诊医学会颁发的规范要求的基本或高级应用。由获得急诊超声认证培训的医师(考官)进行判断,考官记录学员主要应用的切面扫查及所用时间,根据学员的扫查结果,判断为合格或不合格。临床病例超声报告考核:在实践操作能力考核通过后,学员对每种规范要求的图像(20~40 个病例,至少 20 个)出具急诊超声报告。对于超声引导临床操作建议学员最少实践 10 次,保存图像及结果描述。考官根据学员提供的资料,判断学员急诊超声综合应用能力,结果判断为合格或不合格。

4. **继续医学教育** 正如急诊医学的其他方面一样,急诊医师必须完成超声技术方面特定的继续医学教育。通常情况下,在每个证书授予周期(一般为 2 年),必须参加至少 5 小时的急诊超声相关的继续教育学习。继续教育可以以多种形式完成:

(1) 中华医师学会、中国超声医学工程学会、中国超声医师协会认证的在线培训课程。

(2) 急诊超声培训班、讲座和沙龙。

(3) 急诊综合会议的急诊超声部分。

(三) 重症监护的培训

重症监护培训课程参照院内急诊医师的培训。有三种培训形式:集中培训、网上培训和继续医学教育。表 1-1-2 列出了重症监护人员的集中培训内容,但各专业 ICU 培训内容各不相同,其内容可根据实际情况取舍。迄今尚无重症监护人员集中培训的规范及培训后效果的研究。

思 考 题

1. 基本和高级的急诊超声应用技术分别由哪些技术组成的?

2. 如何做好超声危急值的报告制度?

3. 急重症超声核心技术有哪些?

(吕国荣)

参 考 文 献

1. Lichtenstein D A. BLUE-protocol and FALLS-protocol: two applications of lung ultrasound in the critically ill. Chest, 2015, 147(6): 1659-1670.

2. Lichtenstein D A. Lung ultrasound in the critically ill. Annals of Intensive Care, 2014, 20(3): 315-322.

3. Kameda T, Taniguchi N. Overview of point-of-care abdominal ultrasound in emergency and critical care. Journal of Intensive Care, 2016, 4(1): 53.

4. Blanco P, Volpicelli G. Common pitfalls in point-of-care ultrasound: a practical guide for emergency and critical care physicians. Critical Ultrasound Journal, 2016, 8 (1):15.

5. Via G, Hussain A, Wells M, et al. International evidence-based recommendations for focused cardiac ultrasound. Journal of the American Society of Echocardiography, 2014, 27(7):683.

6. Levine A R, McCurdy M T, Zubrow M T, et al. Tele-intensivists can instruct non-physicians to acquire high-quality ultrasound images. Journal of Critical Care, 2015, 30(5):871-875.

7. Al Deeb M, Barbic S, Featherstone R, et al. Point-of-care ultrasonography for the diagnosis of acute cardiogenic pulmonary edema in patients presenting with acute dyspnea: a systematic review and meta-analysis. Academic Emergency Medicine, 2014, 21(8):843-852.

8. Blanco P, Aguiar F M, Blaivas M. Rapid ultrasound in shock (Rush) velocity-time integral. Journal of Ultrasound in Medicine, 2015, 34(9):1691-1700.

9. Frankel H L, Kirkpatrick A W, Elbarbary M, et al. Guidelines for the appropriate use of bedside general and cardiac ultrasonography in the evaluation of critically ill patients: General Ultrasonography. Critical Care Medicine, 2015, 43(11):2479-2502.

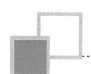

第二章 急重症超声设备、原理与检查技术

第一节 急重症超声设备与选择

一、设备种类与性能

按照使用功能和应用范畴,急重症超声诊断仪可分为四种类型:①传统台式超声诊断仪;②便携式超声诊断仪;③掌上平板式超声袖珍仪;④无线手机式超声视诊仪(图 2-1-1)。

传统台式超声诊断仪更多地应用于专业的重症监护病房和手术室,它有着特殊的功能和用途,如术中的监护、围手术期的经食管超声检查等。便携式超声诊断仪主要用于床旁超声检查,用于对仪器无特殊要求的普通的急诊和急重症患者的检查。掌上平板式超声袖珍仪用于急诊和专业医师的随诊超声检查,目前该仪器已用于创伤、心血管、腹部和妇产科的急重症超声检查。研究表明,这种掌上平板式超声袖珍仪在诊断急危重症疾病方面与普通超声诊断仪一致性较高,可用于临床使用。此外,这种掌上平板式超声袖珍仪已配备于救护直升

机、救护车,初步应用也取得令人鼓舞的效果。最新推出的一款无线手机式超声视诊仪,将主机浓缩至很小的电路板并内嵌于超声探头,并采用无线探头式,在急重症领域的临床应用尚属空白。迄今,急重症超声仪器的系列化和专业化程度不高,还有待于超声医师、工程师和广大厂商共同推进和研发。

专业的急重症超声诊断仪应具备以下的性能和特点:

1. 仪器灵巧 重症监护病房内布满呼吸机、心电监护仪等各种抢救设备。小巧的机身有利于超声诊断仪在病床间自由灵活地移动。重症患者体位常常受限,身上还可能布满各种引流管和导线以及手术切口,小巧的探头可方便在患者的各种狭小部位进行扫查。小巧的机身还便于携带,有利于在院内运转。必要时可配备智能台车。智能台车不仅仅是一个附件,它可将超声主机、探头、耦合剂、消毒剂、手术材料、录像以一种紧凑的形式连成一体并使屏幕、键盘处于一个符合人体工学的高度。台车精、巧、小的优势,可以容易在住院部和急诊科转移。无需使用台车时,亦可快速卸下,体现

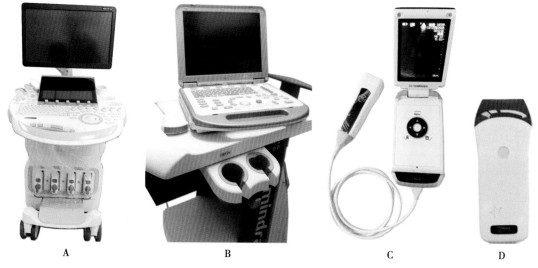

图 2-1-1 急重症超声诊断仪
A:传统台式超声诊断仪;B:便携式超声诊断仪;C:掌上平板式超声袖珍仪;D:无线手机式超声视诊仪

灵活的特点。

2. 图像优异 超声仪器要求分辨力高,图像细腻,成像质量好,足以满足急重症超声诊断需求。

3. 操作便捷 机器启动宜快捷,最好能在数秒内完成启动。对于急重症患者而言,争分夺秒抢救至关重要,赢得1分钟宝贵时间就多1分存活希望。超声仪器操作面板应该简单明了,界面友好,操作简捷,充分体现急重症超声的精髓——简单。

4. 便于清洁 超声仪器的缝、沟、隙、槽不便清洁消毒。急重症超声仪最好采用平板操作面板,方便清洗、消毒,防止院内交叉感染。采用无线手机式超声视诊仪亦方便消毒。

二、设备的组成与探头选择

无论何种类型的急重症超声诊断仪,一般都有主机、探头、显示系统组成。必要时还应包括图像存储系统。

(一) 主机

主机有两大功能,其一是负责控制电脉冲激励换能器(探头),其二是将超声探头获得的回波信号进行整合、放大、处理、转换并输送到显示器进行显示。

(二) 探头

探头亦称换能器。探头由声透镜、匹配层、晶片、吸声块、支撑架、探头外壳六部分组成。其中晶片是产生和接收超声波的主要原件。晶片具有压电效应的重要物理特征,能够将电能(电信号)转变为机械能(超声波),称之为负压电效应,又能把机械能(超声波)转换成电能(电信号),称之为正压电效应。因此,探头可以发射和接收超声波,进行声电信号转换,能够将主机送来的电信号转变为高频振荡的超声信号,又能将从组织脏器反射回来的超声信号转变为电信号并显示于主机的显示器上。

急重症超声常用的探头有线阵探头、凸阵探头、相控阵探头、腔内探头(图2-1-2),不同类型探头其临床用途不一(表2-1-1)。

法国重症学家Lichtenstein极力推荐使用5MHz的小凸阵式探头用于全身的超声检查。使用小凸阵式探头具有以下优点:

1. 独特的小尺寸,重量轻,可以用于全身任何部位的检查 包括许多难以探及的部位,如锁骨上窝、胸骨上窝,甚至对活动受限的人工通气患者肺后部检查都有独特的优势。小凸阵式探头工作频率5MHz,既有检查的深度,又有较好的分辨力。

2. 操作更快捷 操作者启动超声诊断仪后不用为选择探头及调节设置花费不必要的时间,这能为急重症患者的抢救争取更多时间。

3. 减少交叉感染 一个探头及所连接的电缆的清洁要比多探头更为高效。

4. 降低成本 只配一个探头可以节约成本。

以上优点正是急重症医学所要求的简便快捷。

(三) 显示系统

由主机获取的图像信号最后采用标准电视光栅方式由显示器显示出来。可采用黑白显示器,亦可采用彩色显示器。现在更多采用液晶显示器,可使机器更轻巧便捷。

无线手机式超声视诊仪是一个不带显示屏的迷你智能超声仪,将主机浓缩于探头内,不带屏幕,改为wifi无线传输图像到手机或ipad上显示,这是急重症超声仪器的重大技术革新。

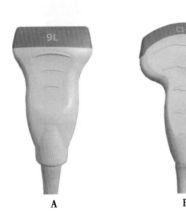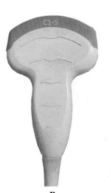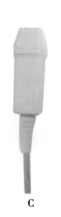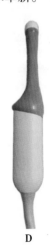

A   B   C   D

图2-1-2 急重症超声常用的探头
A:线阵探头;B:凸阵探头;C:相控阵探头;D:体腔内端扫式探头

表 2-1-1　急重症超声常用探头的用途

探头类型	临床应用
线阵式（6~12MHz）	用于表浅结构的评估 血管，肺部，甲状腺，乳腺，关节，肌腱，眼科，儿科 用于程序性引导 脓肿，异物，PICC，神经阻滞
凸阵式（2~5MHz）	用于腹部结构评估 肝、胆、胰、脾、肾、阑尾、主动脉，产科 创伤 FAST，床旁肺部超声 用于程序性引导 腹部穿刺、抽吸、活检、置管引流
相控阵	用于胸腔结构评估 超声心动图，肺部超声代替凸阵式探头用于评估肺部疾病 用于程序性引导 胸腔穿刺术，心包穿刺术
体腔内端扫式	用于阴道、直肠内评估 异位妊娠，早产，前置胎盘，前列腺疾病，盆腔脓肿，卵巢病变 用于程序性引导 盆腔穿刺、抽吸、活检、置管引流

（四）图像存储

床旁超声检查图像只能先存储于机器内，其数量极其有限。开启录像功能，既可节省时间，又可随后读取数据。

一般而言，便携式的实时灰阶超声诊断仪即可满足急重症超声检查的需要。然而，如果条件允许，具有彩色多普勒功能的超声诊断仪也是一个不错的选择，它有助于低回声结构与血管结构的鉴别，同时了解血流动力学情况，尤其是采用经颅多普勒超声（transcranial color-coded sonography，TCCS）对于急性脑血管疾病监测颅内压情况有重要价值。但对于非心血管急重症患者，彩色多普勒并非不可或缺。

思　考　题

1. 急重症超声仪器有几种类型？
2. 超声仪器由哪几个部分组成？

（吕国荣）

参 考 文 献

Blanco P，Volpicelli G. Common pitfalls in point-of-care ultrasound：a practical guide for emergency and critical care physicians. Crit Ultrasound J，2016，8（1）：1-15.

第二节　成像原理与急重症超声伪像

本节主要介绍超声成像的原理，用通俗易懂的语言帮助非超声专业医师入门，若欲更深了解可参见该系列丛书的相关内容。本节所阐述的伪像与诊断陷阱主要与急重症超声有关。

一、超声成像原理

超声即声频 >20kHz，通常医用超声声频在 2MHz 以上。超声波具有与光一样的物理性质，即反射与折射、衍射与散射、吸收与衰减和多普勒效应。这些特性都是超声成像的物理学基础。

（一）灰阶超声成像

超声波具有良好的指向性，超声探头发射的超声波经由人体不同组织的不同声阻抗界面或层次时，产生反射，声阻抗差越大，结构越复杂，其反射波越多，强度越大。这些回波信号由超声探头接收，经主机放大、整合、处理后，以亮度（brightness）形式显示于屏幕（通常从黑至白分为 32 个等级，即 32 灰阶），形成不同等级灰阶的声像图。声束扫查平面内人体器官界面反射产生层次结构，如脏器轮廓、形状，以及由无数背向散射回声体现出"声学质感"，这种质感的定性和定量表达是临床医生进行分析、综合并最终做出诊断结论的重要依据。在显示屏幕上，纵向表示回波目标所在深度，横向表示回波目标所在扫查平面内同一水平位置的宽度或长度，光点亮度表示回波信号的强度。不同的病变具有不同的超声生物学性质，例如，超声遇到结石、骨骼发生全反射，而不易穿透（不产生折射），就形成强回声伴声影；脂肪肝时因为脂肪变性的肝细胞比正常肝细胞声阻抗更大，且病变界面增多，就产生肝脏前半部回声增强，后半部回声减弱，血管纹理显示欠清晰的声像图特点；囊肿由于囊液的声阻抗要比软组织低（通常超声仪是以软组织作为参照标准），同时囊液无有形成分及界面，所以超声表现为无回声伴后方回声增强。

（二）多普勒超声成像

1. 多普勒效应　血液中的红细胞直径比超声

波的波长小得多,是超声波的良好散射体。振源(如探头)与散射体(如红细胞)之间存在相对运动时,振源发射的超声波入射散射体后产生散射波的频率发生改变的现象,称为多普勒效应。

在超声场中,由于目标的运动或振源的运动,接收信号的频率发生改变,频率移动的大小与运动速度呈正比,这就是超声诊断中的多普勒原理。由多普勒效应产生变化的频率称为多普勒频移。血液在人体内流动,血液中的红细胞使散射回波发生频移,体外检测频移的大小,就可知血流的运动速度。

2. 多普勒超声的显示 频移信号经快速傅里叶转换后,可通过音频显示和频谱显示两种方式输出。

(1)音频多普勒显示:频移信号输入扬声器成为音频信号,可以反映血流的性质。其频率代表频移的程度,音量代表信号的强弱。

(2)频谱多普勒显示:可分为脉冲多普勒和连续波多普勒。前者采用单元式换能器,声源发射出一组超声脉冲后,又作为接收器接收血球的散射回波。它可测的最大血流速度为其脉冲重复频率的一半,即较低速的血流,不能检测高速血流。连续波多普勒一般采用双元件换能器,其中一个元件用于发射,另一个用于接收。由于所采用的超声连续波在理论上的脉冲重复频率为无限大,在进行频谱显示时,不受血流速度的限制,可以检测高速血流。但它无法确定声束内回波信号的位置,不能进行定位诊断。频谱多普勒最常采用速度/频移—时间显示方式,如图 2-2-1 所示,"横轴"代表血流持续时间,单位为 s;"纵轴"代表速度(频移)大小,单位为

cm/s。"收缩峰"指在心动周期内达到收缩峰频率和峰值流速的位置;"舒张期末"是将要进入下一个收缩期的舒张期最末点;"频窗"为无频率显示区域;"中间水平线"(横轴线)代表零频移线(基线),在基线上面频谱为正向频移,血流朝向探头;在基线下面则为反向频移,血流背离探头。"频带宽度"表示频移在垂直方向上的宽度,即某一瞬间采样血流中血细胞速度分布范围的大小,如速度分布范围大,频带则宽;如速度分布范围小,频带则窄。"频谱灰阶"即信号强度,表示某时刻采样容积内血流速度相同的血细胞数目多少。速度相同的血细胞数目多,灰阶级数高(显示较亮),反之则灰阶级数低(显示较暗)。

3. 彩色多普勒血流显像 彩色多普勒血流显像(color Doppler flow imaging,CDFI)原理与脉冲多普勒相同,系利用同一探头将彩色多普勒血流信息叠加到同一显示器上二维灰阶图像的相应部位组合而成。利用运动目标显示器接收血流中红细胞的回波信号,获得的频移信息被分为两条路径:一要经处理后形成二维图像;另一条利用自相关技术和彩色编码技术将多普勒信号转变为色彩,以红、绿、蓝三原色显示,根据三原色原理,将三种颜色混合成不同颜色和不同亮度的血流信号以表示血流状态。通常将朝向探头的血流显示为红色,背离探头的血流显示为蓝色(图 2-2-2)。用红蓝两种颜色的辉度表示速度的大小,速度越快,颜色越鲜艳、明

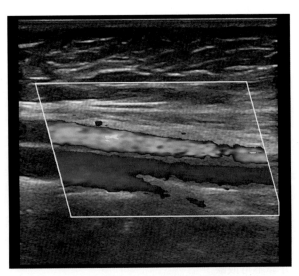

图 2-2-2 彩色多普勒血流显像

图中取样框倾斜方向表示声束由左上方(头侧)向右下方(足侧)发射,浅方血管为股浅动脉,血液流向足侧,背离探头,显示为蓝色;而深方两条血管分别为股浅静脉和股深静脉,血液流向头侧,朝向探头,显示为红色

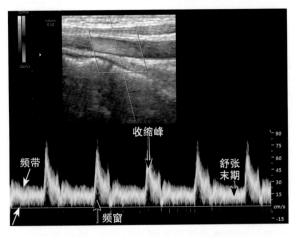

图 2-2-1 脉冲多普勒显示方式

颈总动脉频谱图,其中明亮的条带状曲线为频带,频带所包围的空白部分为频窗,在一个典型的完整频谱中可见收缩峰和舒张末期

亮。色彩单纯为层流,五彩镶嵌现象可能为湍流或为彩色混叠伪像。

二、急重症超声的伪像

超声伪像(artifact)是指超声显示的断层图像与其相应解剖断面图像之间存在的差异。这种差异表现为声像图中回声信息特殊的增添、减少或失真。伪像在声像图中十分常见。理论上讲几乎任何声像图上都会存在一定的伪像。识别超声伪像很重要,一方面可以避免伪像可能引起的误诊或漏诊;另一方面还可以利用某些特征性的伪像来帮助诊断,提高我们对于某些特殊病变成分或结构的识别能力。常见的伪像有以下十一种:

(一)混响

混响伪像产生的条件是超声垂直照射到平整的界面上,如胸壁、腹壁,由于两界面声阻抗相差较大,超声波在探头和界面之间来回反射,引起多次反射。混响的形态呈等距离多条回声,回声强度依深度递减。较弱的混响,可使胆囊、膀胱、肝、肾等器官的浅表部位出现假回声;强烈的混响多见于含气的肺和肠腔表面,产生强烈的多次反射伴有后方声影,俗称"气体反射"。在肺脏超声检查时,我们就是充分利用混响伪像即"A线"来帮助诊断和鉴别诊断(图2-2-3)。超声检查肺脏时,应尽量使声束垂直于胸膜,以明确判断正常和异常的肺脏。

(二)多次内部混响和振铃效应

超声束在器官组织的异物内(亦称"靶"内,如节育器、胆固醇结晶内)来回反射直至衰减,产生特征性的"彗星尾"征,此现象称内部混响。

超声束在若干微气泡聚集的极少量液体中强烈地来回反射,产生很长的条状图像干扰,为振铃效应。这种伪像在胃肠道最为常见。在肺部产生的振铃效应即为"B线",在间质性肺水肿相当多见(图2-2-4)。

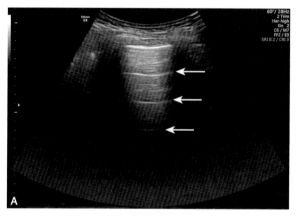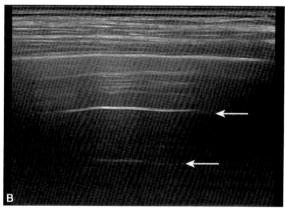

图 2-2-3　经胸壁超声检查由混响伪像形成的 A 线
A:用凸阵探头检查形成的 A 线(箭头);B:用线阵探头检查形成的 A 线(箭头)

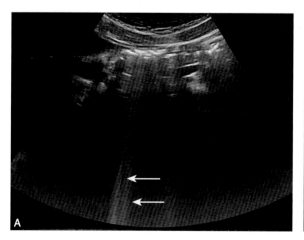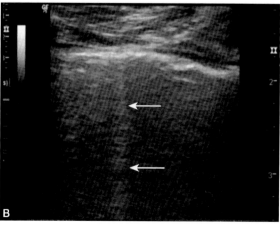

图 2-2-4　振铃效应
A:胆囊后方肠道内产生的振铃效应(箭头);B:在肺部产生的振铃效应(箭头)

（三）断层厚度伪像

又称部分容积效应，由声束宽度引起。也就是超声断层图的切片厚度较宽，把邻近靶区结构的回声一并显示在声像图上，例如在胆囊内出现假胆泥伪像。这种伪像在急重症超声检查可能误诊为化脓性胆囊炎。

（四）旁瓣伪像

由主声束以外的旁瓣回声反射造成，在结石、肠气等强回声两侧出现"披纱"征或"狗耳"样图形，即属旁瓣伪像。旁瓣现象在有些低档的急重症超声仪器比较严重，图像的清晰度较差。

（五）声影

有强反射或声衰减甚大的靶病变或器官存在，使超声能量急剧减弱或消失，致其后方没有声波穿透，当然也检测不到回声，称为声影。声影可以作为结石、钙化和骨骼等存在的诊断依据。

（六）后方回声增强

当病灶或靶器官的声衰减甚小时，其后方回声将强于同等深度的周围回声，称为后方回声增强。囊肿和其他液性结构的后方会出现回声增强，可利用它作鉴别诊断。

（七）侧边声影和"回声失落"

有时在球形结构的两侧壁后方会各出现一条细狭的侧边声影或侧边"回声失落"（全反射）（图2-2-5），这是因为超声从低速介质到高速介质，入射角超过临界角，产生全反射，没有反射回波信号。改变扫查角度有助于识别这种伪像。

（八）镜面伪像

在良好平整的界面前方的靶病变或器官，声像

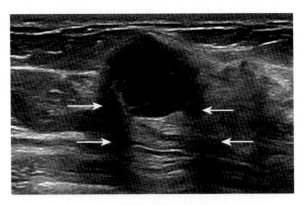

图 2-2-5 侧边声影伪像
图示椭圆形肿物的两侧壁后方各出现一条狭长的侧边声影（箭头）

图上会在界面后方出现一个对称的虚像。当声束扫描遇到高反射界面的膈顶部（膈胸膜和含气肺界面）时，声波在该界面似一镜面反射返回至探头，从而产生虚像。如果膈下为肝实质或脾实质回声，则膈上出现同样的肝实质或脾实质回声伪像，镜面伪像与肺实质，通过支气管液相与气相可资鉴别（图2-2-6）；如果膈下肾内有一囊肿，则在膈上相应位置出现囊肿假象。

（九）棱镜伪像

上腹部横切面扫查时由于腹直肌鞘呈棱形结构，可产生棱镜伪像，使肠系膜上动脉、腹主动脉出现重复图像。下腹部超声检查可使宫内孕囊呈重复图像。多方位转动探头，棱镜伪像可见消失。

（十）声速失真（声速差别过大伪像）

超声诊断仪示屏上的厘米标志（电子尺），是按人体平均软组织声速来设定的。通常，对肝、脾、子

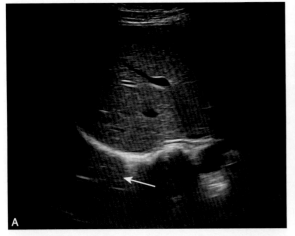
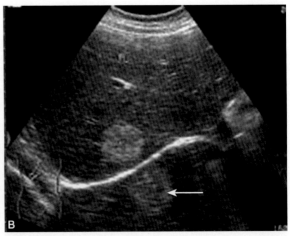

图 2-2-6 镜面伪像
A：膈上可见一中等回声，实为肝实质的镜面伪像（箭头）；B：膈上可见一中强回声，实为肝内血管瘤的镜面伪像（箭头）

宫等进行测量不会产生明显的误差。但是,对声速过低的组织(如大的脂肪瘤)就会测值过大;对于声速很高的组织,必须注意正确的超声测量技术。如胎儿股骨长径测量应使声束垂直于胎儿股骨,不可使声束平行地穿过股骨长轴测量,否则引起测值过小的误差。

(十一)肺部超声常见的伪像

1. 假肺点

(1)扩张的肺与膈肌之间的连接处。

(2)扩张的肺与心脏之间的连接处。

(3)肺大疱合并胸膜粘连,这些图像都可能造成假肺点。

2. 气胸的假象　胸膜固定术后复发性气胸由于没有肺滑动征象也被漏诊或误诊为肺大疱;纵隔气肿可能被误诊为左侧气胸。气胸的诊断必须具备:肺点+肺滑动消失+缺乏实质征(B线及实变)。

3. B线伪像　急重症超声仪器内环境变动大,易受短波和电石量波、震波的影响,而出现类似B线征。但此类伪像是有规律出现的。

三、急重症超声诊断常见的陷阱

即时随诊超声是急诊和重症监护中广泛使用的工具,对指导治疗的决策和引导介入操作具有重要作用。虽然经验丰富的医师其诊断准确性高,但对于初学者,必须充分意识一些诊断陷阱。值得注意的是,若有气体或其他干扰因素导致不能准确判断,应记录这些干扰因素,并推荐其他可以代替的诊断方法。美国急诊医师协会已经颁发急诊超声影像标准,旨在避免超声诊断各种急重症疾病的误区(ER2-2-1)。Blanco和Volpicelli也发表了有关急诊和重症医学科医师履行的即时床旁超声检查操作指南常见诊断陷阱,初学者应当从中吸取经验。

ER2-2-1　超声诊断各种急重症疾病的误区

急重症超声常见陷阱有以下几种,值得引起注意。

1. 把心包积液和胸腔积液混淆。

2. 把腹腔积液误认为心包积液。

3. 把充盈的胃误认为胸腔积液。

4. 把纵隔脂肪、心周脂肪误认为心包或胸腔积液。

5. 把增大心房误认为胸腔积液。

思　考　题

1. 何为多次内部混响和振铃效应?两者的区别是什么?

2. 何为多普勒效应?

(吕国荣)

参 考 文 献

American College of Emergency Physician. Emergency ultrasound guidelines. Ann Emerg Med,2009,53:550-570.

第三节　急重症超声检查技术

在急重症超声实践模块中需掌握的超声检查技术:①掌握仪器的基本操作;②掌握图像方位的空间标识;③掌握灰阶图像回声分类和超声物理性质的判断;④掌握探头的扫查方法;⑤解读图像的解剖层次及其异常。此外还应掌握超声引导技术,包括平面内、平面外穿刺引导技术。

一、超声检查技术

(一)掌握仪器的基本操作

急重症超声检查必须掌握仪器的基本操作:①开关按钮;②增益调节;③聚焦变换;④对比度调节;⑤缩放功能;⑥B型/M型模式切换。

(二)掌握图像方位的空间标识

屏幕上部区域显示浅表组织,屏幕下部区域显示深部组织,通常这个方位的空间标识并不会产生疑惑。对于横断面扫查而言,屏幕左侧为患者的右侧,屏幕右侧为患者的左侧。对于纵断面扫查而言,屏幕左侧为患者的头侧,屏幕右侧为患者的足侧(图2-3-1)。斜横、斜纵及冠状切面以此类推。

(三)超声图像的回声分类和物理性质

图像的回声分类可分为高回声、等回声、低回声和无回声(图2-3-2)。回声较高者可以称为强回声,强回声通常见于气体、钙化灶、骨骼等;高回声常见于系膜、结缔组织(如门脉系统、肾集合系统)等;等回声相当于肝、脾的回声;低回声相当于淋巴结和肾皮质的回声;无回声相当于液体的回声形成,如胆囊和膀胱内的回声。临床实践中病变回声强度的判断是以所检查的靶器官或者病变周围回声作为参照物来界定。高于靶器官的回声为高回声,与靶器官回声相近为等回声,低于靶器官的回声为低回声,含液性病变为无回声,含气体、钙化、

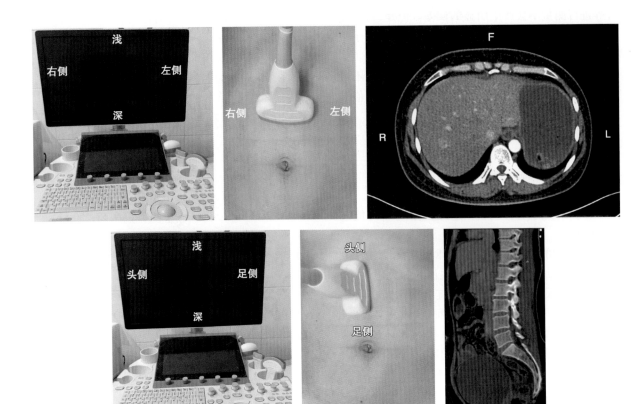

图 2-3-1 超声图像方位的空间标识
扫查时,要注意探头的头端标志与标识相对应

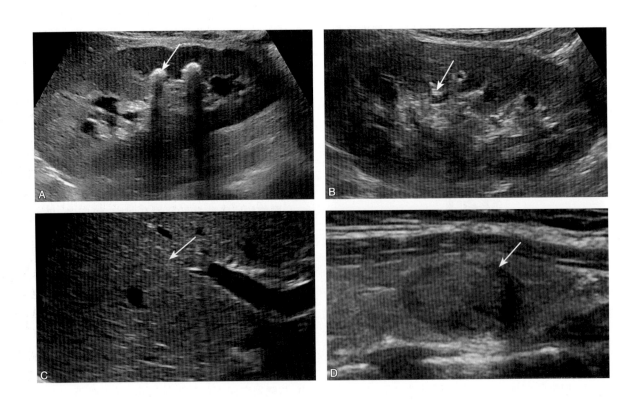

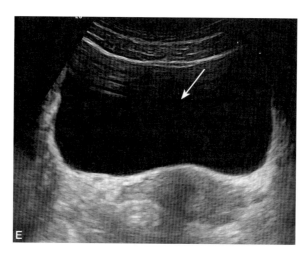

图 2-3-2 超声图像的回声分类
A:强回声;B:高回声;C:等回声;D:低回声;E:无回声

骨骼为强回声。

病变的超声物理性质可分为实性病变、含液性病变和混合性病变(图 2-3-3)。混合性病变是指既有含液性病变又有实性病变。混合性病变还可细分为以含液性为主的混合性病变和以实性为主的混合性病变。实性病变的回声还有均质性和非均质性回声。不均质性病变系指病变内有高回声、低回声等两种以上回声类型且分布不均匀,若病变以高回声为主,则称为不均质高回声,以此类推。

(四)超声探头握持和扫查方法

执笔式手持探头是最常用的探头握持方法。扫查时探头尽可能与皮肤表面垂直,以免产生伪像。扫查的方式有平移滑行(包括纵断和横断)、旋转扫查(以探头中点为中心逆时针或顺时针旋转扫

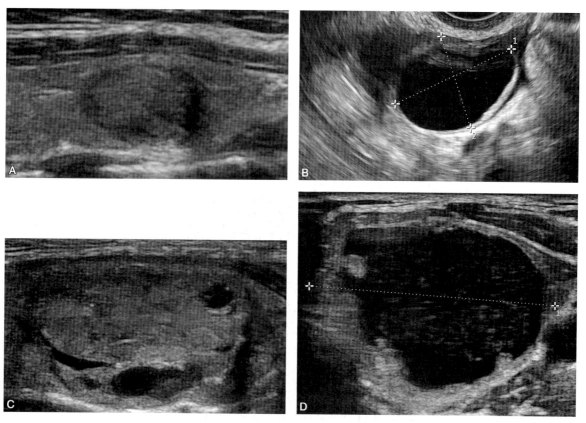

图 2-3-3 超声的物理性质
A:实性病变;B:含液性病变;C:以实性为主的混合性病变;D:以含液性为主的混合性病变

查)、侧动扫查(包括上下侧动和左右侧动)三种方式。确认有无病变应该具备两个主要条件：①互相垂直的两个切面皆可显示病变,或者两种体位皆可显示病变；②该病变的显示具有重复性。扫查时可根据实际情况加压探头判断病变的质地,必要时配合呼吸或改变体位,以提高图像质量。

(五)图像解读

严格遵守横断面和纵断面结合扫查可以很快熟悉图像。超声断面解剖是解读正常声像图的基础。两种解剖结构之间的界面,往往由于存在较大声阻抗差,通常表现为线状强回声。图像的每一层次依据其组织及结构不同都可形成特定的回声特点和结构。要注意识别液体、气体、钙化和骨骼的声像图特点,注意区别血管、实质性和非实质性器官的声像图。不同于正常声像图表现或出现异常回声都有可能是病理性回声或病变。识别正常声像图较易,作出正确的急重症超声诊断较难。操作者只有熟练掌握急重症超声医学领域基本理论和基本知识,强化知识积累,并通过实践丰富个人经验,才能根据声像图表现作出恰当结论。

二、超声引导技术

(一)急重症介入性超声的内涵

介入性超声是借助超声进行实时引导,将穿刺针、导管或特制的诊疗器械准确导向于病变或靶标,用微创技术进行进一步的诊疗。急重症介入性超声主要用于：①即刻介入性诊断,包括细胞学、组织活检、抽吸物常规、生化、细菌学检查、术中超声；②即刻通道管理,包括颈内静脉、锁骨下静脉路径置入中心静脉导管、超声引导困难气道插管、右心导管术；③即刻介入性治疗,包括囊肿、脓肿、积液

穿刺抽吸、冲洗、药物注射、置管引流,经皮胆道置管引流、经皮胆囊置管引流、经皮腔镜取石等；④急诊神经超声阻滞术；⑤其他介入性诊疗,如肿瘤的消融治疗、经皮胃造口术、经皮肾造口术、下腔静脉滤器置入术和引导三腔二囊管插管、耻骨上膀胱插管术等。

(二)超声引导技术

开展急重症介入性超声的关键是掌握超声引导技术。超声引导技术有两种方式：

1. 导向装置辅助的超声引导穿刺技术 为了达到精确引导的目的,常用导向器,即穿刺架引导穿刺,有专为超声引导穿刺设计的多种穿刺探头。但对急重症超声来说,这种导向装置辅助的超声引导穿刺技术已少用。

2. 超声导向徒手穿刺技术 使用超声引导装置便于掌握,容易准确地刺中靶标,但灵活性差。徒手穿刺操作的优点在于操作过程可分别移动穿刺针或探头,有较大的灵活性,尤其适合急危重症患者的介入性诊疗。

超声导向徒手穿刺技术又有两种方法：①平面内穿刺技术,即穿刺针沿着声束平面内进针,可显示进针的全过程,达到全程可视化。其操作方法是穿刺针放置于穿刺探头的头端,将穿刺针与探头形成一定的角度,沿着探头长轴方向(声束平面)进针穿刺(图2-3-4)。②平面外穿刺技术。顾名思义,即穿刺针与探头声束不在同一平面内,而是通过侧动或移动探头来探测针尖的位置。通常的做法是,在超声监测下获得病变的最佳操作靶点,根据穿刺靶标的深度,将穿刺针旁开数厘米,并与探头中心相对应,以一定的角度穿刺进针,同时侧动探头寻找进针过程和针尖位置(图2-3-5)。

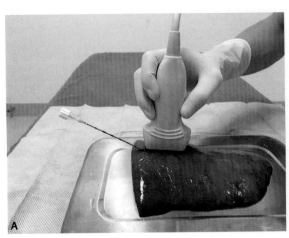
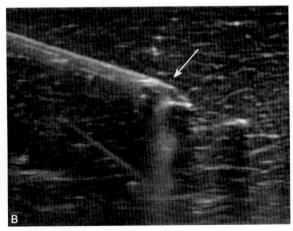

图2-3-4 平面内穿刺技术
A:穿刺针沿着声束平面内进针；B:箭头所示为进针的针干和针尖,整个穿刺过程可见

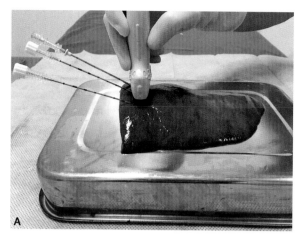 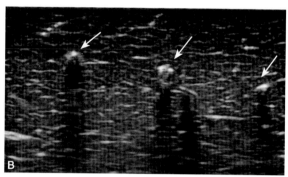

图 2-3-5　平面外穿刺技术

A：穿刺针与探头声束不在同一平面内；B：箭头所示为进针的针干或针尖，只显示进针的一部分，必须侧动或移动探头，才能寻找到针尖

（三）穿刺路径的选择原则

穿刺路径的选择是穿刺成功和降低并发症的关键因素，其选择的基本原则如下：

1. 直接最短路径的原则　由于超声断层体积形态呈中央薄两头厚，故应使穿刺目标在声束较细的聚焦区，减少穿刺伪像，以提高穿刺命中率。此外，选择最短径路，可使操作更简单和容易，并减少对周围脏器的损伤。虽然仰卧位自前腹壁作穿刺是常规入路，但是发现肿物位置较深时，如肝脏深部肿物、腹膜后肿物等，采用侧卧位或俯卧位，有可能发现更佳的入路。对于盆腔病变，选择经直肠或经阴道路径，可以减少对盆腔脏器、血管和消化道损伤，故在穿刺之前值得认真研究。

2. 尽量避开重要器官的原则　上腹部穿刺应尽量避开胸腔、心包腔、胆囊，以免发生气胸、化脓性心包炎、脓胸以及胆汁性腹膜炎。对于近膈顶部脓肿，应在肺底强回声带以下 3cm 进针，难以避免穿过胸腔时在脓肿穿刺之前应尽量抽出胸水并注入抗生素，同时加强全身用药和支持疗法。消化道尤其是结肠含有大量细菌，穿刺时尽量减少损伤胃肠壁。用探头对前腹壁进行加压，尽可能排除肿物与腹壁之间的消化道，有助于缩短穿刺距离，减少损伤消化道。对于腹膜后病变，原则上可采用侧卧位或俯卧位经侧腹壁或后腹壁进针，避免穿刺进入腹膜腔，以防损伤消化道。临床实践证明，细针穿刺胃肠道是相对安全的，不会引起局部感染或腹膜炎，但对淤血、梗阻、肿胀的肠管则应禁忌穿刺或贯穿。此外，腹部穿刺时应尽量避开腹部大血管，以免引起致命性大出血。

3. 尽量减少贯穿非穿刺性器官的原则　尽量减少贯穿非穿刺性器官，有助于减少穿刺并发症。对腹膜后病变活检应尽量避开胰腺，以免引起急性胰腺炎。临床流行病学统计资料表明，大多数穿刺后出现胰腺炎患者，是因为未活检到靶病变而是活检到正常胰腺组织。此外，对于肿瘤活检或巧克力囊肿抽吸，尽量减少贯穿非穿刺性脏器，可以减少恶性细胞的种植转移和巧克力囊肿的种植。

（四）充分、清晰显示进针过程和穿刺针的原则

充分、清晰显示进针过程和穿刺针尖是超声引导取材、抽液和注药等诊疗成功的保证。超声引导穿刺活检和治疗，在很大程度上克服了以往穿刺的盲目性，大大提高了成功率和安全性。临床实践证明，以下几种技术方法有助于提高针尖的显示率：

1. 尽可能加大穿刺针与声束之间的夹角。一般情况下，超声声束与穿刺针夹角在 15°以上即可清晰地显示针尖和部分针干。

2. 穿刺时动作敏捷、快速。借助同步移动的强回声及其周围组织的牵动，可观察进针的过程。

3. 在穿刺过程中，快速提插针芯 15~20 次，可以增强针尖的显示率。推测原因可能是其针芯末端与针干内摩擦和对组织冲击产生微气泡或针干发生振动所致。

4. 拔出针芯，注入少量振荡过的生理盐水、利多卡因或超声造影剂等。

5. 轻轻地弹动针干或针座，或轻轻地侧动穿刺探头。

6. 穿刺针的若干新技术革新。把穿刺针加工成粗糙或带有刻痕的表面(深约 0.1mm),可以增强针干和针尖的显示效果。但粗糙或刻痕的表面会增加对组织的损伤。

思 考 题

1. 急重症超声常见的伪像和诊断陷阱有哪些?

2. 急重症介入性超声选择穿刺路径的原则是什么?

(吕国荣)

参 考 文 献

张武. 现代超声诊断学. 北京:科学技术文献出版社,2008.

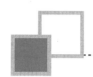

第三章 方法与程序

在临床实践中许多学者总结出不少的急重症超声的检查方法与程序,如扩展的创伤超声重点评估(extended focused assessment of sonography for trauma,eFAST)、急诊床旁肺部超声检查(bedside lung ultrasound in emergency,BLUE)、急诊系列扫查评估机制(sequential emergency scanning assessing mechanism,SESAME)、肺超声监护下的补液治疗(fluid administration limited by lung sonography,FALLS)、超声休克快速诊断(rapid ultrasound in shock,RUSH)等,这些方法与程序是在临床实践中反复应用并证实行之有效的方法,例如 SESAME 程序常用于休克快速筛查、FALLS 程序用于指导补液治疗。本章主要介绍这些程序与方法。

特别值得注意的是,学习和运用这些方法与程序必须坚持以下几个原则:

1. **个体化原则** 急危重症患者病情复杂,病因繁多,在使用这些方法与程序时,必须具体问题具体分析,灵活善用。

2. **整体观念** 急重症患者往往不只涉及一个部位或脏器,而可能是多个器官和部位,如全身炎症反应综合征、多脏器功能障碍综合征,因此在应用这些急重症超声检查方法与程序时要树立整体观念。

3. **临床综合思维** 急重症超声的诊断必须快速、准确,对技术技能要求较高,必须具备临床综合思维。这就要求在超声检查时尽可能了解和采集真实可靠的病史,做到心中有数,有的放矢;在超声检查中应多脏器、多切面、多方位、多角度进行检查,同时结合病史重点检查相关部位。此外,作出诊断时,还应结合临床症状、体征、相关辅助检查,进行全面综合思维,以便作出正确诊断。

第一节 创伤超声重点评估

一、概述

创伤超声重点评估(focused assessment with

sonography for trauma,FAST)是 1997 年对前一年提出的腹部创伤超声重点评估(focused abdominal sonography for trauma)的修订版,指在创伤患者的初始检查和复苏阶段进行的超声评估。FAST 超声扫查流程通过对 4 个切面进行扫查,快速回答:"是否存在游离心包积液?""是否存在游离腹腔积液?"两个问题,协助明确腹部创伤患者是否存在腹腔内积血及积血部位,协助明确腹部损伤脏器,并指导进一步检查及治疗。当在 FAST 中增加评估气胸时,可使用扩展的 FAST 检查(extended-FAST),本节主要阐述 FAST 流程。

二、解剖基础

腹腔以横结肠系膜为界,分为上腹腔和下腹腔。当患者处于平卧位时,腹腔积液通常由于重力作用积聚于以下三个区域:①肝周、膈下及肝肾间隙;②脾周、脾肾间隙;③盆腔。因膈结肠韧带的存在,左侧腹腔脏器损伤造成的积液需经右结肠旁沟进入下腹腔,此解剖特点对于临床 FAST 扫查顺序策略具有重要的决定作用。

三、检查目的

明确是否存在病理性心包内或腹腔内游离液体,对于急性腹部损伤患者而言,意味着心包积血和(或)腹腔出血。

四、扫查人群及时机

高级创伤生命支持(advanced trauma life support,ATLS)指南推荐在第二次评估时进行 FAST 检查。然而,有些急诊医生提议在首次评估期间寻找出血部位时进行超声检查。

五、禁忌证

无绝对禁忌证,已经明确需要紧急手术的患者不需要再额外花费时间进行 FAST 检查,为检查相对禁忌证。

六、探头选择

在成人,腹部超声通常需要穿透20cm的距离,故常规选择凸阵/相控阵探头,在儿童,可选择高频线阵探头。

七、体位

常规FAST扫查为平卧位扫查,若非平卧位可能会导致积液聚集于非常规部位,此时需根据临床情况考虑和判断。

八、扫查顺序及手法

FAST流程常用剑突下心脏四腔心、右侧腹、左侧腹及盆腔四个声窗进行扫查(图3-1-1),在扫查过程中除了强调标准声窗获得外,仍需强调动态、连续而全面的局部筛查的重要性。

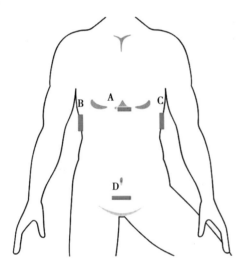

图3-1-1 FAST流程常规扫描的四个声窗
A:心脏四腔心;B:右侧腹;C:左侧腹;D:盆腔

(一)剑突下四腔心切面

在创伤患者中,FAST流程常规第一步采用剑突下四腔心切面对心脏区域进行超声评估。通过采用该声窗,可观察到心包和所有4个心腔(图3-1-2)。通过将凸阵探头或相控阵探头置于剑突下区域获得的。将探头横向放置,指示器指向患者左侧,探头与皮肤接触面朝向患者左肩。探头主体几乎平行置于患者的腹部。

(二)右侧腹切面

右侧腹是FAST检查中最先检查的腹部区域,也是FAST流程的第二步。可对4个区域进行评估,包括胸膜腔、膈下、肝肾间隙(Morison窝)和右肾下极。肝脏是人体中最大的实体器官,可为这

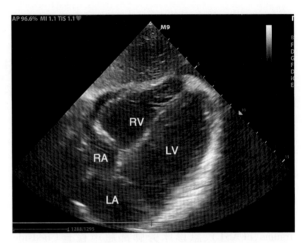

图3-1-2 剑突下四腔心声像图
RV:右心室;LV:左心室;RA:右心房;LA 左心房

些区域的显像提供超声窗。将探头置于锁骨中线和腋后线之间的肋间隙(最常为第10或第11肋间隙);但也可在肋下区域进行,患者在检查前需深吸气使肝脏的边缘下移。探头指示器朝向患者头部。在进行检查时,将探头从前腹部向后腹部扇形移动,从而对整个区域系统性显像(图3-1-3、图3-1-4、ER3-1-1)。为了对下胸部和膈肌至肝脏下部的整个区域进行显像,经常需将探头移动一个或多个肋骨间隙至更接近头侧或足侧的位置。

(三)左侧腹切面

第三步,对左侧腹的4个腔隙进行评估,包括胸膜腔、膈下、脾周和左肾下极。脾脏是检查左侧腹间隙的超声窗。脾脏较肝脏小因此目标位置更靠头侧和背侧。通常将探头置于腋后线或腋后线之后的肋间隙,最常为第8或第9肋间隙。探头指示器指向患者头部。将探头从前腹部向后腹部扇

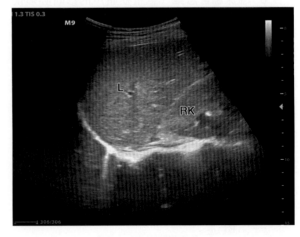

图3-1-3 右侧腹部扫查
L:肝脏;RK:右肾

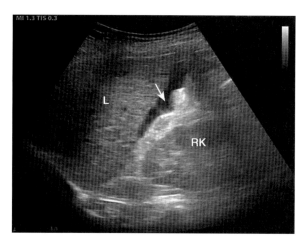

图 3-1-4 右侧腹部扫查示肝肾间隙积液
箭头所示为肝肾积液
L:肝脏;RK:右肾

ER3-1-1 右侧腹前后扫查演示

形移动,以显示整个区域(图 3-1-5,图 3-1-6,ER3-1-2、ER3-1-3)。游离液体最常聚集于左肾上极和膈肌形成的角之间,因此应对脾周区域进行完整检查,这点非常重要。为完整显像,探头可向头侧或足侧移动一根肋骨的宽度。

采用与右侧腹视图相似的方法可克服肋骨影的干扰,谨记需顺时针稍微旋转探头,使探头与左侧肋骨平行。使探头向头侧成角可对胸膜腔和膈下间隙显像,而使探头向足侧成角可对脾周间隙和整个肾脏显像。

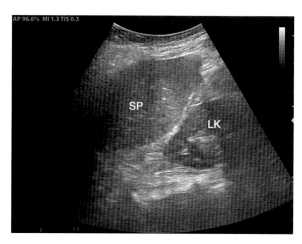

图 3-1-5 左侧腹部扫查
SP:脾;LK:左肾

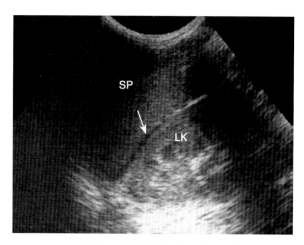

图 3-1-6 左侧腹部扫查示脾周积液
箭头示脾周积液
SP:脾;LK:左肾

ER3-1-2 左侧腹前后扫查演示

ER3-1-3 左侧腹上下扫查演示

(四)盆腔切面

当患者处于仰卧位时,盆腔是重力依赖区的最低处,因此是检查游离液体的重要部位。为获得盆腔视图,可将探头置于紧邻耻骨联合上方的矢状位。探头指示器指向患者头部。移动探头全面扫描整个膀胱,在男性中探查膀胱后方是否存在液体聚集,在女性中探查子宫后方是否存在液体聚集(图 3-1-7、ER3-1-4)。可将探头逆时针旋转 90° 至横位,进一步检查盆腔腹膜。

九、关于 FAST 检查的思考

(一)积液量与检查阳性率的关系

关于 FAST 检查能够探测到最少的积液量是多少,这是临床医师最关心的问题,相关研究发现在不同扫查点超声能发现的最小积液量各有不同:右侧卧位时 FAST 检查能检出最少 100ml 积液,平卧位 Morison 窝 619ml,肝周和脾周需大于 500ml。联合使用多个视图时,较大可能能检测出 200~250ml 腹腔积液。

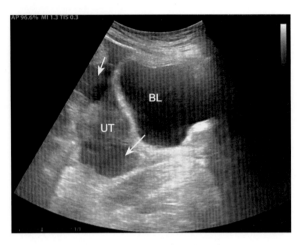

图 3-1-7 盆腔子宫后方积液
箭头示积液
UT:子宫；BL:膀胱

ER3-1-4 盆腔积液动态扫查演示

(二) 应用人群及时机

FAST 是急性腹部损伤,尤其是钝器伤不稳定患者初步循环评估中的关键部分,主要用于检测心包和腹腔内积血,就检测腹腔内损伤的征象而言,其比任何体格检查都准确,通常能够决定此类患者的治疗。对于血流动力学稳定的患者,FAST 可以延迟到二次评估时进行,并且最好是在二次评估的其余部分都完成时,由另一位操作者来进行。

(三) 局限性

超声对整体腹部损伤诊断的敏感性较低,尤其是锐器伤和穿透伤,因此不能将其作为一种排除腹腔内损伤的确定性诊断手段。因此对待穿透性损伤患者的 FAST 检查结果须慎重,尤其是阴性结果,亦不能排除腹部脏器损伤的存在。肾脏、腹膜后结构损伤、膈肌撕裂伤、胰腺损伤、肠穿孔、系膜创伤等通过超声是不能检测到的,对于不产生可被超声检测到的足够量(通常>200ml)游离液体的腹部创伤,FAST 检查也不能区分。超声不能区分尿液和血液,导致其诊断严重盆腔创伤的敏感性和特异性较低。研究显示,FAST 检查诊断腹内出血的敏感性为 63%~100%。如果怀疑存在严重损伤但 FAST 检查的结果为阴性,对于血流动力学稳定的患者,需进行 CT 等进一步检查,否则可能遗漏需手术治疗的损伤。

(四) 优秀视窗的获取

与其他超声检查一样,理想的扫查图像与患者自身条件及操作者经验相关。肥胖、肋骨遮挡、胆囊及膀胱未充盈,均可能导致显像不理想而出现假阴性。在开始检查前做好准备工作是获取理想图像提高检出率的基础,包括体位、探头放置位置局部皮肤、机器位置、操作者体位等,对于无尿患者可向膀胱内注入生理盐水提供理想声窗。

对于肥胖、胃气多、剑突太突出、剑突下空间狭小、腹部压痛或腹胀的患者,采用肋下声窗获得充分成像困难。对于肋下声窗不完整的患者,可采用其他扫查切面进行扫查,如胸骨旁长轴切面或心尖四腔切面。

在获取侧腹部声窗时,一个常见的问题是肋骨影,通过向头侧或足侧移动探头,稍微逆时针/顺时针方向旋转探头(右侧腹/左侧腹,使探头更平行于肋骨)或让患者吸气或呼气使该区域向下或向上移动(ER3-1-5),可将肋骨影的影响降至最低。使探头向头侧成角可对胸膜腔和膈下间隙显像,使探头向足侧成角可对 Morison 窝和肾脏下极显像。

ER3-1-5 避开肋骨手法演示

膀胱可为盆腔显像提供超声窗。虽然当膀胱部分充盈时通常可较好地显像,但当膀胱空虚时不能发现少量的游离液体。如果已插入膀胱导管,可注入 200ml 生理盐水使膀胱部分充盈,以建立超声窗。

思 考 题

1. 何为 FAST?
2. 如何获取 FAST 检查的优秀声窗?

(朱华栋)

参 考 文 献

1. Rozycki GS, Ochsner MG, Jaffin JH, et al. Prospective evaluation of surgeons' use of ultrasound in the evaluation of trauma patients. J Trauma, 1993, 34:516-527.
2. American Institute of Ultrasound in Medicine, American College of Emergency Physicians. AIUM practice guideline for the performance of the focused assessment with sonography for trauma (FAST) examination. J Ultra-

sound Med,2014,33:2047.

3. Han DC,Rozycki GS,Schmidt JA,et al. Ultrasound training during ATLS:an early start for surgical interns. J Trauma,1996,41:208-213.

4. Rozycki GS,Ochsner MG,Schmidt JA,et al. A prospective study of surgeon-performed ultrasound as the primary adjuvant modality for injured patient assessment. J Trauma,1995,39:492-500.

第二节 床旁肺部急诊超声检查

一、临床概况

肺部含有气体,长期以来一直被视为超声检查的盲区。其实只要遵循一定的原则和方法,肺部超声检查不仅与胸部X线检查一样,可以对肺部疾病做出快速准确的诊断,而且还能在急重症患者治疗中发挥独特的优势和重要作用。

(一)肺部超声检查是急重症超声的中心环节

床旁肺部急诊超声检查(bedside lung ultrasound examination,BLUE)是急重症超声的中心环节,体现在:①肺脏是急重症患者维持生命的三大重要器官之一,是生命体征的重要载体,因此它是急重症患者首要检查的靶器官;②肺部超声检查是评估急重症超声的首要环节。从BLUE决策程序、FALLS决策程序再到SESAME决策程序,这些重要的急重症患者的诊断与治疗评估都离不开肺部的超声检查。

(二)肺部超声检查是急重症超声检查的重点技术

Lichtenstein将肺部超声检查引入重症医学领域,是急重症超声发展的一个里程碑。研究表明许多肺部疾病的超声表现具有鲜明的声像图特征,基于这些声像图特征,可以获得这些肺部疾病的病理生理和功能信息,并据此作出较为准确的诊断。

肺部超声检查重点掌握BLUE点扫查、PLAPS点扫查、膈点扫查,这些扫查区域基本上涵盖了肺部急重症超声检查的范围。肺部疾病的超声诊断主要依据多种超声征象,掌握这些超声征象就能诊断许多肺部疾病包括气胸、积液、实变、肺水肿和肺占位性病变。

(三)肺部超声检查是急重症新生儿肺部疾病的主要检查手段

超声无电离辐射的优点是超声检查应用于床旁急诊检查和儿科的主要原因。一次CT检查所暴露的放射剂量是胸部X线片的200倍。CT有害副作用需引起广泛关注,尤其是孕妇和儿童患者。诊断性X线是人工放射暴露最大的来源,占癌症累积风险来源的0.6%~3.2%。30岁及30岁以下女性进行一次胸部CT检查,患乳腺癌的风险增加35%。3%的放射诱发癌症是1岁以前CT暴露,19%为儿童期(1~14岁)暴露。

目前研究证实,急重症肺部疾病患儿超声检查的诊断效能可与X线相媲美,已成为有效的诊断手段。新生儿肺部超声检查在急重症超声占有更为重要的地位。超声检查的便捷性、诊断高效性和无电离辐射的物理特性是急重症超声、急诊超声和院前急救超声广泛应用的原因。

二、检查方法、原则与临床思维

(一)检查方法

1. 简单的超声设备 肺部超声检查无需使用复杂高端的超声设备,小型简单的实时超声诊断设备即可满足需要。婴幼儿或儿童可以使用线阵探头,频率为7.5~10.0MHz。成人可选用小型凸阵式探头,频率为3.5~5.0MHz。

2. 床旁肺部急诊超声检查 肺脏是全身容量最大的器官,受气体和骨骼影响,超声检查难以全覆盖。为了节省检查时间,根据Lichtenstein等提出的BLUE程序进行急诊超声检查时,将左、右侧胸部各分成三个区域,分别为:上BLUE点、下BLUE点和PLAPS点。各区域的范围由"BLUE手"界定。"BLUE手"即两手并列放置(拇指叠加)于患者前胸部,左手小指位于锁骨下缘,手指尖达正中线位置,此时右手小指的位置指示为肺前下界,腕关节通常位于腋前线。上BLUE点位于上BLUE手第3与第4指之间,两者的指根处,对应肺上叶或肺尖部,下BLUE点位于下BLUE手掌心,对应肺中叶或舌叶,PLAPS点为腋后线与下BLUE点横向向后延长线的交叉点,对应肺下叶。

先扫查右肺的上BLUE点,确认蝙蝠征和肺滑动征是否存在(耗时4s),肋间隙观察是否有平行排列的A线(2s)以及是否存在B线(3s),之后依次分析下BLUE点和PLAPS点,以同样方法检查左肺。所有检查过程耗时仅1min(图3-2-1)。

3. 常规扫查方法 一般以腋前线和腋后线为界,把两侧肺脏分为前、侧、后三个区域,总共6个区域。在进行常规肺部超声检查时,通常使用凸阵探头对两侧肺脏的各个区域进行扫查,包括横向(探头与肋间隙平行)扫查和纵向(探头和肋骨垂

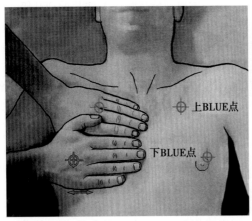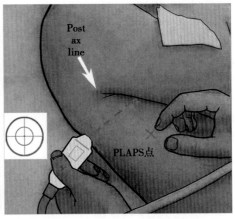

图 3-2-1 床旁肺部超声检查

直)扫查,其中纵向扫查最为重要,常用于计算 B 线的数量对肺水肿进行半定量评价。线阵探头一般用于检查婴幼儿。

4. 肺水肿扫查及评估方法 肺水肿(pulmonary edema,PE)时可以在相应病变部位的肺脏超声检查中发现 B 线。Picano 等学者基于前-侧胸部(从胸骨旁线至腋中线之间)共 28 个肋间隙 B 线的数量,对肺水肿进行半定量评价,分为轻度、中度、重度(表 3-2-1)。轻度:可探及 6~15 条 B 线;中度:B 线为 16~30 条;重度:B 线数量≥31 条,或呈全肺弥漫性分布。

表 3-2-1 肺水肿半定量评价 B 线探查记录表

右侧				肋间隙	左侧			
腋中线	腋前线	锁骨中线	胸骨旁线		腋中线	腋前线	锁骨中线	胸骨旁线
				2				
				3				
				4				
				5	/	/	/	/

5. 肺间质纤维化的扫查及评估方法 肺间质纤维化(pulmonary interstitial syndrome,PIS)由于胸膜下小叶间隔增厚,在超声检查时亦可发现 B 线。Gutierrez 等学者对比了 50 肋间隙扫查法和简化的 14 肋间隙扫查法(图 3-2-2)在评估肺间质纤维化的严重程度后发现,二者的结果具有很高的相关性,

	腋中线	腋前线	锁骨中线	胸骨旁线	肋间隙	胸骨旁线	锁骨中线	腋前线	腋中线	
右侧					II					左侧
					III					
					IV					
					V					

	腋后线	肩胛线	脊柱旁线	肋间隙	脊柱旁线	肩胛线	腋后线	
左侧				I				右侧
				II				
				III				
				IV				
				V				
				VI				
				VII				
				VIII				
				IX				

图 3-2-2 肺间质纤维化前侧后胸壁 14 点扫查法(空白处为扫查区域)

而且简化的 14 肋间隙扫查法更加简便、省时。该学者通过计算 14 肋间隙 B 线的总数量对肺间质纤维化进行半定量评分,并对其进行分级,定义如下:0 分为正常:B 线≤5 条;1 分为轻度:B 线 6~15 条;2 分为中度:B 线 16~30 条;3 分为重度:B 线≥31 条。

(二) 检查原则与临床思维

1. 理解肺部气液比改变是超声诊断肺部疾病的基础 正常人肺脏的小叶间隔仅有单层上皮细胞,而且含水量极少,超声难以显示。脏层胸膜与肺泡内气体形成的全反射,也使超声无法观察肺内部的病变。但是大约 90% 的重症肺部疾病可累及胸膜及肺小叶间隔并导致病变,形成观察窗口。

肺部同时存在气体和液体,气体阻碍声束的传播,而液体则有利于声束的传播。正常人肺脏的气液比约为 0.98,超声难以在其内传播,因而难以成像。不同肺部疾病的气液比是不同的,其声像图特点也相应不同(图 3-2-3)。临床上可以利用不同的声像图特点对各种肺部疾病进行识别。各种肺部疾病的气液比大致如下:①胸腔积液:0;②肺泡实变:0.5 以下(取决于支气管像);③肺间质综合征:0.97 以下;④失代偿性慢性阻塞性肺疾病或哮喘:0.98;⑤气胸:1。

2. 熟悉肺部超声扫查定位 肺部超声检查可根据探头放置区域对肺部疾病进行较为准确的定位。肺间质综合征不受重力影响,其病变位置较好确定。肺泡实变通常受重力作用下坠,因而病变部位也相对较好确定。胸腔积液完全受重力影响而发生移位,而胸腔积气则随体位改变逆重力方向移位。根据这些特点,可以较快地定位病变或寻找异常超声征象。

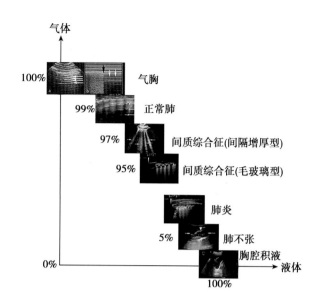

图 3-2-3 肺部气液比与声像图

3. 确定胸膜线的原则 胸膜线是由脏层和壁层胸膜的界面回声反射所形成,在超声下呈规则、光滑的线状高回声,位于上下两根肋骨间,脏层胸膜可随呼吸运动而移动。超声纵向扫查时上肋骨、胸膜线和下肋骨形成标志性的蝙蝠征(图 3-2-4A)。

4. 掌握正常肺产生的声像图特征 A 线与肺滑动征:A 线是由于胸膜-肺界面的巨大声阻抗差异所形成多重反射而产生的水平征象(图 3-2-4B)。A 线存在提示含气肺组织或游离气体。在实时超声下,于胸膜线处可探及脏层胸膜与壁层胸膜存在水平方向的相对滑动,即肺滑动征。

5. 正确认识肺部疾病的主要超声征象 肺部疾病的主要超声征象有多种,均具有一定的特征性。识别这些超声征象对肺部危重症超声检查非

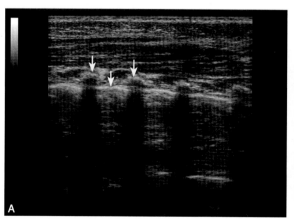

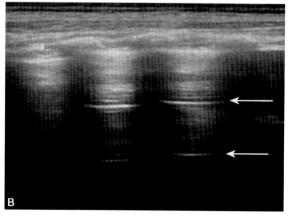

图 3-2-4 蝙蝠征与 A 线

A:蝙蝠征,两侧肋骨高回声与胸膜线高回声形似蝙蝠(箭头);B:A 线,正常人肺超声检查时,可探及间距相等的 A 线(箭头)

常重要。临床实践证明肺部超声检查经过 2 天的培训即可达到基本要求。

三、临床表现

(一)基础超声征象

1. B 线、肺火箭征 B 线是超声波遇到肺脏的气-液界面产生反射而形成的振铃效应,是起源于胸膜线的线样高回声,呈激光束样直达屏幕边缘,与肺滑动同时运动(图 3-2-5)。纵向扫查,1 个肋间存在 3 条及 3 条以上 B 线称为火箭征。火箭征与肺间质综合征相关。当 B 线以两个小叶间隔之间的距离(7mm)分隔开时称为间隔火箭,即 B7 线,当 B 线以 3mm 的距离分隔开时称为磨玻璃征,即 B3 线。

2. 实性组织征、破布征、胸膜线异常 实性组织征是由于含气的肺泡被渗出液充填后所形成的类似于脾实质或肝实质的实性组织样回声(图 3-2-6A),犹如一块撕下来的破布,称为破布征,是肺实变的一种静态声像图征象(图 3-2-6B)。

正常情况下胸膜线厚度不超过 0.5mm。当胸膜线增厚(>0.5mm)、粗糙或不规则时则为异常。

3. 肺点与双肺点 肺点是指气胸时形成脏层胸膜与壁层胸膜分离的点(图 3-2-7A)。双肺点为病变程度或性质不同的肺组织之间形成的两处分界点(图 3-2-7B)。

4. A 线征 当肺野内的 A 线明显增多且明亮聚集时,称为 A 线征(图 3-2-8),它常出现于气胸。

与肺部危重症超声相关的征象还有:后侧胸部肺泡和(或)胸膜综合征、C 线征、静态或动态支气管充气征、支气管液相、沙滩征与平流层征、E 线征、四边征和正弦波征、肺搏动征等。

(二)BLUE 程序基础条款

1. A 条款 A 条款定义为双侧胸部 A 线征阳性,即肺野内的 A 线明显增多,明亮密集,同时肺滑动存在。A 条款常见于肺栓塞与低血容量性休克。

2. B 条款 B 条款定义为弥漫性双侧前胸部肺火箭征,即 B 线增多(3 条或 3 条以上/1 肋间),同时肺滑动存在。

3. C 条款 C 条款系胸膜线不规则增厚,不计范围与数目。该条款代表胸部肺实变。

4. A/B 条款 A/B 条款是指一侧胸部 A 线征阳性,另一侧胸部火箭征阳性。

5. A′ 条款 A′ 条款为双侧前胸部弥漫性肺

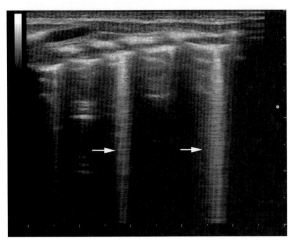

图 3-2-5 B 线
轻度肺水肿患者,于右侧胸部上 BLUE 点探及数条深达屏幕边缘的高回声(箭头),即为 B 线

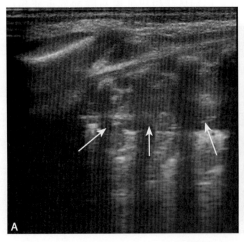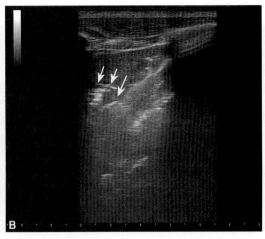

图 3-2-6 实性组织征、破布征
A:实性组织征,肺炎患者,于左侧 PLAPS 点探及一片状实性低回声区(箭头);B:破布征,支气管肺炎患儿,于右侧 PLAPS 点探及一片状实性低回声区,其与正常肺组织间呈碎片样不规则回声(箭头)

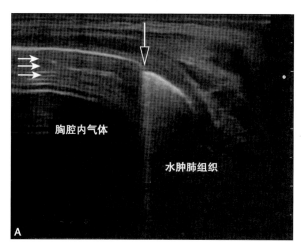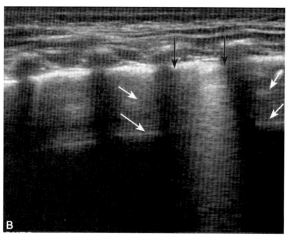

图 3-2-7 肺点、双肺点

A:肺点,气胸患者,图左侧部分为气体区域,可探及 A 线征(白色箭头),右侧为水肿的肺组织,脏层胸膜与壁层胸膜分离的点(黑白箭头)即为肺点;B:双肺点,新生儿湿肺患儿,红色箭头所指为病变部位头侧、足侧正常肺组织的分界点,白色箭头为正常肺组织形成的 A 线

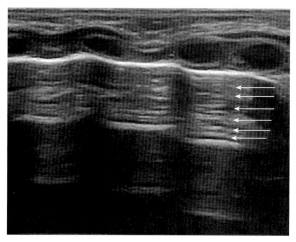

图 3-2-8 A 线征

左侧气胸患儿,于胸腔内探及密集排列的 A 线

A 线征阳性伴肺滑动消失,多见于气胸。

6. B'条款 B'条款为双侧前胸部弥漫性肺火箭征伴肺滑动消失,多见于肺炎。

7. C'条款 C'条款意指胸膜线不规则增厚伴肺滑动消失,不计范围与数目。同样表示胸部肺实变。

(三) BLUE 程序拓展条款

1. Nude 条款 Nude 条款是指患者仅有 A 条款未伴有下肢静脉血栓和 PLAPS 征象。

2. A-V-PLAPS 条款 A-V-PLAPS 条款是指患者同时具有 A 条款和 PLAPS,但未探及静脉血栓。

(四) BLUE 程序

1. BLUE 程序决策树 Lichtenstein 等在多年的临床实践中建立起 BLUE 程序并绘制出决策树(图 3-2-9)。正确理解并应用决策树可以使重症呼吸困难的病因得到快速诊断,并达到较高的诊断准确率。

2. BLUE 程序检查流程 为了能在短短数分钟内达到对肺部疾病较高的诊断准确率,Lichtenstein 等强烈建议首先检查患者的前胸部,即上 BLUE 点和下 BLUE 点两区域,判断前胸部肺滑动征是否存在。通过这一征象的检查快速判断气胸是否存在。前胸部无肺滑动征,同时存在 A 线征及肺点征,考虑气胸;无滑动征,存在 A 线征,但无肺点征,则考虑隐性气胸;存在肺滑动征,则排除气胸。火箭征的存在,提示患者存在肺间质综合征。B'条款、A/B 或 C 条款则提示肺炎的可能。A 条款的出现是肺栓塞的线索,检查者需要寻找静脉血栓的证据。如果存在静脉血栓,肺栓塞的诊断能得到支持。如果排除患者静脉血栓,应进行后侧胸部,即 PLAPS 点的检查。如果 PLAPS 存在,即患者同时存在肺滑动征、A 条款和 PLAPS,考虑肺炎;若无 PLAPS 存在,考虑 COPD 或哮喘。

四、BLUE 程序应用价值

(一) 快速判断严重呼吸困难的病因

快速判断严重呼吸困难和急性呼吸衰竭的病因是 BLUE 程序最重要的临床应用价值。研究表明,临床上 97% 的急性呼吸衰竭是由以下六个疾病所导致的,包括:急性血流动力性肺水肿、COPD加重期、急性哮喘、肺栓塞、气胸和肺炎。熟练掌握 BLUE 程序的七个基础条款和两个拓展条款并依据决策树进行一步一步地分析,就可以对这些疾病进行快速诊断,并且总体准确率高达90.5%。下文列出各个条款诊断相应疾病的效能(表3-2-2)。

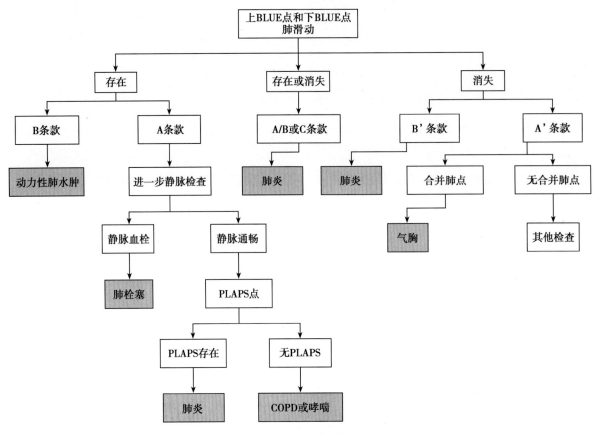

图 3-2-9 BLUE 程序决策树

表 3-2-2 BLUE 程序临床应用及其条款的诊断效能

呼吸衰竭机制	BLUE 程序条款	敏感性(%)	特异性(%)	阳性预测值(%)	阴性预测值(%)
急性动力性肺水肿	B 条款	97	95	87	99
COPD 加重期或急性哮喘	Nude 条款	89	97	93	95
肺栓塞	A 条款伴静脉血栓	81	99	94	98
气胸	A' 条款伴肺点	88	100	100	99
肺炎	B' 条款	11	100	100	70
	A/B 条款	14.5	100	100	71.5
	C 条款	21.5	99	90	73
	A-V-PLAPS 条款	42	96	83	78
	B'+A/B+C+A-V-PLAPS 条款	89	94	88	95

(二)鉴别诊断血流动力学性肺水肿和渗透性肺水肿

血流动力学性肺水肿和渗透性肺水肿发病机制不同,所采用的治疗方法也完全不一样。因而,对其进行鉴别诊断具有重要的临床价值。血流动力学性肺水肿是由于肺内血管静水压增高,液体漏出,沿着小叶间隔流动,并可对抗重力作用,进而到达前胸壁,在超声上表现为火箭征。同时,由于漏出液是一种润滑剂,并不影响肺活动,患者的肺滑动存在。这就构成了 BLUE 程序中的 B 条款。相反,渗透性肺水肿所渗出的液体并不能对抗重力作用,只能流向后侧胸部,即 PLAPS 点。因此,在前胸部的上 BLUE 点及下 BLUE 点均未能探及火箭征。此外,渗出液,尤其是炎性渗出液,常常造成胸膜的粘连,导致肺滑动的消失。因此,前胸部 B 条款是血流动力学性肺水肿和渗透性肺水肿的鉴别要点。

(三) BLUE 拓展了应用范围

2012 年国际肺部超声联合会颁发的专家共识明确推荐床旁肺部超声的应用范围如下:①气胸;②肺间质综合征;③肺实变;④动态监测肺部疾病。有学者将肺超声与 CT 检查进行对比,结果显示肺超声除了诊断隐性气胸的敏感性 79% 以外,其他常见肺部疾病的诊断敏感性及特异性均大于或等于 90%,诊断效能可以媲美 CT(表 3-2-3)。Wang XT 等也证实了床旁肺超声检查肺实变和肺不张的敏感性 95.7%。Volpceli 等研究表明,肺部超声可半定量评价气胸,以平卧位时肺点在腋中线和腋后线之间作为判定>15% 肺塌陷的标准,其敏感性为 83.3%,特异性 82.4%。Peveda 等的 Meta 分析表明,肺部超声诊断儿童肺炎的敏感性 96%,特异性 95%,ROC 曲线下面积达 0.98。

表 3-2-3　急诊床旁肺部超声检查结果

	敏感性(%)	特异性(%)
胸腔积液	94	97
肺泡实变	90	98
肺间质综合征	93	93
完全性气胸	100	96
隐性气胸	79	100

床旁超声检查已应用于院前急救、ICU 和儿科。BLUE 程序不仅用于床旁的急诊检查,现已拓展应用于院前急救气胸的筛查和 ICU 肺部疾病的治疗随访评估。

思 考 题

1. 如何确定上 BLUE 点、下 BLUE 点、膈点、PLAPS 点?

2. B 线可能出现在哪些疾病,其发生的机制是什么?

思考练习题

1. 患儿江某某,男,52 岁,以"突发右侧胸闷、气喘 3 天"为主诉入院。门诊以"胸闷待查"收入院。既往史:无特殊。查体:体温 36.7℃;脉搏 72 次/min;呼吸 18 次/min;血压 124/80mmHg。神志清楚,口唇红润,口唇轻度发绀,颈静脉无怒张,气管偏左,右侧胸廓饱满,左侧胸廓正常,右侧肋间隙增宽,左侧肋间隙正常,胸骨无压痛,右肺呼吸运动减弱,左肺呼吸运动正常,右肺语颤减弱,左肺语颤正常,无胸膜摩擦感,右肺叩诊呈鼓音,左肺叩诊呈清音,右肺听诊呼吸音低,左肺听诊呼吸音清,未闻及干湿啰音,无胸膜摩擦音。心音正常,各瓣膜听诊区未闻及病理性杂音,触诊腹肌软,无压痛、反跳痛,左下肢肿胀,神经系统检查:四肢肌力、肌张力正常,病理征未引出。根据临床症状与体征,该考虑何种疾病?需行哪些检查?随后入院急诊床旁超声检查:右肺下 BLUE 点表现为 A' 条款(ER3-2-1A);M 型超声可探及肺点征及平流层征(ER3-2-1)。根据 BLUE 程序,结合临床表现考虑为何疾病?入院 CT 检查提示右肺气胸,肺压缩约 75%。此时应做什么处理?

ER3-2-1　气胸

2. 患儿郑某某,女,23 天,以"咳嗽 8 天"为主诉入院。门诊拟"新生儿肺炎"收入院。既往史:无特殊。查体:体温 37.0℃;脉搏 138 次/min;呼吸 56 次/min;体重 3.9kg;末梢血氧饱和度 95%。神志清楚,反应好,哭声响,口唇红润,口唇无发绀,三四征阴性,双肺呼吸音粗,对称,吸气时可闻及中小水泡音,心律齐,心音正常,各瓣膜听诊区未闻及病理性杂音,触诊腹肌软,无压痛、反跳痛,左下肢肿胀,神经系统检查:四肢肌力、肌张力正常,病理征未引出。血常规:白细胞 14.44×10⁹/L,中性粒细胞 70.60%。根据上述病史,应考虑何种疾病?应与哪些疾病相鉴别?如何进一步检查?随后入院急诊床旁超声检查:左侧肺上 BLUE 点表现为 C 条款,前方出现火箭征(ER3-2-2A);左侧肺 PLAPS 点探及实变肺组织,表现为 PLAPS 存在(ER3-2-2B)。根据 BLUE 程序,结合临床表现考虑何种疾病?入院胸片检查提示双肺炎症。

ER3-2-2 新生儿肺炎

（吕国荣 沈浩霖）

参 考 文 献

1. 崔立刚. 危重疾病超声诊断必读. 北京:人民军医出版社,2015,76-205.

2. Brown SM, Kasal J. Bedside ultrasound in the Intensive Care Unit: where is the evidence?. Semin Respir Crit Care Med,2015,36(06):878-889.

3. Blanco P, Volpice G. Common pitfalls in point of care ultrasound: a practical guide for emergency and critical care physicians. Blanco and Volpicelli Crit Ultrasound J, 2016,8(1):1-12.

4. Volpicelli G, Elbarbary M, Blaivas M. International evidence-based recommendations for point-of-care lung ultrasound. Intensive Care Med,2012,38(4):577-591.

5. Via G, Storti E, Gulati G. Lung ultrasound in the ICU: from diagnostic instrument to respiratory monitoring tool. Minerva Anestesiol,2012,78(11):1282-1296.

6. Michels G, Breitkreutz R, Pfister R. Value of lung ultrasound in emergency and intensive care medicine. Dtsch Med Wochenschr,2014,139(45):2301-2307.

7. Bourcier JE, Paquet J, Seinger M, et al. Performance comparison of lung ultrasound and chest x-ray for the diagnosis of pneumonia in the ED. The American Journal of Emergency Medicine,2014,32(2):115-118.

8. Lichtenstein DA. Lung ultrasound in the critically ill. Annals of Intensive Care,2014,4(1):1-12.

9. Lichtenstein DA. Fluid administration limited by lung sonography: the place of lung ultrasound in assessment of acute circulatory failure (the FALLS-protocol). Expert Review of Respiratory Medicine,2012,6(2):155-162.

10. Lichtenstein DA. BLUE-protocol and FALLS-protocol: two applications of lung ultrasound in the critically ill. CHEST Journal,2015,147(6):1659-1670.

11. Lichtenstein DA. How can the use of lung ultrasound in cardiac arrest make ultrasound a holistic discipline. The example of the SESAME-protocol. Medical ultrasonography,2014,16(3):252-255.

第三节 心脏超声目标导向评估

随着便携式超声仪器设备的发展和普及,越来越多的超声或非超声专业医疗人员开始利用便携超声,在床旁对关心的症状和体征进行针对性地评估。作为物理诊断的重要补充,这对及时准确诊断、治疗细节指导等具有重要意义。也正因为如此,产生了一个新的超声医学名词,即"point-of-care ultrasound(POCUS)",暂译为"诊疗现场关注点的超声检查"或"即时随诊超声"。POCUS 的应用范围包括急危重症床旁评估及引导性床旁操作等,如急诊创伤超声评估、新生儿肺超声检查、急腹症超声检查、产科及胎儿急诊超声检查等,其中在心脏临床评估方面的应用又称为心脏超声目标导向评估(focused cardiac ultrasound,FoCUS,又称重点心脏超声评估)。FoCUS 能够对包括休克在内的多种心脏急症即刻进行迅速而有价值的评估,从而有助于提高诊断的准确性,缩小鉴别诊断的范围,对指导具体治疗具有重要意义。

一、FoCUS 定义及特点

（一）FoCUS 定义

2013 年,美国超声心动图学会对 FoCUS 进行了明确定义:它是指医疗人员在特定的临床场景中以寻找能够提供诊断和鉴别诊断相关超声征象的心血管系统超声检查,是物理诊断的一种辅助手段。在 FoCUS 概念提出之前,出现了多个相似的名词或概念,如手持心脏超声(hand-held cardiac ultrasound,hand-carried cardiac ultrasound)、超声听诊器(ultrasound stethoscope)、床旁心脏超声(bedside cardiac ultrasound)、快速心脏超声(quick look cardiac ultrasound)等。

（二）FoCUS 特点

同经典的全面系统的标准化超声心动图检查相比,FoCUS 主要有以下特点:

1. 只针对目前医学共识和指南指定的有限病种进行检查。

2. 只针对临床可疑诊断,根据预先设置好的程序进行图像采集。

3. 只针对性地扫查某些特定切面。

4. 只针对性地进行结构和功能评估。

5. 只针对性地出具检查报告。

6. 操作人员可以是经过培训的非超声专业医疗人员。

二、FoCUS 评估内容及检查疾病种类

（一）FoCUS 评估内容

FoCUS 评估内容主要包括:左室内径及收缩功

能;右室收缩功能;容量负荷状态;心包积液情况;慢性心脏疾病的主要征象;瓣膜异常的主要表现;较大的心内肿瘤或赘生物。

（二）FoCUS 检查疾病种类

应用 FoCUS 检查的常见病种如下:急性冠脉综合征/急性心肌梗死;急性心肌梗死并发症;急性主动脉综合征/主动脉夹层;急性肺栓塞;急性心衰/心源性休克;急性心包炎;心脏压塞;心肌病;主动脉狭窄;急性瓣膜反流;肥厚型心肌病;Takotsubo 心肌病;置换瓣功能不全;心源性栓塞(肿瘤或肿物);心室辅助装置功能障碍;导管、电生理检查时的急性并发症;心脏手术急性并发症;心内膜炎;心脏外伤。FoCUS 检查者应掌握上述常见病种的病理和超声表现相关知识和能力。此外,由于肺部急症的临床表现和心脏疾病可能非常相似,FoCUS 检查医疗人员还应当掌握基本的肺部超声检查技术(详见第三章第二节)。

三、仪器设备、常用切面

（一）仪器设备

FoCUS 检查所使用的设备通常是体积较小的便携式单探头心脏超声诊断仪,具备 M 型、二维、彩色多普勒及频谱多普勒超声技术模式。图像输出应包括 DICOM 格式,以便于离线测量和分析。目前,国内很多单位也已经配置了高级全功能多探头的便携式超声诊断仪。

（二）常用切面

通常推荐使用以下六个基本切面(图 3-3-1):

1. **胸骨旁长轴切面**　受检者取左侧卧位,探头置于胸骨左缘第 3~4 肋间,距胸骨约 2cm 处,声束指向受检者的后背方向。

2. **胸骨旁短轴切面**　在胸骨旁长轴切面的基础上,顺时针旋转探头约 90°,即为短轴切面。

3. **心尖四腔心切面**　探头置于心尖搏动处或内侧,声束平行于受检者的胸背部,声束方向指向受检者的右肩。

4. **剑下四腔心切面**　探头置于剑突下,声束指向被检查者的左肩。

5. **剑突下下腔静脉长轴切面**　探头置于剑突下偏右侧,声束与下腔静脉长轴平行。

6. **胸骨上窝主动脉弓长轴切面**　患者头部后仰,探头置于胸骨上窝,声束指向被检者的足侧,方向与主动脉弓长轴相平行。该切面对于主动脉夹层的诊断和分型尤其重要。

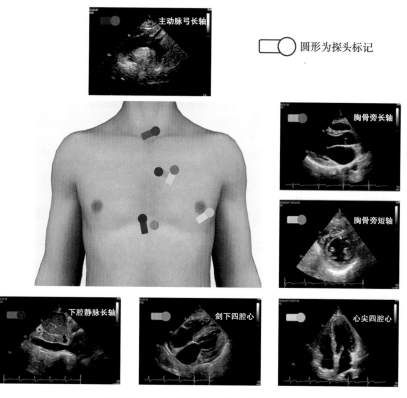

图 3-3-1　FoCUS 超声检查基本切面

四、"5Es"在急诊 FoCUS 检查中的应用

急诊是 FoCUS 应用最多的场合,国外学者提出了"5Es"程序,即积液(effusion)、射血分数(ejection)、左右心室比例(equality)、出口(exit,即主动脉)、入口(entrance,即下腔静脉),具有很强的临床实用价值(表 3-3-1)。

表 3-3-1 "5Es"急诊针对性心脏超声检查程序

5Es	主要超声表现	其他超声表现
1. 积液	无(很少量)	填塞生理
	少量(<1cm)	右室游离壁舒张期塌陷
	中量(1~2cm)	右房收缩期塌陷
	大量(>2cm)	二尖瓣血流 E 峰随呼吸变化率>25%
		下腔静脉扩张
2. 射血分数	高动力性(EF>65%)	EPSS>7mm
	正常(EF 50%~65%)	左室舒张期内径>6cm
	中度减低(EF 30%~50%)	左室壁节段性运动异常
	重度减低(EF<30%)	
	心肌无明显运动	
3. 左右心室比例	正常(RV:LV<1)	其他右室张力增大
	增大(RV:LV>1)	间隔-D 形态
		RV 压力升高
		三尖瓣环收缩期运动幅度<16mm
		慢性右室张力增大(COPD,肺高压)
		RV 游离壁增厚,>5mm
		三尖瓣反流速度增高,>4m/s
4. 出口-主动脉	正常内径<4.0cm	夹层飘带
	临界内径 4~4.5cm	主动脉瓣反流
	瘤样扩张>4.5cm	心包积液
5. 入口-下腔静脉	扁平,<1cm,>75%塌陷率	塌陷率=(最大内径-最小内径)/最大内径
	正常塌陷率	右房入口前 2cm 处测量
	增宽,>2cm,<25%塌陷率	

五、FoCUS 检查报告

FoCUS 检查报告应当包括以下内容:
1. 检查日期和时间。
2. 患者姓名和医院 ID 号码、年龄、性别。
3. 进行检查和出具报告的医生姓名。
4. 检查所见。

需要注意的是,在实际临床工作中,在检查完关注的征象后或过程中,如发现其他有必要的检查内容,在条件允许的情况下应尽可能一次性完成,不应过分拘泥于既定操作程序和关注内容,以避免延误或误判病情。

思 考 题

1. FoCUS 的全称及定义是什么?
2. FoCUS 的检查内容有哪些?
3. FoCUS 检查中的 5 个"Es"包括哪些?

(袁丽君 邢长洋)

参 考 文 献

1. Moore CL, Copel JA. Point-of-care ultrasonography. N Engl J Med,2011,364(8):749-757.
2. Spencer KT, Kimura BJ, Korcarz CE, et al. Focused cardiac ultrasound:recommendations from the American Society of Echocardiography. J Am Soc Echocardiogr, 2013,26(6):567-581.
3. Via G, Hussain A, Wells M, et al. International evidence-based recommendations for focused cardiac ultrasound. J Am Soc Echocardiogr,2014,27(7):683 e1-683 e33.
4. Kennedy HM, Coffey EC, Herbst M, et al. The "5Es" of

emergency physician-performed focused cardiac ultra-sound：a protocol for rapid identification of effusion，ejec-tion，equality，exit，and entrance. Acad Emerg Med，2015，22（5）：583-593.

第四节 腹部急重症超声检查程序

一、临床概况

急腹症（acute abdomen，AA）的超声检查与胸部和心脏的急诊超声检查不一样，胸部和心脏急诊超声检查仅涉及一个器官或系统，而急腹症的超声检查涉及多个器官或多个系统。急腹症的临床表现既可源自心脏疾病（如心肌梗死）、肺部疾病（如肋膈炎或胸腔脓肿），亦可来自于妇产科疾病（如黄体破裂，卵巢及其肿物的扭转），而且急腹症不同的病理过程还有不同的临床表现（如牵涉痛、放射痛和转移性痛）。因此，急腹症的超声检查必须坚持：①整体检查的原则；②综合临床思维的原则；③多学科配合的原则。这三个原则在急腹症超声检查无论怎么强调都不过分。按照即时超声检查的国际指南和专家共识，为了便于学习将急腹症超声检查内容概括 FIGURE 方案（表 3-4-1）。

表 3-4-1 急腹症超声检查的主要项目的检查内容

项 目	内 容
腹腔积液（F，fluid）	包括 eFAST 的内容以及其他原因引起的腹腔积液、积血
肠道疾病（I，intestine）	包括肠梗阻、肠套叠、缺血性肠炎、急性阑尾炎
腹腔游离气体（G，gas）	胃肠穿孔
泌尿生殖系统（U，urogenital system）	低血容量和急性肾衰竭、尿道结石和梗阻、急性肾盂和肾周炎、子宫和附件病变、宫外孕、卵巢及其肿物扭转
后腹膜（R，retroperitoneum）	腹主动脉瘤及其夹层、下腔静脉
上消化道疾病（E，epigastrium）	胆囊炎、胆石症、梗阻性化脓性胆管炎、急性胰腺炎、腹腔病变

二、检查方法和程序

本文列出急腹症超声检查方法和程序（图 3-4-1）。腹部超声检查时应注意以下几点：

1. 要结合临床，了解有无超声墨菲氏征、超声麦氏征；腹部探头加压了解有无固定的压痛点和反跳痛。

2. 检查腹腔游离气体时，必须改变体位，如左侧卧位时，观察膈下游离气体；又如头低脚高位时，观察耻骨上游离气体。必要时配合高频超声可以更清楚地显示腹腔游离气体。

3. 检查阑尾炎可以采用阶梯加压扫查法，即从右上腹部开始阶梯加压，然后逐渐向右下腹滑动扫查，这有利于排除气体干扰并明确压痛点。

4. 胰腺的形态、大小、回声随年龄、肥胖程度、体型有较大变异。判定胰腺病变时要注意脾静脉是否受压变细，胰周是否有积液，胰腺回声是否不均匀。

5. 肾脏弥漫性回声增强是通过肝肾纵断面来比较，正常时肾皮质回声略低于肝脏回声，若肾皮质回声接近或高于肝回声即为肾弥漫性回声增强。

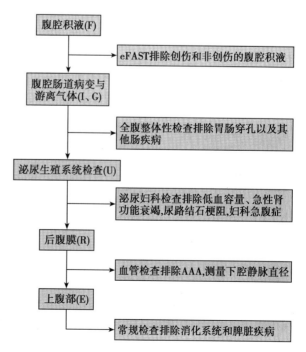

图 3-4-1 急腹症超声检查 FIGURE 流程图

三、常见急腹症的超声表现和应用价值

（一）血腹

1. 超声表现

（1）少量血腹：仰卧位扫查，可在膀胱直肠凹（或子宫直肠凹）及膀胱周围发现很窄的无回声带。有时，在肝肾隐窝、肝周围间隙也能见到无回声窄带。侧卧位扫查时，可在患者腹部的低位发现无回声区。

（2）多量血腹：除上述部位外，在腹部两侧和盆腔、膈下间隙皆可发现大片无回声区。实时超声可见小肠在腹水中浮动。

（3）利用超声尚难对游离腹腔积血量进行准确的估测：根据成人尸体实验性超声扫查经验，经腹超声极为敏感，可以发现少至 40ml 限于右下腹部的液体，注入 80ml 时，膀胱直肠凹内可见明确积液征象，至 200ml 时盆腔及膀胱可见成片无回声区。

2. 应用价值 在创伤患者常规行腹部超声检查时，FAST 是常规应用的方法。它可以直接发现腹腔积液和脏器损伤的征象。肝肾间隙是显示上腹部腹腔积血很敏感的部位（图 3-4-2），有研究表明 15ml 以上的腹腔积血即可在肝肾切面得以显示。FAST 检测血腹的敏感性和特异性分别为 64%～98%、86%～100%，敏感性和特异性出现如此大的跨度可能与不同操作者的经验和采用不同的判定标准有关。有足够的证据显示也可采用 FAST 评价非创伤性的自发性血腹。自发性血腹的病因可分为妇科、肝性、脾性、血管性或凝血功能障碍。

急腹症超声检查寻找这些创伤或非创伤性病因对于采用正确治疗措施极其重要。当 FAST 检查难以明确出血部位时，超声造影在判定出血部位有其特殊价值。

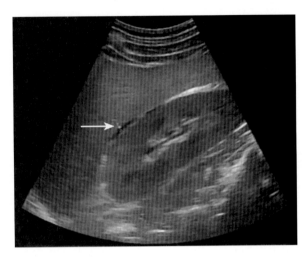

图 3-4-2 肝肾间隙积液
肝肾间隙是显示上腹部腹腔积血很敏感的部位，少量的积液就可显示（箭头）

（二）腹腔游离气体

1. 超声表现

（1）腹膜线截断征：腹膜线突然中断，被气体强回声所取代，其后可无任何腹部结构的声像图（图 3-4-3）。可伴有与肺部气胸相似的 A 线，或高频下亦可表现 B 线征。

（2）腹腔游离气体可随体位逆重力方向移位。

（3）要注意与腹腔间隔室综合征相鉴别：急重症患者常引起腹腔内肠管高度积气导致腹腔间隔室综合征。腹腔内肠管高度积气的超声表现与腹

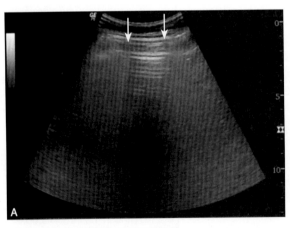

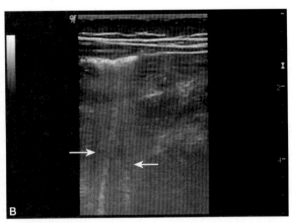

图 3-4-3 腹腔游离气体
A：腹膜线截断征，腹膜线突然中断（箭头），被气体强回声所取代，其后可无任何腹部结构的声像图；B：腹腔游离气体 B 线征，高频下表现为 B 线征（箭头）

腔游离气体的区别是没有腹膜线截断征,而且腹内脏器的声像图可随呼吸而移动。

（4）可有胃肠道原发病的表现:包括"假肾征"和胃肠壁增厚。

2. 应用价值　影像学上常基于腹腔游离气体来诊断胃肠穿孔。由临床医师和急诊科医师进行超声检查来诊断气腹的敏感性、特异性分别为85%~93%和53%~100%。国内许多学者证实,超声诊断气腹较X线敏感。然而仍缺乏大规模前瞻性随机对照研究来证实,并使临床医师普遍接受这个观点。

（三）肠梗阻

1. 超声表现　肠梗阻的病因、梗阻部位、病程长短以及严重程度不同,其声像图可有多种表现,通常的表现如下:

（1）梗阻近段肠管显著扩张,其内大量液体充盈:小肠梗阻时,内径多>3.0cm;结肠梗阻时,内径多>5.0cm。立位或坐位纵行扫查时,可见气液分层征。

（2）肠蠕动异常:梗阻近段肠管蠕动频繁、亢进,蠕动幅度增大,伴有肠内液体往复流动以及"气过水"征;梗阻局部肠蠕动减弱或消失;麻痹性肠梗阻肠管普遍增宽,蠕动消失。

（3）肠壁改变:空肠梗阻时纵断面黏膜皱襞清晰,可伴有水肿增厚,表现为"琴键"征或"鱼刺"征（图3-4-4）;回肠梗阻表现:黏膜皱襞稀少,梗阻肠祥扭曲可形成"U"形征（图3-4-5）。

（4）绞窄性肠梗阻的动态变化:①由于血循环障碍,肠蠕动由增强迅速减弱,甚至完全消失;②开始无肠间积液或仅有少量积液征象,逐渐转变为大量肠间或腹腔积液。

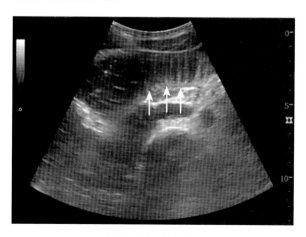

图3-4-4　肠梗阻
空肠梗阻时表现为"鱼刺"征（箭头）

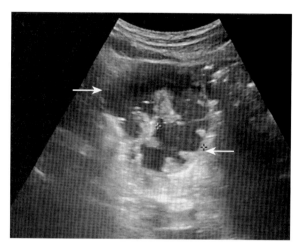

图3-4-5　肠梗阻
示梗阻肠祥扭曲可形成"U"形征

（5）肠梗阻病因的提示:①在梗阻远端可能发现强回声团块和声影,如巨大粪石、胆结石（少见）、缠绕的蛔虫团块;②在梗阻远端可能发现肠套叠、肿瘤等征象,较多见于结肠回盲部;③腹内疝:疝入的肠管管腔闭锁,不能还纳,近端肠管扩张,是肠管嵌顿佐证;④肠系膜血管病变性肠梗阻少见。超声发现典型肠梗阻征象,同时合并肠系膜上静脉增宽,血栓形成。

2. 应用价值　由外科医生履行超声检查来诊断小肠梗阻可以追溯到20世纪90年代。近年来,有更多这方面的研究报道,综合文献结果,其敏感性和特异性分别为97.7%和92.7%。有研究证实由外科医师履行和专业超声医师履行的超声检查,诊断肠梗阻的准确性并没有差异,而且由外科医师履行的超声检查诊断肠梗阻的诊断性能可以与X线检查相媲美。然而目前仍缺乏大规模的前瞻性研究来证实由临床医师进行的超声检查可以改善肠梗阻治疗效果。

（四）阑尾炎

1. 声像图表现

（1）阑尾肿胀,故比较容易显示。外径:成人一般≥7mm（7~17mm,平均9mm）,儿童≥6mm,阑尾壁厚≥3mm。

（2）纵断面扫查呈盲管状结构,盲管另一端与盲肠连续,横断面呈圆形（图3-4-6）。加压时不可压缩,并伴有压痛（超声McBurney征）,代表管腔有张力。中央无回声区代表积液或积脓。

（3）单纯性阑尾炎时,阑尾层次结构比较清晰完整,黏膜界面回声或其他层次中断或消失代表溃疡、坏死甚至穿孔;穿孔的阑尾周围可以伴有低回

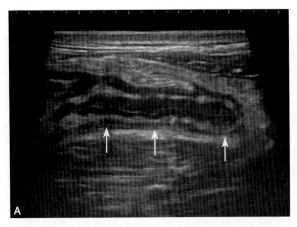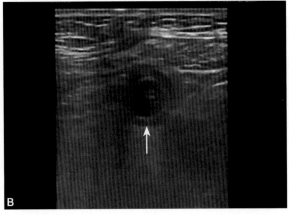

图 3-4-6　阑尾炎

A:阑尾炎纵断面声像图,阑尾呈盲管状结构(箭头);B:阑尾炎横断面声像图,阑尾呈圆形(箭头)

声区,代表积液或积脓。

（4）阑尾腔内可伴有粪石强回声,后方伴声影。如果粪石嵌顿,可引起远端阑尾增粗并伴有腔内积液(脓),偶见阑尾腔内积气征象。

（5）伴随征象:①阑尾系膜脂肪增厚或阑尾周围覆盖厚层网膜脂肪组织,后者呈细点状高回声,不可压缩并伴有压痛,代表"蜂窝织炎"(炎性包块);②患儿常伴有肠系膜淋巴结肿大;③相邻回肠/盲肠黏膜增厚。

（6）CDFI 征象:能量多普勒超声可能发现位于浅表的阑尾炎和炎性脂肪血流信号增强而有助于诊断。腔内张力过高、坏疽性阑尾炎和深部阑尾

炎可无血流信号出现。

2. 应用价值　采用 CT 检查诊断急性阑尾炎要优于超声检查。但鉴于放射暴露,对于儿童、女性和身材偏瘦的患者超声检查仍属首选方法。最近有许多文献报道由临床医师进行的床旁超声诊断急性阑尾炎的效果,其敏感性为 39%~96%,特异性 68%~98%(表 3-4-2)。研究还证实,临床医师通过良好的培训可以取得较好应用效果。由临床医师进行床旁超声诊断急性阑尾炎,可以缩短住院时间,避免 CT 放射暴露。但迄今为止,由临床医师履行床旁超声诊断急性阑尾炎还未被广泛接受,如何通过培训来提高诊断效能仍有待于大规模的前瞻性研究证实。

表 3-4-2　由急诊医师进行超声检查诊断急性阑尾炎的效能

作者	例数	患病率 （%）	敏感性 （%）	特异性 （%）	阳性预测值 （%）	阴性预测值 （%）
Fox,et al.	155	45	39	90	75	65
Fox,et al.	126	45	65	90	84	76
Chen,et al.	147	75	96	68	90	86
Elikashvli,et al.	150	33	60	94	86	82
Sivitz,et al.	264	32	85	93	85	93
Mallin,et al.	97	35	68	98	96	85

后面五项皆为前瞻性研究,以手术或病理结果作为判定标准

（五）低灌注和急性肾损伤

1. 超声表现

（1）肾叶间动脉阻力指数>0.70。

（2）肾脏低灌注的表现:阻力指数体现单支动脉的灌注,采用能量多普勒超声可获得肾脏整体灌注图像。半定量评分标准:①0 分为检查不到肾血流;②1 分为肾门可见少许血流;②2 分为大部分肾实质内可见叶间血流;④3 分为整个肾脏可见肾血

流显像至弓状水平。

（3）肾脏增大,肾脏回声弥漫增强(图 3-4-7)。

（4）下腔静脉变扁、变细。

2. 应用价值　多普勒超声可作为评估肾灌注的重要指标。Corradi 等报道肾叶间动脉 RI 要比 IVC 直径和塌陷指数更早期预测低血容量性休克。急重症超声主要在急性肾损伤(acute kidney injury, AKI)三个层面发挥作用:

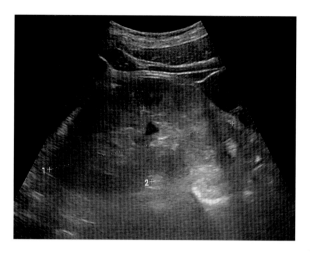

图 3-4-7 低灌注和急性肾损伤
图示肾脏增大,肾脏回声弥漫增强

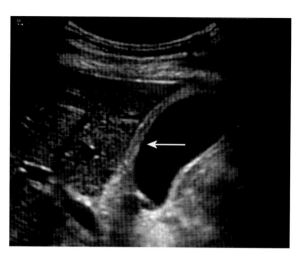

图 3-4-8 胆囊
胆囊壁增厚,呈双边征

（1）通过心肺超声指导包括肾脏在内的全身血流动力学调控。

（2）协助判断 AKI 的病因及预后。

（3）通过肾脏超声监测指导肾脏灌注的维护。

目前超声评估肾脏血流动力学尚无成熟和统一方案,但随着对比声学造影技术（CEUS）和超声动态评估组织灌注技术（dynamic sonographic tissue perfusion measure,DTPM）的研究深入,以及广大医务人员不断探索,不久的将来有望探索出无创监测肾脏灌注的实用方案。

（六）胆囊结石和急性胆囊炎

1. 超声表现

（1）胆囊结石典型超声表现:胆囊腔内强回声伴声影,强回声随体位朝重力方向移位。

（2）急性胆囊炎典型超声表现:①胆囊增大,长径≥9.0cm,短径≥4.0cm;②胆囊壁增厚呈双边征（图3-4-8）;③胆囊内絮状回声,代表胆泥或化脓性碎屑;④胆囊周边有积液;⑤超声墨菲氏征阳性。

（3）重症胆囊炎典型超声表现:①胆囊壁不均匀肿胀、增厚,回声强弱不均;②黏膜不完整、回声中断,部分坏死脱落至腔内形成片状絮状回声;③合并穿孔可见胆囊壁局限性缺损（直接征象）和胆囊周围积液（间接征象）;④胆囊腔内和胆囊壁积气提示气肿性胆囊炎,多见于合并糖尿病患者。

2. 应用评价 超声检查是评价胆囊炎、胆石症首选的检查方法。业已证实,由临床医师进行的胆囊超声检查的诊断效果与专业超声医师相似。系统分析和 Meta 分析表明,由临床医师进行超声诊断急性胆囊炎和胆石症的敏感性为87%和96%,特异性为82%、99%。超声诊断急性胆囊炎的特异

性较低,有以下几个原因:

（1）急性胆囊炎的超声诊断主要依据胆囊壁增厚呈双边征,而这种征象也可出现于急重症患者的心功能不全、肾功能不全、呼吸功能不全和肝功能不全等,这些疾病都可能引起内脏淤血和低蛋白血症以及缺血缺氧,引起胆囊壁水肿而呈现这种征象。此外,这种征象还可以出现在急性病毒性肝炎、肠道病毒感染等疾病。因此,胆囊壁增厚呈双边征并非急性胆囊炎特有的征象。

（2）急重症患者长期禁食、肠外营养和使用吗啡都可能出现胆囊增大,胆汁淤积而出现胆泥。这种胆泥沉着很容易误诊为化脓性改变。

（3）急重症患者使用某些药物如雌性激素、头孢曲松、非甾体类抗炎药、潘金丁等,可引起药物性胆囊结石,这些药物通过胆汁代谢产物形成结石前体,或通过增加胆固醇分泌抑制胆汁排出,从而形成结石。这些药物性结石有其特点:①表面不光滑、形态不规则;②声影较弱,松散;③停药后可自行消失(可逆性)。

（4）约30%以上急重症患者超声表现为急性胆囊炎,甚至表现为重症胆囊炎,而手术结果许多却为慢性亚急性胆囊炎。

综上所述为了引起足够的重视和关注,将以上四种情况称之为"急重症性胆囊"。有研究者提出,鉴别这种"急重症性胆囊"最重要的是要依据临床表现和其他影像学检查综合分析和判断,必要时超声引导细针穿刺胆囊抽液实验室检查。

（七）泌尿系结石和肾盂肾炎

1. 超声表现

（1）典型泌尿系结石为强回声伴声影,根据部

位不同常于肾窦内、输尿管三个狭窄处(即肾盂与输尿管连接处、跨越髂动脉小骨盆处、膀胱壁间段)和膀胱内发现(图3-4-9)。

(2) CDFI 或 PDI 检查多数结石可呈快闪现象。

(3) 结石的位置不同,可引起不同部位的梗阻现象即肾积水或输尿管扩张。肾积水超声表现肾窦内强回声部分或全部被无回声所占据。

(4) 急性肾盂肾炎的声像图表现。轻度者一般超声无明显异常。重度急性肾盂肾炎有以下声像图表现(图3-4-10):①通常一侧肾脏弥漫性增大,或者呈局灶性病变;②肾实质回声减低,透声性增强,提示炎性水肿;③局灶性病变,可对肾窦产生压迹;④合并肾周脓肿可于肾周处出现带状无回声或低回声。

2. 应用价值 肾绞痛是常见的急腹症,CT 是

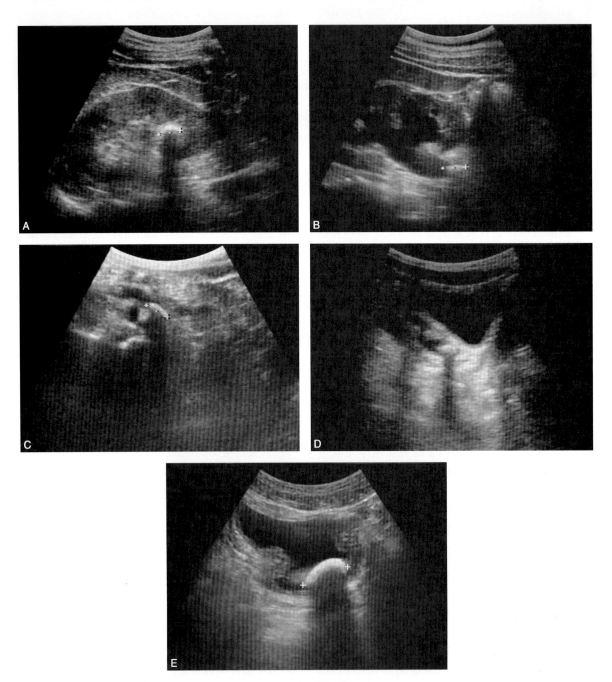

图 3-4-9 泌尿系结石

A:肾窦内结石(游标所示);B:肾盂与输尿管连接处结石(游标所示);C:输尿管跨越髂动脉处结石(游标所示);
D:输尿管膀胱壁间段结石;E:膀胱内结石(游标所示)

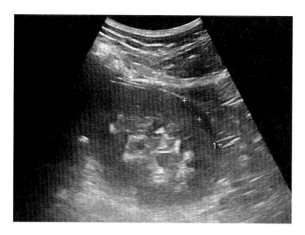

图 3-4-10 急性肾盂肾炎
肾脏弥漫性增大,肾实质回声减低,肾周处出现无
回声区(游标所示)

首选的检查方法。然而 CT 有放射损伤,而且没有足够证据表明使用 CT 能改善治疗效果。超声可发现 0.4cm 以上的结石。有研究表明,由急诊科医师进行的床旁超声检查对可疑泌尿系结石的诊断有较高的效能(表 3-4-3),而且经过培训其诊断的效能还能明显提高。尽管超声诊断泌尿系结石敏感性较低,但仍不失为一种急诊的检查手段。

急性肾盂肾炎也是常见急腹症,对尿路梗阻合并肾盂肾炎来说,延误诊断和治疗可能导致严重后果。有研究显示,由急诊科医师进行床旁超声检查有能力探查明显的肾脏异常,如肾积水,多囊性肾病、气肿性肾盂肾炎,其中约有 40% 最终确诊为肾盂肾炎。早期床旁超声检查可能影响这些肾盂肾炎和感染性休克患者的处理与治疗。

表 3-4-3 由急诊医师进行的超声检查诊断可疑泌尿系结石的效能

作者	例数	患病率 (%)	敏感性 (%)	特异性 (%)	阳性预测值 (%)	阴性预测值 (%)
Gaspari,et al.	104	51	87	82	84	86
Watkins,et al.	57	68	80	83	91	65
Moak,et al.	107	36	76	78	66	86
Herbst,et al.	670	47	73	73	71	75

(八)腹主动脉瘤

1. 超声表现

(1)腹主动脉局限性扩张,前后径≥3.0cm,或内径为正常处内径的 1.5 倍。可呈梭形或囊性扩张。

(2)较大的腹主动脉瘤(abdominal aortic aneurysm,AAA)可见低回声的附壁血栓,横断面呈同心圆层样改变(图 3-4-11)。血栓机化和钙化后可产生强回声伴声影。

(3)并发腹主动脉夹层时,可在主动脉腔内见到一层膜状回声,将管腔分成两部分,即真腔和假腔。假腔往往大于真腔。分离的内中膜随心脏收缩运动不停摆动。CDFI 容易显示血流从真腔经破裂口流入假腔(图 3-4-12)。

2. 应用价值 自从 2000 年以来,已有由急诊医师进行床旁超声检查诊断 AAA 的前瞻性研究的文献报道,系统分析和 Meta 分析显示,由急诊科医师进行的床旁超声检查诊断 AAA 的敏感性为

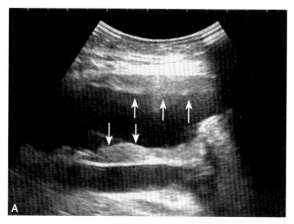
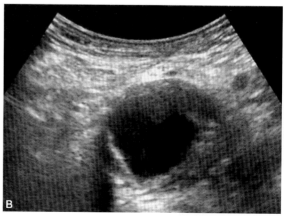

图 3-4-11 腹主动脉瘤
A:腹主动脉瘤纵断面声像图,低回声的附壁血栓(箭头);B:腹主动脉瘤横断面声像图,呈同心圆层样改变

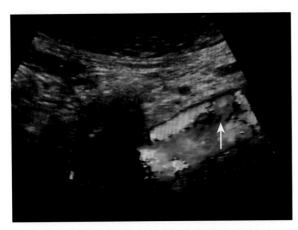

图 3-4-12 腹主动脉夹层

图示可见腹主动脉呈双腔双色血流,浅方红色血流部分为真腔,深方蓝色血流部分为假腔,假腔大于真腔,可见真假腔之间的破裂口(箭头)

99%,特异性 98%,因而它是诊断 AAA 首选的检查方法。

(九)介入性超声

1. 腹腔穿刺 腹腔穿刺引起出血并发症的发生率约 0.8%。超声引导可减少约 6.8% 的出血并发症。由急诊科医师进行的超声辅助腹腔穿刺术的成功率明显高于盲穿(95% vs 65%)。病例报道也显示超声辅助的腹腔穿刺术对创伤后血流动力学不稳定的患者,可以加快治疗决策。

2. 明确胃管位置 超声可用于引导重症昏迷患者胃管的放置,或通过注入生理盐水确认胃管位置。

3. 确认导尿管位置 可用超声了解导尿管位置,通过膀胱充盈情况,了解导尿管是否通畅。

4. 耻骨上膀胱插管 超声引导具有可视化监控的优点,可避开消化道,提高膀胱置管成功率。

思 考 题

1. 急腹症超声检查的主要内容和程序是什么?

2. 超声检查急重症患者胆囊炎时应注意哪些问题?

（吕国荣）

参 考 文 献

1. 张武. 现代超声诊断学. 北京:科学技术文献出版社,2008.

2. American college of Emergency physician. Emergency ultrasound guidelines. Aan Emerg Med,2009,53(4):550-570.

3. Kameda T, Taniguchi N. Overview of point-of-care abdominal ultrasound in emergency and critical care. Journal of Intensive Care,2016,4(1):53-62.

4. Blanco P,Volpicelli G. Common pitfalls in point-of-care ultrasound:a practical guide for emergency and critical care physicians. Critical Ultrasound Journal, 2016, 8(1):15-27.

5. Vestbo J,Hurd SS,Agustí AG,et al. Global strategy for the diagnosis,management,and prevention of chronic obstructive pulmonary disease:GOLD executive summary. American Journal of Respiratory and Critical Care Medicine,2013,187(4):347-365.

6. Meyer KC,Raghu G,Baughman RP,et al. An official American Thoracic Society clinical practice guideline:the clinical utility of bronchoalveolar lavage cellular analysis in interstitial lung disease. American Journal of Respiratory and Critical Care Medicine,2012,185(9):1004-1014.

7. Naeije R,Vachiery JL,Yerly P,et al. The transpulmonary pressure gradient for the diagnosis of pulmonary vascular disease. European Respiratory Journal, 2013, 41(1):217-223.

8. Villar J,Sulemanji D,Kacmarek RM. The acute respiratory distress syndrome:incidence and mortality, has it changed?. Current Opinion in Critical Care, 2014, 20(1):3-9.

9. Volpicelli G. Lung sonography. Journal of Ultrasound in Medicine,2013,32(1):165-171.

第五节 休克超声快速筛查程序

一、临床概况

休克(shock)是组织灌注不足引起的一种危急的临床综合征,系各种原因引起有效循环血容量急剧减少,全身急性微循环功能障碍,使维持生命的重要器官供血不足,产生严重缺血、缺氧、代谢障碍与细胞受损的病理状态。临床上表现为头晕、乏力、神志淡漠或烦躁不安、皮肤苍白、四肢湿冷、浅表静脉塌陷、脉搏细数、血压下降和尿量减少等一系列症状和体征。

按照急重症医学,休克可以分为以下几类。

(一)低血容量性休克

低血容量性休克是失血,或大量呕吐、腹泻、烧伤等使机体大量液体丢失,心室充盈不足所致,是休克中较常见的一种类型。

(二)心源性休克

心源性休克是由于心脏收缩功能严重减退所致。最常见的原因是心肌梗死,当左心室心肌梗死面积超过 40% 时，即可造成左心室泵衰竭。急性心肌炎和多器官功能障碍也是常见原因。此外，心源性休克还可以是心肌机械运动障碍所致，例如急性二尖瓣或主动脉瓣关闭不全、继发性室间隔缺损、室壁瘤等，由于心脏向前输出量显著减少，从而引起心源性休克。

（三）梗阻性休克

心脏压塞是最典型的例证。主要原因是由于心脏舒张受限，每搏量显著减少，心排血量降低而造成休克。此外，肺动脉栓塞也是梗阻性休克的另一种常见原因。

（四）分布性休克

此型休克包括感染性休克、过敏性休克、神经源性休克等，通常是由于周围血管舒缩功能失常所致。感染性休克的病理过程比较复杂，牵涉到周围血管系统与心脏两个方面。

有时患者可同时存在着 1 种以上类型的休克，即复合性休克，临床工作者也需有所认识。

无论何种类型的休克，其实质是相同的，都是组织灌注严重不足，微循环功能障碍。全身血容量减少，心排血量降低，微循环障碍者得不到及时纠正将导致多器官功能障碍与衰竭（图 3-5-1）。

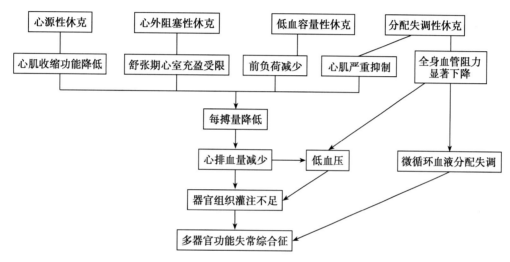

图 3-5-1 休克的发病机制

休克快速筛查程序就要快速鉴别这四种常见的病因，以便针对性地进行治疗

二、超声表现、检查流程与分析

（一）BLUE 程序

超声检查 BLUE 点、膈点和 PLAPS 点，要正确或排除三种主要的危急重症疾病：张力性气胸、肺水肿和大量胸腔积液。出现肺滑动征可以排除气胸。不同的条款组合分别与不同的疾病相关：A 条款合并静脉血栓考虑肺栓塞；A 条款合并 PLAPS 考虑肺炎；A' 条款合并肺点考虑气胸；B 条款考虑肺水肿；A/B 条款考虑肺炎；B' 条款考虑肺炎；C 条款考虑肺炎。

（二）简易急诊心脏超声检查

简易急诊心脏超声检查的内容包括心脏动力状态、血容量状况、主动脉夹层、心脏压塞和肺动脉栓塞等。

首先，最关键步骤是明确休克患者的心脏动力状态：

1. 明确患者是否存在心脏压塞。

2. 评估心脏大小及收缩功能，结合 BLUE 程序，判别是否有心源性休克。

3. 确定左右心腔大小，对于低血压患者右心室增大，提示可能存在大面积肺栓塞导致的右室急性扩张。

其次，着重了解有效血容量情况：将探头置于剑突下，沿着下腔静脉（IVC）长轴和短轴移动探查，准确地测量 IVC 管腔的大小及随呼吸而产生的管径变化。目前推荐的下腔静脉测量点是位于三支肝静脉汇聚下方，距离 IVC 与右心房连接约 2cm 处。短轴切面在下腔静脉呈圆形时测量比较准确。可采用 M 型超声测量（图 3-5-2）。IVC 直径 < 2.1cm，且用力吸气时塌陷 > 50% 时，相当于中心静脉压 3mmHg（范围 0~5mmHg），IVC 直径 > 2.1cm，且用力吸气时塌陷 < 50% 时，相当于中心静脉压 > 15mmHg（范围 10~20mmHg）。

此外，简易急诊心脏超声检查还要了解胸、腹主动脉和肺动脉状况，排除或明确胸主动脉夹层、

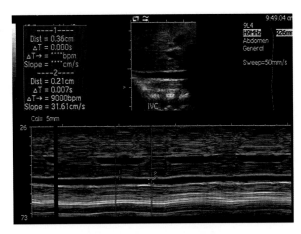

图 3-5-2 下腔静脉长轴切面
应用 M 型超声测量下腔静脉内径随呼吸产生的变化

腹主动脉夹层和肺动脉栓塞。

（三）快速排除内出血

低血容量性休克时，依据 FAST 或 eFAST 快速扫查腹腔、胸腔、盆腔和胃肠腔，了解是否存在积液或血凝块，以快速排除内出血。

（四）深静脉扫查

如果从头到脚进行全面的静脉检查，耗费时间多，可根据病史指引扫查部位，比如右腿疼痛或者肿胀提示扫查从右侧股静脉开始，右侧股静脉置管同样扫查应从右侧股静脉开始。

国内学者借鉴了国内外数十项休克床旁急诊超声评估流程，完成了《不明原因休克急诊超声临床实践专家共识》，精辟地提出了 SMART 原则、3P 原则及 THIRD 流程的检查方案（ER3-5-1、图 3-5-3），很有实用价值。

三、应用价值

BLUE 程序能早期诊断危重症患者的肺水肿，并且不会漏诊隐匿性低血容量的患者。FALLS 程序不仅可以获得心脏、静脉和肺脏直接的诊断依据，而且可以针对血流动力学作出治疗选择。SESAME 决策程序对于严重休克的患者可做出休克类型的判断（图 3-5-4），指导临床医师作出更进一步的决策，实践证明 SESAME 具有很高的实用价值。

ER3-5-1 心脏评估的 SMART 原则、呼吸系统评估的 3P 原则、急诊休克病因快速鉴别 THIRD 流程

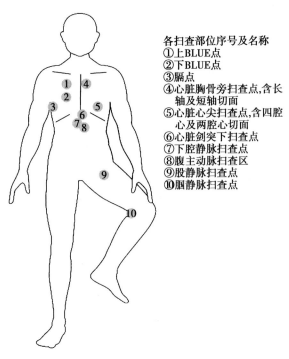

各扫查部位序号及名称
①上 BLUE 点
②下 BLUE 点
③膈点
④心脏胸骨旁扫查点，含长轴及短轴切面
⑤心脏心尖扫查点，含四腔心及两腔心切面
⑥心脏剑突下扫查点
⑦下腔静脉扫查点
⑧腹主动脉扫查区
⑨股静脉扫查点
⑩腘静脉扫查点

图 3-5-3 THIRD 流程实施超声切面分布图

（一）心源性休克

持续存在的 B 条款和左心室收缩功能减低可以作出心源性休克的诊断，不需要应用 FALLS 程序。当然简易急诊心脏超声无法检测心脏瓣膜病变或者心肌病变，这就有待于全面的超声心动图进一步评估。需要注意的是，血流动力学肺水肿和渗透性肺水肿的鉴别，血流动力学肺水肿不会出现 B' 条款、A/B 条款和 C 条款。

（二）低血容量性休克

典型的声像图是 A 优势条款，心室收缩增加，腔静脉扁平，SESAME 流程发现身体某处存在积液（如有大出血、多处液体渗出或消化道内大量积液等）则支持诊断低血容量性休克。

（三）梗阻性休克

常见有心脏压塞、肺栓塞和张力性气胸。心脏压塞时可以见到心脏被大量积液包绕，实时检查时可见心脏摆动，有时可见右心腔塌陷，同时可以在超声定位或者实时引导下安全地进行心包积液穿刺引流。A 优势条款、右心心力衰竭征象合并深静脉血栓应高度怀疑肺栓塞，如果超声检查发现肺动脉增宽、肺动脉高压则更支持肺栓塞的诊断，发现肺动脉内血栓即可作为诊断的直接证据（图 3-5-5）。气胸表现为肺滑动征消失、肺点存在、A 线征阳性。

（四）分布性休克

感染性休克和过敏性休克均属于分配失调性

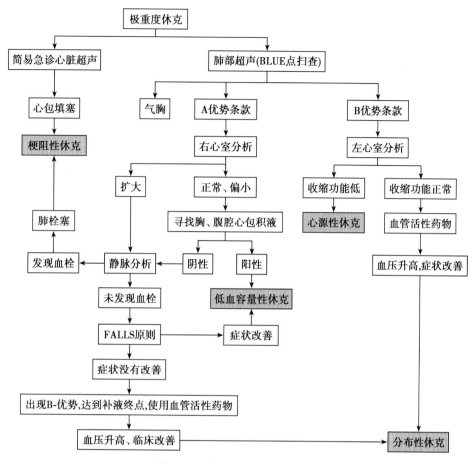

图 3-5-4 SESAME 步骤决策树

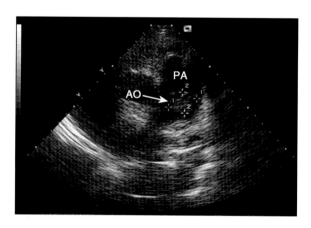

图 3-5-5 肺栓塞患者二维超声心动图
主肺动脉内径增宽,肺动脉内可探及血栓样团块回声(箭头)
AO:腹主动脉;PA:肺动脉

休克。感染性休克根据病程,心脏可表现为收缩无力或者过度收缩;肺部表现多样,从正常、B 条款、B'条款、C 条款、A/B 条款到 PLAPS 均可出现。过敏性休克表现包括肺部 A 条款,左室过度收缩及静脉过度充盈等。

思考练习题一

1. 简述休克病因快速鉴别的 THIRD 流程的内容?

2. 按照急重症医学的观点,休克可以分为几类? 各类休克超声有何特点?

3. 患者王某,女,年龄79 岁,以"摔伤后右髋部疼痛伴活动受限 3 小时"为主诉入院。入院查体:BP 160/72mmHg,入院诊断:①右股骨颈骨折;②高血压;③2 型糖尿病,糖尿病视网膜病变。入院后第三天出现寒战、心慌及气短。查体:T 38.0℃,HR 139 次/min,RR 24 次/min,BP 117/75mmHg,面罩吸氧血氧在 75%~80%。双侧肺部湿啰音。心电图:窦性心动过速。凝血功能:PT 19.7s,APTT 54.4s,PLT 41g/L。予抗感染、补液、输血浆等治疗。入院第 14 天行右侧人工股骨头置换术。术后:麻醉未醒,予气管插管机械通气。查体:T 38.5℃,HR 87 次/min,ABP 217/95mmHg。双肺大量湿啰音及哮鸣音、心律齐、双下肢肿胀;血气:pH 7.406、PCO_2 29.8mmHg、PO_2 55.4mmHg、LAC 3.7mmol/L;

血常规：WBC 16g/L、N 90.7%、HGB 109g/L、PLT 89g/L；凝血功能：APTT 62s；心电图示：窦性心律，可见室性早搏。予适当镇静，术后 3 小时出现血压下降，最低 SBP 90～100mmHg，HR 100 次/min 左右；近 3 小时无尿；停镇静剂后血压升高不明显。根据上述情况，你认为血压下降的原因是什么？应该即刻行何种容易的检查？

床旁肺超声：前胸壁可见火箭征伴肺滑动，除外气胸，考虑血流动力学肺水肿（ER3-5-2 图 1）。床旁心脏超声：心包无明显积液，排除心包填塞；下腔静脉不宽，右室不大排除急性肺动脉高压。CVP17mmHg、下腔静脉内径 2.12cm、舒张期乳头肌短轴面积>6cm^2、FS>50%、EF>60%，心肌收缩功能良好；E/E' = 14，LAP = 18.8mmHg，结合 E/A = 1，E'<A' 对应心脏舒张功能减低Ⅱ级（ER3-5-2 图 2、图 3）。综合以上信息，你认为何种休克的可能性较小？

心源性休克、低血容量休克可能性小。CVP 明显升高考虑与肺部支气管痉挛、机械通气胸腔内压增高等有关。补液 500ml、糖皮质激素应用后双肺仍可闻及湿啰音，哮鸣音消失，肺超声仍显示 B 线征阳性，进一步提示非低血容量休克，考虑分布性休克可能性大。给予去甲肾上腺素 0.22μg/（kg·min），0.5 小时后 ABP130～150mmHg，6 小时后监测 LAC 1.9mmol/L，尿量 40～50ml/h，第二天顺利脱机拔管。

ER3-5-2 火箭征、左心室收缩功能测定、左心室舒张功能测定

思考练习题二

患者钟某某，男，52 岁，以"胸痛、气喘 8 天"为主诉入院。急诊拟"胸痛、气喘待查"收入院。既往史：无特殊。查体：体温 37.0℃；脉搏 144 次/min；呼吸 34 次/min；血压 84/52mmHg；末梢血氧饱和度 83%。神志清楚，急性面容，呼吸急促，口唇发绀，呼吸音清，双下肺闻及干湿性啰音，心律齐，心音正常，各瓣膜听诊区未闻及病理性杂音，触诊腹肌软，无压痛、反跳痛，左下肢肿胀，神经系统检查：四肢肌力、肌张力正常，病理征未引出。急诊 CT 检查发现左、右肺动脉干远段、右上、中、下肺动脉及分支、

左上下肺动脉及分支多发栓塞（ER3-5-3 图 5）。

1. 根据临床表现，首先应该考虑为何种类型休克？需与哪些休克类型相鉴别？

2. 入院急诊床旁超声检查：肺部表现为 A 条款，前侧方出现 A 线征（ER3-5-3 图 1），心脏超声提示右心室扩张、肺动脉增宽（ER3-5-3 图 2、图 3）。此时应考虑休克的病因是何种疾病？还需做什么超声检查？

3. 血管超声提示左下肢深静脉血栓形成（累及股总静脉、股浅、腘静脉及大隐静脉）（ER3-5-3 图 4），综合分析考虑"肺栓塞"可能。为明确诊断还需进一步行何种检查？

参考答案见 ER3-5-4。

ER3-5-3 A 线、右心增大、肺动脉增宽、左下肢深静脉血栓、肺动脉 CTA

ER3-5-4 思考练习题参考答案

（吕国荣 杨舒萍）

参 考 文 献

1. Lichtenstein DA. BLUE-protocol and FALLS-protocol：two applications of lung ultrasound in the critically ill. Chest，2015，147（6）：1659-1670.

2. Lichtenstein DA. Lung ultrasound in the critically ill. Annals of Intensive Care，2014，20（3）：315-322.

3. Royse CF，Canty DJ，Faris J，et al. Core review：physician-performed ultrasound：the time has come for routine use in acute care medicine. Anesthesia & Analgesia，2012，115（5）：1007-1028.

4. Al Deeb M，Barbic S，Featherstone R，et al. Point-of-care ultrasonography for the diagnosis of acute cardiogenic pulmonary edema in patients presenting with acute dyspnea：a systematic review and meta-analysis. Academic Emergency Medicine，2014，21（8）：843-852.

5. Blanco P，Aguiar FM，Blaivas M. Rapid ultrasound in shock（Rush）velocity-time integral. Journal of Ultrasound in Medicine，2015，34（9）：1691-1700.

6. Frankel HL，Kirkpatrick AW，Elbarbary M，et al. Guide-

lines for the appropriate use of bedside general and cardiac ultrasonography in the evaluation of critically ill patients：General Ultrasonography. Critical Care Medicine，2015，43（11）：2479-2502.

7. Chavez MA，Shams N，Ellington LE，et al. Lung ultrasound for the diagnosis of pneumonia in adults：a systematic review and meta-analysis. Respiratory Research，2014，15（1）：50-58.

8. Shekar K，Mullany DV，Thomson B，et al. Extracorporeal life support devices and strategies for management of acute cardiorespiratory failure in adult patients：a comprehensive review. Critical care，2014，18（2）：219-228.

9. Vincent JL，De Backer D. Circulatory shock. New England Journal of Medicine，2013，369（18）：1726-1734.

第六节　肺超声监护下的补液治疗

一、临床概况

急性循环衰竭（acute circulatory failure，ACF）是指由于失血、细菌感染等多种原因引起的急性循环系统功能障碍，导致氧输送不能保证机体代谢需要，从而引起细胞缺氧的病理生理状况。休克是急性循环衰竭的临床表现，常常导致多器官功能衰竭，并具有较高的病死率。

ACF 的发病机制主要涉及：①心肌泵血功能不足；②有效循环容量不足；③微循环功能的障碍。其中微循环功能障碍是 ACF 最根本的病理生理改变。导致微循环功能障碍的机制包括：①多种疾病（如严重感染、失血、急性心梗等）触发免疫应答及失控的炎症反应，引起血管内皮损伤、毛细血管渗漏、循环容量减少，最终导致组织灌注不足、细胞缺氧；②内皮损伤引起凝血激活、微血栓形成阻塞毛细血管并造成血管舒缩功能障碍，加重组织缺血缺氧；③持续或强烈的刺激影响神经内分泌功能，导致反射性血管舒缩功能紊乱，加剧微循环障碍。

因此，ACF 治疗的目的是改善微循环及组织的氧利用障碍，恢复内环境稳定。去除病因是根本，补液治疗是关键的步骤。依据 BLUE、FoCUS、eFAST 等急重症超声检查方法和程序，对 ACF 或休克病因获得直接的诊断依据。然而目前针对 ACF 患者血流动力学监测和补液治疗等临床问题的解决措施尚差强人意。首先，急重症患者的血流动力学和微循环监测方法繁多，据统计达三十种以上，但迄今仍缺乏有效方法和金标准；其次，目前常用脉搏指数持续心排血量监测（pluse-induced contour cardiac output，PICCO）与肺动脉漂浮导管（pulmonarty artery catheter，PAC）等手段进行有创血流动力学检测，在紧急复苏的情况下因存在诸多限制不宜开展，而且 2014 年欧洲急重病学会并不推荐休克患者常规留置肺动脉漂浮导管。此外，中心静脉压、肺动脉压力的改变并不能明确预测肺水肿的发生。实践证明，超声检查可以早期发现急重症患者的肺水肿，并且不会漏诊隐匿性的低血容量，这为观察危急重症患者尤其是为 ACF 提供了另一个重要的视窗（表 3-6-1）。

表 3-6-1　一些监测血流动力学方法的比较

	费用	创伤性	技术容易程度	监测的可能性	操作时间	肺水肿的直接指导
PAC	中等	大	相对容易	有	长	无
TEE	高	相对大	长期培训	有限	长	无
PICCO	相对高	大	容易	有限	长	无
FALLS	低	无	容易	容易	几分钟	有

FALLS 程序病理生理基础是，B 线征对应肺水肿，A 线征则对应于干肺。研究表明，随着肺水肿加重，肺动脉嵌压持续增高。肺水肿早期多余液体首先在小叶间隔存积，液体在压力作用下，沿着小叶间隔分布，达到非重力区域甚至达到前胸部，此时临床上常无明显症状；当间质的液体超过淋巴回收能力时，液体向肺泡积聚，导致肺泡水肿并出现临床症状。因此，肺部超声检查可以早期发现肺水肿，并鉴别血流动力性肺水肿与渗透性肺水肿。

FALLS 程序对于临床急性循环衰竭的治疗具有重要价值。在临床治疗中，FALLS 程序有助于评估患者病情，准确判断患者是否需要进行补液以及补液是否过量。临床实践证明 FALLS 程序十分有效。

二、超声表现

（一）基础超声征象

1. A 线　A 线（A line）反映了气体的存在。正常肺组织至少可以见到 3 条以上 A 线（图 3-6-1）。

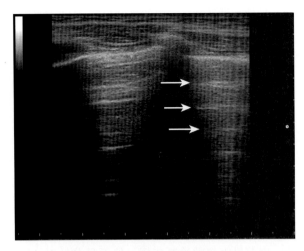

图 3-6-1 正常新生儿肺部超声表现
可探及三条以上间距相等的 A 线（箭头）

病理情况下,A 线增多(即 A 线征)或 A 线消失。

2. B 线 正常儿童或成人肺脏超声检查时见不到 B 线(B line),出生后 24 小时内的新生儿可以看到少量 B 线(图 3-6-2A)。当密集增多的 B 线(火箭征)出现在前侧胸部时,提示肺水肿(图 3-6-2B)。

(二) FALLS 程序条款

1. A 优势条款 包括以下两种情况:

(1) A 条款(双侧胸部均以 A 线为主)(图 3-6-3A)。

(2) A/B 条款,即一侧胸部 A 线为主,另一侧火箭征阳性(图 3-6-3B)。

2. B 优势条款 B 优势条款指双侧胸部火箭征阳性(图 3-6-3C)。

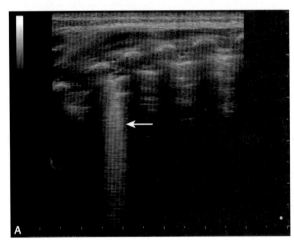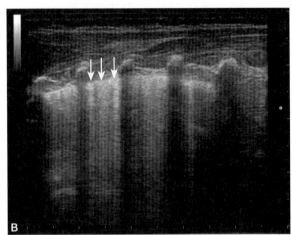

图 3-6-2 B 线与火箭征声像图

A:B 线声像图,出生后 12h 的新生儿,于右侧前胸部探及少许 B 线;B:火箭征声像图,肺水肿患儿,于左侧胸部探及密集深达屏幕边缘的线样高回声(箭头)

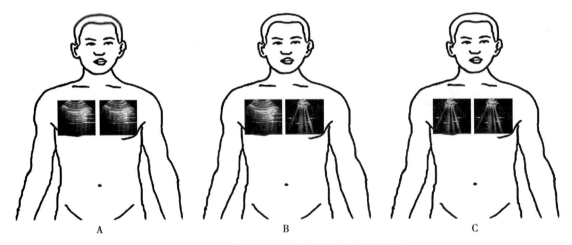

图 3-6-3 A 优势条款、A/B 条款和 B 优势条款

A:A 优势条款,双侧胸部肺超声显示均以 A 线为主;B:A/B 条款,右侧胸部肺超声显示 A 线为主,左侧胸部火箭征阳性;C:B 优势条款,双侧胸部肺超声均显示火箭征阳性

（三）FALLS 程序

1. FALLS 程序决策树 Lichtenstein 等在多年的临床实践中建立起 FALLS 程序并绘制出决策树（图3-6-4）。正确理解并应用决策树可以使急性循环衰竭的病因得到快速诊断，并达到较高的诊断准确率。

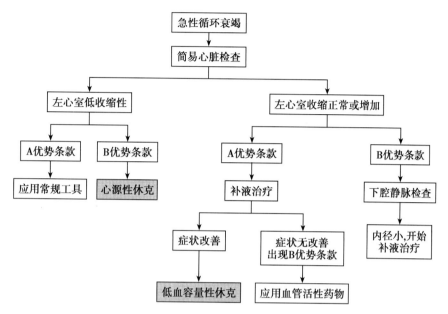

图 3-6-4 FALLS 程序决策树

2. FALLS 程序检查流程

（1）简化急诊心脏超声检查：检查有无心包积液，判断是否心脏压塞；测量右心内径及观察肺动脉，判断是否有肺栓塞。在 BLUE 程序中并没有包括心脏分析，在 ACF 中，则必须进行分析。测量左心室收缩功能，判定心肌收缩性是正常、还是高或低，这是 FALLS 的第一步。无论是心源性还是感染性休克导致的左心室收缩功能减低，均需要用正性收缩药。如果收缩性正常或升高，则应考虑血管升压药和（或）补液治疗。

（2）肺超声检查：FALLS 的第二步是肺部超声检查。在休克治疗的关键时间，不适当的补液治疗带来的主要危害是大量的液体造成肺水肿，而补液不足又会造成隐匿性低血容量，尤其是应用血管活性药物之后。肺部超声就是要将补液不足的肺与接受过多补液治疗的肺区分开来。

观察双侧胸部 BLUE 点有无 A 条款、肺点征等，判断是否存在气胸。患者无心脏压塞、肺栓塞和气胸，可排除梗阻性休克。存在 B 条款，提示肺水肿，结合心脏收缩功能减低考虑左心衰引起的心源性休克，少数为肺部感染所引起的败血症；心脏收缩功能正常且不存在 B 条款，排除心源性休克。排除梗阻性休克和心源性休克后，应观察患者肺部是否存在 A 线。心脏收缩性正常，A 优势条款存在

时表示患者肺部少灌注，称为 FALLS 响应，考虑进行补液。通过补液，患者的循环衰竭改善，考虑低血容量性休克；如果循环衰竭未改善，且 A 优势条款转变为 B 优势条款，提示患者可能为分布性休克，考虑暂停补液并应用血管活性药物。

（3）下腔静脉检查：如果仅存在 B 条款，而不存在心脏功能障碍，不能依据肺超声决定是否补液。由于 65% 的循环血量在静脉系统，因而此时应当增加对下腔静脉的检查。下腔静脉直径的检测要比压力测定更能直接反映血容量。有研究表明，IVC 直径 <10mm 对应 CVP <10cmH_2O，特异性为 95%，敏感性 84%。直径越小，两者之间联系越紧密。在补液治疗时，IVC 直径的改变与 CVP 改变相平行。

三、FALLS 程序应用价值

（一）快速判断急性循环衰竭的类型

快速判断急性循环衰竭的类型是 FALLS 程序最重要的临床应用价值之一。研究表明，临床上的急性循环衰竭主要有以下几种类型，包括：梗阻性休克、心源性休克、低血容量性休克和分布性休克。熟练掌握 FALLS 程序的两个条款并依据决策树进行序贯分析，就可以对急性循环衰竭类型进行快速判断。

（二）指导补液治疗

有研究表明，在急性循环衰竭的患者中，A优势条款预测肺动脉楔压小于或等于18mmHg的特异性达93%、阳性预测值97%。心脏收缩功能正常并出现A优势条款的患者称为FALLS响应者（FALLS-responder），应接受补液治疗。如果补液时，患者休克无明显好转，肺超声显示由A优势条款转为B优势条款，表明肺动脉楔压大于18mmHg，称为FALLS终点（FALLS-endpoint），考虑暂停补液并应用血管活性药物治疗。B优势条款的出现预示患者肺部液体负荷过重，其诊断急性肺水肿的敏感性和特异性分别为97%和95%，若患者的心功能正常，此时应检测下腔静脉，并根据下腔静脉情况决定是否继续补液治疗。

思 考 题

1. 简述FALLS检查流程？

2. 按照FALLS程序决策树，超声如何管理补液？

（吕国荣 沈浩霖）

参 考 文 献

1. Lichtenstein DA. FALLS-protocol：lung ultrasound in hemodynamic assessment of shock. Heart，Lung and Vessels，2013，5（3）：142-147.

2. Lichtenstein DA. The a-profile（Normal Lung Surface）：2）lung sliding［M］//lung ultrasound in the critically Ill. New York：Springer International Publishing，2016：67-78.

3. Miguel A Chavez，Navid Shams，Laura E Ellington，et al. Lung ultrasound for the diagnosis of pneumonia in adults：a systematic review and meta-analysis. Respiratory Research，2014，20（2）：19-25.

4. Unluer E，Karagoz A，Senturk G，et al. Bedside lung ultrasonography for diagnosis of pneumonia. Hong Kong Am J Emerg Med，2013，20（2）：98-105.

5. Hu QJ，Shen YC，Jia LQ，et al. Diagnostic performance of lung ultrasound in the diagnosis of pneumonia：a bivariate meta-analysis. Int J Clin Exp Med，2014，7（1）：115-121.

6. Lichtenstein D，Mezière G. The BLUE-points：three standardized points usedin the BLUE-protocol for ultrasound assessment of the lung in acute respiratory failure. Crit Ultrasound J，2011，（3）：109-110.

7. Shekar K，Mullany DV，Thomson B，et al. Extracorporeal life support devices and strategies for management of acute cardiorespiratory failure in adult patients：a comprehensive review. Critical care，2014，18（2）：219-228.

8. Vincent J L，De Backer D. Circulatory shock. New England Journal of Medicine，2013，369（18）：1726-1734.

9. Lichtenstein DA. The BLUE-points：three points allowing standardization of a BLUE-protocol［M］//lung ultrasound in the critically Ill. New York：Springer International Publishing，2016：51-58.

10. Schenck EJ，Rajwani K. Ultrasound in the diagnosis and management of pneumonia. Current Opinion in Infectious Diseases，2016，29（2）：223-228.

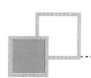

第四章　急重症超声技术的应用

第一节　院前急救

一、概况

超声诊疗技术已广泛应用于急重症医疗各个领域,包括院前急救、院内急诊救治、重症医学科和各专业的ICU。急重症超声技术可应用于确定腹腔出血和心脏压塞,以减少腹腔穿刺术和心包腔穿刺术;也可应用于诊断张力性气胸、血胸等,其敏感性、特异性均高达92%~100%;还可用于软骨和长骨骨折的评估。此外,通过观察下腔静脉和其他中心静脉的状况,能有效地对血容量分布及对血流动力学不稳定患者进行评估。随着院前急救经验的不断积累,超声技术的应用将日趋广泛。超声技术在重大伤亡事故(mass casualty incident,MCI)的应用(表4-1-1)可能是其中最有价值的领域之一。

重大伤亡事故是指两个以上或众多患者超过当时可利用ER的救治能力,这些可利用ER包括分诊、转运、医疗设施、供应或救护人员等。MCI的处置经常较为混乱,再加上缺乏稳定的环境或完善的基础设施,进一步妨碍了MCI的救护。因此,MCI救治效率高低很大程度上取决于急救分诊的水平。现在所用急救分诊方案主要是依据病史和体格检查,但这些在MCI的处置中常难以获得或不甚可靠。应用辅助设备提高急救分诊水平可能是改善MCI救治效果的关键因素。超声设备便于携带,价格便宜,使用简便,无电离辐射,以及在创伤中成功应用的经验,使之成为院前急救和MCI处置的有力工具。本节主要介绍超声技术在灾害医学的应用以及评估胸、腹、下腔静脉和四肢的损伤程度(chest,abdomen,inferior vena cava,and extremities in acute triage,CAVEAT)以优化急救分诊。

表 4-1-1　重大伤亡事故

自然灾害	非自然(人为)灾害
重大的人员伤亡,伴有高度潜在伤害	有害物质事故和工业事故
地震	辐射暴露
火山喷发	化学暴露
泥石流,雪崩	吸入性损伤
洪灾	爆炸性灾害
海啸	交通事故
热带风暴,飓风,龙卷风	飞机
气候	海洋
极热,寒冷	铁路
饥荒	高速公路
火灾相关	战争相关
热损伤	军人伤亡
吸入性损伤	平民伤亡
基础设施、农业和其他	无辜的旁观者
	军事目标
疫情	恐怖主义
	大规模伤亡
	生物恐怖袭击
	重大社会骚乱和难民危机
	营养不良

二、超声设备与急救分诊方法

(一)超声设备

超声设备在院前急救及MCI的广泛应用得益于以下几个技术创新:包括多核处理器、液晶显示屏、高效能微型电池、超声探头微型化和无线资料传输技术等。这些技术的革新与应用,促进了平板式袖珍超声仪和手机式超声视诊仪的诞生。由于其便携性,超声设备已应用于多个领域并取得实效:①应用于多种环境如国际空间站、地面和航空运输、MCI、战地救护;②应用于远程传输与会诊。

既可借用商业卫星和低带宽互联网传输图像,亦可用蜂窝手提电话传输。此外,超声设备的广泛应用还得益于超声技术便于掌握。来自于不同背景和医学学科的操作者可通过适当的培训获取合格的图像。有报道称,通过1天的培训,学员们很快地掌握FAST的使用,快速地鉴别有无腹腔或心包腔积血。

(二)急救分诊

急救分诊是国际上通用的群体性事件的处置方法(表4-1-2),业已证明急救分诊在MCI处置中有重要作用。然而在急救分诊中仍存在过度分诊和分诊不足的问题,此前公布的数据显示过度分诊约占分诊总数的7%~12%,分诊不足约占4%~15%,在MCI处置中过度分诊和分诊不足约占分诊总数的16%~24%。因此,优化急救分诊实属必要。有研究显示,超声可用于鉴别延迟性腹腔出血(约占既往分诊的7%)和帮助确定血胸,因而可在优化急救分诊中发挥作用。

表 4-1-2 常用的急救分诊类别

优先等级	治疗需要	色标	注 释
1	立即	红色	存在危及生命的缺氧或休克;如果立即救治使其稳定并提供适当的护理,患者可望存活
2	紧急	黄色	虽然没有立即危及生命的休克或缺氧,但伤势严重,有系统性影响。通常认为这组患者能耐受45~60分钟的等待。如果给予适当的救护,这组患者可能存活
3	非紧急	绿色	只是局部受伤的患者,患者很可能在几乎没有照顾的情况下生存数小时
4	预期死亡	黑色	这组患者严重受伤,不论如何救治,几无生存机会。在这一组中,临床和生物学死亡之间没有区别。在MCI的情况下,无反应或无自发通气或循环的患者均被归类为"死亡"

注:在世界上一些地区,分诊系统可能选用"蓝色"来代表预期死亡的患者,用"黑色"来代表已死亡的患者

三、CAVEAT 的流程与应用

(一) CAVEAT 的流程、内容与急救分诊优化

FAST在检查腹腔脏器出血有积极作用,但不适用于评估腹膜后和空腔脏器损伤,在MCI处置中有其局限性。CAVEAT流程在MCI处置中可弥补FAST的不足,且作用很显著,可视为优化的超声急救分诊法的最佳方案(图4-1-1),其主要内容介绍

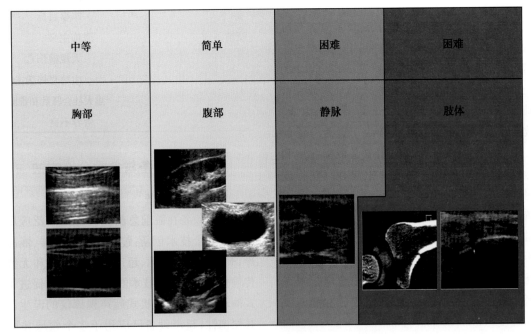

中等	简单	困难	困难
胸部	腹部	静脉	肢体

图 4-1-1 CAVEAT 超声辅助急救分诊示意图

按照难易程度列出,从相对好判断的"胸部""腹部",到相对困难的"静脉"和"肢体"

如下。

1. 胸腔（chest） 超声可以确定许多危及生命的胸部病变，如张力性气胸、血胸、心脏压塞。超声联合体格检查可以减少不必要的有创性操作。

2. 腹部（abdomen） 与 FAST 检测相同，通过检查 7 个腹部解剖间隙，判断腹腔内出血。

3. 下腔静脉评估（venous assessment） 下腔静脉（IVC）或其他中心静脉检查主要是了解有效的循环血容量，超声技术可快速检测 IVC 直径和塌陷指数。Yanagawa 等研究表明，IVC 直径<9mm，提示低血容量和早期休克；塌陷指数>60%~70%，提示低血容量并支持静脉输注补液。

4. 肢体评估（extremity assessment） 肢体超声检查主要用于肢体长骨骨折、部分软骨骨折的评估。研究表明超声可发现 94% 的肢体骨折，有利于及早固定，减少再创伤。

（二）应用与展望

1. 民用灾难救治 现代超声诊疗技术已应用于 MCI，并证实了可用于优化急救分诊。MCI 的成功救护经验也带动了把超声检查融入到其他灾难性院前急救中。2010 年在海地地震中已把超声设备投入到救治中，改善 70% 的救治效果。1998 年美国地震中，超声设备平均每 4 分钟检查 1 个患者，没有假阳性病例，而且假阴性率不到 1%。2008年汶川地震，超声诊断腹部损伤的敏感性、特异性高达 91.9% 和 96.6%。Lippert 等也报道了在灾难救治中采用超声引导神经阻滞术控制疼痛。

2. 军用救护 便携式超声设备已投入到科威特、伊拉克、科索沃战争和阿富汗雇佣军中。伊拉克战地资料显示，使用超声诊断钝伤和穿通伤有很高的敏感性和特异性。在机体代偿性耗竭之前可以明确有无内脏损伤，以进行早期干预。此外，超声还可以应用于多种损伤的诊治，包括整形手术和眼眶创伤。超声检查有助于避免不必要的处理、节省时间和资源，减少患者的不适或伤害。

3. 展望与评价 急重症超声检查可以快速评估病情、优化急救分诊，并监护创伤患者的治疗，尤其是能及时发现威胁生命的损伤，包括血腹、心脏压塞、气胸、血胸和监测有效循环血容量状况。便携式或平板式超声可用于优化 MCI 急救分诊，救护人员通过短期 CAVEAT 培训便可投入救治中。然而 CAVEAT 检查可能遗漏其他的损伤，包括大血管和颅内脏器损伤等。如何更加有效地进行救护培训，仍有待于进一步研究。

思 考 题

1. 何为 CAVET 流程？
2. 简述急救分诊法的内容？

（吕国荣　苏淇琛）

参 考 文 献

1. Chen KC, Lin ACM, Chong CF, et al. An overview of point-of-care ultrasound for soft tissue and musculoskeletal applications in the emergency department. Journal of Intensive Care, 2016, 4:1-11.

2. Ozturk TC, Demir H, Yorulmaz R, et al. Assessment of intra-interobserver reliability of the sonographic optic nerve sheath diameter measurement. Kaohsiung Journal of Medical Sciences, 2015, 31:432-436.

3. McCallum J, Vu E, Sweet D, et al. Assessment of paramedic ultrasound curricula: a systematic review. Air Medical Journal, 2015, 34:360-368.

4. Brown SM, Kasal J. Bedside ultrasound in the Intensive Care Unit: where is the evidence? Semin Respir Crit Care Med, 2015, 36:878-889.

第二节　院内急诊急救

一、概述

基于第二次世界大战声呐技术的开发，1950 年世界上首台超声诊断仪面世，之后 60 年中，超声诊断仪不断被商品化生产并广泛应用于临床。与现代仪器相比，过去的仪器体积较大，非常昂贵，而且图像质量较差。这些因素限制了超声技术只能作为诊断实验室和心外科手术的专业设备。20 世纪 80 年代后期术中经食管超声心动图（transesophageal echocardiography, TEE）引入麻醉实践。但正是 TEE 检查的创伤性和并发症阻碍了它的广泛应用。由于开展 TEE 需要麻醉学和诊断学的专业知识，很长一段时间以来 TEE 都被专业的心血管麻醉医师所独享。便宜、小型、耐用的高质量超声诊断仪的开发是超声广泛使用的前提条件，但更加重要的是，由专业的心血管麻醉医师所独享的思维观念发生改变，促成了由其他学科临床医师进行经腹超声、经胸超声和超声引导下操作的改变。

早期超声检查仅限于专业实验室，由技师操作，心血管医师和放射科（超声科）医师出具诊断报告，治疗医师根据诊断报告采取相应的治疗手段。这种超声诊断模式常常延误治疗医师获得诊断信息。现今出现的床旁超声检查,使超声诊断模式发生了改变,不是由心血管和放射科(超声科)医师来执行检查并诊断,而是由治疗医师直接进行超声检查获取诊断信息。TEE由麻醉医师来执行,经胸心脏超声、超声引导建立心血管通路、肺部超声由急诊监护专家来执行,FAST由急诊内科医师来执行。在未来,应当把床旁超声检查融入每日的临床实践中,成为临床医师的基本技能。果真如此,TEE就成为"超声辅助的心脏检查",肺部超声也就成为"超声辅助的肺部检查",腹部超声也就成为"超声辅助的腹部检查",而且这种由临床医师来进行的

超声检查还将不断地向其他领域延伸,如血管、气道、神经肌肉、关节肌骨等。在急诊急救医学中,由临床医师进行的床旁超声检查(physician-performed ultrasound,PPU)的时代已经来临。本节主要介绍PPU的专家共识和指南的相关内容。

二、PPU 的临床应用

(一)普通超声

普通超声主要包括非心脏的胸部、腹部和血管超声检查,下文列出有关PPU急诊急救普通超声项目内容、推荐意见、证据水平(表4-2-1)。

表 4-2-1 PPU 急诊急救普通超声主要项目摘要

项 目	推荐等级	推荐强度	证据质量水平
胸腔积液的诊断	1-A	强	A
少量胸腔积液的引流	1-B	强	B
胸腔积液引流的实时引导 vs 体表定位	N/A	N/A	N/A
气胸的诊断	1-A	强	A
肺间质性和实质性病变	2-B	有条件	B
腹水(无创伤)	1-B	强	B
非结石性胆囊炎(超声医师诊断)	2-C	有条件	C
非结石性胆囊炎(重症医师诊断)	2-B	有条件	B
肾衰竭(机械性梗阻原因)	2-C	有条件	C
肾衰竭(重症医师诊断)	N/A	N/A	N/A
深静脉血栓诊断	1-B	强	B
深静脉血栓(重症医师诊断)	1-B	强	B
中心静脉通路			
总体	1-A	强	A
实时	1-B	强	B
短轴	1-B	强	B
单人操作	1-C	强	C
使用多普勒	2-B	有条件	B
使用引导装置	N/A	N/A	N/A
置管后检查	2-B	有条件	B
路径定位			
颈内静脉	1-A	强	A
锁骨下/腋静脉	2-C	有条件	C
股静脉	1-A	强	A
其他静脉	2-B	有条件	B
其他动脉	2-B	有条件	B

注:N/A=不适用;数字代表推荐的程度,1=强,2=弱/有条件;字母代表证据的质量水平,A=高,B=中等,C=低

（二）超声心动图

1. 检查项目　由急诊科和重症医学专家进行的床旁心脏超声检查已有 15 年历史，其应用方案繁多，据统计达 20 种以上，目前建议统一为：重点心脏超声评估（focus cardiac ultrasound，FoCUS）。其方案只需观察肋下心室长轴、肋下下腔静脉、胸骨旁左室长轴、胸骨旁心室短轴、心尖四腔心等 5 个断面就足以获得结果而不需要进行全面的标准超声心动图检查。表 4-2-2 为 FoCUS 评估心脏的主要项目。

表 4-2-2　FoCUS 评估心脏主要检查项目

项目内容	推荐等级	推荐强度
左室内径，收缩功能	1B	强
右室收缩功能[#]	1B	强
心容量	1B	强
心包积液，心包压塞[*]	1B	强
慢性心脏病的大体评估[&]	1C	强
瓣膜病变的大体评估[$]	1C	强
较大的心内团块[^]	1C	强

注：数字代表推荐的程度，1=强，2=弱。字母代表证据的水平，A=高，B=中等，C=低。
[#]认为右室大小是评估右室收缩功能的内在因素；[*]心包压塞的评估是指在二维图像上观察右心的受压情况（右房收缩期、右室舒张期受压塌陷），而不是采用多普勒观察心内血流；[&]左室或左房扩张、右房扩张、左室肥厚或右室肥厚被认为是慢性心脏病的表现（右室扩张可能是急性或慢性过程的结果），以心腔大小和心肌厚度作为定性评价指标；[$]瓣膜病变包括瓣叶的明显破裂、增厚、狭窄及关闭不全；[^]团块指瓣膜赘生物或心内和下腔静脉的血栓

表 4-2-3　FoCUS 临床应用范围

项　目	推荐等级	推荐强度
在院前急救中，FoCUS 可帮助分诊患者到适当的救治中心	1B	强
FoCUS 有助于判断患者是否需要补液	1B	强
FoCUS 有助于休克患者病因的鉴别	1A	强
在无脉电活动的心跳骤停期间，FoCUS 有助于确定心肌有无机械运动	1A	强
FoCUS 可对心包积液患者进行风险分层评估	1B	强
FoCUS 可指导左室收缩功能不全患者的救治	1B	强
FoCUS 可指导左室舒张功能障碍患者的救治	2C	不推荐
FoCUS 是心肺功能不稳定患者初步评估的重要手段之一	1B	强

注：数字代表推荐的程度，1=强，2=弱。字母代表证据的水平，A=高，B=中等，C=低

2. FoCUS 临床应用　表 4-2-3 和 ER4-2-1 列出了 FoCUS 的应用范围和效用。

ER4-2-1　FoCUS 临床应用推荐结果

思　考　题

1. PPU 急诊急救超声项目有哪些？
2. 简述 FoCUS 临床应用范围？

（吕国荣　苏淇琛）

参　考　文　献

1. Blanco P，Volpice G. Common pitfalls in point of care ultrasound：a practical guide for emergency and critical care physicians. Blanco and Volpicelli Crit Ultrasound J，2016，8：1-12.
2. Fagley RE，Haney MF，Beraud AS，et al. Critical care basic ultrasound learning goalsfor american anesthesiology critical caretrainees：recommendations from an expert group. Anesth Analg，2015，120：1041-1053.
3. Volpicelli G，Elbarbary M，Blaivas M. International evidence-based recommendations for point-of-care lung ultrasound. Intensive Care Med，2012，38：577-591.
4. Via G，Storti E，Gulati G. Lung ultrasound in the ICU：from diagnostic instrument to respiratory monitoring tool. Minerva Anestesiol，2012，78：1282-1296.

第三节　重症监护室的应用

一、概述

ICU 收治的患者都是急危重症，相对于 CT 和 MRI 而言，床旁超声能更方便地为急危重症患者解决更多的问题。前面已经系统介绍 FAST、BLUE、FoCUS、SESAME、FALLS 等急重症超声的检查方法与程序，这些方法与程序既可以用于院内急诊科的急诊救治，亦可以用于 ICU 的重症监护，部分内容还可用在院前急救如 FAST。有关专业 ICU 和超声介入操作的内容请参见本书第二篇和第三篇。本节主要介绍近年来急重症超声技术在 NICU 和神经肌肉疾病诊断中的应用。

二、方法与临床应用

（一）NICU

超声检查已成为 NICU 不可或缺的诊断和监测手段，主要运用于以下几种情况。

1. 检查脑中线移位，评估脑实质病变

（1）方法：选取颅脑横断面，于第三脑室中部，分别测量到两侧颅骨内沿的距离，两者距离差值的一半，即为脑中线移位（midline shift，MLS）的数值。研究证实 MLS 与 CT 的检查结果有良好的相关性。

（2）临床应用与评价：MLS 可以用于监测具有占位效应（恶性）的大脑中动脉（middle cerebral artery，MCA）栓塞。采用 B 型超声在急性期难以检测脑梗死，但大面积的恶性大脑中动脉梗死引起的细胞和血管性脑水肿可使 MLS 移位和脑疝形成，每 8 小时动态监测 MLS 可以了解脑水肿的严重程度和病情变化。MLS 还可以用于评价脑出血。与脑梗死不同，B 型超声可以在急性期显示脑出血，随访监测 MLS 的情况，也可了解病情变化情况，决定和指导治疗方案的选择。但 B 型超声对小的缺血性和出血性病灶、位置不典型病灶（尤其大脑皮质和幕下）作用不大，对缺血性和出血性脑卒中的鉴别诊断仍嫌不足。

2. 检测脑水肿，指导治疗方案选择

（1）方法：通过系列动态观察脑水肿以及脑室宽度的声像图改变，可以了解颅内压和脑水肿的病情变化。研究显示，脑室宽度的观察对于判断脑水肿及颅内压变化具有良好的可靠性。

（2）临床应用评价：系列动态监测脑水肿和脑室宽度的变化可以减少多次 CT 检查的放射性暴露，同时减少转运过程中的风险。也可以取代多次的 CT 检查，评估和监测脑水肿的变化，指导治疗方案的选择。

3. 检测颅内压，评估治疗效果

（1）方法：可通过测量视神经乳头直径（optic nerve sheath diameter，ONSD）和视盘突入眼球内的高度（optic disc edema，ODE）来评价颅内压增加的程度（图 4-3-1）；也可采用彩色多普勒血流显像（color Doppler flow imaging，CDFI）技术经颅或经颅骨缺损处检测 MCA 的阻力指数和搏动指数间接评估颅内压。

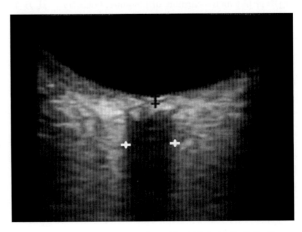

图 4-3-1 视神经乳头直径的测量和视盘突入眼球内高度的测量
视神经乳头直径的测量（白色游标所示）；视盘突入眼球内高度的测量（游标所示）

（2）临床应用评价：研究表明，眼眶 B 型超声可以较为准确地评价颅内压增高的程度，而且其监测结果与有创性监测颅内压增高程度有明显相关性（表 4-3-1、表 4-3-2），以 ONSD 5.7～6.0mm 作为判定标准，其诊断颅内压增高的敏感性和特异性分别为 87%～95% 和 79%～100%。此外，眼眶超声结合 CDFI 还可以用于致盲原因的诊断和鉴别诊断，尤其是血流动力学引起的致盲，表 4-3-3 为眼眶内血流动力学峰值流速。

4. 分析 MCA 频谱，判定脑死亡

（1）方法：通过检查 MCA 的血流频谱来判定脑死亡。脑死亡 MCA 频谱特征是峰值流速很低，出现振荡波（舒张期反向波）、钉子波（收缩期尖小波形）、无血流信号三种特征性频谱。

（2）临床应用价值：临床上更多地采用经颅多普勒超声判定脑血流灌注情况。与其他方法相比，这种方法判定脑死亡方便并且较少失误。

表 4-3-1 视神经乳头直径（ONSD）和视盘高度（ODE）与颅内压增高（单位：mm）

	ONSD	ODE
正常健康者	5.4±0.3（4.4～6.0）	0.63±0.12（0.5～0.7）
特发性颅内压增高	6.4±0.6（5.5～7.4）	1.17±0.38（0.68～2.0）
颅内压增高大于 20cmH$_2$O	5.7～6.0	—

表 4-3-2　几种评价颅内压的技术比较

方法	优点	局限性
CT/MRI	可能病因诊断 无检查者经验依赖性	仅能估计颅内压 转运潜在风险 耗时,需监护
创伤性颅内测量	直接测量颅内压 连续实时监测	神经外科方法有一定危险 继发感染风险(脑膜炎和脑炎)
眼眶超声	可靠的快捷床旁工具 安全性高 和有创性检测颅内压有明显相关性	经验依赖性大 仅能估计颅内压

表 4-3-3　眼眶内血管的血流峰值流速(cm/s)

	均值±SD
视网膜中央动脉	10.7±2.9(6.4~17.2)
视网膜中央静脉	2.9±0.73(1.9~5.4)
眼动脉	31.4±5.2(23.0~39.8)
睫状后动脉	12.6±4.8(4.4~22.7)

（二）神经肌肉超声

神经肌肉超声在急重症患者中的应用包括三个方面。

1. ICU 获得性肌无力症　ICU 获得性肌无力症(ICU-acquired weakness,ICUAW)是 ICU 重症患者常见的并发症,常导致患者延长呼吸机通气和住院时间,增加病死率。以往诊断方法主要依靠肌电图和肌肉活检。但肌电图在昏迷患者中难以有效配合,而肌肉活检属创伤性检查。近年来已采用床旁超声来诊断 ICUAW。

（1）方法:采用高频超声(9.0~13.0MHz)检测某特定肌肉的厚度、面积,判定回声强度和肌束颤动来评估 ICUAW。对某一特定肌肉进行纵断和横断扫查后,测量其厚度和面积,ICUAW 患者其厚度和面积进行性减少。测量时,不同肌肉的测量标准解剖点不一样。股四头肌、肱三头肌取中点位置;前臂伸肌取肘关节到桡骨茎突之间近肘关节 1/3 处;胫骨前肌取膝关节到外踝间近膝关节 1/3 处。判断肌肉回声改变方法按 Heckmatt 分类法,即 Ⅰ 级正常;Ⅱ 级肌肉回声增强,但低于测量处骨骼的回声;Ⅲ 级:肌肉回声显著增强,与测量处骨骼回声相近;Ⅳ 级:肌肉回声重度增强,超过测量处骨骼的回声,与骨骼难以分辨(图 4-3-2)。此外,每块肌肉还需观察 10 分钟,以明确是否有肌束颤动。

（2）临床应用效果:研究表明,床旁超声可观察危重症患者肌肉结构的病理性改变,如肌肉萎缩、脂肪浸润、肌肉纤维化,而且其内回声改变明显早于肌肉活检的组织学改变。B 型和 M 型超声联合检查可以很容易地显示肌束颤动,其敏感性高于肌电图(ER4-3-1)。临床可依据肌肉厚度、面积、结构和回声的改变以及肌束颤动较准确诊断 ICUAW,但有关外周肌肉骨骼超声测量金标准尚未统一,危重症神经肌肉超声评价报告尚有待规范。

2. 膈肌功能不良　膈肌功能不良难以诊断,尤其是双侧性的膈肌麻痹。评价原因不明呼吸困难的检查手段有胸部 X 线、气管镜、膈神经传导功能检测、膈肌 EMG、肺功能、经膈压力测定等,但所有这些检查方法都可产生假阳性、假阴性结果,有些检查还是有创性的。评价重症监护患者的膈肌功能很重要,尤其是呼吸机依赖的患者更是如此,近年来已采用 M 型和 B 型超声评估膈肌功能,其效果显著。

（1）方法:高频(7.0~13.0MHz)线阵式探头,放置于肋膈窦附近,相当于第 6 肋间隙的腋前线位置,测量平静呼气末膈肌厚度以及最大吸气末膈肌厚度,测量三次取其均值。膈肌声像图表现为三层结构,采用内缘测量法测量膈肌厚度(图 4-3-3)。膈肌功能正常判定标准:平静呼气末膈肌厚度>1.4mm,最大吸气末与平静呼气末膈肌厚度比值>1.2。研究结果表明,这种检测方法对于诊断膈肌功能不良具有很高的可靠性和可信度。

（2）临床应用效果与评价:有研究表明,超声评估膈肌功能,诊断膈肌源性呼吸困难,其敏感性和特异性高达 93% 和 100%,优于胸部 X 线、气管镜、膈肌 EMG 等其他检查。

3. 其他应用　在急重症患者肌肉骨骼系统的应用方面床旁高频超声还可以用于诊断软组织感染、关节积液、异物、长骨骨折、肌肉肌腱损伤、血管闭塞和引导介入性操作。

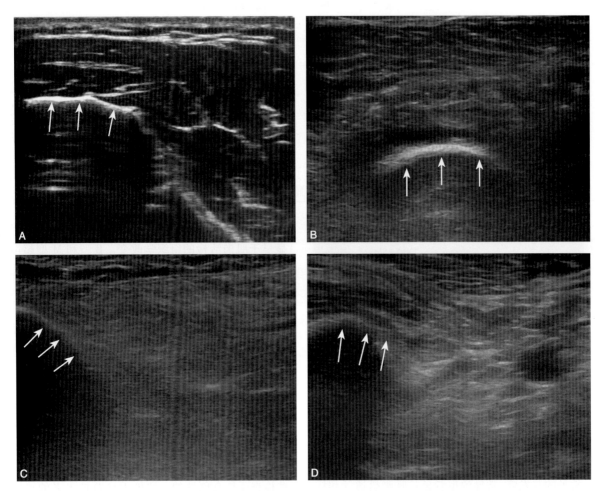

图 4-3-2 肌肉回声改变分级声像图

A:正常肌肉回声(Ⅰ级);B:肌肉回声增强,但低于骨骼的回声(Ⅱ级);C 肌肉回声显著增强,与骨骼回声相近(Ⅲ级);D:肌肉回声重度增强,超过骨骼的回声,与骨骼难以分辨(Ⅳ级)(图中箭头所示均为骨骼)

ER4-3-1 B 型和 M 型超声联合检查肌束颤动

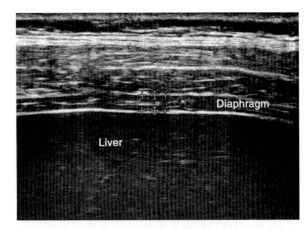

图 4-3-3 膈肌厚度的测量

相当于第 6 肋间隙的腋前线位置,采用内缘测量法测量膈肌厚度,测量三次取其均值

Liver:肝;Diaphragm:膈肌

思 考 题

1. 简述 ICU 获得性肌无力症的超声表现？
2. 超声检查如何检查诊断膈肌功能不良？

（吕国荣　苏淇琛）

参 考 文 献

1. Grimm A, Teschner U, Porzelius C, et al. Muscle ultrasound for early assessment of critical illness neuromyopathy in severe sepsis. Critical Care, 2013, 17: R227: 1-11.

2. Ertl M, Barinka F, Torka E, et al. Ocular color-coded sonography-a promising tool for neurologists and intensive care physicians. Ultraschall in Med, 2014, 35: 422-431.

3. Darocha T, Gałązkowski R, Sobczyk D. Point-of-care ultrasonograph during rescue operations on boa-rd a polish medical air rescue helicopter. Journal of Ultrasonography, 2014, 14: 414-420.

4. Wydo SM, Seamon MJ, Melanson SW, et al. Portable ultrasound in disaster triage: a focused review. Eur J Trauma Emerg Surg, 2015, 3(11): 1-9.

5. Connolly, B, MacBean V, Crowley C, et al. Ultrasound for the assessment of peripheral skeletal mus-cle architecture in critical illness: a systematic review. Critical Care Medicine, 2015, 43(4): 897-905.

6. Deshpande R, Akhtar S, Haddadin AM. Utility of ultrasound in the ICU. Curr OpinAnesthesiol, 2014, 27: 123-132.

7. Fagley RE, Haney MF, Beraud AS, et al. Critical care basic ultrasound learning goals for american anesthesiology critical care trainees: recommendations from an expert group. Anesth Analg, 2015, 120(5): 1041-1053.

8. Kilker BA, Holst JM, Hoffmann B. Bedside ocular ultrasound in the emergency department. Eur J Emerg Med, 2014, 21(4): 246-253.

9. Michels G, Breitkreutz R, Pfister R. Value of lung ultrasound in emergency and intensive care medici-ne. Dtsch Med Wochenschr, 2014, 139(45): 2301-2307.

第二篇　常见急重症超声诊断

本篇主要介绍心脏、肺脏、腹部、妇产科、外周血管、儿科急重症超声，是急重症超声技术技能的深化。

第五章　心脏急重症超声

　　心脏急重症常起病急，症状重，病情变化快。超声心动图检查是心脏急重症诊断的主要手段。与常规超声心动图检查不同，心脏急重症超声心动图检查更需要对疾病进行快速、准确的诊断，从而为抢救赢得时机。此外，心脏急重症超声往往在急诊、床旁和重症监护室等复杂环境下进行，而且其他辅助检查手段相对缺乏，因此对超声医生的业务素质提出更高要求。一般而言，心脏急重症超声检查不仅要求超声医生掌握超声心动图检查常规技术，而且要求超声医生熟悉常见心脏急重症的病因、病程和临床表现，充分收集和利用临床信息辅助判断和鉴别诊断。

第一节　心脏急重症超声检查技术、方法与内容

　　心脏急重症超声检查技术、方法和具体内容和常规超声心动图检查基本相同。需要指出的是，由于时间、场地、仪器设备等条件限制，实际诊断过程中应当灵活运用各项检查技术、手法和体位，必要时需要将标准切面与非标准切面结合使用。

一、M 型超声心动图

　　作为发展较早的超声技术，M 型超声是将一维径线上的回声变化在时间轴上展开的超声成像技术，其主要优点是能够清晰显示局部组织结构细微快速的活动变化，时间分辨力极高，在急重症心脏超声检查中，主要用于准确分析测定局部室壁运动幅度和增厚率、心室腔内径、瓣膜活动（是否有脱垂、断裂或 SAM 征等）。

　　检查体位通常为侧卧位，主要观察切面是胸骨旁长轴和短轴切面，两个切面上的 M 型超声检查内容基本一致，而长轴切面相对更为常用。M 型超声有着丰富的波群图像，这里只介绍最常用的三个波群，从心底部向心尖部依次为：

（一）心底波群

　　M 型取样线通过右室流出道、主动脉根部和左心房，用于测量三者的内径（图 5-1-1）。

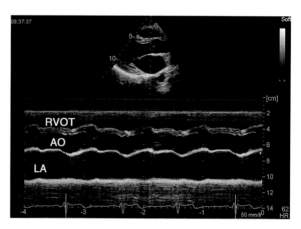

图 5-1-1　M 型超声心底波群
RVOT：右室流出道；AO：主动脉；LA：左房

（二）二尖瓣前叶波群

　　取样线通过右室前壁、右心室、室间隔、左室流出道、二尖瓣前叶、左房后壁或房室交界处。用于观察二尖瓣前叶的运动情况（如有无 SAM 征）和测量左室流出道内径（图 5-1-2）。

（三）心室波群

　　取样线置于二尖瓣前、后叶腱索水平，依次通过右室前壁、右心室、室间隔、左心室、二尖瓣腱索、

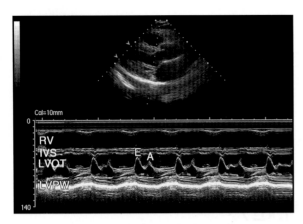

图 5-1-2　M 型超声二尖瓣前叶波群
RV:右心室;IVS:室间隔;LVOT:左心室流出道;
LVPW:左室后壁;E:二尖瓣舒张早期 E 峰;A:二
尖瓣舒张晚期 A 峰

左心室后壁。用于测量左心室内径、室壁运动幅度、室壁增厚率和计算心脏功能(图 5-1-3)。

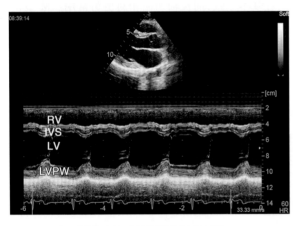

图 5-1-3　M 型超声心室波群
RV:右心室;IVS:室间隔;LV:左心室;LVPW:左室
后壁

除以上心脏波群外,M 超还可用于测量主动脉起始段的内径和运动幅度,需注意管腔内有无异常回声,警惕主动脉夹层病变。

二、二维超声心动图

二维超声心动图图像直观,切面信息量大,可用于全面评价室壁运动、测量腔室大小和心脏功能、观察结构异常,是心脏急重症超声诊断的主要技术。检查体位需依切面进行相应的调整,有时还需要患者配合控制呼吸。二维超声心动图切面繁多,通过标准切面和非标准切面几乎可以完全显示心脏立体结构的各个断面,这里就急重症心脏超声诊断的特点,对主要标准切面进行介绍。

(一) 心尖四腔切面

该切面是心脏超声检查最为重要的切面,能够提供整个心脏的四个腔室的主要信息。主要观察和(或)测量内容包括:房室腔大小,右室游离壁、后间隔、左室侧壁各节段的运动情况(幅度和同步性),室壁厚度,心肌回声;左右心室形态,心包积液情况,有无室壁瘤,有无室间隔穿孔,有无二尖瓣腱索断裂或脱垂,有无血栓等(图 5-1-4)。该切面是双平面法测量左心室收缩功能的必要切面。

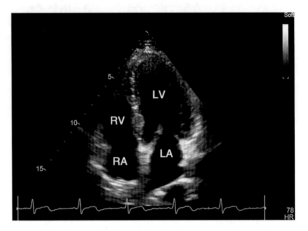

图 5-1-4　心尖四腔切面
RV:右心室;LV:左心室;RA:右心房;LA:左心房

(二) 心尖两腔切面

该切面是对四腔切面左心室相关结构和功能显示的必要补充,观察节段是左心室前壁和下壁,是双平面法测量左心收缩功能的必要切面,其他左心相关观察内容同心尖四腔切面(图 5-1-5)。

(三) 心尖三腔切面

观察节段是左心室后壁和前间隔,可对左室流出道进行观察和测量,其他左心相关观察内容同心

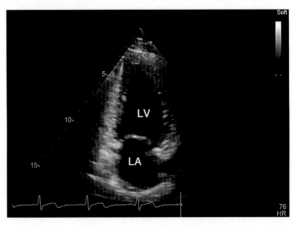

图 5-1-5　心尖两腔切面
LV:左心室;LA:左心房

尖四腔切面(图 5-1-6)。

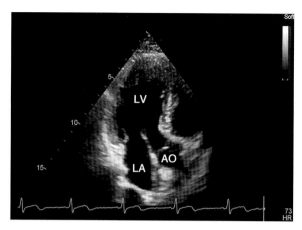

图 5-1-6　心尖三腔切面
LV:左心室;LA:左心房;AO:主动脉

在进行上述三个心尖切面检查时,常常会出现心尖部分显示不够清晰的情况,此时可使用胸骨旁四腔切面和系列短轴切面进行补充观察。

(四)心尖五腔切面

主要用于观察左室流出道及主动脉瓣情况。

(五)胸骨旁左室长轴切面

该切面多联合 M 型超声进行观察,除用于观察心腔大小、室壁厚度、室壁运动及二尖瓣和主动脉瓣外,更多用于关注升主动脉及位于左房后方的降主动脉,检查有无主动脉夹层的情况。

(六)胸骨旁右室流出道切面和肺动脉长轴切面

主要用于观察肺动脉及其分支有无扩张、有无血栓。

(七)胸骨旁短轴切面

一般分为二尖瓣口、乳头肌和心尖三个水平,主要用于观察室壁节段性运动情况,并可观察心脏扭转运动的情况。

(八)剑下切面

急重症心脏病患者进行超声检查时,经常受体位的限制,胸骨旁切面和心尖切面往往不能获得满意的图像。此时剑下切面的观察必不可少,特别是剑下下腔静脉长轴切面,对估测右房压、诊断右心衰和肺动脉栓塞非常重要。

三、多普勒超声心动图

多普勒超声心动图技术在急重症超声诊断中主要是配合二维切面使用,提供血流动力学方面的信息。

(一)彩色多普勒超声心动图

主要用于观察和测量瓣膜反流,观察是否存在流出道血流加速等情况。

(二)脉冲波多普勒超声心动图

主要用于测量瓣口血流速度,评估舒张功能。

(三)连续波多普勒超声心动图

主要用于测量瓣膜反流速度,计算跨瓣压差;测量流出道加速血流,计算心室与流出道的压力差。

(四)组织多普勒超声心动图

主要用于测量瓣环运动速度,评估舒张功能;还可结合脉冲多普勒测得的相应血流速度计算瓣口血流速度与瓣环运动速度之比,评估心室充盈压。

思 考 题

心脏急重症超声主要检查技术及检查内容包括哪些?

(袁丽君　邢长洋)

参 考 文 献

Lang RM,Badano LP,Mor-Avi V,et al. Recommendations for cardiac chamber quantification by echocardiography in adults;an update from the American Society of Echocardiography and the European Association of Cardiovascular Imaging. J Am Soc Echocardiogr,2015,28(1):1-39 e14.

第二节　急性冠状动脉综合征

一、临床概况

急性冠状动脉综合征(acute coronary syndrome,ACS),是一组由急性心肌缺血引起的临床综合征,主要包括不稳定型心绞痛(unstable angina,UA)、非 ST 段抬高型心肌梗死(non-ST-segment elevation myocardial infarction,NSTEMI)和 ST 段抬高型心肌梗死(ST-segment elevation myocardial infarction,STEMI)。不稳定动脉粥样硬化斑块破裂或溃疡导致冠状动脉内血栓形成,被认为是大多数 ACS 的主要病因,而血小板激活在其发病过程中起着非常重要的作用。

不稳定型心绞痛和非 ST 段抬高型心肌梗死的病因及临床表现相似,临床上根据典型的心绞痛症状、缺血性心电图改变以及心肌损伤标记物测定等,可对两者做出鉴别诊断。ST 段抬高型心梗的心绞痛表现与上述两型病变相似,但心肌缺血性坏死程度高于上述两型病变,其他全身症状也更为严重。临床诊断 ST 段抬高型心梗主要依靠典型症状、特征性的心电图改变以及实验室检查。

二、声像图表现

超声心动图对急性冠脉综合征的诊断价值主要是对心肌缺血和梗死引起的室壁运动异常进行评估，并对心功能和血流动力学改变做出定量评价。急性冠状动脉综合征主要有以下超声表现。

（一）室壁运动异常

缺血或梗死段心肌室壁运动明显减低、消失甚至呈矛盾运动（图 5-2-1，ER5-2-1），室壁收缩期增厚率减低。正常情况下，室间隔及左室后壁收缩期增厚率>30%；<30%时为室壁运动减弱，<10%为室壁无运动。收缩期心内膜向心运动幅度>4mm 为运动正常，2~4mm 为运动减弱，<2mm 为运动消失。未受累心肌运动可正常或增强，导致心脏整体运动不协调。

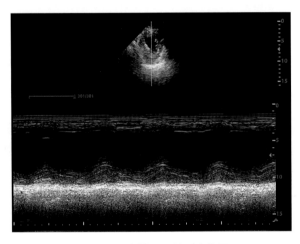

图 5-2-1 急性心肌梗死声像图
室间隔运动明显减低

ER5-2-1 急性心肌梗死，室间隔运动明显减低，心脏整体运动不协调

目前，美国超声心动图学会（ASE）2015 年发布的指南，推荐使用包括"心尖帽"在内的 17 节段划分法进行评分。评分标准如下：1 分，心肌运动正常或增强；2 分，运动减弱（增厚率减低）；3 分，运动消失（增厚率消失或微弱，如瘢痕心肌）；4 分，矛盾运动（收缩期增厚率变薄，如室壁瘤）；总分除以记分节段的数目为室壁运动评分指数（wall motion

score index，WMSI）。室壁运动完全正常的心室评分指数为 1.0，得分越高表示心室功能障碍程度越重。结合冠状动脉与心肌供血的关系，可根据室壁运动情况对受损冠状动脉进行判断（图 5-2-2）。

（二）室壁回声改变

急性心肌梗死早期心肌回声减弱（一般认为在 6 小时以内），以后逐渐增强。若存在心肌陈旧瘢痕，表现为强回声。

（三）心腔大小改变

急性心肌梗死可出现局部左室增大、左室流出道增宽。累及右室时，可出现右室、右房扩大。

（四）心脏功能异常

严重或较大面积心肌缺血或梗死可能导致射血分数显著减低。

（五）并发症

急性冠状动脉综合征的常见并发症主要包括以下类型。

1. 乳头肌功能失调或断裂 因缺血或坏死造成乳头肌功能失调，引起二尖瓣脱垂并关闭不全（ER5-2-2）；严重者可造成乳头肌部分断裂或完全断裂。乳头肌完全断裂的声像图表现为：乳头肌回声不连续，断裂的乳头肌与腱索、瓣叶随心动周期呈连枷样运动，通常伴有大量的二尖瓣反流。

ER5-2-2 急性心肌梗死，二尖瓣后瓣腱索部分断裂，致二尖瓣脱垂并大量反流

2. 心脏破裂 破裂处心肌变薄，连续性中断。通常在破裂缺口处形成假性室壁瘤，彩色多普勒可显示破口处有血流进入瘤腔，严重者可发生心包填塞，表现为破裂口周围心包中到大量液性暗区，室壁呈矛盾运动；二尖瓣和三尖瓣血流频谱显示血流速度随呼吸变化率增大。有时破裂口处可见血栓形成（图 5-2-3、ER5-2-3）。

ER5-2-3 心梗后心脏局部破裂，假性室壁瘤形成，破裂口周围可见血栓形成

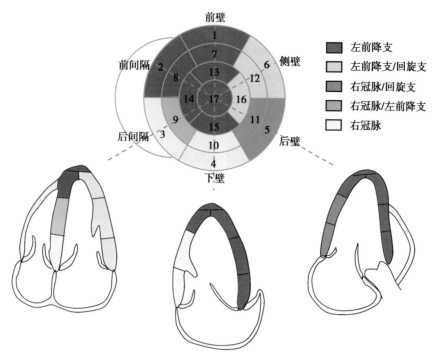

图 5-2-2　左室 17 节段划分及冠脉血供关系

1. 前壁基底段;2. 前间隔基底段;3. 后间隔基底段;4. 下壁基底段;5. 后壁基底段;6. 侧壁基底段;7. 前壁中段;8. 前间隔中段;9. 后间隔中段;10. 下壁中段;11. 后壁中段;12. 侧壁中段;13. 前壁心尖段;14. 室间隔心尖段;15. 后壁段;16. 侧壁心尖段;17. 心尖

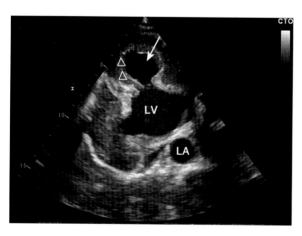

图 5-2-3　心梗后心脏局部破裂声像图
箭头示假性室壁瘤;△示血栓
LV:左心室;LA:左心房

3. **室间隔穿孔**　局部室间隔变薄、运动减弱、连续性中断。彩色多普勒可见相应的五彩血流束(图 5-2-4、ER5-2-4),频谱多普勒可见收缩期左向右分流频谱。

4. **室壁瘤形成**　局部心肌变薄、向外扩张膨出,呈矛盾运动(图 5-2-5)。其与心脏破裂形成的假性室壁瘤主要区别在于:室壁瘤(真性)基底宽于瘤体,而假性室壁瘤基底较窄,常称为颈部。

ER5-2-4　心梗后室间隔穿孔,彩色多普勒穿孔处左向右五彩分流束

5. **左室附壁血栓**　心腔内不规则团块回声附着于心内膜,回声强度及密度不均匀。附着处心肌室壁通常变薄,运动减弱(如室壁瘤处)。值得注意的是,心尖区发生的心肌梗死,心尖部声像图通常显示欠佳,容易遗漏较小的血栓,此时若条件允许要进行心腔造影,明确有无血栓。

6. **心包积液**　表现为心包腔内细带样液性暗区。

三、诊断与鉴别诊断

(一) 诊断

本病的诊断主要依靠典型的心绞痛症状,特征性的心电图改变及实验室检查结果(如心肌坏死血液生化标志物)。冠状动脉造影能够明确冠状动脉损伤的程度和范围,是诊断本病的金标准。

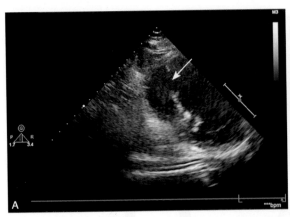
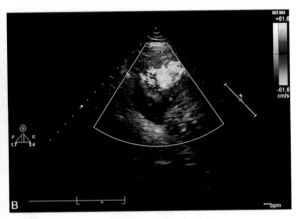

图 5-2-4 心梗后室间隔穿孔二维声像图及 CDFI 图像
A：心梗后室间隔穿孔二维声像图，箭头示室间隔穿孔处；B：心梗后室间隔穿孔 CDFI 图像，穿孔处左向右
五彩分流束

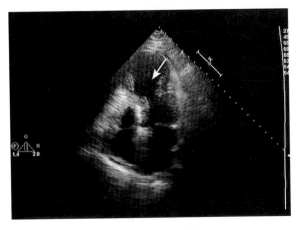

图 5-2-5 心尖室壁瘤
箭头示心尖室壁瘤

不稳定型心绞痛和非 ST 段抬高型心梗的心电图表现为：新发或一过性 ST 段压低 ≥0.1mV，或 T 波倒置 ≥0.2mV；而 ST 段抬高型心梗的心电图表现为：在面向坏死区周围心肌损伤区的导联上出现 ST 段抬高呈弓背向上，在面向透壁心肌坏死区的导联上出现宽而深的 Q 波，在面向损伤区周围心肌缺血的导联上出现 T 波倒置。

超声心动图对于诊断本病的主要作用是迅速定位心肌缺血的节段，提示缺血心肌的范围及相应的供血冠状动脉，并对心脏功能和血流动力学状态进行定量评估，以及明确并发症的情况，指导治疗策略的制定。新近出现的超声心肌分层应变技术可以帮助鉴别透壁和非透壁心梗。目前，心脏磁共振成像也用于评价心肌缺血的范围和透壁程度。

（二）鉴别诊断

本病应与引起胸痛的其他疾病相鉴别，超声心动图检查时既要考虑这些疾病超声表现的差异，也要重视临床表现、心电图和实验室检查结果提供的鉴别诊断信息。

1. 主动脉夹层 主动脉夹层引起的胸痛一开始即达高峰，常放射到背、肋、腹、腰和下肢，双上肢的血压和脉搏可有明显差别，无血清心肌坏死标记物升高。超声表现为动脉内剥脱内膜回声及夹层破口，主动脉一般明显增宽，彩色多普勒血流可显示真、假腔内血流。

2. 急性心包炎 急性非特异性心包炎可有较剧烈而持久的心前区疼痛。但心包炎的疼痛与发热同时出现，呼吸和咳嗽时加重。心电图除 aVR 外，其余导联均有 ST 段弓背向下的抬高，T 波倒置，无异常 Q 波出现。超声表现可见心包积液，但无节段性室壁运动异常。

3. 应激性心肌病 该病的临床表现酷似急性心肌梗死，常出现心电图 ST 段抬高与心肌损伤标志物增高，但冠脉造影显示不伴有显著冠状动脉狭窄。典型的应激性心肌病其心肌受损范围大于一支冠状动脉供血范围，心室中部一般均受累，收缩期室壁运动明显减低。对于不易区分的病例，短期超声心动图随访非常重要，应激性心肌病常在 14~30 天内心室收缩功能恢复正常。

4. 急性肺动脉栓塞 可发生胸痛、咯血、呼吸困难和休克，有右心负荷急剧增加的表现（如发绀、颈静脉充盈等）。超声表现右心明显增大、肺动脉明显增宽、肺动脉压力明显升高，少见节段性室壁运动异常。

5. 急腹症 急性胰腺炎、消化性溃疡穿孔、急性胆囊炎、胆石症等，均可有上腹部疼痛，可能伴休克。仔细询问病史及体格检查可协助鉴别。心电图和心脏超声表现无明显异常。当然,急腹症也要警惕腹部血管夹层动脉瘤。

思 考 题

1. 急性冠脉综合征包括哪些疾病种类?

2. 急性冠脉综合征的主要声像图表现?

3. 急性冠脉综合征需与哪些疾病相鉴别? 鉴别要点是什么?

(袁丽君 邢长洋)

参 考 文 献

1. Santos-Gallego CG, Picatoste B, Badimon JJ. Pathophysiology of acute coronary syndrome. Curr Atheroscler Rep, 2014,16(4):401.

2. Villanueva C, Milder D, Manganas C. Ruptured left ventricular false aneurysm following acute myocardial infarction: case report and review of the literature. Heart Lung Circ, 2014,23(12):e261-263.

3. Nienaber CA, Clough RE. Management of acute aortic dissection. Lancet, 2015,385(9970):800-811.

4. Roberts WC, Burks KH, Ko JM, et al. Commonalities of cardiac rupture (left ventricular free wall or ventricular septum or papillary muscle) during acute myocardial infarction secondary to atherosclerotic coronary artery disease. Am J Cardiol, 2015,115(1):125-140.

5. Morici B. Diagnosis and management of acute pulmonary embolism. JAAPA, 2014,27(4):18-22.

6. Dargie HJ. Angina and left ventricular dysfunction. Eur Heart J, 1996,17 Suppl G:2-7.

第三节 重症心肌炎

一、临床概况

心肌炎(myocarditis)是指由各种原因引起的、以心肌细胞局限性或弥漫性炎性病变为主要表现的心脏病变。诱因包括感染、药物、系统性疾病等。根据炎症细胞浸润的类型,心肌炎从组织学上可以分为淋巴细胞性、嗜酸性粒细胞性、多形性、巨细胞性心肌炎和心脏结节病。心肌炎患者临床症状不典型,轻症者多有类似感冒的前驱症状,继而出现胸闷、气促、呼吸困难、胸痛、心悸、晕厥等症状。重症者可出现严重心律失常、心力衰竭、心源性休克、多脏器功能不全,甚至死亡。心肌炎的临床结局和预后取决于病因、临床表现和疾病所处的阶段。约

50%的急性心肌炎病例在2~4周恢复,但是约25%的病例发展成持续的心功能障碍,12%~25%的患者会发生急剧恶化或死亡,有些进展至晚期扩张型心肌病。因此及时诊断并给予正确治疗尤为重要。在各类心肌炎当中,重症心肌炎(fulminant myocarditis)占心肌炎30%~40%,由于其起病急促、病情进展迅猛,死亡率可高达48%。

现阶段认为重症心肌炎的发生发展主要分为三个阶段:急性病毒感染期、亚急性免疫反应期及慢性心肌病期。急性病毒感染期:心肌炎的损伤主要就是由于病毒感染诱发的免疫反应所引起的。这一过程很短,就诊时这一过程已经结束。亚急性免疫反应期:该阶段病毒的持续暴露会引起免疫反应过度活化,从而出现过度的组织损伤,甚至转化为慢性心肌炎。慢性心肌病期:心脏在持续炎症反应作用下,结构和功能都会出现重构,其中重症心肌炎最终会引起扩张型心肌病,心脏收缩和舒张功能均出现障碍,甚至心衰。

二、声像图表现

超声心动图可对心肌炎心脏形态和心室功能进行评估,可有心包积液和室壁节段性运动异常,有时类似扩张型心肌病改变,但这些超声表现并不具有特异性。重症心肌炎时,常由于炎症反应强烈,心肌间质水肿,超声心动图表现为左心室不扩大,但有类似于心室肥厚的特征,心室收缩能力下降。重症心肌炎的超声检查主要有以下表现。

(一)心室改变

多数患者常在出现非特异上呼吸道感染症状后,迅速出现心腔扩大(ER5-3-1),少部分患者心腔扩大也可不显著。

ER5-3-1 重症心肌炎心腔略扩大(视频)

(二)室壁运动异常

多数患者表现为室壁运动弥漫性减低,少数患者表现为节段性室壁运动减低(ER5-3-2)。

(三)室壁厚度增加、心肌回声不均匀

一般为均匀性向心性肥厚,回声减低。

(四)左室收缩与舒张功能减低

左室收缩功能降低是重症心肌炎最早、最常见

ER5-3-2 重症心肌炎节段性室壁运动异常

改变。其特点是,当心脏不大或增大不明显时,心功能显著降低(图5-3-1)。

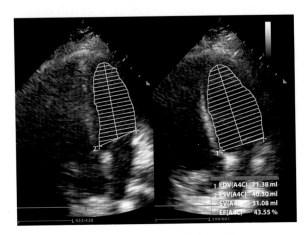

图 5-3-1 重症心肌炎声像图
心室收缩功能下降,EF:43%

（五）瓣膜反流

常伴有二、三尖瓣的反流。

（六）左心室内血栓形成

约1/4的患者可见左心室内血栓形成,常位于心尖部。

（七）心包积液

早期常无心包积液,但随着病情变化,可出现少-大量心包积液。

三、诊断与鉴别诊断

由于心肌炎临床症状缺乏特异性,诊断困难较大。心内膜心肌活检(endomyocardial biopsy,EMB)是金标准。但与尸检研究结果比较,EMB敏感性也未达到100%,且因属于有创检查,临床应用受到局限。目前,重症心肌炎检查主要依赖实验室其他检查及影像学检查,主要包括心电图、心肌损伤血清学标志物实验室检查、心脏超声、血管造影及心脏磁共振检查等。这些方法一方面可以帮助评估心脏功能,另一方面可排除其他心脏疾病,如嗜酸性粒细胞增高症、结节病、ANCA相关血管炎、系统性红斑狼疮及特发性炎性肌病等。

超声心动图对诊断和评估局部及广泛的室壁运动异常,左室、右室的大小及功能以及心包积液等,有重要价值。超声心动图还用于排除其他非炎症性疾病引起的心脏功能损害,例如瓣膜性心脏病。除此之外,超声心动图还可用于随访心肌炎患者治疗后的收缩功能、心室腔大小、室壁厚度变化。

由于重症心肌炎患者超声心动图表现多样,因此需结合临床表现等进行综合判断。对于既往健康的年轻患者,在排除高血压、肥胖、糖尿病及吸烟等心血管危险因素后,若发病前半月曾出现呼吸道或胃肠道感染史,突然出现严重的心衰症状,超声心动图表现为心脏扩大、左室收缩功能障碍,室壁增厚且回声不均匀,二、三尖瓣反流,则重症心肌炎可能较大。此时需与瓣膜本身异常引起的心脏扩大相鉴别。重症心肌炎患者其瓣膜本身并无异常,而是由于心脏扩大引起瓣环扩大导致相对性关闭不不全。目前,除超声心动图,其他影像学手段,如心导管及冠脉造影,也通常用于重症心肌炎的鉴别诊断,排除因胸痛或急性心力衰竭引起的急性缺血。

思 考 题

急性重症心肌炎主要超声表现。

（袁丽君）

参 考 文 献

1. Caforio AL,Pankuweit S,Arbustini E,et al. Current state of knowledge on aetiology, diagnosis, management, and therapy of myocarditis;a position statement of the European Society of Cardiology Working Group on Myocardial and Pericardial Diseases. European heart journal,2013, 34:2636-2648,48a-48d.
2. Sagar S,Liu PP,Cooper LTJ. Myocarditis. Lancet,2012, 379:738-747.
3. Ginsberg F,Parrillo JE. Fulminant myocarditis. Crit Care Clin,2013,29:465-483.
4. 谢明星,王艺,李玉曼.超声心动图在重症心肌炎诊断中的价值.临床心血管病杂志,2015,31(4):374-377.

第四节 梗阻性肥厚型心肌病

一、临床概况

肥厚型心肌病(hypertrophic cardiomyopathy, HCM)是以心脏室壁心肌肥厚(常为非对称性肥厚)、心室腔变小、心室血流充盈受阻和舒张期顺应性降低为基本特征的原发性心肌疾病。根据血流动力学特征,分为梗阻性和非梗阻性。其中,梗阻性肥厚型心肌病根据发病特点,又分为持续性的、易变性的及隐匿性的。大多数有家族史,为常染色体显性遗传疾病,男性多于女性,可起病于任何年龄,是年轻人和运动员猝死的最常见原因。

病理改变通常表现为左心室壁非对称性肥厚,以室间隔为主,致心腔狭小,左室流出道狭窄。组织学特征为心肌细胞肥大,形态特异,排列紊乱,纤维组织增生。心肌重量增加。心室壁肥厚导致心腔变小,心肌顺应性下降,左室舒张末期压力升高;左心房代偿性增大,可导致肺淤血。肥厚的室间隔在收缩早期突向左室流出道(left ventricular outflow tract,LVOT),致左室流出道狭窄,收缩中晚期左室流出道血流加快,拖曳二尖瓣前叶移向间隔部,即二尖瓣收缩期向前运动(systolic anterior motion,SAM),导致 LVOT 狭窄加重,左室流出道存在特征性的动力性压力阶差,并造成相对性二尖瓣关闭不全。由于心肌肥厚,耗氧量增加,毛细血管密度降低,冠状动脉充盈压下降,患者可出现心肌缺血的表现。

二、声像图表现

超声心动图可对肥厚型心肌病做出明确诊断,较其他检查方法更简便。二维超声心动图可实时显示室间隔及各段室壁的厚度,确定肥厚和梗阻的部位、程度。多普勒超声可以无创评价左室流出道梗阻,检出左室压力阶差,对梗阻程度做出定量分析,特别是对于术前评估、术中监测和术后评估及随访有非常重要的作用。组织多普勒能更准确评估心脏舒张功能,尤其有助于鉴别左室充盈假性正常。组织追踪及应变和应变率成像等新技术可更早发现肥厚心肌病心脏功能异常,三维超声心动图则可以更直观地反映左室流出道狭窄的程度及左室腔的大小。梗阻性肥厚型心肌病的超声检查主要有以下表现。

(一)M型超声表现

1. 肥厚型心肌病。心肌肥厚可发生于心室肌任何部位。典型的肥厚型心肌病多表现为室间隔非对称性肥厚,舒张期室间隔与心室游离壁的厚度之比>1.5。正常左室流出道内径 20~40mm,异常增厚的室间隔可突入左室流出道导致梗阻,此时内径<20mm。

2. 二尖瓣前叶舒张期开放时多可触及室间隔,即 E 峰贴近室间隔,并可见 E 峰下降斜率减小。CD 段向室间隔呈弓背样抬高,即二尖瓣装置收缩

期向前运动(systolic anterior motion,SAM)现象(图5-4-1)。SAM 现象产生的可能机制包括:①高速血流通过狭窄的左室流出道时,血流后方形成低压腔,吸引二尖瓣前叶向前运动。②继发性乳头肌位置异常,由于左心室肥厚,心腔变小,收缩期乳头肌向前向内侧移位,使二尖瓣前叶收缩期靠拢室间隔。SAM 现象为梗阻性肥厚型心肌病诊断提供了一条重要依据,但不是该病的特异性表现。

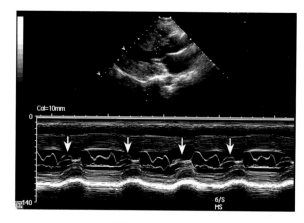

图 5-4-1　SAM 征
箭头示 CD 段向室间隔呈弓背样抬高,二尖瓣前叶收缩期向前运动

3. 主动脉瓣收缩中期提前关闭,此为左室流出道梗阻较特异的表现(图5-4-2)。在收缩早期主动脉瓣开放正常,但由于血流在左心室流出道受阻,收缩中期瓣膜提前关闭,收缩晚期再次开放,于收缩末期再关闭。此外,血流通过狭窄的左室流出道时,高速血流冲击主动脉瓣,而使主动脉瓣产生扑动波。

4. 肥厚的室间隔运动幅度及收缩期增厚率减低,左心室后壁运动正常或代偿性增强。

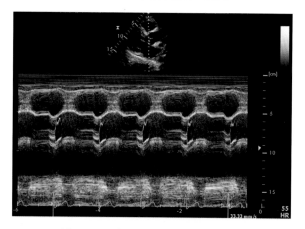

图 5-4-2　主动脉瓣 M 型超声声像图
主动脉瓣收缩中期提前关闭

（二）二维超声表现

1. 室间隔非对称性增厚，左心室后壁厚度正常或稍厚，室间隔厚度常大于15mm，室间隔与左室后壁厚度之比>1.5（ER5-4-1）。

ER5-4-1 肥厚型心肌病左室长轴切面异常肥厚的室间隔

2. 肥厚的心肌回声增强，不均匀，呈斑点状、毛玻璃样改变。

3. 室间隔异常增厚部分向左室流出道突出，引起左室流出道狭窄。

4. 乳头肌肥厚，位置前移。

5. 收缩期左室腔显著缩小，左房不同程度扩大。

（三）彩色多普勒超声表现

1. 彩色多普勒血流成像（CDFI）显示梗阻型肥厚型心肌病患者左室流出道内收缩期五彩细窄血流束，并向主动脉瓣及瓣上延伸（ER5-4-2）。

ER5-4-2 梗阻性肥厚型心肌病 CDFI

示左室流出道血流加速

2. 多合并不同程度二尖瓣反流，反流常为全收缩期，反流束常沿后外侧方向（图5-4-3）。

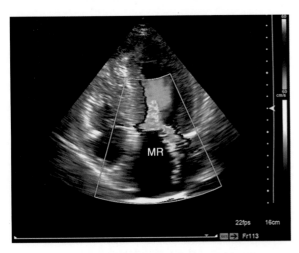

图5-4-3 梗阻性肥厚型心肌病二尖瓣反流

（四）频谱多普勒表现

1. 二尖瓣血流频谱通常表现为 A 峰流速加快，E 峰流速减低，E 峰<A 峰，提示左室舒张期松弛性下降（图5-4-4）。左室充盈假性正常时，可借助组织多普勒频谱进行鉴别，此时组织多普勒显示二尖瓣环心房收缩期运动速度大于心室舒张早期运动速度（Em<Am）（图5-4-5），提示左室舒张功能下降。

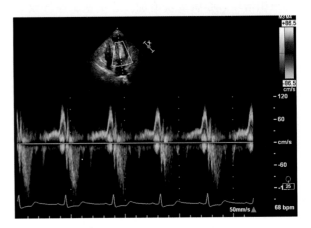

图5-4-4 梗阻性肥厚型心肌病二尖瓣血流频谱
A 峰速度>E 峰速度

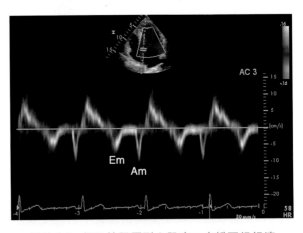

图5-4-5 梗阻性肥厚型心肌病二尖瓣环组织速度成像

显示 Em<Am

2. 收缩早期主动脉瓣血流速度上升后迅速下降，到收缩中期再次缓慢上升，然后缓慢下降，第二峰明显小于第一峰，频谱持续时间延长，延长的程度与梗阻程度成正比（图5-4-6）。

3. 左室流出道流速加快，频谱为负向高速充填状射流。形态上表现为曲线逐渐下降，收缩晚期达高峰，呈"匕首"样。左室流入道峰值压力阶差>30mmHg（图5-4-7）。

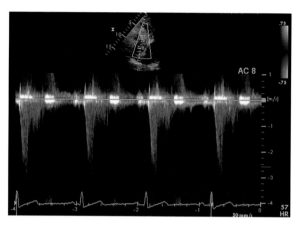

图 5-4-6　梗阻性肥厚型心肌病主动脉瓣血流频谱

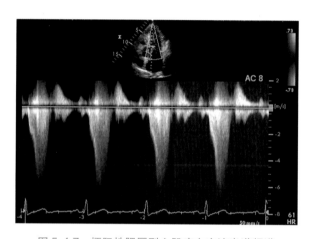

图 5-4-7　梗阻性肥厚型心肌病左室流出道频谱
频谱形态呈"匕首"状

三、诊断与鉴别诊断

肥厚型心肌病分为临床诊断和基因诊断。临床诊断主要依据病史、体格检查及影像学检查。当患者有晕厥史，听诊时闻及心脏收缩期粗糙杂音，超声心动图表现典型室壁增厚尤其是上段显著肥厚，且左室流出道峰值压力阶差超过 30mmHg，可做出梗阻性肥厚型心肌病诊断。除超声检查外，近年来心脏磁共振技术（cardiac magnetic resonance，CMR）技术在诊断肥厚型心肌病方面地位逐渐提高，特别是延迟成像（LGE-CMR）技术的出现，对发现肥厚型心肌病心肌纤维化具有重要作用。对于超声心动图技术不足以诊断的疑似肥厚型心肌病的患者，可建议行 LGE-CMR 检查。

梗阻性肥厚型心肌病应与其他原因引起的心肌肥厚及流出道梗阻鉴别。

（一）与高血压性心脏病鉴别

下文列出主要鉴别点（表 5-4-1）。

表 5-4-1　梗阻性肥厚型心肌病与高血压性
心脏病的鉴别要点

鉴别点	梗阻性肥厚型心肌病	高血压性心脏病
家族史	多数有	通常无
高血压史	可以无	有
心肌回声	紊乱	正常
SAM 显像	有	无
肥厚心肌的均匀性	多不均匀，非对称性多见	均匀，对称性
左室流出道狭窄	存在	无

（二）与主动脉瓣及主动脉狭窄性病变鉴别

主动脉瓣及主动脉狭窄性病变直接表现主要为主动脉瓣、瓣下、瓣上主动脉狭窄，间接表现为左室壁向心性、对称性增厚，收缩早期持续性梗阻。

（三）与运动员心脏鉴别

首先可以通过询问病史鉴别；其次，运动员室壁厚度均匀，很少超过 16mm，左房大小正常，心功能正常。

（四）与继发性心肌病鉴别

甲状腺功能减退性心肌病、尿毒症性心肌病等，也可表现为室壁增厚。鉴别诊断可以依靠病史。

思考练习题

患者张某某，男，63 岁，以"间断胸闷、气短 1 个月余，加重 1 小时"为主诉急诊入院。既往史：高血压病史 5 年，血压数值不详，未规律服药。家族史：否认家族性遗传病和传染病史。查体：体温 36.2℃；脉搏 92 次/min；呼吸 16 次/min；血压 80/50mmHg，体重 60kg。神志清楚，精神差，端坐呼吸，双肺呼吸音粗，可闻及哮鸣音，二尖瓣听诊区收缩期可闻及 4/6 级吹风样杂音，触诊腹肌软，无压痛、反跳痛。神经系统检查：四肢肌力、肌张力正常，病理征未引出。入院冠脉 CT 检查提示前降支近段可见钙化斑及混合斑形成，管腔狭窄程度 30%，右侧冠状动脉近段多发混合斑形成，管腔狭窄程度 40%。急诊床旁行心脏超声提示左房扩大，室间隔及左室壁不同程度增厚，室间隔较厚处厚约 22mm，后壁较厚处约 15mm，二尖瓣收缩期向前运动，前外乳头肌肥厚，厚约 16mm，向后移位，可见自二尖瓣口沿房间隔侧的偏心性反流束

（ER5-4-1~ER5-4-4）。肥厚的室间隔及前外乳头肌致收缩期左室中部及左室流出道血流加速，左室中部最大血流速度 230cm/s，最大压差 22mmHg，左室流出道最大血流速度 385cm/s，最大压差 59mmHg（ER5-4-6 图 1~图 2），三尖瓣可见少量反流束（ER5-4-5），三尖瓣最大反流速度 360cm/s（ER5-4-6 图 3），由此估测肺动脉收缩压 58mmHg。综合分析，考虑诊断是什么？

ER5-4-3 经乳头肌水平左室短轴切面示前外乳头肌肥厚，厚约 16mm，向后移位左房扩大

ER5-4-4 心尖四腔彩色多普勒自二尖瓣口沿房间隔侧的偏心性反流束

ER5-4-5 三尖瓣反流

ER5-4-6 思考题声像图

（袁丽君）

参 考 文 献

1. 周永昌,郭万学. 超声医学. 6 版. 北京:人民军医出版社,2012.
2. 高云华,唐红. 实用超声心动图学. 1 版. 北京:人民军医出版社,2011.
3. Nagueh SF,Bierig SM,Budoff MJ,et al. American society of echocardiography clinical recommendations for multi-modality cardiovascular imaging of patients with hyper-trophic cardiomyopathy. J Am Soc Echocardiogr,2011,24(5):473-498.

第五节　急性心脏瓣膜功能不全

一、临床概况

（一）定义

急性心脏瓣膜功能不全（acute cardiac valvular dysfunction）是指急性感染、冠心病或外伤等原因导致瓣叶损伤、乳头肌缺血、腱索断裂、瓣叶穿孔，心脏瓣膜功能因此出现功能障碍的一类疾病。急性心脏瓣膜关闭不全若不及时处理，会迅速发展为左心衰竭，死亡率高。

（二）病因

急性心脏瓣膜功能不全可累及任何瓣膜，比较重要的是急性二尖瓣关闭不全和急性主动脉瓣关闭不全。急性二尖瓣关闭不全可以由器质性病变引起，也可能是功能性病变所致。器质性的病因如感染性心内膜炎瓣叶穿孔、瓣膜破坏，心梗后乳头肌断裂等；功能性的病因包括：心肌病等引起乳头肌异位，急性心肌缺血室壁节段性运动消失和乳头肌功能受损等。

感染性心内膜炎是引起急性主动脉瓣关闭不全最常见的原因，急性主动脉瓣关闭不全导致充血性心衰也是感染性心内膜炎引起死亡的最常见原因。累及升主动脉的夹层动脉瘤，可破坏主动脉瓣的支撑结构，是引起急性主动脉瓣关闭不全的另一个常见原因。高血压、马方综合征、二叶式主动脉瓣及特发性动脉中层囊性坏死等通常会导致主动脉夹层动脉瘤。此外，外伤也可引起急性主动脉瓣关闭不全。其他引起急性主动脉瓣关闭不全的少见原因包括黏液样变性主动脉瓣的自发破裂、单纯瓣叶自发破裂等。主动脉瓣单瓣切口错误会导致儿童和青年先天性主动脉瓣狭窄术后急性主动脉瓣关闭不全。

（三）病理生理

急性二尖瓣关闭不全与慢性二尖瓣关闭不全都会出现瓣口反流；但与慢性二尖瓣关闭不全不同，在急性二尖瓣关闭不全时，左心房和左心室来不及代偿性扩张，导致左心室舒张末压和左房平均压急剧升高，肺静脉压力和主动脉压力也因此显著升高，常常直接导致两个心室功能衰竭。少见情况下，急性二尖瓣反流呈偏心性，直接反流入某一支肺静脉内（右上肺静脉为多），胸片上显示

只有一个节段的肺水肿,类似右上肺叶肺炎的表现。

急性主动脉瓣关闭不全会导致瓣口严重反流,常会引起二尖瓣提前关闭。这是由于急剧的舒张期反流进入顺应性正常的左心室,使得左心室舒张末压在电机械收缩活动发生前即超过左房压,导致二尖瓣提前关闭。

不论是急性二尖瓣关闭不全还是主动脉瓣关闭不全,在疾病早期,心脏尚可通过心率代偿,保持足够的心输出量,疾病后期患者会出现低血压、器官衰竭和其他心源性休克表现或肺水肿。急性主动脉瓣关闭不全还可能引起冠状动脉缺血。

二、声像图表现

超声心动图可通过瓣膜反流情况明确有无瓣膜关闭不全,并对瓣膜形态、心腔大小及心脏功能做出评价。此外,超声心动图可通过寻找反流的原因和机制,鉴别急性和慢性瓣膜关闭不全的同时,对引起瓣膜功能不全的病因加以判断,为临床后续治疗提供依据。

各种原因如感染性心内膜炎、心肌缺血、外伤等导致瓣膜腱索或乳头肌断裂时,超声表现为受累瓣叶在其瓣环附着处呈"连枷样"运动,瓣叶对合点消失,瓣缘常可见断裂的腱索附着,轻者可仅表现为瓣叶对合点移位或瓣叶脱垂(图 5-5-1、ER5-5-1)。

二尖瓣急性关闭不全时,彩色多普勒显示反流束在瓣口处较宽阔,反流颈宽度(vena contracta)>7mm,肺静脉内反向血流增多,主动脉瓣开放幅度减低;彩色多普勒显示心房内出现收缩期以蓝色为

ER5-5-1 心尖四腔心切面示二尖瓣后瓣腱索断裂

主的多色镶嵌反流束,多呈偏心性(图 5-5-2、ER5-5-2)。主动脉瓣急性关闭不全时,反流颈宽度>6mm,主动脉瓣反流频谱形态类似三角形,压差减半时间<200ms,腹主动脉内可见全舒张期反向血流;二尖瓣提前关闭。急性瓣膜关闭不全时,左室大小和功能可以正常。

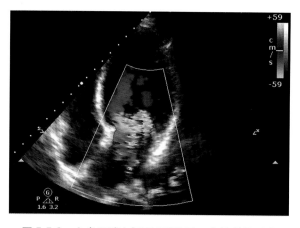

图 5-5-2 心尖四腔心切面 CDFI 示二尖瓣大量反流

ER5-5-2 心尖四腔心切面 CDFI 示二尖瓣大量反流

感染性心内膜炎所致急性瓣膜关闭不全时,可在多切面显示附着于瓣膜上的赘生物样回声(图 5-5-3、ER5-5-3)。附着的赘生物样的超声表现为大小不等、形态不一的团块状或条带状或不规则回声,随同附着的瓣叶一同运动,以主动脉瓣和二尖瓣最为常见(图 5-5-4~图 5-5-6,ER5-5-4~ER5-5-6)。

ER5-5-3 左室长轴切面主动脉瓣赘生物

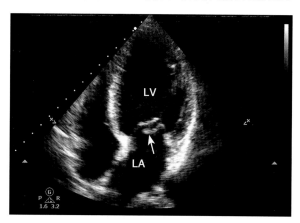

图 5-5-1 心尖四腔心切面示二尖瓣后瓣腱索断裂
LV:左心室;LA:左心房

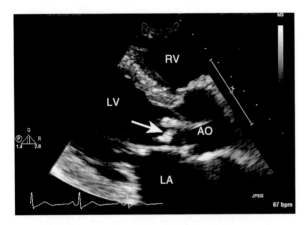

图 5-5-3　左室长轴切面示主动脉瓣赘生物
箭头示主动脉赘生物；RV：右心室；LV：左心室；
LA：左心房；AO：主动脉

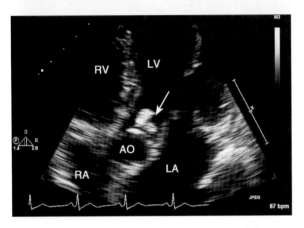

图 5-5-4　主动脉瓣赘生物心尖五腔心切面声像图
箭头示主动脉赘生物；RV：右心室；RA：右心房；
LV：左心室；LA：左心房；AO：主动脉

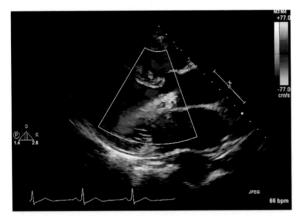

图 5-5-5　左室长轴切面显示主动脉瓣反流

ER5-5-4　心尖五腔心切面主动脉瓣赘生物

ER5-5-5　左室长轴切面主动脉瓣反流

ER5-5-6　左室长轴切面示二尖瓣后
瓣腱索断裂
瓣叶呈"连枷样"改变，赘生物及二尖
瓣叶收缩期脱入左心房

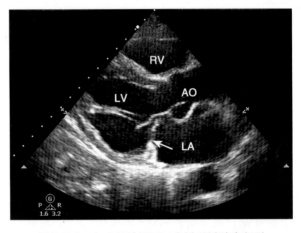

图 5-5-6　左室长轴切面二尖瓣后瓣腱索断裂
左室长轴切面显示二尖瓣后瓣腱索断裂，瓣叶呈"连
枷样"改变，赘生物及二尖瓣叶收缩期脱入左心房
RV：右心室；LV：左心室；LA：左心房；AO：主动脉

　　静脉药瘾者急性心内膜炎引起的三尖瓣关闭
不全，三尖瓣赘生物较大，且合并一定程度三尖瓣
反流（图 5-5-7、ER5-5-7）。如赘生物有蒂与瓣叶相
连，多附着在瓣膜的心室面上，活动度较大。

ER5-5-7　胸骨旁四腔心切面三尖瓣
大量反流

　　超声还可显示破损穿孔瓣膜粗糙及扭曲；继
发瓣周或心肌内脓肿时，于相应部位显示形态不
一的无回声。根据反流的起始部位可判定是赘生
物导致瓣膜关闭不全还是某瓣膜穿孔引起的
反流。
　　夹层动脉瘤致主动脉内膜剥离累及主动脉瓣

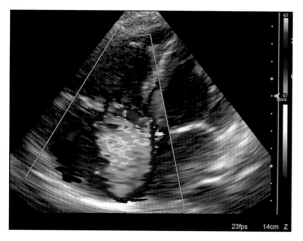

图 5-5-7　胸骨旁四腔心切面三尖瓣大量反流

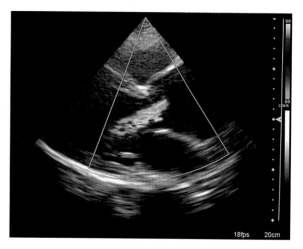

图 5-5-9　左室长轴切面 CDFI 主动脉瓣中量反流

或瓣环时,造成急性主动脉瓣关闭不全,左室长轴、大动脉短轴切面可见主动脉瓣脱垂或对合错位及关闭不全间隙(图 5-5-8、ER5-5-8)。除瓣膜病变外,升主动脉扩张,扩张的主动脉腔内可见撕裂的内膜呈带状强回声,随心动周期可见不规则摆动。彩色多普勒显示左室流出道内出现五彩反流信号(图 5-5-9、ER5-5-9)。

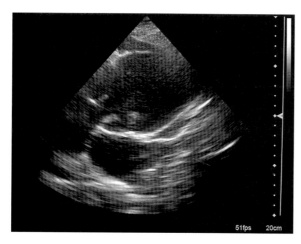

图 5-5-8　左室长轴切面升主动脉扩张

ER5-5-8　左室长轴切面升主动脉夹层致主动脉扩张

ER5-5-9　左室长轴切面 CDFI 主动脉瓣中量反流

三、诊断与鉴别诊断

与慢性瓣膜关闭不全相比,急性瓣膜关闭不全充血性心衰通常发生早而且突然,心率通常加快。临床上需要对急性和慢性瓣膜关闭不全加以鉴别。超声心动图可通过瓣膜反流情况明确有无瓣膜关闭不全,并对瓣膜形态、心腔大小及心脏功能做出评价。当主动脉瓣或二尖瓣严重反流、左室大小正常、左室收缩功能正常或亢进,这些均提示瓣膜反流是一个急性过程。此外,超声心动图可通过寻找反流的原因和机制,鉴别急性和慢性瓣膜关闭不全。如主动脉夹层、二尖瓣腱索断裂等为急性瓣膜关闭不全;而风湿性心脏病、瓣环钙化等瓣膜慢性病变较少引起急性瓣膜关闭不全。当然在某些因素作用下,某些慢性瓣膜关闭不全也可演变为急性瓣膜关闭不全。

急性器质性病变引起的瓣膜关闭不全常需要急诊手术,因此临床上,还需要通过超声心动图对二尖瓣关闭不全的器质性或功能性病因加以鉴别。与此类似,临床上同样需要对引起急性主动脉瓣关闭不全的不同病因加以鉴别,从而为临床治疗提供依据。还需要注意的是,彩色多普勒超声可能会低估急性瓣膜关闭不全的反流严重程度,尤其是偏心性反流;心动过速时瓣膜反流口面积及反流容积定量均受心脏动态负荷状态的影响,也可能导致测量结果不准确。如果经胸超声心动图无法做出判断,可采用经食管超声心动图,后者可更好评价反流严重程度和反流原因。

思考题

1. 引起急性二尖瓣关闭不全的主要原因有

哪些?

2. 急性瓣膜关闭不全超声表现与慢性瓣膜关闭不全主要有哪些不同?

(袁丽君)

参考文献

1. 周永昌,郭万学.超声医学.6版.北京:人民军医出版社,2012.

2. 高云华,唐红.实用超声心动图学.北京:人民军医出版社,2011.

3. 刘兰芬,张素阁,王惠.急诊超声指南.2版.北京:人民军医出版社,2012.

4. 曹铁生,段云友.多普勒超声诊断学.2版.北京:人民卫生出版社,2014.

5. 陆再英,钟南山.内科学.7版.北京:人民卫生出版社,2008.

6. Zoghbi WA, Adams D, Bonow RO, et al. Recommendations for noninvasive evaluation of native valvular regurgitation:a report from the American Society of Echocardiography developed in collaboration with the society for cardiovascular magnetic resonance. J Am Soc Echocardiogr, 2017,30(4):303-371.

7. Holland TL,Baddour LM,Bayer AS,et al. Infective endocarditis. Nat Rev Dis Primers,2016,2:16059.

8. Stout KK,Verrier ED. Acute valvular regurgitation. Circulation,2009,119:3232-3241.

9. Zoghbi WA, Adams D, Bonow RO, et al. Recommendations for noninvasive evaluation of native valvular regurgitation. J Am Soc Echocardiogr,2017,30(4):304-371.

10. Pasquier M,Sierro C,Yersin B,et al. Traumatic mitral valve injury after blunt chest trauma:a case report and review of the literature. J Trauma,2010,68(1):243-246.

11. Mokadam NA, Stout KK, Verrier ED. Management of acute regurgitation in left-sided cardiac valves. Tex Heart Inst J,2011,38(1):9-19.

第六节　应激性心肌病

一、临床概况

应激性心肌病(stress cardiomyopathy,SC)也称Takotsubo 心肌病(心脏形似 Takotsubo,日语,意为一种鱼篓)。该病由日本学者 Sato 等人于 1990 年首次提出,临床表现类似急性冠脉综合征,患者多以急性胸痛和呼吸困难就诊,发病时左心功能严重不良,但数日或数周内可恢复正常。然而,其急性期病死率达 4%~5%。急性期过后,心功能恢复的患者,其长期生存率也低于同年龄的健康人群。

(一) 发病机制

应激性心肌病发病机制尚不明确。根据 *The New England Journal of Medicine*2015 年发表的多中心临床研究,应激性心肌病好发于中老年女性(89.8%),物理或精神性刺激是重要诱因。研究发现患者中约 36.0% 有明显物理性刺激病史,高于情绪性刺激占比(27.7%),此外,约 28.5% 患者无明显诱因。患者中半数以上有神经或精神疾病(55.8%)。目前研究认为患者血中儿茶酚胺水平急剧升高导致微血管水平冠脉痉挛和心肌受损,是主要的病理机制。此外,雌激素水平下降导致绝经期妇女对儿茶酚胺的敏感性增强也可能引起应激性心肌病。

(二) 诊断标准

目前,国际上尚未提出应激性心肌病的统一诊断标准,在临床研究中多采用 Mayo 医学中心提出的诊断标准:①左室中段伴或不伴心尖受累的一过性心肌收缩功能障碍,范围超过单支冠状动脉供血的区域,常常有应激源;②发病后冠状动脉造影无明显冠脉阻塞或斑块破裂;③新出现的心电图异常(ST 段抬高和(或)T 波倒置)与肌钙蛋白中度升高;④排除心肌炎、嗜铬细胞瘤。以上四个标准须全部符合方可诊断。

二、声像图表现

超声心动图作为心脏功能和形态评价的一线手段,对于应激性心肌病的诊断和随访有重要作用,能够确认心肌运动异常的范围,评价心脏功能,并对可能伴发的左室流出道梗阻、二尖瓣反流和右室受累情况进行观察和诊断。应激性心肌病的超声检查主要有以下表现。

(一) 室壁运动异常

应激性心肌病最典型的超声心动图表现是环向(或称短轴方向)广泛的室壁运动异常,范围超过单支冠状动脉供血区域。根据目前的资料,应激性心肌病室壁运动异常主要有四种类型:①心尖型:心室中部和心尖段广泛的运动不良或消失,基底段心肌运动增强或正常,此型约占 81.7%;②中部型:心室中部运动不良或消失,心尖和基底部运动增强或正常,此型约占 14.6%;③基底型:基底部运动不良或消失,心尖和中部运动增强或正常,此型约占 2.2%;④局灶型:局部心肌运动不良,分布范围与单支冠脉走行不符,多见于前侧壁,此型约占 1.5%。需要指出的是,约有 15% 的患者右室受累,表现为右室游离壁运动不良或消失,基底部运动正

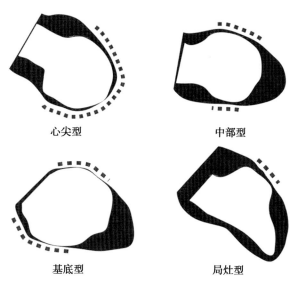

心尖型　　　　　　　中部型

基底型　　　　　　　局灶型

图 5-6-1　应激性心肌病分型示意图

常（图 5-6-1）。

（二）心脏形态变化

由于受累节段和正常节段心肌运动的显著差异以及受累范围的环向分布特征，心脏在心室收缩期可表现为受累心肌部位心室腔呈球形扩张。

（三）心脏功能异常

应激性心肌病急性期心脏功能异常往往非常严重，射血分数在 40% 左右，远低于年龄性别相匹配的急性冠脉综合征人群的心脏功能（射血分数 50% 左右）。恢复期时，射血分数可完全恢复正常。

（四）并发症及相关超声学表现

1. 左室流出道梗阻　连续波多普勒测得左室-左室流出道压差 ≥30mmHg，可伴有二尖瓣收缩期向前运动（SAM 现象），发生率 9.7%。

2. 二尖瓣反流　彩色多普勒示中到大量二尖瓣反流（即反流束面积占左房面积 ≥20%，有效反流口面积 ≥0.2cm²，射流紧缩束宽度 ≥0.3cm），发生率 15%。

3. 心腔内血栓形成　心腔内不规则团块回声，多附着于室壁运动不良处，发生率 2%。

4. 心脏破裂　破裂处心肌回声连续性中断，可形成假性室壁瘤，发生率很低。

三、诊断与鉴别诊断

（一）诊断

应激性心肌病主要依靠二维超声心动图特征性的室壁运动和异常心室形态以及随访情况进行诊断。由于应激性心肌病心脏形态不规则，至少应使用双平面法进行心脏收缩功能评价，有条件的应

使用三平面法或实时三维超声心动图进行心脏收缩功能评价。根据心肌运动异常的部位以及收缩期心脏形态的不同，可对本病进行分型。部分患者伴发左室流出道梗阻，可使用 M 型超声心动图对二尖瓣 SAM 现象进行观察，使用连续波多普勒进行压差测定。应用彩色多普勒可观察和测量伴发的二尖瓣反流情况。此外，还应通过多切面观察寻找是否存在心内血栓，以及对可能伴发的心脏破裂和假性室壁瘤进行观察和测量。随着疾病的转归，二尖瓣舒张早期前向血流速度（E 峰速度）和瓣环运动速度（e 峰速度）比值（E/e）可发生相应变化，可作为随访舒张功能的有效指标。

（二）鉴别诊断

本病主要与急性冠脉综合征相鉴别。对于典型环向心肌受损的病例，可根据其特征性的心室球形扩张和前期的应激事件，做出初步应激性心脏病的判断。对于无明显前期应激事件或局灶性病变的病例，可结合肌钙蛋白含量进行判断，应激性心肌病患者发病 24 小时内肌钙蛋白 T 通常只有中度升高。此外，冠状动脉一般无显著异常。

思　考　题

应激性心肌病与急性冠脉综合征如何鉴别？

（袁丽君）

参　考　文　献

1. Templin C, Ghadri JR, Diekmann J, et al. Clinical features and outcomes of Takotsubo（stress）cardiomyopathy. N Engl J Med, 2015, 373（10）: 929-938.

2. Prasad A, Lerman A, Rihal CS. Apical ballooning syndrome（Tako-Tsubo or stress cardiomyopathy）: a mimic of acute myocardial infarction. Am Heart J, 2008, 155（3）: 408-417.

3. Citro R, Lyon AR, Meimoun P, et al. Standard and advanced echocardiography in takotsubo（stress）cardiomyopathy: clinical and prognostic implications. J Am Soc Echocardiogr, 2015, 28（1）: 57-74.

4. Pelliccia F, Kaski JC, Crea F, et al. Pathophysiology of Takotsubo syndrome. Circulation, 2017, 135（24）: 2426-2441.

第七节　心　脏　压　塞

一、临床概况

（一）概况

心脏压塞（cardiac tamponade, CT）是由各种原

因引起的,以心包腔压力升高、心室充盈受限和心输出量降低为主要病理生理改变的一种致命性急症,及时正确诊疗是降低其病死率的关键。患者临床表现缺乏特异性,可仅表现呼吸困难、端坐呼吸、肝淤血进行性加重,也可出现梗阻性休克,beck 三联征(低血压、颈静脉怒张、心音低钝)和奇脉为其常见体征。超声检查可快速准确诊断心脏压塞,改善患者预后。

（二）解剖与病理生理

心包腔由致密纤维双层膜围绕而成,正常情况下其内含有少量液体(5~10ml),压力与胸内压相当,随呼吸周期波动于-5~5cmH_2O。心包腔内液体超过50ml时,即称心包积液,其对血流动力学影响程度与积液量、积液生成速度、心包压力-容积关系及心腔顺应性有关。心室游离壁破裂等急性情况下,短时间内出现少量积液(150~200ml)即可发生心脏压塞。心包积液形成缓慢者,即使总量>1000ml,也可无明显血流动力学异常。

心脏压塞发生过程中,心包腔压力首先达到右室舒张末压水平,此时机体通过代偿性水钠潴留增加中心静脉压,维持心脏充盈压力梯度。心包腔压力进一步升高达左室舒张末压水平时,左室充盈受限,心输出量显著降低,出现血压下降、心率增快等典型血流动力学表现。

此外,心脏压塞时左右心室回心血量及心输出量随呼吸周期性改变。吸气相,胸腔内负压增加,体循环回流增加,右室充盈改善,而肺循环血液淤滞于肺静脉,左心回流减少,出现相对性右室容量负荷增加,室间隔左侧偏移,左室充盈受限加重,心输出量与血压进一步降低,产生奇脉。呼气相,胸腔内压增加,体循环回流减少,右室充盈不足加重,此时肺静脉向左心回流增加,左心血量相对增加,室间隔被推回右室侧。

二、声像图表现

（一）二维及 M 型超声检查

1. 心包积液 心包积液超声表现为介于心肌与强回声心包间的无回声暗区,部分血性、脓性或伴有纤维素渗出的心包积液可呈低回声。游离积液在重力作用下首先出现于后心包腔,随液量增加逐渐环绕心脏(图 5-7-1)。舒张末期测量最大深度>10mm,提示积液量已达中等以上,如患者同时具有心率增快、血压降低、脉压差减小等血流动力学异常表现,即可作出心脏压塞诊断。反之,超声检查未见心包积液时,可排除心脏压塞诊断。

2. 心脏摆动征 大量心包积液时,于心尖及剑突下四腔切面可见心脏在心包腔内明显摆动,常同时出现前后和左右方向运动,并沿长轴扭动。

3. 右房收缩期与右室舒张期塌陷 心脏压塞患者心包腔压力大于收缩期右房压及右室舒张末压,于心尖及剑突下四腔切面可见收缩期右房游离壁及舒张期右室游离壁塌陷现象(图 5-7-2、ER5-7-1)。区别于生理性一过性右房塌陷,心脏压塞者右房塌陷持续时间应超过心室收缩期1/3。

ER5-7-1 右房收缩期塌陷及右室舒张期塌陷

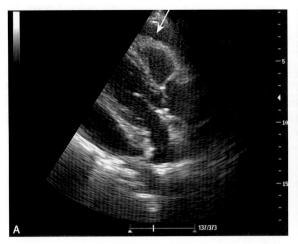

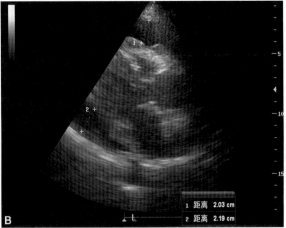

图 5-7-1 心包大量积液胸骨旁长轴切面
A:大量积液环绕心脏(箭头);B:前后心包腔内液体深度均大于20mm(星标所示)

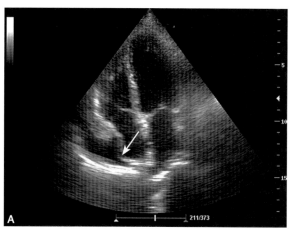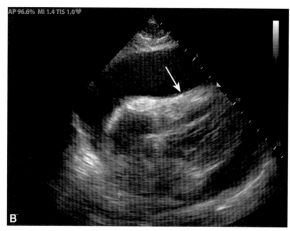

图 5-7-2　右房收缩期塌陷及右室舒张期塌陷声像图

A:心尖四腔心切面示右房收缩期见右房游离壁塌陷(箭头);B:剑突下四腔切面示大量积液环绕心脏并伴有舒张期右室游离壁向内塌陷(箭头)

4. 室间隔矛盾运动　胸骨旁长轴切面下,经二维及 M 型检查可见吸气相室间隔于舒张期突向左室侧,与左室后壁呈同向矛盾运动,而呼气相恢复正常。

5. 下腔静脉扩张　剑突下腔静脉长轴切面下,距右房开口 1~2cm 处利用 M 型检查测量下腔静脉内径及其呼吸塌陷率。心脏压塞患者下腔静脉扩张(>21mm)且内径呼吸塌陷率降低(<50%)。

(二)多普勒检查

1. 房室瓣舒张早期血流峰流速呼吸变异率增加　心尖四腔切面下,于二尖瓣及三尖瓣口利用脉冲多普勒描记舒张期血流频谱,观察呼吸周期中舒张早期血流峰流速变化情况。吸气末,右室充盈增加而左心回流减少,舒张早期经三尖瓣血流峰流速升高而经二尖瓣血流峰流速降低,吸气相反之。心脏压塞时,经二尖瓣和三尖瓣血流峰流速呼吸变异率分别大于 25% 和 35%。

2. 主动脉及肺动脉收缩期血流流速时间积分呼吸变异率增加　于心尖五腔及胸骨旁短轴切面,利用脉冲多普勒分别描记经主动脉及肺动脉收缩期血流频谱,勾勒频谱曲线,计算血流流速时间积分,反映心室搏出量。心脏压塞时,右室舒张末容积及搏出量于吸气末相对增加,左室舒张末容积及搏出量于吸气相进一步降低。超声表现为吸气相收缩期肺动脉血流流速时间积分升高而主动脉血流流速时间积分降低,呼气相反之。

三、诊断与鉴别诊断

(一)心包积液鉴别

1. 心外膜脂肪垫　超声表现为右室前方两层心包膜间低回声区,其内多有灰度且孤立出现于右室流出道前方,常借此与游离心包积液鉴别。心脏术后或心脏破裂继发心包积液者,因其内存在血或纤维蛋白凝块,声像表现可呈低回声,两者不易鉴别。

2. 胸腔积液　超声心动检查时,左侧胸腔积液亦表现心脏后方无回声暗区,需注意与心包积液鉴别。积液与降主动脉位置关系为两者鉴别要点,胸腔积液位于降主动脉后方,而心包积液则横跨降主动脉前方。

(二)心脏压塞鉴别诊断

超声检查应首先确认是否存在心包积液,评估积液分布情况,进而寻找有无右房、右室游离壁塌陷、室间隔矛盾运动和下腔静脉扩张等血流动力学异常超声表现。下腔静脉扩张虽并非心脏压塞特有表现,但对其具有较高阴性预测价值。单纯低血容量患者也可出现右房壁塌陷现象,但下腔静脉多呈塌陷状态,借此与心脏压塞鉴别。肺心病患者亦可出现室间隔矛盾运动,但以收缩期为著,而心脏压塞患者室间隔矛盾运动则于吸气相出现,呼气相恢复正常。

超声检查可快速准确诊断心包积液,结合患者血流动力学状态多可初步判别是否继发心脏压塞,进一步观察有无右房、右室游离壁塌陷、室间隔矛盾运动和下腔静脉扩张表现,可提高诊断特异性,指导临床干预抉择,改善患者预后。

思考练习题

患者,男性,62 岁,主因"间断胸痛伴进行性喘憋加重 10 余日"由外院以不稳定型心绞痛、心力衰竭转入。既往高血压病史。入院查体:神清,被迫端坐位,HR 128 次/min、RR 32 次/min、BP 122/98mmHg、

SaO_2 88%,口唇发绀,颈静脉怒张,双肺呼吸音粗,心音遥远,腹软,上腹剑突下压痛,肝右肋缘下可及 2 指,肝区叩痛,肠鸣存,腰骶及双下肢水肿。

床旁超声检查:心包腔内可见液性暗区,前心包腔深度 20mm、后心包腔深度 23mm,下腔静脉内径 21mm,呼吸塌陷率 15%,双侧胸腔积液,肝脏体积增大(ER5-7-2、ER5-7-3)。

ER5-7-2 心包腔内液性暗区

ER5-7-3 心包腔内液性暗区声像图
前心包腔深度 20mm、后心包腔深度 23mm(箭头)

1. 首要考虑何诊断。
2. 需观察哪些超声表现进一步鉴别有无心包填塞?
3. 如何区分后心包腔积液与左侧胸腔积液?
ER5-7-4 为参考答案。

ER5-7-4 思考练习题参考答案

(寿松涛 李士欣)

参 考 文 献

1. Matthew Jankowich,Eric Gartman. Ultrasound in the Intensive Care Unit[M]. New York:Humana Press,2014,147-174.
2. 曹铁生,段云友. 多普勒超声诊断学[M]. 北京:人民卫生出版社,2004,226-228.

第八节 急性肺栓塞

一、临床概况

(一)概述

肺栓塞(pulmonary embolism,PE)是指各类栓子阻塞肺动脉,引起以肺循环和呼吸功能障碍为主要病理生理特征的一组疾病或临床综合征,包括肺血栓栓塞症(pulmonary thromboembolism,PTE)、脂肪栓塞综合征、羊水栓塞和空气栓塞等,以 PTE 最为常见。PTE 栓子多源自深静脉血栓,两者为同一疾病在不同部位和阶段的表现,统称静脉血栓栓塞症(venous thromboembolism,VTE)。

PE 患者病情差异大,轻者可无明显自觉症状,重者可发生休克甚至猝死。呼吸困难、胸痛和咯血为 PE 经典"三联征",但其临床发生率不足 30%。因缺乏特异性临床表现,PE 漏诊率高达 84%,尸检报告显示 PE 是 ICU 中最常被漏诊的疾病之一。未经治疗的 PE 患者病死率高达 25%~30%。美国每年约 10~30 万人死于 VTE,欧洲每年 PE 死亡病例约 37 万。及时诊断并采取合理治疗措施可使其病死率降低至 7%左右。

肺动脉造影是 PE 经典诊断方法,但操作风险高,临床已较少应用。CT 肺动脉造影是目前首选确诊方法,但难以床旁开展,并需注射离子造影剂,不适用于伴有血流动力学障碍和(或)肾功能不全的危重症患者。放射性核素肺通气/灌注扫描可显示直径 1mm 以上的栓塞血管,但对已行有创机械通气或合并肺实质疾病者诊断价值较低。

床旁超声检查可快速准确诊断 DVT,评估 PE 发生风险,并对确诊 PE 患者进行危险分层指导诊疗策略选择。

(二)病理生理改变

PE 多发于右肺下叶,其次为主肺动脉和左肺动脉。PE 发生后在机械阻塞和反射性肺动脉收缩作用下,肺循环阻力及肺动脉压升高。右室壁薄,对压力负荷急性升高耐受性差,出现急性扩张。初期右室每搏量随前负荷增加而增加。随肺动脉压进一步升高,右室心肌耗氧增多,主动脉与右室间压力梯度降低,右冠状动脉灌注减少,诱发右室心肌收缩力降低及功能性三尖瓣反流,出现右心衰征象。此外,肺动脉压显著升高后右室收缩期延长,左右心室收缩同步性降低。左室舒张早期,腔内压力降低,而右室仍处于收缩期,腔内压力高于左室,室间隔被短时推向左室,呈现矛盾运动,限制左室充盈,心排血量骤降,出现心率增快、血压降低。

栓塞后死腔通气增加,通气血流比失调,导致严重低氧血。血栓释放炎症介质诱发支气管痉挛,气道阻力增加,引发呼吸困难。在血流减少和低氧血共同作用下,栓塞区 II 型肺泡上皮细胞分泌肺泡表面活性物质减少,毛细血管通透性增加,引发肺泡萎陷、水肿和肺不张。

二、声像图表现

（一）超声心动图

超声心动检查多通过观察患者有无急性肺心病表现提供鉴别诊断信息，常用切面包括：胸骨旁长轴、胸骨旁短轴、心尖四腔和剑突下切面。仅极少数肺动脉主干近端栓塞病例，可于超声心动检查中发现肺动脉内栓子而确诊 PE。

1. 二维及 M 型超声检查

（1）右室扩大：胸骨旁短轴及心尖四腔切面下，测量肺动脉瓣水平右室流出道内径、右室基底段（三尖瓣环水平）及中段左右径，正常上限分别为 27mm、42mm 和 35mm，大于上述水平可判定右室扩张（图 5-8-1）。胸骨旁短轴切面下见右室于前方包绕左室或直观估测右室与左室内径比值>0.6，也可作为右室扩大诊断依据。

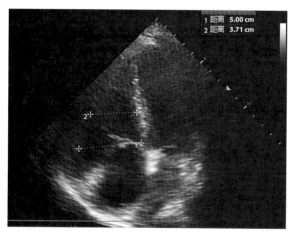

图 5-8-1　右室扩大心尖四腔切面声像图
三尖瓣环水平及右室中段测量右室内径，右室基底段内径 50mm，右室中段内径 37mm（星标所示），提示右室扩大

（2）右房扩大：心尖四腔切面下，于左室收缩末期，通过勾勒右房心内膜轮廓测定右房收缩末面积。右房扩大时，面积多大于 18cm²。

（3）右房压升高：于剑突下腔静脉长轴切面，观察肝静脉汇入处下腔静脉内径及其呼吸周期中塌陷率，估测右房压。下腔静脉内径<21mm 且塌陷率>50%，提示右房压正常，约 3（0～5）mmHg；内径>21mm 且塌陷率<50%，提示右房压升高，约 15（10～20）mmHg；介于二者之间者，对应右房压约 8（5～10）mmHg（图 5-8-2）。

（4）右室压力负荷过度：随右室压力升高，出现室间隔左侧偏移、左室受压、心肌氧供氧需失衡致右室壁运动异常表现。胸骨旁长轴心室波群 M

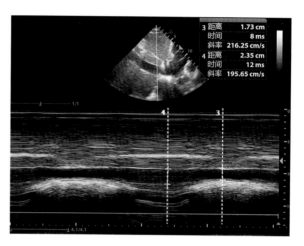

图 5-8-2　下腔静脉扩张剑突下腔静脉长轴切面
利用 M 型检查观察自主呼吸患者呼吸周期中下腔静脉内径变化，呼气相内径 23.5mm，吸气相内径 17.3mm，计算塌陷率 43.4%，提示右房压升高

型检查可见室间隔与左室后壁呈同向矛盾运动（图 5-8-3）。胸骨旁短轴切面下，收缩期室间隔平直，左室形态呈"D 字形"改变（图 5-8-4）。心尖四腔切面下，右室壁运动可呈心尖段游离壁运动正常或增强而其余部分运动减低，即 McConnell 征。

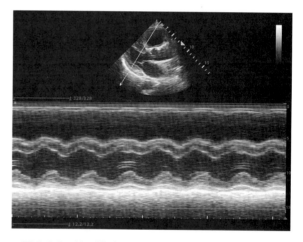

图 5-8-3　M 型检查室间隔矛盾运动胸骨旁长轴切面
心室波群见室间隔与左室后壁呈同向矛盾运动

（5）肺动脉高压：胸骨旁短轴切面见主肺动脉及右肺动脉增宽，其内径分别大于 26mm 和 18mm。

（6）栓子影像：右心腔内或下腔静脉内见不规则团块状低回声栓子时，高度提示 PE 诊断。胸骨旁短轴切面，于增宽肺动脉内探及低回声栓子是超声确诊 PE 的唯一可靠依据，此现象临床罕见（图 5-8-5）。

2. 多普勒超声检查

（1）三尖瓣反流：收缩期，于三尖瓣右房侧可

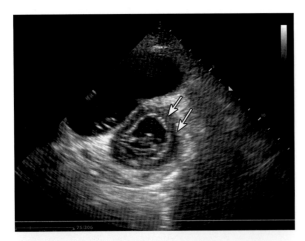

图 5-8-4 右室扩大伴左室受压胸骨旁短轴切面

右室扩大于前方包绕左室,室间隔左偏,左室受压,同心圆样运动被"D"字征取代(箭头)

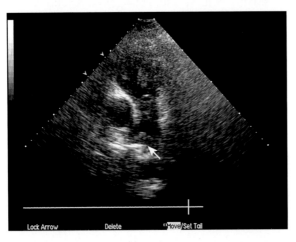

图 5-8-5 右室流出道及肺动脉分叉处血栓胸骨旁短轴切面

右室流出道及肺动脉分叉处见团块状低回声栓子(箭头)

探及背离探头高速湍流信号,利用连续多普勒检查测定其峰压多大于 30mmHg(图 5-8-6)。肺动脉收缩压等于三尖瓣反流压与右房压之和,PE 患者常高于 40mmHg。

(2)肺动脉血流加速时间缩短:于右室流出道肺动脉瓣下,利用脉冲多普勒描记收缩期血流频谱,测量血流达峰时间。三尖瓣反流压<60mmHg 伴血流加速时间<60ms 时,对 PE 诊断有较高提示意义。

(二)胸部超声

肺梗死时,病灶区出现肺不张、液体渗出和细胞浸润病理改变,其声像表现为以胸膜为基底的界限清楚的三角形或圆形低回声区,其对 PE 诊断的敏感性为 74%~90%,特异性 60%~95%。

三、诊断与鉴别诊断

右室扩大、右室壁与室间隔运动异常、肺动脉高压、下腔静脉扩张等 PE 常见超声表现还可见于右室心梗、容量负荷过度和慢性肺心病等多种病理生理状态。其主要鉴别点包括:右室心梗患者可出现右室扩大伴 McConnell 征,但较少合并肺动脉高压;容量负荷过度时,可有室间隔左侧偏移,但多见于舒张期,而 PE 病理生理改变为压力负荷过重,室间隔矛盾运动以收缩期为著;慢性肺心病患者右室壁代偿性增厚,超声测量右室游离壁厚度常大于 5mm,此为与 PE 继发急性肺心病的主要鉴别依据。

除罕见肺动脉内探及栓子外,PE 缺乏特异超声表现。单凭超声检查多难以明确 PE 诊断,仅能为临床提供鉴别依据。对伴有明显血流动力学障碍的危重患者,超声检查有助于快速鉴别休克病

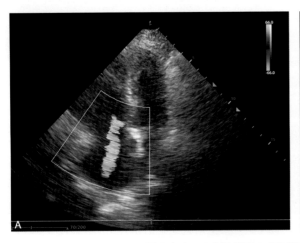

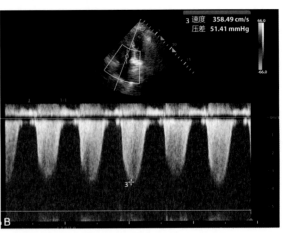

图 5-8-6 三尖瓣反流心尖四腔切面 CDFI 及连续多普勒频谱

A:三尖瓣反流心尖四腔切面 CDFI,三尖瓣下右房侧见收缩期背向探头高速湍流反流信号;B:三尖瓣反流心尖四腔切面连续多普勒频谱,测量三尖瓣反流峰流速 3.58m/s,峰压 51.4mmHg

因,除外大块 PE 致梗阻性休克。此外,超声检查尚可指导对已确诊 PE 患者进行危险分层,指导诊疗策略选择。

思考练习题

患者,男性,59 岁,主因"胸闷 3 天,晕厥 1 次"入院。既往高血压病史 10 余年,应用硝苯地平缓释片控制血压于 160/80mmHg 左右,慢性咳喘病史 3 年,未规范诊疗,3 周前外伤致左下肢骨折外固定支具治疗。入院查体:神清、T 37.6℃、HR 128 次/min、RR 26 次/min、BP 108/72mmHg、SaO$_2$ 92%(面罩吸氧 6L/min),口唇稍绀,颈静脉充盈,双肺呼吸音粗,右下肺可闻及少许湿性啰音,心音可、律齐、未闻及病理性杂音,腹软、无压痛,左下肢水肿。

床旁超声心动检查:右室中段内径 35mm、右房左右径 47mm、三尖瓣见中度反流(反流峰压 39mmHg)、胸骨旁左室短轴切面见收缩期室间隔左侧移位,左室呈"D"字形(ER5-8-1、ER5-8-2)。

ER5-8-1 收缩期室间隔左侧移位、左室呈"D"字形

ER5-8-2 收缩期室间隔左侧移位、左室呈"D"字形声像图

1. 首先考虑何诊断?

2. 如何进一步依据超声检查鉴别急慢性肺心病?

3. 该患者下腔静脉超声表现是否有助于判断患者容量状态?

ER5-8-3 为参考答案。

ER5-8-3 思考练习题参考答案

(寿松涛 李士欣)

参 考 文 献

Matthew Jankowich, Eric Gartman. Ultrasound in the Intensive Care Unit[M]. New York:Humana Press,2014,123-294.

第九节 左心功能障碍

一、临床概况

左心功能障碍,又称左心功能不全。有症状的心功能障碍称为心力衰竭。心力衰竭是指各种心脏结构或功能性疾病导致心室充盈和(或)射血功能受损,导致左室充盈压增高和(或)心排血量(cardiac output,CO)减少,不能满足机体组织代谢需求,以肺循环和(或)体循环淤血、器官、组织血液灌注不足为临床表现的一组综合征,主要表现为呼吸困难、体力活动受限和体液潴留。

欧洲心脏病协会(European Society of Cardiology,ESC)统计 51 个国家约 10 亿人群中,至少有 1500 万心衰患者。2007 年,美国心脏病学会(American Heart Association,AHA)统计,美国的心衰患者已达 500 万,并以每年 55 万的速度增加,我国心衰的流行病学特点与发达国家日益相近。冠心病和高血压为我国心衰患者的主要病因。

左心功能障碍按发病机制可分为收缩功能障碍和舒张功能障碍,分别指由于各种原因导致的心肌收缩力下降或心肌松弛性及顺应性下降导致的心脏泵血功能减少。除了少数疾病表现为孤立左心舒张功能障碍(如肥厚型心肌病、限制型心肌病),大部分的心脏疾病同时具有收缩功能障碍和舒张功能障碍,故临床上更常采用射血分数减低的心力衰竭(heart failure with EF reduced,HFrEF)、射血分数中介的心力衰竭(heart failure with EF media range,HFmrEF)和射血分数保留的心力衰竭(heart failure with EF preserved,HFpEF)这一分类方法。

危重症心血管疾病患者,急诊床旁超声心动图具有检查灵活、方便,能够快速获取心脏结构以及功能信息等优势,对于指导临床诊治与评估提供了系统的科学依据。

二、评价心功能指标

(一)评价左心形态指标

1. 左室舒张末内径 采用二维或 M 型方法,于胸骨旁左室长轴切面二尖瓣腱索水平测量。

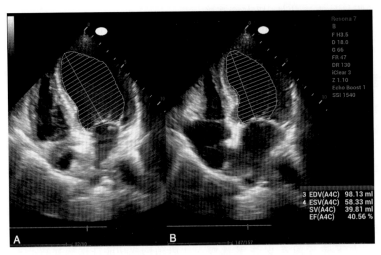

图 5-9-1　改良 2D-simpson 法测量 EDV 及 ESV
A:改良 2D-simpson 法测量 EDV;B:改良 2D-simpson 法测量 ESV

　　2. 左室壁厚度　采用二维方法,于胸骨旁左室长轴切面二尖瓣腱索水平测量。

　　3. 左室舒张末容积(end-diastolic volume, EDV)和左室收缩末容积 end-systolic volume, ESV)　测量方法包括 M 型、二维超声等。将左室假定为某一几何模型,或多种几何模型的混合体,运用数学公式计算出左室容积。M 型测量左室短轴径,采用单平面面积长度公式来判断左室容积,通过公式 $V = D^3$ 计算,准确性较差,且不宜应用于有节段室壁运动障碍的患者;2D 法采用改良 2D-Simpson 法(图 5-9-1)、单平面和双平面面积长度法计算左室容积,通常于心尖四腔或两腔心切面测量,是目前急诊最常用方法。

　　(二) 评价心功能指标

　　1. 射血分数(ejection fraction, EF)(M 型)　EF=[(左室舒张末容积−左室收缩末容积)/左室舒张末容积]×100%,通过心室容积的变化反映心功能,准确性较差。

　　2. 短轴缩短率(fractional shortening, FS)　FS=[(左室舒张末内径−左室收缩末内径)/左室舒张末内径]×100%。FS 与 EF 呈线形相关,其正常值>30%。

　　3. 反映容积变化的指标

　　(1) 每搏输出量(stroke volume, SV):

　　1) SV=EDV−ESV(ml),正常值 70~90ml;

　　2) 心功能异常,瓣膜反流或心内分流时 SV=横截面积(cross sectional area, CSA)×速度时间积分(velocity time integrat, VTI)。

　　(2) EF(2D):EF=SV/EDV×100%,正常值为 50%~70%。

　　(3) 心排血量(cardiac output, CO):在无反流的患者,CO=SV×HR(L/min),正常值为 4~6L/min,心功能障碍患者 CO 下降。

　　(4) 心脏指数(cardiac index, CI):CI=CO/BSA[L/(min·m²)],BSA 为体表面积,正常值为 3.0~3.5L/(min·m²),心功能障碍患者 CI 下降。

　　(三) 评价心肌收缩功能

　　1. 局部收缩功能评估

　　(1) 心肌分段

　　1) 左室短轴切面:在二尖瓣水平及乳头肌水平,将左室分为三个节段:基底段,中段,心尖段。在基底段及中段可将室间隔分为前间隔和后间隔,左室游离壁从前至后可分为前壁,侧壁,后壁和下壁 4 个部分。故二尖瓣水平和乳头肌水平左室短轴切面各有 6 个节段。心尖范围较小,其短轴切面可分为室间隔,前壁,侧壁及下壁。整个心肌共分为 16 个节段。新的 17 段分段法在原有的 16 阶段基础上,增加心尖帽为 1 个节段(图 5-9-2)。

　　2) 心尖长轴切面:分别在三个心尖长轴切面分区,心尖四腔切面显示左室侧壁与后间隔;心尖左室长轴切面显示左室前间隔与左室后壁;心尖二腔切面显示左室前壁与下壁。和短轴切面对应,长轴切面亦分为三个节段:基底段,中间段,心尖段(图 5-2-2、ER5-9-1)。

ER5-9-1　室间隔运动异常

（2）评估方法

1）目测法：运动正常，1分；运动减弱，2分；运动消失，3分；矛盾运动，4分；室壁瘤，5分。目测法存在观察者之间的差异。当存在分支传导阻滞时或因起搏器导致心肌激动顺序改变，心肌运动不同步，可干扰对室壁运动的分析。

2）室壁运动记分指数（wall motion score index，WMSI）：美国超声心动图学会将16个节段的运动分数相加并除以节段数目，得出WMSI，指数越大，左心室收缩功能受损越严重，如WMSI=1，表明心功能正常；WMSI在1~1.5，表明左心室收缩功能轻度减退；WMSI为1.5~2.0，表明左室收缩功能中度减退；WMSI>2.0，则表明左心室功能重度受损（通常EF<30%）。

3）多普勒组织显像（doppler tissue imaging，DTI）：利用组织多普勒及其衍生的组织追踪成像、应变率成像、组织同步性成像等技术可以定量计算心肌不同部位的速度、位移、变形及运动时间，评价局部心肌的运动功能及运动同步性。在二维斑点追踪成像基础上发展而来的二维应变、超声速度向量成像（velocity vector imaging，VVI）等技术克服了DTI对声束角度的依赖性，可以定量评价心肌在各个方向上（包括纵向、径向、切线方向等）的运动和变形。

2. 整体收缩功能评估

（1）左室压力上升速率（dP/dt）：应用CW测量二尖瓣反流频谱加速段反流压差最大上升速率，结果与心导管测量的左室压力最大上升速率高度一致。测量方法简便，在反流频谱的加速段测量1m/s和3m/s之间的时间间期（Δt，ms），根据简化的伯努利方程，两点之间的反流压差分别为4mmHg和36mmHg，两点之间压差上升的速率（dp/dt）为32/Δt（mmHg/s）。当左室收缩功能减退时，dP/dt明显降低。

（2）Tei指数（Tei index）：又称心肌做功指数（myocardial performance index，MPI），是由多普勒超声衍生而出的时间间期指数，定义为等容收缩时间（isovolumetric contraction time，ICT）与等容舒张期（isovolumic relaxation time，IRT）之和除以射血时间（ejection time，ET）。重复性好，但不适用于心律失常患者。

（四）左心舒张功能指标

1. 二尖瓣流速 舒张早期（快速充盈期）流速峰值E，反映左室弛张性，舒张晚期（缓慢充盈期）流速峰值A，反映左室顺应性，正常E/A>1。根据E/A变化，可将左室舒张功能分为四级（表5-9-1），但E/A还受心率、年龄、前负荷、二尖瓣反流、左房收缩功能等多种因素影响。E峰减速时间（E deceleration time，EDT）变化也可反映舒张功能的变化（表5-9-1）。

表5-9-1 舒张功能分级

机制	正常	轻度	中度	重度
E/A	1~2	<0.8	0.8~2.0	≥2.0
Valsalva E'/A		<0.5	≥0.5	≥0.5
EDT（ms）	150~200	>200	150~200	<150
E'（cm/s）	≥10	<8	<8	<5
E/E'	≤8	≤8	9~14	≥15
IVRT（ms）	500~100	≥100	60~100	≤60
肺静脉 S/D	≈1	S>D	S<D	S<<D
PV_a（m/s）	<0.35	<0.35	≥0.35	≥0.35
a_dur-A_dur（ms）	<20	<20	≥30	≥30
LA	<34ml/m²	轻度扩大	中度扩大	重度扩大

轻度：松弛性下降；中度：松弛性下降、左室舒张末压升高；重度：顺应性下降、左室舒张末压显著升高

2. 肺静脉流速 通常经胸超声心动图（transthoracic echocardiography，TTE）于右上肺静脉或经食管超声心动图（transesophageal echocardiography，

TEE）任一肺静脉测量，PV_a>0.35m/s，a_{dur} 20ms>A_{dur}提示左室舒张末压力增高。

3. 二尖瓣环时间延时积分 通过二尖瓣环时

间延时积分测量二尖瓣环运动速度、时相和位移来评估左室舒张功能。二尖瓣环在舒张早期和晚期的运动速度峰值分别为 E' 和 A'（图 5-9-2）。E' 峰值的降低即提示弛张功能受损，E'/A'<1.0 提示早期舒张功能下降。TDI 受左室机械运动影响较大，而受左室充盈状况和左房压的影响较小，因此可用来鉴别假性正常化。

4. **E/E'** 与平均肺毛细血管楔压相关良好，可用来估测平均左室舒张压。E/E'<8 提示平均左室舒张压正常，E/E'>15 时左室充盈压升高，8~15 则需参考其他信息。

5. **左室等容舒张时间** 左室等容舒张时间（isovolumic relaxtion time, IVRT）正常值为 50~100ms。IVRT>100ms 提示松弛性受损，IVRT<50ms 提示严重舒张功能障碍及顺应性降低。

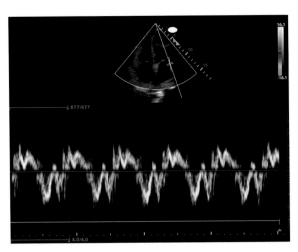

图 5-9-2 TDI 测量二尖瓣后叶瓣环运动速度

6. **其他** 左室流入道彩色 M 型，收缩末期二尖瓣反流减速率反映收缩早期左室压力的下降。

左室舒张功能评估须根据多项指标综合判断，并结合临床症状及体征；而数据解释也要考虑其他影响因素，如左房大小、严重二尖瓣反流、左室收缩功能及左室壁厚度等。

（五）新技术应用

1. **声学定量（acoustic quantification, AQ）技术** 也称为心内膜自动边缘检测（automated border detection, ABD）技术，主要特点是在声学图像处理中，将未经滤波的超声数据分成血液与组织两部分，计算机自动检测血液和组织的临界点，连接所有的临界点，即自动显示心内膜轮廓。心室容积测量更加准确。

2. **彩色室壁运动分析技术（color kinesis, CK）评价左室节段运动功能** CK 是根据 AQ 技术原理，将心内膜运动的轨迹按照时间顺序彩色编码，实时逐帧显示。每帧图像用一种色彩来表示，顺序显示心内膜运动的全部过程。CK 能够客观地分析室壁运动的轨迹，不受心脏的抬举性搏动和心率的影响，为室壁运动的定量分析开辟了新途径。CK 直观心脏各室壁节段的运动，提高识别心肌缺血的能力。同 AQ 技术一样，CK 对透声条件和图像质量有较高的要求。

3. **左室造影** 通过造影剂使心腔显影，准确识别心内膜，减少伪像，更精确地观察左室整体功能和局部运动。同时还可加强多普勒超声对血流信号的检测，提高对二尖瓣血流图，肺静脉血流图等多种指标的测量精确度。适用于肥胖及肺心病患者。

4. **实时经胸双平面成像技术** 通过调整切割平面和旋转切割角度，实时经胸双平面成像技术可同时显示两幅高分辨率的动态心脏图像，便于提高操作效率和准确性。

5. **三维超声心动图** 经历了由早期三维重建到目前的实时三维超声心动图（real-time three-dimensional echocardiography, RT-3DE）的发展过程。能直接显示心脏的立体空间形态结构，可从任意角度进行观察，精确测定左室容积及 CO，即使在心腔变形、节段室壁运动异常等病理状态下也可获得直观、精确的定量信息，因此更加客观可靠。此外，实时三维彩色多普勒血流显像可以更好地评价心内异常血流（反流、分流等）的空间分布，定量分析反流或分流量，而实时三维经食管探头的推出进一步推广了 RT-3DE 的应用领域。

6. **经食管超声心动图（trans-esophageal echocardiography, TEE）** 将超声探头置入食管内，从心脏的后方向前近距离探查其深部结构，可避免胸壁、肺气等因素的干扰，清晰显示心脏结构，提高准确性，并便于术中超声监测与评估。

三、诊断与鉴别诊断

（一）诊断

综合多项指标（左室形态、功能、心肌收缩及舒张参数），并结合临床表现及实验室检查。

1. **超声指标**

（1）收缩性心力衰竭：室壁节段性或弥漫性运

动障碍（EF<40%），SV 及 CO 减低，常伴有左室扩大；

（2）舒张性心力衰竭：舒张功能减低，收缩功能正常或亢进（EF>50%），SV 及 CO 减低，常无左室扩大。

2. 临床表现

（1）与肺充血水肿相关症状体征：与体位相关的呼吸困难、心悸等，查体可见心率增快、奔马律、低氧、双肺底湿啰音等；

（2）与体循环灌注减少相关症状体征：意识状态改变、乏力、少尿、血压降低、心率增快等。

3. 实验室检查　脑钠肽（brain natriuretic peptide，BNP）及 NT-proBNP 增高，TNT 或 hs-TNI 轻度增高。

4. 其他影像检查　胸部影像检查可见肺纹理增粗、弥漫性磨玻璃影、肺门蝴蝶征、Kelly B 线及胸腔积液等。

（二）鉴别诊断

1. 容量不足　常表现为口干、血压降低、心率增快及少尿等，易与心力衰竭混淆，超声易于鉴别，容量不足超声表现为左室缩小，室壁运动亢进，心率增快，IVC 内径减小，塌陷率升高（>50%）。

2. 急性呼吸窘迫综合征（acute respiratory distress syndrome，ARDS）　为非心源性肺水肿，呼吸困难与体位无关，常由感染、误吸、创伤等诱发。超声表现为室壁运动亢进，心率增快，肺动脉高压（轻至中度），一般无明显心室扩大（原有心室扩大者除外）。

思考练习题

男，26 岁，胸闷憋气 1 个月，加重 2 天就诊，既往甲亢史 1 年，未规律诊治。查体：BP 90/60mmHg，HR 96bpm，神清，消瘦，突眼，甲状腺Ⅱ度肿大，心界左下扩大，心律齐，双肺底湿啰音，腹软，无压痛，双足面指凹性水肿。UCG 示：全心扩大，室壁弥漫性运动障碍，二尖瓣、三尖瓣中度反流（ER5-9-2、ER5-9-3）。

ER5-9-2　全心扩大，室壁弥漫性运动障碍，二尖瓣、三尖瓣中度反流

ER5-9-3　思考练习题声像图

1. 该患者左心功能如何评价？
2. 该患者可能的诊断是什么？
ER5-9-4 为参考答案。

ER5-9-4　思考练习题参考答案

（寿松涛　刘晨燕）

参 考 文 献

1. Yoshihisa A，Watanabe S，Yokokawa T，et al. Associations between acylcarnitine to free carnitine ratio and adverse prognosis in heart failure patients with reduced or preserved ejection fraction. ESC Heart Fail，2017，4（3）：360-364.

2. Otto. Schwaegler. Freeman. Echocardiography review guide，the Companion to the textbook of clinical echocardiography［M］，3rd Edition：Philadelphia：ELSEVIER，2016.

3. Matthew Jankowich，Eric Gartman. Ultrasound in the intensive care unit［M］. New York：Human Press，2015.

第十节　右心功能障碍

一、临床概况

右心功能障碍相对左心功能障碍少见。右心收缩功能障碍见于右室梗死，扩张型心肌病，肺心病晚期失代偿。由于右室心肌较薄，故较少出现舒张功能障碍。临床上孤立的急性右室功能障碍见于急性肺动脉栓塞或急性右室梗死，大部分右心功能障碍同时伴有左心功能障碍。

二、声像图表现

（一）评估右心形态指标

1. 右室大小　右心室由肌性流入道、流出道及心尖肌小梁三部分组成，形态极不规则，很难用

标准化切面评估(ER5-10-1)。

ER5-10-1 右心衰

（1）定性评估包括：①正常：RV<LV；②轻度扩大：RV 扩大，但 RV<LV；③中度扩大：RV = LV；④重度扩大：RV>LV。

（2）定量评估测量切面包括：①基底段（心尖四腔切面瓣环水平）；②流出道远端（胸骨旁短轴切面）；③流出道近端（胸骨旁长轴切面）

2. 右室游离壁厚度 通常于肋下切面测量，正常值<5mm。

（二）评价右心收缩功能指标

1. 室间隔运动形式 通常于胸骨旁长轴或短轴切面观察，舒张期室间隔运动平直提示容量负荷过重；舒张期及收缩期室间隔运动平直则提示压力负荷过重。但室间隔运动还受传导异常，心包疾病及心脏手术影响。

2. 三尖瓣环收缩期位移（tricuspid annular plane systolic excursion，TAPSE） 于心尖四腔心切面，M 型取样点置于三尖瓣侧瓣环，测量三尖瓣环从舒张末至收缩末的位移，反映纵向心肌的运动功能，重复性好，但有角度依赖性。正常值≥1.7cm（图 5-10-1）。

3. 面积变化分数 测量准确性较差。

4. 三维超声测量右心室体积 三维超声不需要进行几何模型假设，能重建任何形态复杂的结构，是准确测量右心室容积进而评价其收缩功能的理想方法。目前关于实时三维超声心动图技术也存在着一定的局限性，如患者的透声条件、窄角实时模式显示的宽度较小，宽角全容积成像模式采集的图像并非同一心动周期，会受呼吸和移位的影响，有待进一步完善。

5. 右室 dP/dt 根据三尖瓣反流频谱测得，该指标受右室前负荷影响较小，是评价右室收缩功能的理想指标。

下文列出右心功能评估参数及其严重程度分级（表 5-10-1）。

（三）评价右心舒张功能指标

1. 三尖瓣舒张期血流频谱 与二尖瓣血流频谱相似，三尖瓣口舒张期血流频谱 E/A 比值降低提示右室舒张功能减退。但受年龄、性别、心率、心律，甚至呼吸时相影响。

2. TDI 测量三尖瓣环收缩期峰值 于心尖切面测量，方法同二尖瓣环 TDI。

（四）评价右室整体功能指标

1. Tei 指数 利用三尖瓣和肺动脉瓣血流频谱计算（方法同前）。计算简便，测量时技术要求较低，不依赖心腔几何结构，重复性好，不受年龄、心率及右室前后负荷影响，更直接地反映心肌本身的功能，但不适用于房颤、心室起搏等有明显心律失常的患者。

2. TDI 技术评价 Tei 指数 应用 TDI 获取二尖瓣环侧壁处的运动频谱，测量运动速度及时间间期 a'、b' 计算而得。TDI-Tei 指数用于评价冠心病患者左心室功能比传统 Tei 指数更敏感和准确。

（五）肺动脉收缩压

1. 测量原理 在无右室流出道梗阻或三尖瓣

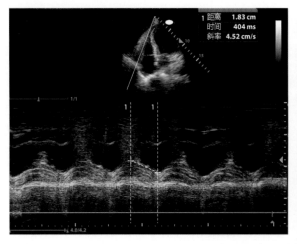

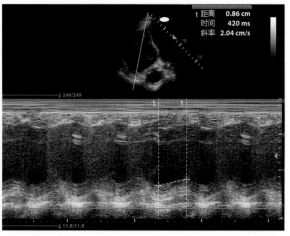

图 5-10-1 三尖瓣环收缩期位移

狭窄情况下,肺动脉收缩压可通过以下公式估测:肺动脉收缩压=右房压+三尖瓣反流压差,右房压可由下腔静脉内径及呼吸变异指数估测(图5-10-2、图5-10-3、表5-10-2)。

表5-10-1　右心功能评估参数

评估参数	正常	轻度	中度	重度
RV 基底部内径(舒张期)(cm)	2.0~2.8	2.9~3.3	3.4~3.8	≥3.9
RV 内径(舒张期)(cm)	7.1~7.9	8.0~8.5	8.6~9.1	≥9.2
RV 流出道内径(舒张期)(cm)	2.5~2.9	3.0~3.2	3.3~3.5	≥3.6
RV 游离壁厚度(cm)	<0.5			
TAPSE(cm)	1.5~2.0			
RV 面积变化分数(四腔切面)	32%~60%	25%~31%	18%~34%	≤17%
RV 短轴面积(四腔切面)(cm/m²)	1.7~2.5	2.6~2.8	2.9~3.1	≥3.2
肺动脉内径(cm)	1.5~2.1	2.2~2.5	2.6~2.9	≥3.0

表5-10-2　右房压评估

IVC 内径(RA 连接处 1~2cm 以内)	呼吸变化	估测 RA 压力范围	估测 RA 压力
正常(≤2.1cm)	下降>50%	0~5mmHg	3mmHg
正常(≤2.1cm)	下降≤50%	5~10mmHg	8mmHg
扩张(>2.1cm)	下降>50%	10~15mmHg	
扩张(>2.1cm)	下降≤50%	15~20mmHg	15mmHg

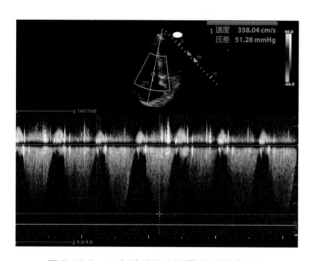

图5-10-2　三尖瓣反流法测量肺动脉收缩压

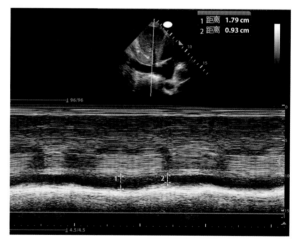

图5-10-3　M 型测量下腔静脉内径
星标所示

2. 肺动脉高压分级　2015 年欧洲心脏病学会/欧洲呼吸协会(ESC/ERS)肺动脉高压诊断及治疗指南提出对有症状的可疑肺动脉高压患者进行超声心动评估,肺动脉高压可能性分为低、中、高三个级别(表5-10-3),改变肺动脉高压可能性级别须至少 2 个不同类别(A/B/C)的超声征象(表5-10-4)。

表5-10-3　超声心动评估肺动脉高压可能性

三尖瓣流速(m/s)	肺动脉高压的其他超声征象	肺动脉高压可能性
<2.8 或测不出	无	低
<2.8 或测不出	有	中
2.9~3.4	无	中
2.9~3.4	有	高
>3.4	无须	高

表 5-10-4 评估肺动脉高压可能性的其他超声参数

A：心室	B：肺动脉	C：下腔静脉及左房
右室/左室基底段内径>1.0	右室流出道多普勒加速时间<105s，和（或）收缩中期切迹	下腔静脉内径>2.1mm 吸气塌陷（深吸气时<50%或平静吸气时<20%）
室间隔平直（收缩和（或）舒张期左室偏心指数>1.1）	舒张早期肺动脉反流速度>2.2m/s 肺动脉内径>25mm	右房收缩末面积>18cm²

三、诊断与鉴别诊断

（一）诊断

1. 右心功能障碍

（1）临床表现：体循环淤血，颈静脉怒张、肝大、腹腔积液、肢端水肿。

（2）超声表现：右心扩大（慢性者常伴有右室壁肥厚）、右室收缩或舒张功能减低、三尖瓣反流及肺动脉高压等。

（3）实验室检查：BNP 及 NT-proBNP 升高，但不如左心衰竭显著，可有 TNT 或 hs-TNI 轻度升高。

2. 判断右心功能障碍原因

（1）急性肺动脉栓塞：近期有手术、创伤、制动、长期卧床、肿瘤、服用避孕药等病史，急性起病，表现为憋气、胸痛、咯血、晕厥等，化验提示低氧血症，D-Dimer 升高。肺动脉 CT 检查目前仍为金标准，可见肺动脉及分支充盈缺损。肺通气灌注扫描可见病变部位灌注减低，适用于肾功能障碍患者。超声表现与肺栓塞面积相关，大面积肺栓塞表现为右心扩大、右室壁运动幅度减低、室间隔运动平直或呈"D"字征（ER5-10-2）、三尖瓣反流、肺动脉高压、下腔静脉扩张等，部分可在右心内发现血栓。小面积肺栓塞右心形态及功能可无明显异常。

ER5-10-2 "D"字征

（2）慢性肺源性心脏病：有慢性阻塞性肺疾病、肺间质性病变、睡眠呼吸暂停综合征或高原病史，超声提示右心功能不全，伴有右室肥厚，可资鉴别。

（3）继发于左心衰竭：右心功能障碍同时伴有左心功能障碍，超声易于鉴别。老年患者常同时有缺血性心肌病、慢性阻塞性肺疾病或肺间质性病变，此类情况应综合考虑。

（4）风湿性心脏病：右心功能障碍同时伴有二尖瓣或主动脉瓣狭窄或关闭不全，超声易于鉴别。

（5）先天性心脏病：右心功能障碍同时伴有心内解剖异常，超声易于鉴别。

（6）其他：如血管炎、骨髓增殖性疾病等，均有原发病表现。

（7）原发性肺动脉高压：较少见，确诊须排除以上病因。

（二）鉴别诊断

右心功能障碍须与其他以水肿为主要表现的疾病鉴别。

1. 缩窄性心包炎 有急性心包炎病史（多为结核性，其次为化脓性或创伤性），腹水较皮下水肿出现早且显著。超声表现为心包增厚，回声增强，可伴有少量心包积液，心房扩大，室间隔矛盾运动、限制性舒张功能障碍。

2. 肝硬化 有病毒性肝炎、酒精性肝炎或自身免疫性肝炎病史。超声表现为肝体积缩小、包膜不光滑，甚至锯齿状、门静脉增宽、腹水、脾大。由于有效血容量不足，心室内径往往较小。

思考练习题

男，68 岁，主因"间断咳喘 10 余年，加重 1 周"就诊。既往高血压史 10 年，吸烟史 40 年。查体：BP 150/90mmHg，HR 96 次/min，神清，心界左右两侧扩大，心律齐，双肺广泛干湿啰音，腹软，无压痛，双下肢轻度指凹性水肿。UCG 示：右心扩大，左室相对较小，收缩期及舒张期均可见室间隔运动平直，三尖瓣中度反流（ER5-10-3～ER5-10-5）。

ER5-10-3 右心扩大，左室相对较小

ER5-10-4 收缩期及舒张期均可见室间隔运动平直

ER5-10-5　思考练习题声像图

1. 该患者肺动脉压及右心功能如何评价？
2. 该患者可能的诊断是什么？
ER5-10-6 为参考答案。

ER5-10-6　思考练习题参考答案

（寿松涛　刘晨燕）

参 考 文 献

Galiè NI, Humbert MI, Vachiery JL. et al. 2015 ESC/ERS guidelines for the diagnosis and treatment of pulmonary hypertension: the joint task force for the diagnosis and treatment of pulmonary hypertension of the european society of cardiology (ESC) and the european respiratory society (ERS). Eur Heart J, 2016, 37 (1): 67-119.

第十一节　回顾、现状与展望

一、超声心动图的发展历史

1842 年，Christian Johann Doppler 发现了声音的音调随声源的移动而改变，进而提出了多普勒现象。1880 年，Curie 兄弟发现的压电现象使超声的产生成为现实。超声技术首先被应用于金属工业探测。1953 年，Helmut Hertz 与心脏内科医生 Inge Edler 首次将脉冲反射超声技术应用于心脏检查，被认为是临床超声心动图学的开始。我国超声心动图研究及应用始于 1962 年，对于超声心动图技术发展的独特贡献包括胎儿超声心动图以及应用过氧化氢和二氧化碳的心脏声学造影。1967 年美国召开超声心动图研讨会，会议介绍了二尖瓣狭窄与关闭不全、三尖瓣狭窄、人工瓣膜、心包积液、先天性心脏病、主动脉瘤等疾病应用超声进行检查所获得的结果，并正式用"echocardiography"一词取代"ultrasound cardiography"，由此开始了广泛深入研究超声心动图的新时代。

1988 年的超声心动图检查是急诊临床应用超声最早的报道。20 世纪 90 年代后美国急诊医师学会逐步完善了急诊超声应用指南、培训课程以及急诊超声教材。急诊床旁超声为急诊危重患者评估提供了快捷的临床信息，其应用和普及受到急诊医师的关注。

二、超声心动检查现状和展望

目前临床成熟应用的超声心动图检查方法包括 M 型超声心动图、二维超声心动图、多普勒超声心动图（彩色、频谱、组织多普勒）、心脏声学造影、腔内超声（经食管超声心动图、血管内超声、心内超声）、负荷超声心动图、胎儿超声心动图、三维超声心动图及心脏介入治疗应用。辅助诊疗疾病包含结构性心脏病、原发及继发性心肌病、冠状动脉粥样硬化性心脏病、主动脉疾病、心包疾病、心脏肿瘤与血栓、感染性心内膜炎、高血压性心脏病、肺源性心脏病及人工瓣膜的超声心动图评价。

超声心动图检查在原有技术不断完善和发展基础上，新技术不断涌现，超声心动图在心血管疾病诊断和介入性治疗发挥着日益重要的作用。随着超声心动图技术的不断发展，超声心动图对心功能的评价内容已由过去单纯评价左室功能拓展到右室、心房等其他腔室的功能，由收缩功能拓展到舒张功能，由整体功能拓展到局部功能，由静息状态的功能评价发展到对负荷状态下的心肌灌注、心功能储备、冠脉储备、心肌存活性等功能进行评价。各种新技术的应用不仅可以测量心脏整体及各个节段的实时容积变化，还可以对心肌在各个方向上的运动、位移、变形以及运动的时相和顺序进行定量分析，从而更充分地了解心肌的运动特点及其生物力学特性。声学定量、彩色室壁运动显像和组织谐波成像能定量检测心内膜和心肌运动，客观准确评价室壁组织结构和功能。冠状动脉彩色多普勒血流成像综合应用多普勒超声及探头设计等新技术，直接无创显示心外膜及心肌内冠状动脉血流情况，为评价冠状动脉及心肌血供情况提供重要依据。解剖 M 型超声心动图及全方位 M 型超声成像技术克服了传统 M 型的取样角度和不能评价心室形态畸变者心功能的限制，用于心肌局部功能的定量评估和整体心功能的评估。速度向量成像技术在宏观与微观结构力学角度准确测量心肌的应变和应变率进而评估心脏的扭转和节段 EF、探索胎儿心脏发育过程。斑点追踪技术结合二维及三维成像通过定量测量心肌的位移、应变和应变率等指标,定量评价心肌各节段及心脏整体的收缩和舒张功能、旋转角度及研究心脏同步性等。

在传统超声基础上发展而来的床旁超声技术成为急危重症医学发展的研究热点和趋势。床旁超声有别于传统超声检查,是在床旁独立为患者开展的实时超声检查,它可以根据临床症状、体征和其他相关检查,有针对性的进行筛查,能快速明确诊断、引导有创操作、指导临床用药和对病情做出及时评估。目前急诊超声应用及超声在急诊处置过程中的应用涵括了创伤、心脏疾病、主动脉瘤及夹层、急腹症、肾脏及睾丸急症、妇产科急症、动静脉血栓、血管通路建立及超声定位下浆膜腔穿刺等。急诊超声心动图可快速评估心脏有无扩大、室壁运动异常、左室收缩功能、有无心脏压塞及肺源性心脏病表现。心脏、肺、血管及腹部急诊超声联合探查能够评估急性胸腹部闭合性损伤患者出血情况,鉴别呼吸困难、休克及胸痛患者病因并提供治疗依据。精准的床旁超声定位下穿刺对急诊引流心包积液起着必不可少的作用,避免了严重并发症。急诊超声心动在心肺复苏患者中的应用包括评估心肺复苏的效果与预后、鉴别心脏骤停的部分可逆性病因。对心脏骤停后综合征(restoration of spontaneous circulation,ROSC)患者采取早期血流动力学优化策略及措施,对提高 ROSC 患者的生存率具有重要意义。2014 年美国心脏超声协会发布了国际床旁急诊心脏超声专家共识,其强调了应用部分超声技术快速诊断,明确病因并指导临床决策。

未来床旁超声的普及以及急诊医生床旁超声培训项目势在必行。

(寿松涛 董庆云)

参 考 文 献

1. Wang XF, et al. Fetal echocardiography-method for pregnancy diagnosis. Chin J Obstet Gynecol, 1964, 10:267-279.

2. 王新房,刘夏天. 超声心动图发展简史:国外研究概况. 中华医学影像技术,2005,21(1):2-5.

3. 王志斌译. 费根鲍姆超声心动图学[M]. 第 6 版. 北京:人民卫生出版社,2009.

4. 刘延玲,熊鉴然. 临床超声心动图学[M]. 第 3 版. 北京:科学出版社,2014.

5. 王文平,黄备建,丁红译. 急诊超声医学[M]. 第 2 版. 北京:人民军医出版社,2014.

6. Nagdev A, Stone MB. Point-of-care ultrasound evaluation of pericardial effusions: does this patient have cardiac tamponade. Resuscitation, 2011, 82(6):671-673.

7. 王新房,王静. 超声心动图的研究热点及其发展前景. 华中医学杂志,2004,28(4):205-209.

8. 床旁超声在急危重症临床应用专家共识组. 床旁超声在急危重症临床应用的专家共识. 中华急诊医学杂志,2016,25(1):10-21.

9. Via G, Hussain A, Wells M, et al. International evidence-based recommendations for focused cardiac ultrasound. J Am Soc Echocardiogic, 2014, 27(7):683c1-683c33.

第六章 肺部急重症超声

第一节 超声检查技术、方法与内容

近年来,随着对疾病认识的深入和超声技术的发展,肺部超声这一领域逐渐受到人们的重视。肺部超声能够弥补 X 线和 CT 检查的不足,在危重患者疾病诊疗的评估及监测中起到了十分重要的作用。虽然超声检查不能提供肺部的整体图像,但是可以对特定区域进行成像,针对每一个临床问题进行扫查,提供有价值的辅助信息,证实或者除外 X 线胸片所见。当然,通过对肺部不同区域的连续、系列超声扫查,医师也可以完成全肺的影像学评估。

肺部超声检查在诊断与鉴别诊断的基础上,还能够实时引导某些介入操作,降低操作的风险和并发症。

一、超声检查技术及方法

(一) 检查体位

肺部超声检查时,患者尽可能采取坐位,双上肢抬高交叉置于脑后,使得肋间隙加大,利于探头接触(图 6-1-1、图 6-1-2)。此外,检查时应结合呼吸动作,在动态过程中进行。如有需要,还可让患者配合咳嗽或用力吸气等。重症患者受基础病变影响,可能无法进行坐位检查。根据检查的目的和病情需要,选择仰卧位、半卧位或侧卧位仍可达到肺部超声检查的目的。

一般以腋前线和腋后线为界,把两侧肺脏分为前、侧、后三个区域,总共 6 个区域。在进行常规肺部超声检查时,通常使用凸阵探头对两侧肺脏的各个区域进行扫查,包括横向(探头与肋间隙平行)扫查和纵向(探头和肋骨垂直)扫查,其中纵向扫查最为重要,常用于计算 B 线的数量对肺水肿进行半定量评价。线阵探头一般用于检查婴幼儿。

检查肩胛骨后方的局灶性病变时,需要最大限度地外展上肢直到手臂触及对侧肩部;经锁骨上区域扫查可以评估肺尖及周围局部的臂丛神经;沿胸骨上窝可以扫查前上纵隔;经腹于肋下扫查(右侧经肝脏扫查,左侧经部分脾脏扫查),可以显示膈肌及膈上肺脏情况(图 6-1-3~图 6-1-5)。

(二) 肺水肿扫查及评估方法

具体方法可参见第三章第二节。

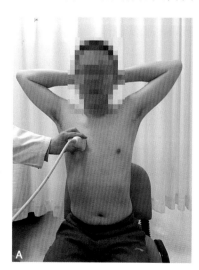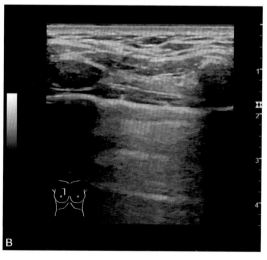

图 6-1-1 患者坐位检查右侧胸骨旁线
A:线阵探头长轴切面扫查;B:对应长轴切面的声像图

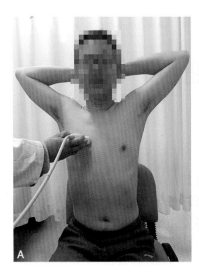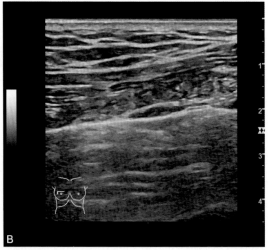

图 6-1-2 患者坐位检查第三肋间隙处
A:线阵探头平行肋骨扫查;B:对应横切面的声像图

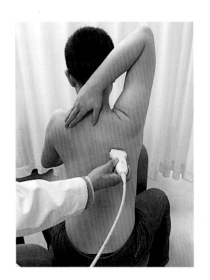

图 6-1-3 扫查肩胛骨遮挡
区域病变的患者体位

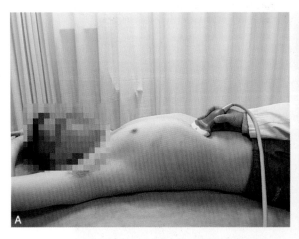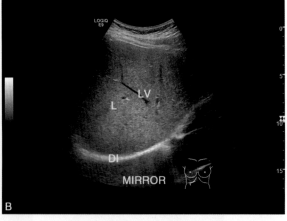

图 6-1-4 经肝扫查
A:凸阵探头自右侧肋弓下扫查,探头略向头侧倾斜;B:对应的超声声像图,L:肝脏,LV:肝静脉,DI:横膈,MIRROR:横膈上方的肝脏镜面伪像

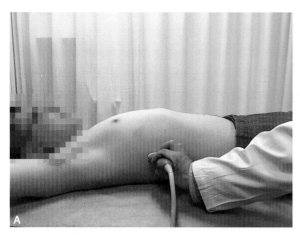
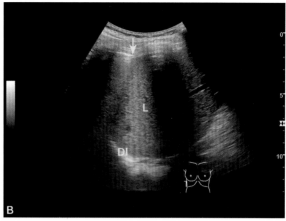

图 6-1-5 经外侧扫查

A:凸阵探头沿右侧腋中线长轴扫查;B:对应的超声声像图;箭头示正常肺脏在吸气时突入肋膈窦,遮挡肝脏上缘

DI:横膈,L:肝脏

(三)肺间质纤维化的扫查及评估方法

具体方法可参见第三章第二节。

(四)危重症患者床旁超声检查

具体方法可参见第三章第二节。

二、检查的主要内容

(一)胸壁

胸壁位置表浅,非常适合超声检查。任何胸壁触诊的可疑发现(炎症或肿瘤)都可作为超声检查的适应证。此外,胸部外伤是急重症患者胸壁超声检查的一个重要适应证,超声诊断肋骨及胸骨骨折,特别是 X 线阴性的肋软骨骨折,具有极高的准确性(图 6-1-6)。胸壁病变伴发的血肿、胸腔积液或气胸也可同时通过超声检查得以明确。急重症患者胸壁超声检查的适应证:不明原因的胸壁疼痛;胸部外伤;引导胸壁病变的介入治疗。

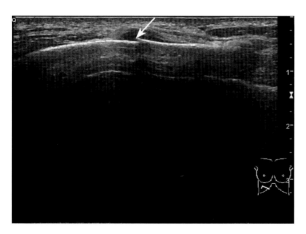

图 6-1-6 肋骨骨折

肋骨连续性中断,断端移位(箭头)

(二)肺部

肺部超声的常见声像图表现包括正常和异常征象。

1. 正常征象

(1)胸膜线和蝙蝠征:纵断面扫查时,正常成年人的肋骨被声束横切,表现为长约 2cm 的弓形强回声伴后方声影,肋线是指经相邻肋骨顶部所做的连线,肋线下 0.5cm 处可见胸壁和肺组织的交界面所产生的强回声水平线,即为胸膜线(pleural line),长度为肋间隙的宽度,约 2.5cm。正常情况下胸膜线厚度不超过 0.5mm。当胸膜线增厚(>0.5mm)、粗糙或不规则时则为异常。超声纵向扫查时上肋骨、胸膜线和下肋骨形成标志性的蝙蝠征(bat sign)(图 6-1-7),是肺部超声检查的基本征象。

(2)A 线:A 线(A-line)是由于胸膜-肺界面的

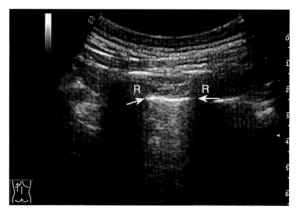

图 6-1-7 蝙蝠征

背部纵断面扫查,肋骨表面呈短线样强回声伴后方声影(R),上下相邻二肋骨与肋间隙深方的胸膜表面强回声(箭头)构成蝙蝠征

巨大声阻抗差异所形成多重反射而产生的水平征象,超声表现为一系列平行于胸膜线的线性高回声,位于胸膜线深方,各线之间的距离等于皮肤与胸膜线之间的距离(图6-1-8)。需要指出,A线是胸腔内气体与胸壁软组织界面之间形成的强反射,因此它既是一种正常的伪像(含气肺表面),也是气胸时的一种表现(胸腔内游离气体)。但发生气胸时A线数量增多,且间隔不均匀(图6-1-9);正常肺组织图像中的A线与气胸鉴别时还需结合呼吸活动,即肺滑动征是否存在。

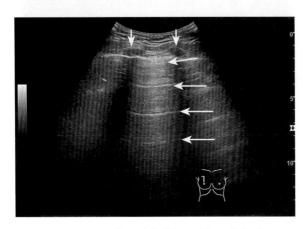

图6-1-8 正常胸骨旁纵断面肺组织声像图
短箭头所示上下肋骨横断面及后方声影,长箭头显示的为含气肺表面形成的胸膜线及多重反射所带来的A线

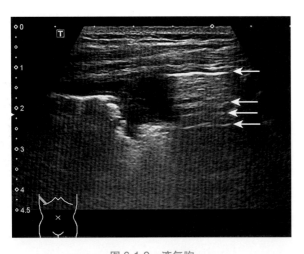

图6-1-9 液气胸
胸腔积液浅方可见胸腔内气体与壁层胸膜交界处形成的强回声,深方可见A线(箭头),局部B线完全消失,动态观察伴有肺滑动征消失

(3)肺滑动征和沙滩征:在实时超声下,于胸膜线处可探及脏层胸膜随肺脏的呼吸运动而移动所形成的一种与壁层胸膜在水平方向的相对滑动,即肺滑动征(lung sliding)。利用M型超声观察,固

定不动的胸壁各层结构,随时间勾画出静止的平行线,其深方脏层胸膜随呼吸运动产生沙砾样图像,类似海边的沙滩,是静态图像中肺滑动征的表现形式,称为沙滩征(seashore sign)(图6-1-10)。气胸时肺滑动征消失,若肺滑动征存在,则可排除气胸。但肺滑动征消失不一定都是气胸,它可能发生于肺不张、膈肌麻痹、肺纤维化、肺炎症性粘连和呼吸骤停等疾病。

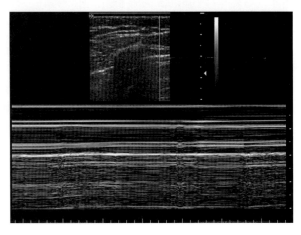

图6-1-10 沙滩征
正常前胸壁纵断面扫查,M型取样线位于肋间隙,显示胸壁固定组织随呼吸位置不变,呈平行线结构;深方肺表面滑动带来沙粒样图像,类似沙滩

2. 异常征象

(1)B线、肺火箭征、Z线和"白肺":B线(B line)是超声波遇到肺泡气-液界面时反射形成的伪像。微量液体的存在使声波能够部分传播进胸膜下,该处的气-液界面声阻抗差异明显,气-液局部形成振铃效应,声波被多次反射且放大,形成B线。B线有以下特点:①是振铃效应所形成的声像图;②起源于胸膜线的线样高回声,与胸膜线垂直并遮挡A线;③呈激光束样直达屏幕边缘,长而无衰减;④与肺滑动同时运动;⑤每一扫查平面可存在多条B线或呈散在分布(图6-1-11A)。这些是B线与"彗星尾"征等其他伪像的鉴别要点。

胎儿的肺脏富含液体,所以新生儿肺脏在超声下常可以见到少许B线,在后胸部较为明显,一般于出生后24~36小时完全消失。而正常成人或儿童的肺脏几乎看不到B线,当双侧前胸部探及明显的B线,若存在肺滑动,提示血流动力性肺水肿,若不存在肺滑动,则可能提示肺炎。

纵向扫查,1个肋间存在3条及3条以上B线称为肺火箭征(lung rockets sign),火箭征与肺间质综合征相关(图6-1-11B)。当B线以两个小叶间隔

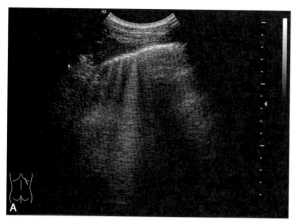
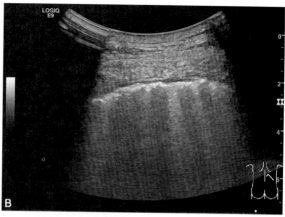
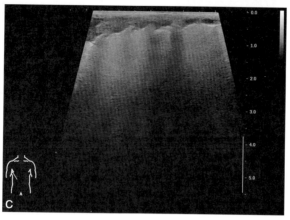

图 6-1-11　B 线、肺火箭征和"白肺"

A:B 线,轻度肺水肿患者,于右侧胸部上 BLUE 点探及数条深达屏幕边缘的高回声,即为 B 线;B:肺火箭征,肺水肿患者,于右侧胸部肩胛下角下方的一个肋间隙探及 3 条 B 线,即为肺火箭征;C:"白肺",肺透明膜病患儿,双肺野均为密集 B 线,弥漫分布,A 线未见显示

之间的距离(7mm)分隔开时称为间隔火箭,即 B7 线,相当于胸部 X 线的 Keley B 线。当 B 线以 3mm 的距离分隔开时称为磨玻璃征,即 B3 线,类似于 CT 下的磨玻璃区,与肺透明膜病有关。在 BLUE 程序中,前胸部及侧胸部发现火箭征具有较高的诊断价值,但仰卧位患者后胸部的火箭征可能是由于液体受重力影响积聚在后部肺所形成,应结合临床及其他检查综合分析。"白肺"是严重肺间质综合征的表现,系肺间质和肺泡存在大量液体所致。肺野的 6 个区域均表现为密集的 B 线,A 线消失,即为"白肺"(图 6-1-11C)。

Z 线(Z line)亦是从胸膜线发出,但 Z 线边界不清晰,相对 B 线较暗、较短,发出 3~4cm 后即消失,不去除 A 线,也不随肺滑动而移动。

(2) 实性组织征、破布征、后侧胸部肺泡和(或)胸膜综合征、胸膜线异常与 C 线:实性组织征(tissue-like sign)是由于含气的肺泡被渗出液充填后所形成的类似于脾实质或肝实质的实性组织样回声,是肺实变的一种征象。实变的肺组织与正常

含气的肺组织交界处呈碎片样不规则回声,犹如一块撕下来的破布,称为破布征(shred sign),它是肺实变的一种静态声像图征象。这一征象通常不会出现在较大的全叶性肺实变,它是局限性肺炎的主要表现,具有较高的诊断灵敏度和特异性。PLAPS 点出现破布征、实性组织征等局部肺炎的征象称之为后侧胸部肺泡和(或)胸膜综合征(poster lateral alveolar and/or pleural syndrome,PLAPS)。

胸膜线异常往往合并胸膜下小的肺实性病变,外形呈"C",又是厘米(cm)级大小,因而称之为 C 线(C line)(图 6-1-12)。

(3) 静态或动态支气管充气征与支气管液相:支气管充气征(air bronchograms)是指在实变的肺组织内出现的点状或线状高回声(图 6-1-13A)。动态支气管充气征(dynamic air bronchograms)指实变肺组织内的气体高回声随呼吸运动而出现移动距离>1mm 的征象。实变肺组织内出现动态支气管充气征,再加上"肺搏动"征可以作为判定肺炎的重要证据,并可排除梗阻性肺不张。支气管液相

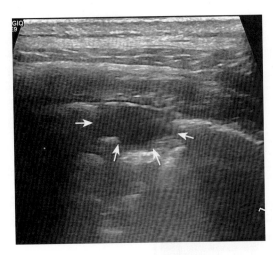

图 6-1-12 C 线

支气管肺炎患儿,于右侧下 BLUE 点探及一小片状实性低回声区,外形呈"C"(箭头)

(fluid bronchograms)是指肺实变区内的管状无回声充满液体(图 6-1-13B)。

(4) 肺点与双肺点:肺点(lung point)是指正常肺组织与胸腔内气体之间的分界点。它对气胸的诊断具有高度特异性。双肺点为病变程度或性质不同的肺组织之间形成的两处分界点(图 6-1-14)。

(5) 平流层征:气胸时,肺滑动征与 M 型超声的沙滩征消失,呈粗细不等平行排列的高回声线,称为平流层征(图 6-1-15)。M 型超声可以显示出由呼吸困难所引起的胸壁的运动,胸壁运动位于胸膜线上,有别于正常的肺滑动。

(6) A 线征与 E 线征:当肺野内的 A 线明显增多且明亮聚集时,称为 A 线征。它常出现于气胸。E 线征即皮下气肿时产生的混响效应,与 A 线

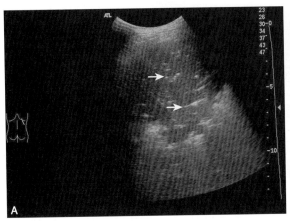

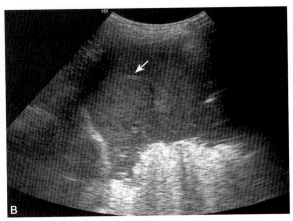

图 6-1-13 支气管充气征、支气管液相

A:支气管充气征,肺炎患者,于右侧肺部 PLAPS 点探及实变组织,内可探及点状及线状高回声(箭头),为支气管充气征;B:支气管液相,肺炎患者,于左侧肺部 PLAPS 点探及实变组织,内见管状无回声充满液体(箭头),为支气管液相

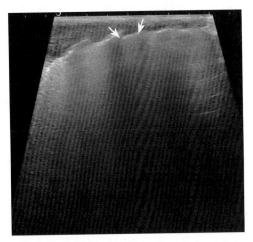

图 6-1-14 双肺点

新生儿湿肺患儿,箭头所指为病变部位与上下两侧正常肺组织的分界点

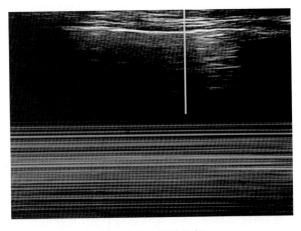

图 6-1-15 平流层征

平流层征,气胸患者,肺滑动征与海岸征消失,M 型超声呈粗细不等平行排列的高回声线

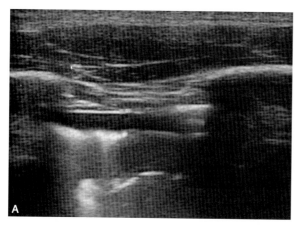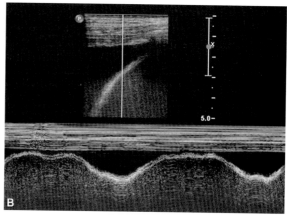

图 6-1-16　四边征、正弦波征

A:四边征,少量胸腔积液患者,其二维超声呈现为四边形;B:正弦波征,胸腔积液患者,M 型超声呈正弦波征

征类似,但并非起源于胸膜线,而是起自于皮下组织或其他位置,此时看不到蝙蝠征。

（7）四边征和正弦波征:四边征为二维超声声像图征象（图 6-1-16A）,而正弦波征是 M 型超声声像图征象,两者均提示胸腔积液。四边征由肺表面、胸壁及上下两侧肋骨的声影构成。胸腔积液随呼吸运动而发生节律性变化,在 M 型超声上表现为"正弦波征"（图 6-1-16B）,非常黏稠或有分隔的胸腔积液,则不出现"正弦波征"。

（8）肺搏动征:在实时超声下肺滑动消失,但是在胸膜线处可见实变的肺脏组织随心脏的搏动而跳动,称之为肺搏动征（lung pulse）。它与动态支气管征一起,用于鉴别梗阻性肺不张与肺炎肺实变。梗阻性肺不张患者有肺搏动征但未伴有动态支气管征;而肺炎肺实变的患者可见肺搏动征和动态支气管征。

（崔立刚　吕国荣）

参 考 文 献

1. Richards JR, McGahan JP. Focused assessment with sonography in trauma（FAST）in 2017:what radiologists can learn. Radiology,2017,283（1）:30-48.

2. Aberle DR,Berg CD,Black WC,et al. The national lung screening trial:overview and study design. Radiology,2011,258（1）:243-253.

3. Picano E,Pellikka PA. Ultrasound of extravascular lung water:a new standard for pulmonary congestion. Eur Heart J,2016,37（27）:2097-2104.

4. Lichtenstein D. Lung ultrasound in the critically ill. Curr Opin Crit Care,2014,20（3）:315-322.

5. Lichtenstein DA. BLUE-protocol and FALLS-protocol:two applications of lung ultrasound in the critically ill. Chest,

2015,147（6）:1659-1670.

6. 刘畅,崔立刚. 肺部超声在危重症中的临床应用. 中华诊断学电子杂志,2017,5（3）:145-148.

第二节　胸 腔 积 液

一、临床概况

胸腔积液（pleural effusion）是指液体在胸膜腔内的异常聚积。正常人胸膜腔内通常含有 5～15ml 的少量液体,在呼吸运动中起润滑作用,液体的产生和吸收处于动态平衡。当进出胸膜腔的液体失衡,入量超过重吸收量时就会产生胸腔积液。

胸腔积液根据液体的性质分为漏出液和渗出液,二者的病因和发生机制不同（表 6-2-1）。

表 6-2-1　胸腔积液漏出液和渗出液的常见病因

漏出液	渗出液
充血性心力衰竭（最常见）	结核
肝硬化失代偿期	肿瘤
肾病综合征	肺炎
腹膜透析	脓胸
缩窄性心包炎	肺栓塞
上腔静脉阻塞	结缔组织病
黏液性水肿	病毒感染
急性肺不张	真菌感染
肺栓塞	立克次体感染
	寄生虫感染
	石棉性胸腔积液
	胰腺疾病
	慢性肺不张
	结节病
	药物反应
	心肌梗死后综合征

胸腔积液根据液体的位置分为游离性和局限性。游离积液是指胸腔内液体可随体位改变而移动，且位于重力方向。最常见的局限性积液是包裹性积液（encapsulated effusion），是指胸膜的脏层和壁层粘连，使胸腔积液局限于胸腔的某一部分；此外，叶间积液（interlobar effusion）是指积液局限于叶间胸膜，肺底积液（infrapulmonary effusion）是指积液局限于肺底与横膈之间。

少量的胸腔积液通常不会出现胸部局部症状，有时患者可表现为胸痛和干咳，胸痛往往随呼吸或咳嗽而加重；较大量的胸腔积液则可引起呼吸困难，活动时加重，尤其是存在心肺基础疾病时。胸腔积液的全身症状常因病因的不同而不同。结核性胸膜炎常有午后低热等结核中毒症状，肺癌所致的胸腔积液早期可无全身症状，晚期有乏力、消瘦、恶病质等表现。

二、声像图表现

超声已经广泛应用于胸腔积液的诊断。超声检查可以对积液量进行评估、有助于积液性质的判断，并可确定穿刺部位。若以胸部 CT 作为金标准，超声对于胸腔积液诊断的特异性为 93%；若以胸腔穿刺抽出液体作为金标准，则超声诊断的特异性可达 97%。

胸腔积液在危重症患者中的发生率很高，约 41% 的患者在入院时即合并有胸腔积液，62% 的患者在重症监护病房住院期间可发生胸腔积液。因此，对于机械通气及其他重症患者利用超声检查胸腔积液已成为常规。研究表明，超声对少量胸腔积液的敏感性高于床旁胸片检查。值得注意的是，患者取仰卧位

时，少量的背侧胸腔积液只有将探头置于患者和床垫之间扫查，或让患者部分侧卧时才能被显示。

（一）超声征象

使用高频探头经胸壁扫查即可检查出少量的胸腔积液，当胸腔积液量大时，可以选用凸阵或扇扫探头对胸腔深部进行扫查。

1. 无回声区 大部分的胸腔积液均表现为壁层和脏层胸膜间的无回声区，在呼吸过程中形态有所改变，内部可出现漂浮的肺叶回声，有时被形象地称为"水母征"或"美人鱼尾征"（图 6-2-1）。

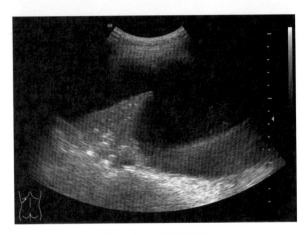

图 6-2-1 胸腔积液
左侧肩胛下角线扫查，显示大量胸腔积液，呈无回声。肺组织压缩实变，呈中等回声

2. 四边形征和正弦征 在危重症情况下，仅基于无回声区进行胸腔积液的诊断无法满足临床需要，因为部分危及生命的积液是有回声的，如血胸、脓胸等。四边形征（quard sign）（图 6-2-2）和正弦征（sinusoid sign）（图 6-2-3）是两个重要的补充

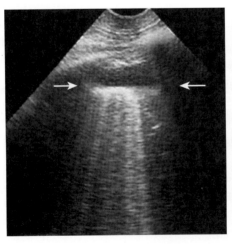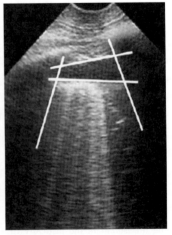

图 6-2-2 四边形征
背部纵断面扫查声像图显示少量胸腔积液（箭头，左图），上界为胸膜线，下界为肺线，侧边为上下相邻肋骨的声影，各线围成四边形征（右图）

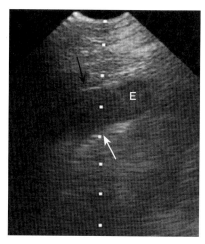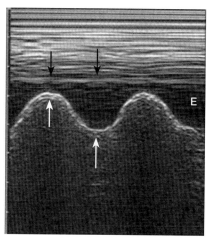

图 6-2-3　正弦征

背部纵断面声像图显示胸腔积液(左图),黑色箭头为壁层胸膜,白色箭头为肺表面,M 型超声显示肺表面随呼吸运动,描计出正弦曲线(右图),E:胸腔积液

征象。正弦征用于胸腔积液的诊断具有较高的特异性,同时提示积液黏度低,当液体黏稠或存在分隔时并无此征象。

（二）胸腔积液量的评估

利用超声对胸腔积液量进行评估的操作方法和计算公式各有不同,在此我们介绍一种简单易行且准确的测量方法,称为"PLAPS 指数"。这种方法通过单纯测量呼气时 PLAPS 点肺线和胸膜线之间的垂直距离来估测积液量,其中 PLAPS 点是腋后线与下 BLUE 点横向向后延长线的交点。

对于正常体型的成年人,PLAPS 指数为 0.3cm 时对应的胸腔积液量为 15~30ml,1cm 对应 75~150ml,2cm 对应 300~600ml,3.5cm 对应 1500~2500cm,在少数情况下可达到 6cm,提示液体量巨大。如果测量数值达到 10cm 时,应首先考虑扫查方法不正确。

（三）胸腔积液性质的判断

在危重症患者中,胸腔积液最主要的原因是漏出液、渗出液和脓胸,常见的原发疾病包括心力衰竭、肺不张和肺部感染等。通过对积液回声特点的分析可以初步判断积液的性质:大多数情况下,漏出液表现为无回声;无回声的积液既可以是漏出液,也可以是渗出液;所有有回声的积液均为渗出液。值得注意的是,虽然这些回声特点能够起到一定的提示作用,但是对积液性质的判断还需要紧密结合患者病史和临床表现,当无法确定或存在质疑时应积极采取诊断性穿刺以明确。

脓胸是指细菌或其他微生物感染导致的胸膜腔内积脓,多继发于肺部感染的扩散,其他可以导致脓胸的原因包括外伤、手术、胸腔穿刺术及食管破裂等。脓胸在早期表现为无回声积液内可见大量细点状回声漂浮,做类似失重状态下的缓慢旋转运动,随呼吸或心脏跳动以及改变体位时更明显,这种表现又被称为"漂浮征"。当脓胸发展至纤维包裹期时,以胸膜纤维素沉积和液体呈多房分隔包裹、甚至呈蜂窝样改变为特征。有时也可表现为类似实性组织的图像特点,易与肺组织实变相混淆,此时肺表面强回声 A 线与类实性病灶的相对位置关系是鉴别的重要线索,由于脓胸发生在胸膜腔内,因此位于 A 线的浅方,实变的肺组织则位于 A 线的深方。

血胸是指胸膜腔内出现肉眼可见的血液,通常为胸部外伤所致,也可因粘连带撕裂引起,超声上多表现为胸腔内有回声的积液伴有漂浮征。FAST 方案中包括了快速检查创伤性血胸的方法,但是最常使用的是腹部探头,受探头体积影响,特别是患者仰卧无法变换体位时,推荐使用更为灵活的小凸阵探头。

三、诊断与鉴别诊断

超声用于胸腔积液的诊断十分敏感且准确度高,可发现胸腔内的极少量积液（小于 50ml）。胸腔积液的诊断可以分为三个步骤:①首先,判断是否存在胸腔积液,其典型的声像图表现是壁层和脏层胸膜间的无回声区,四边形征和正弦征有助于将胸腔积液与肺组织实变、胸膜增厚等相鉴别;②其次,判断积液量的多少,PLAPS 指数可以作参考;③第三步,积液性质的判断,包括漏出液、渗出液、脓胸和血胸等,指导临床下一步诊疗。

少见情况下,胸腔积液还需与食管裂孔疝、乳腺假体内硅胶相鉴别。

思考练习题

男性,30岁,主因"干咳5天,胸痛2天"入院。

患者5天无明显诱因出现干咳,伴低热、乏力、食欲减退、盗汗,体温最高37.7℃。2天前出现右侧季肋部锐痛,多于咳嗽及深呼吸时出现,无明显呼吸困难。就诊于我院,查体右下肺叩诊实音,右下肺呼吸音减低。声像图见ER6-2-1:

ER6-2-1 思考练习题声像图

1. 描述声像图表现?
2. 诊断与鉴别诊断?
3. 还需进行哪些辅助检查?
4. 本病的治疗原则有哪些?

(崔立刚)

参 考 文 献

1. Pneumatikos I, Bouros D. Pleural effusions in critically ill patients. Respiration, 2008, 76(3):241-248.

2. Richards JR, McGahan JP. Focused assessment with sonography in trauma (FAST) in 2017: what radiologists can learn. Radiology, 2017, 283(1):30-48.

3. Soni NJ, Franco R, Velez MI, et al. Ultrasound in the diagnosis and management of pleural effusions. J Hosp Med, 2015, 10(12):811-816.

4. Prina E, Torres A, Carvalho CR. Lung ultrasound in the evaluation of pleural effusion. J Bras Pneumol, 2014, 40(1):1-5.

第三节 气 胸

一、临床概况

胸膜腔内积气称为气胸(pneumothorax)。1803年Itard首次引入"气胸"的概念,1826年由Laennec对气胸的临床表现进行了详细描述。气胸的形成多由于肺组织、气管、支气管、食管破裂,空气逸入胸膜腔,或因胸壁伤口穿破胸膜,胸膜腔与外界沟通,外界空气进入所致。胸膜腔内的游离气体总是位于逆重力方向,即不同体位时的胸腔上部;当胸膜腔因炎症、手术等原因发生粘连时,胸腔积气则会局限于某些区域,出现局限性气胸。

气胸是常见的呼吸系统疾病,机械通气、胸腔穿刺、中心静脉置管等操作也可引起医源性气胸的发生。胸痛和呼吸困难是发生气胸时的典型临床表现,症状的轻重与气胸发生的急缓、胸腔内气体量的多少及气胸类型、基础肺功能状况相关。发生气胸时,胸腔内压力升高,肺组织萎陷,严重者可引起呼吸循环障碍而危及生命。根据胸膜腔内压力及病理生理变化,可将气胸分为闭合性气胸(closed pneumothorax)、开放性气胸(open pneumothorax)和张力性气胸(tension pneumothorax)三大类。其中,张力性气胸为气管、支气管、肺损伤处形成单向活瓣,气体随每次吸气进入胸膜腔并积累增多,导致胸膜腔压力高于大气压,又称为高压性气胸,是可迅速致死的危急重症。

在危重症患者中,由于仰卧位时胸腔内的游离气体主要分布于逆重力方向的前部和下部,因此床旁胸片并不能很好地早期识别,且机械通气患者发生气胸时肺组织并不会被显著压缩,这也是导致X线检查敏感性低的主要原因。Meta分析显示,超声用于诊断气胸的特异性与胸部X线相似,但敏感性明显高于后者。

二、声像图表现

发生气胸时的第一超声征象是肺滑动征消失,M型超声表现为沙滩征消失,代之以缺乏运动特征的水平线的叠加,称为平流层征(stratosphere)(图6-3-1)。由于气体位于胸膜腔内,超声波被气体反射而无法到达肺组织,因此气胸时不会显示任何B线,仅有A线可能存在。肺滑动征的阴性预测值为99.2%~100%,B线的阴性预测值为98%~100%,即肺滑动征及B线的存在能有效地除外气胸诊断。值得关注的是,其他可导致肺滑动征消失的情况还包括:胸膜粘连、完全性肺不张、重度肺纤维化、严重的急性哮喘、呼吸暂停、单肺插管等。同时,疾病的严重程度也会对气胸的检查结果有影响,对于不伴有其他基础疾病者、危重症患者及呼吸衰竭患者,气胸的检出率分别为87%、56%和27%。此外,胸壁气肿时由于气体的遮挡导致深方的胸膜线无法清晰显示,也会影响肺滑动征的判断。

然而,超声的作用不止于此。肺点是超声诊断气胸的特殊征象:胸膜腔内无气体存在的部分在二

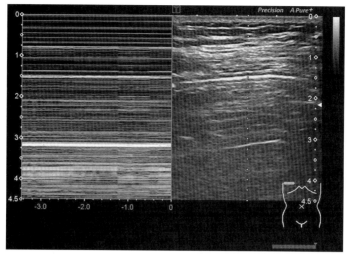

图 6-3-1　气胸时在 M 超上表现为平流层征

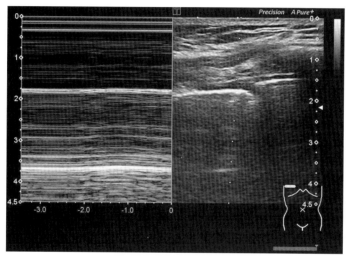

图 6-3-2　肺点
肺点处的 M 型超声表现,显示随呼吸活动,平流层征与沙滩征交替分布

维超声下表现为肺滑动征,M 型超声表现为沙滩征,游离气体占据的区域二维超声表现为肺滑动征消失,M 型超声表现为平流层征,这两种征象的交界点称为肺点(图 6-3-2)。肺点用于诊断气胸的特异性为 100%,敏感性 66%,对床旁胸片阴性的前胸部气胸诊断敏感性为 79%。由于严重的气胸导致全肺压缩时没有肺点的存在,因此发现肺点有助于定性判断少量气胸,但是超声在气胸量及肺压缩程度的定量判断中作用有限。

漩涡征(whirl sign)有时对于液气胸的判断十分有帮助。漩涡征在腹部检查中常用于肠梗阻的描述和诊断,当其出现在胸部时则提示液气胸存在的可能。积液在胸膜腔内可自由流动,与游离气体交替出现,产生漩涡样改变。因此,重症患者床边超声检查时,将患者轻微移动,胸腔积液会出现特

征性的流动,M 型超声表现为明暗相间交替分布的特点。

三、诊断与鉴别诊断

肺滑动征和 B 线同时缺失是超声诊断气胸较为可靠的指标,肺点是少量气胸的特征性表现。肺滑动征或 B 线的存在可排除气胸。超声的应用不仅可以弥补 CT 和 X 线的不足,还可减少气胸治疗过程中多次 X 线检查带来的放射线暴露。尽管肺点仅能用于少量和中等以上气胸之间的判断,但这恰好为是否需要临床干预提供了依据。

气胸患者因突然发生的胸痛、憋气、呼吸困难等症状,有时需与急性心肌梗死、急性肺栓塞等循环及呼吸系统临床急症相鉴别。心电图、超声心动图及深静脉有无血栓的检查有助于鉴别诊断。

思考练习题

患者男,27岁,主因"反复咳嗽、胸痛、气短1个月"入院。

患者于2017年2月中旬受凉后出现干咳,前胸持续性闷痛,登3层楼感气短,夜间可平卧入睡,无发热、乏力、咯血、水肿及少尿,未予治疗。2017年3月14日剧烈咳嗽后再次出现左侧胸痛、呼吸困难较前明显加重,就诊于我院,查体左肺呼吸音消失,可见三四征。声像图见ER6-3-1:

ER6-3-1 思考练习题声像图

1. 描述声像图表现?
2. 诊断与鉴别诊断?
3. 还需进行哪些辅助检查?
4. 本病的治疗原则有哪些?

(崔立刚)

参 考 文 献

1. Alrajhi K, Woo MY, Vaillancourt C. Test characteristics of ultrasonography for the detection of pneumothorax: a systematic reviewand meta-analysis. Chest, 2012, 141(3): 703-708.

2. Lichtenstein D. Lung ultrasound in the critically ill. Curr Opin Crit Care, 2014, 20(3): 315-322.

3. Volpicelli G. Lung ultrasound for pneumothorax: elementary considerations. Am J Emerg Med, 2014, 32(12): 1545.

4. Moreno-Aguilar G, Lichtenstein D. Lung ultrasound in the critically ill (LUCI) and the lung point: a sign specific to pneumothorax which cannot be mimicked. Crit Care, 2015, 19: 311.

5. Raimondi F, Rodriguez Fanjul J, Aversa S, et al. Lung ultrasound for diagnosing pneumothorax in the critically Ill neonate. J Pediatr, 2016, 175: 74-78 e71.

6. 刘畅, 崔立刚. 肺部超声在危重症中的临床应用. 中华诊断学电子杂志, 2017, 5(3): 145-148.

第四节 肺实变与肺炎

一、临床概况

肺实变(consolidation of lung)是一种病理改变,指肺组织内气体减少,代之以含液性物质的一类病变。根据引起肺实变的原发疾病,可以分为炎症性肺实变(一般和特殊致病菌感染)、机械原因性肺实变(压迫性和阻塞性肺不张)、血管性肺实变(肺栓塞和肺梗死)、肿瘤性肺实变(原发肿瘤和转移癌)和先天性肺实变(肺隔离症)等。

肺炎(pneumonia)是指包括终末气道肺泡及间质在内的肺部炎症。起初,"肺炎"一词是指由急性细菌感染引起的肺实质单发或多发的实变征象,后逐渐扩展到一系列其他微生物引起的非细菌性肺炎。当肺部炎症是由非感染因素,如化学或放射损伤等引起时,英文名称为 Pneumonitis,但在临床上,二者并无严格区分,中文统称为肺炎。

肺炎可由多种因素引起,如致病微生物、理化因素、免疫损伤、药物等,其中最常见的原因是细菌感染。肺炎可根据解剖学特点、病因及获得背景进行分类,表6-4-1列举了上述不同的分类方法。

表6-4-1 肺炎的分类方法

分类	名称
解剖学分类	大叶性肺炎、小叶性肺炎、间质性肺炎
病因分类	细菌性肺炎、支原体肺炎、衣原体肺炎、真菌性肺炎、病毒性肺炎、其他病原体肺炎、理化因素所致肺炎、过敏性肺炎、药物所致肺炎
获得背景分类	社区获得性肺炎、医院获得性肺炎

大叶性肺炎的主要病理变化以肺泡腔内弥漫性纤维素性渗出为主,病变常累及肺叶的全部或大部,而小叶性肺炎是以肺小叶为病变单位的急性化脓性炎症,常以细支气管为中心,间质性肺炎由上呼吸道病毒感染向下蔓延所致,以肺泡间隔明显增宽、间质水肿及炎症细胞浸润为主,肺泡腔内一般无渗出物或仅有少量浆液。不同类型的肺炎在X线上具有各自的特征性表现(表6-4-2)。

典型的肺炎临床表现为急性起病,发热、咳嗽、咳脓痰、胸痛,查体有肺实变体征,叩诊呈浊音,语音震颤增强,可闻及支气管呼吸音及啰音。这在社区获得性肺炎中多见,主要致病菌包括肺炎链球菌、流感嗜血杆菌等。

不典型的表现为起病较为缓慢,干咳,可有头痛、肌痛、乏力、咽痛、恶心、呕吐、腹泻等肺外表现,肺部体征较少。主要致病菌包括肺炎支原体、嗜肺军团菌、肺炎衣原体等。

病毒引起的肺炎表现多不典型,主要症状有寒

表 6-4-2　解剖学分类的各型肺炎特征

名称	病变累及部位	X线特点	常见致病菌
大叶性肺炎/肺泡性肺炎（lobar pneumonia）	肺泡	大片状实变影呈肺叶、肺段分布	肺炎链球菌、葡萄球菌、结核菌、革兰阴性杆菌等
小叶性肺炎/支气管肺炎（lobular pneumonia）	细支气管、终末细支气管、肺泡	肺纹理分布不规则、斑片状阴影，边缘密度浅而模糊	肺炎球菌、葡萄球菌、腺病毒、支原体等
间质性肺炎（interstitial pneumonia）	肺间质	不规则条索状、网状、点状影，其间可有小片肺不张影，一侧或双侧肺下部多见	病毒

战、发热、干咳及明显的肺外表现，多由流感病毒、呼吸道合胞病毒、巨细胞病毒引起，病毒性肺炎常可继发细菌感染，此时可出现寒战、发热、咳嗽、咳脓痰及胸痛等症状。

二、声像图表现

本节着重介绍以实变为主要病理改变的肺炎，间质性肺炎将在第八节肺间质综合征中描述。

（一）实性组织征和破布征

实变的肺泡由于纤维素性渗出使得空气被排出肺外，受累的肺叶或肺段内无空气，肺泡腔内充满液体（渗出液、漏出液、血液等），易被超声所显示。只要实变范围累及肺表面，声束即可穿透成像。肺实变的特征性声像图表现是实性组织征和破布征（图6-4-1）；若将CT作为金标准，超声诊断肺实变的敏感性为90%，特异性为98%。

（二）支气管充气征

约87%的肺实变患者中可以看到支气管充气征，表现为实变区域内点状或线状的气体样强回声呈树枝状分布。存在支气管充气征时若可观察到气体的动态运动，即动态支气管充气征，则提示局部支气管与大气道是相通的，可除外肺不张，对于炎症性肺实变的诊断更具特异性。沿支气管长轴方向是观察气体移动的最佳切面，有时我们扫查到的支气管充气征突然出现或消失并不是真正的动态支气管征，而是由于扫查平面不一致导致的类似电灯突然开闭的图像。

（三）支气管液相

支气管液相表现为沿支气管树走行的无回声管样结构，支气管壁为强回声，其内的液体为低或无回声。支气管与血管的鉴别主要包括以下三方面：①支气管壁较血管壁宽；②分辨率好的情况下，支气管壁回声呈螺纹状，而血管壁较为平滑；③彩色多普勒可探查到血管内血流充盈，支气管管腔内则无血流信号。在肺炎患者中，约有20%可见支气管液相，多发生于疾病早期，是支气管分泌物或支气管梗阻的结果。当出现持续存在的支气管液相时应考虑到阻塞性肺不张的可能，是支气管镜检查的适应证。

（四）肺滑动征消失

肺实变常伴有肺滑动征消失，可能与肺组织膨胀下降或粘连相关。

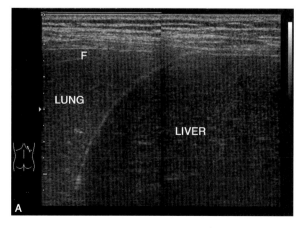
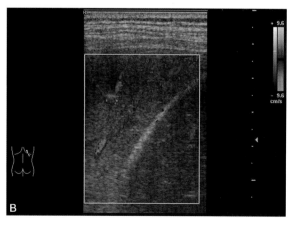

图 6-4-1　23岁女性，大叶性肺炎患者

A：右侧背部纵断面扫查，肺组织（LUNG）实变呈中等回声，与膈肌足侧的肝脏（LIVER）回声相似，称为实性组织征。局部胸腔可见少量积液（F）；B：实变肺组织CDFI，肺内正常血管结构，走行自然

（五）彩色多普勒表现

实变区彩色多普勒表现为血流信号均匀一致分布，呈分枝状，且走行自然、位置正常。这一特点有助于将肺实变与肺梗死和肿瘤相鉴别。肺梗死时病灶内血流信号减少或消失；肺肿瘤时血流信号走行不规则，由于新生血管的形成，病变周边血流信号显著增加。

（六）脓肿形成

细菌性肺炎有发展至液化并形成脓肿的可能，由于肺脓肿常位于肺野外带，且存在实性组织征的实变区作声窗，因此超声能够对其进行较好的评估。肺脓肿的超声表现是较大的类圆形无回声病变，内透声较差，可有分隔，周边可见边缘粗糙的高回声壁结构包裹，由产气病原体所致的脓肿内可见散在分布的气体样强回声。

三、诊断与鉴别诊断

肺实变的主要超声表现为不同程度和范围的实性组织征或破布征，其内可见支气管充气征，有时可伴胸腔积液，大范围的肺实变区可出现肺滑动征消失。根据病变最大前后径可将其按受累范围分为小范围（前后径≤20mm）、中等范围（20mm<前后径<50mm）和大范围（前后径≥50mm）实变。尽管有文献报道指出，床旁超声对于重症肺炎的诊断敏感性、阴性预测值和准确率均优于胸部X线检查，但是目前肺部超声在肺实变中的应用价值仍仅限于辅助诊断。超声检查低估肺实变的原因主要包括：支气管内广泛残留的气体带来大面积的支气管充气征，气体干扰了实变区的观察。此外，当实变区分布在肺野内中带时，经胸壁超声扫查则会造成漏诊。

思 考 题

肺实变主要的超声征象有哪些？

（崔立刚）

参 考 文 献

1. Alrajhi K, Woo MY, Vaillancourt C. Test characteristics of ultrasonography for the detection of pneumothorax: a systematic review and meta-analysis. Chest, 2012, 141 (3): 703-708.

2. Lichtenstein DA, Lascols N, Meziere G, et al. Ultrasound diagnosis of alveolar consolidation in the critically ill. Intensive Care Med, 2004, 30 (2): 276-281.

3. Richards JR, McGahan JP. Focused assessment with sonography in trauma (FAST) in 2017: what radiologists can learn. Radiology, 2017, 283 (1): 30-48.

4. Reissig A, Copetti R. Lung ultrasound in community-acquired pneumonia and in interstitial lung diseases. Respiration, 2014, 87 (3): 179-189.

5. Pagano A, Numis FG, Visone G, et al. Lung ultrasound for diagnosis of pneumonia in emergency department. Intern Emerg Med, 2015, 10 (7): 851-854.

6. Xirouchaki N, Magkanas E, Vaporidi K, et al. Lung ultrasound in critically ill patients: comparison with bedside chest radiography. Intensive Care Med, 2011, 37 (9): 1488-1493.

7. Xirouchaki N, Kondili E, Prinianakis G, et al. Impact of lung ultrasound on clinical decision making in critically ill patients. Intensive Care Med, 2014, 40 (1): 57-65.

8. Pereda MA, Chavez MA, Hooper-Miele CC, et al. Lung ultrasound for the diagnosis of pneumonia in children: a meta-analysis. Pediatrics, 2015, 135 (4): 714-722.

第五节 肺 不 张

一、临床概况

肺不张（atelectasis）是指部分或全部肺组织含气量减少，可为持续性或暂时性、完全性或部分性、先天性或获得性。不张的肺组织尽管有血流灌注，但无有效通气，因此可导致机体血氧饱和度下降。根据发病机制不同可以分为压迫性肺不张（compressive atelectasis）和阻塞性肺不张（obstructive atelectasis）。

当胸腔内液体积聚产生的压力高于大气压时，即可发生压迫性肺不张，此时胸腔积液量常超过2000ml。

由于外部压迫或支气管内部闭塞导致支气管通气下降时，则发生阻塞性肺不张。阻塞性肺不张又可进一步分为中心型和周围型。中心型常由大气道腔内病变（如中央型肺癌或支气管异物）或外部压迫（如肺门肿大淋巴结）所致，周围型阻塞则以炎性黏液栓和小气道分支的挤压移位为特征。

阻塞性肺不张早期的病理改变以肺泡腔内高蛋白积液为主，此后出现巨噬细胞迁移和淋巴细胞浸润。长期存在的压迫性或阻塞性肺不张均可导致肺组织的纤维化。

肺不张的患者常可并发分泌物潴留、支气管扩张、细菌感染、微脓肿或肉眼可见的肺脓肿形成，不张的肺组织中也可出现坏死或出血性改变。

二、声像图表现

肺不张以局部或全部肺组织缺乏通气为主要

表现,因此超声可显示病变区域。不张的肺组织还可作为声窗用来观察深方的肺组织,尤其是存在阻塞性肺不张时。

（一）压迫性肺不张

压迫性肺不张在超声图像上表现为肺组织呈均质性楔形或尖帽形低回声,周围被中-大量胸腔积液包绕（图6-2-1）。不张的肺组织与邻近的通气肺组织之间无明确分界,吸气过程中,病变区域内气体量增加,可见支气管充气征形成。将胸腔积液穿刺引流后,肺组织可部分再通气。

（二）阻塞性肺不张

阻塞性肺不张的超声图像特征为累及范围较大的均质性低回声区,回声与肝实质相似,呈实性组织征。胸腔内无或仅有少量积液,吸气时无肺组织再通气发生。

肺实质中有时能够见到由分泌物阻塞和支气管扩张导致的局灶性病变,可以表现为无回声、低回声甚至是高回声的。当患者有相应的临床症状时,局灶性病变的出现也应考虑到微脓肿形成的可能。长期存在的肺不张因支气管内充满分泌物可出现支气管液相。

大叶性分布的不张肺组织呈尖端指向肺门的楔形（右肺中叶相反）,与正常的通气肺组织之间边界较为清晰。此时,以不张的肺组织做声窗,可显示肺门处的占位性病变。

（三）彩色多普勒表现

不张的肺组织在彩色多普勒上的特点是血流增加（以同一患者的肝脏作对照）,压迫性肺不张时表现更为显著。典型的动脉血流频谱为高阻力（RI>0.80）和高搏动性（PI>2.50）的三相波,收缩期快速上升,收缩晚期迅速下降,舒张期出现短暂反流,于舒张晚期又呈前向血流。静脉血流频谱为肺静脉特征性的三相波型。检查结果受呼吸运动及心脏搏动所致伪像的影响。

使用彩色多普勒有助于将不张的肺组织与中心型肿瘤相鉴别。肿瘤性病变内动脉多表现为高速低阻（RI<0.80）和低搏动性（PI<2.50）。

三、诊断与鉴别诊断

肺不张是危重患者常见的一种病理状态,需要及时发现和早期干预。压迫性肺不张的典型超声表现为被压缩的肺叶漂浮于无回声区内,呈实性低回声,动态观察可见支气管充气征。阻塞性肺不张时病灶呈实性组织征改变,随肺泡腔内气体被吸收,支气管管腔内被分泌物填充,表现为支气管液

相。动态支气管充气征的存在可作为阻塞性肺不张的排除性诊断,其特异性为94%,敏感性为61%。此外,肺不张时还可出现由于肺组织容量减少所导致的继发征象,例如肋间隙变窄、膈肌抬高,以及心脏和纵隔的移位等。

中央型肺癌合并肺不张时,由于肺叶体积缩小,相邻肺叶代偿性肺气肿的建立,使不张肺叶正常时所占空间的周边部分被相邻肺叶含气肺组织取代,导致不张肺叶所占空间小于其正常时的体表投影,可作为其与炎症性肺实变的鉴别点。

思　考　题

简述肺不张与肺炎的超声鉴别要点。

（崔立刚）

参　考　文　献

1. Richards JR, McGahan JP. Focused assessment with sonography in trauma (FAST) in 2017: what radiologists can learn. Radiology, 2017, 283 (1): 30-48.
2. Lichtenstein D. Lung ultrasound in the critically ill. Curr Opin Crit Care, 2014, 20 (3): 315-322.
3. Liu J, Chen SW, Liu F, et al. The diagnosis of neonatal pulmonary atelectasis using lung ultrasonography. Chest, 2015, 147 (4): 1013-1019.
4. Elia F, Verhovez A, Molino P, et al. Lung ultrasound in the reexpansion of pulmonary atelectasis. Intern Emerg Med, 2011, 6 (5): 461-463.

第六节　肺栓塞和肺梗死

一、临床概况

肺栓塞（pulmonary embolism, PE）是指肺外的栓子经静脉系统回流到右心,在肺动脉中堵塞而引起的以肺循环障碍为基础的一系列临床病理生理综合征,包括肺血栓栓塞症（pulmonary thromboembolism, PTE）、脂肪栓塞综合征、羊水栓塞、空气栓塞等。其中PTE是最常见的一种类型,为来自静脉系统或右心的血栓阻塞肺动脉或其分支所致疾病,以肺循环和呼吸功能障碍为其主要临床和病理生理特征,通常也简称为肺栓塞。引起PTE的血栓主要来源于下肢深静脉血栓（deep venous thrombosis, DVT）。

肺动脉发生栓塞后,若其支配区的肺组织因血流受阻或中断而发生坏死,称为肺梗死（pulmonary infarction, PI）。由于肺组织通过肺动脉、支气管动

脉双重循环以及广泛的侧支循环代偿,外加氧气由肺泡内直接弥散至肺组织,因此具有多重氧供,而且一般的肺栓塞会被自溶,所以肺组织不易引起梗死。但是合并严重的心肺疾病、心肺功能不全、肺静脉淤血、肺水肿、肺部感染及支气管阻塞时,多重氧供受到影响导致肺组织缺血梗死。因而,肺动脉血栓的大小与梗死不成正比,而肺梗死的范围与预后亦不成比例。梗死的肺组织多位于肺周,呈指向肺门的楔形。慢性期后,病灶可以完全消失,或形成瘢痕组织,但是临床上有时很难与肺萎缩和肺不张相鉴别。

肺栓塞时,常在血栓的同侧出现胸腔积液,一般以血性、渗出液为主,积液量多以少到中量为主,大量罕见。

肺栓塞的临床表现无明显特异性,表现多样,可涉及呼吸、循环等多个系统。呼吸困难、胸痛和咯血为经典的肺栓塞三联征,但是临床上只有不到30%的患者出现。其中,呼吸困难是最常见和最重要的症状,发生率80%~90%,呼吸困难的程度与栓塞的范围有关。胸痛的发生率约为70%,包括胸膜性胸痛和心绞痛性胸痛,以前者多见,多为轻到中度,出现胸膜性胸痛时往往同时合并胸腔积液,也提示栓塞部位靠近外周,范围不大。咯血的发生比例不到30%,多由出血性肺不张引起,少数由肺梗死引起。有时,晕厥也可以是肺栓塞的唯一首发症状,表现为一过性意识丧失。

血浆D-二聚体、动脉血气分析、胸片、心电图和超声心动图检查具有一定的辅助诊断和排除诊断作用,可用于诊断肺栓塞的影像学检查包括CT肺动脉造影(CTPA)、放射性核素肺通气/灌注显像、MRI和肺动脉造影。

二、声像图表现

(一) 回声

新近发生的早期肺梗死表现为均质的低回声病灶,基底部朝向胸膜,边界模糊,胸膜处的基底部分可能略向外突出,与通气的肺组织相邻的边缘可有轻度回缩。早期梗死灶内部的支气管回声很难显示,也无清晰的支气管充气征,一方面是由于肺栓塞时支气管收缩所致,另一方面是由于周围聚集的水肿和血肿压迫所致。

晚期肺梗死与早期相比,回声增强、更加粗糙,呈颗粒状,且边缘清晰锐利,呈锯齿状。病灶以三角形或楔形居多,少数为圆形或四边形。病灶内可见较明显的支气管回声。

(二) 部位

2/3的肺梗死发生于肺下叶背侧,右侧较左侧更多见,这是由解剖和血流动力学原因导致的,即基底动脉通常走行平直。

(三) 数量

随着超声分辨率的提高,能够检出的病灶数量也在增加。在肺栓塞患者中,平均可观察到2.4个梗死灶,病灶的大小平均为1.2~1.6cm。当存在两个或两个以上病灶,且临床也怀疑肺栓塞时,超声检查的特异性可达99%。

(四) 形态

梗死灶多表现为楔形,尖端指向肺门,基底朝向胸膜,可稍向外突出。有时也可呈圆形,偶可为多边形。

(五) 胸腔积液

约有50%肺栓塞病例中可见少量胸腔积液。积液既可以表现为胸膜腔内的游离液体,也可以表现为病灶周围的局限性液体。积液主要为无回声,其深方的梗死灶受后方回声增强的影响,可出现回声明显增强的现象。当积液内部透声差或出现纤维索条时,则提示存在梗死性肺炎的可能。

(六) 彩色多普勒

肺梗死时病灶内血流信号减少或消失,有助于与肿瘤、炎症等其他胸膜下病变相鉴别。在极少数病例中可见栓塞所致的血流中断。

(七) 超声造影

肺栓塞所致的梗死灶为乏血流灌注,超声造影检查时无造影剂进入。病灶边缘处由支气管动脉供血,表现为增强延迟或不明显;而炎症所致的肺实变由肺动脉供血,表现为早期的高增强(图6-6-1)。因此,在胸膜下实变无法确诊病因时,可利用超声造影除外肺梗死。

三、诊断与鉴别诊断

肺栓塞时发生的肺梗死是肺部超声检查的病理学基础,周围型肺栓塞的声像图主要表现为胸膜下低回声病变,呈基底朝向胸膜的楔形或小圆形病灶。在一项纳入了352名疑为肺栓塞患者的多中心研究中发现,以CT肺动脉造影作为对照,床旁肺部超声诊断的敏感性为71%,特异性为95%,阳性和阴性预测值分别为95%和75%。值得指出,与其他影像学检查方法相比,超声更大的优势体现在多系统联合扫查的应用中。除了寻找肺部病灶外,下肢静脉超声可用于明确是否存在下肢深静脉血栓,为临床寻找肺栓塞栓子的来源提供重要线索。心

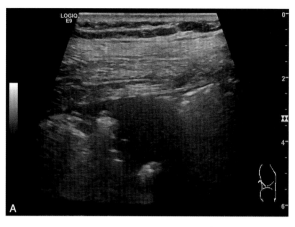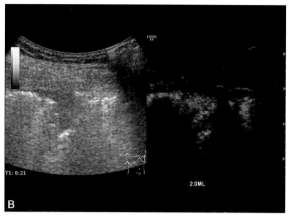

图 6-6-1 胸膜下肺实变

A:胸膜下肺实变二维声像图,胸膜下可见低回声病变,呈楔形,尖端指向肺门,基底朝向胸膜,边界尚清,与肺栓塞无法鉴别;B:胸膜下肺实变超声造影,示病灶在肺动脉期出现造影剂灌注,至造影剂注射后 21s,病灶呈均匀高增强,除外肺栓塞的诊断

脏的超声检查可用于急性右心负荷过重及肺动脉高压的评估。三者联合使用可使肺栓塞诊断的敏感性达到 90%。

思考练习题

女性,76 岁,主因"左髋外伤后 20 天,呼吸困难 4 天"入院。

患者 20 天前外伤致左股骨粗隆间骨折,卧床保守治疗。4 天前,患者用力排便后突然出现呼吸困难,并进行性加重,无咯血、胸痛、黑矇、晕厥,就诊于我院,测经皮血氧饱和度 88%,查体左下肢肿胀明显,P2 亢进。声像图见 ER6-6-1。

ER6-6-1 思考练习题声像图

1. 描述声像图表现?
2. 诊断与鉴别诊断?
3. 该患者还需进行哪些辅助检查,可能存在哪些阳性发现?
4. 本病的治疗原则有哪些?

(崔立刚)

参 考 文 献

1. Squizzato A,Rancan E,Dentali F,et al. Diagnostic accuracy of lung ultrasound for pulmonary embolism:a systematic review and meta-analysis. J ThrombHaemost,2013,11(7):1269-1278.
2. Zechner PM,Seibel A,Aichinger G,et al.[Lung ultrasound in acute and critical care medicine]. Anaesthesist,2012,61(7):608-617.
3. Jiang L,Ma Y,Zhao C,et al. Role of transthoracic lung ultrasonography in the diagnosis of pulmonary embolism:a systematic review and meta-analysis. PLoS One,2015,10(6):e0129909.

第七节 肺 肿 瘤

一、临床概况

肺肿瘤(pulmonary tumor)以原发性支气管肺癌最常见。支气管肺癌起自支气管黏膜上皮或腺体,组织学上可分为鳞状细胞癌、腺癌、小细胞未分化癌和大细胞未分化癌。按肿瘤发生的位置,可将其分为中央型、周围型和弥漫型三种类型。由于超声检查只能在无含气组织阻碍声束传播的情况下进行,因此仅有周围型肺癌以及中央型肺癌合并外周肺组织实变时,适用于超声扫查。

其他肺部肿瘤包括转移瘤和错构瘤、炎性假瘤等少见良性病变。

近 5% 的肺癌患者无症状,仅在胸部影像学检查时发现,绝大多数患者或多或少可表现出与肺癌相关的症状和体征,如刺激性干咳、痰中带血、胸痛、呼吸困难等。

在肺肿瘤的影像学评价中,CT 和 MRI 能够提供整个胸部的全部信息,在疾病分期分级和制订治疗方案中具有重要作用。超声多在其他影像学结果已知后进行,提供病变相关的附加信息,在以下几个方面做有针对性的检查：①鉴别肿瘤的良恶性；②超声引导下穿刺活检；③帮助疾病分级，判断是否能进行手术切除（表6-7-1）；④监测治疗效果；⑤观察血管性并发症。

表 6-7-1　肺肿瘤的超声 TNM 分期

TNM 分期	超声检查所见
T1	肿瘤≤3cm，延伸至肺的边缘区域
T2	肿瘤>3cm，侵犯脏层胸膜，出现局部肺不张
T3	肿瘤侵犯胸壁、膈肌、壁层心包，出现完全性肺不张
T4	肿瘤侵犯纵隔、心脏、大血管，出现恶性胸腔积液
N1	支气管内镜超声见同侧支气管周围淋巴结
N2	经食管超声见同侧纵隔和（或）隆凸下淋巴结
N3	锁骨上淋巴结
M1	腹部和软组织等的远隔转移

二、声像图表现

邻近胸膜表面的周围型肺癌多表现为类圆形的低回声肿物，病变内无支气管充气征，瘤体后方常伴有后方回声增强。当肿瘤体积较大时可呈中等回声或混合回声，其中的强回声可能是由内部出血、坏死所致，癌性空洞则表现为外壁不规则的无回声区。邻近肺门的中央型肺癌合并周围肺组织实变时，肿瘤位于三角形不张的肺组织顶端，表现为被实变肺组织包绕的低回声肿块。

在肿物良恶性的鉴别方面，可从以下几个方面进行：

1. 肺表面轮廓　肺表面轮廓在胸腔积液的衬托下可清晰显示。恶性病变的肺表面由于被癌组织侵犯可表现为凹凸不平的不规则形，但良性炎性浸润时不会引起肺表面轮廓的不光滑。

2. 肿物与周围含气肺组织间的边界　与炎性病变不同，恶性肿瘤内部无通气，因此与周围含气的肺组织之间分界通常非常清晰。有时可见指状或流苏状突起突入邻近正常肺组织内，这是浸润性生长的征象。

3. 是否侵犯周围结构（胸膜、膈肌、心包等）　当胸膜正常结构消失且肿瘤失去随呼吸运动的肺滑动征时，高度提示肿瘤侵犯的范围已达到胸膜和邻近结构，是恶性肿瘤侵袭性生长的结果。胸膜受到恶性肿瘤侵犯后通常会导致局部疼痛，因此对疼痛区进行有目的的扫查有助于早期诊断。虽然炎症性疾病也常伴有胸膜受累，但是炎性浸润的组织内基本解剖结构依然存在，结合患者的临床症状和细菌学检查，不难做出诊断。

以肝脏做声窗，通常可完整地观察到右侧膈肌；而左侧膈肌需要以胸腔积液或左肺肿瘤做声窗才能观察到。此外，对肿瘤和心包关系的判断对于制订治疗方案也十分重要。

4. 是否破坏正常组织结构　恶性肿瘤对正常支气管分支和血管具有破坏作用，且常伴有肿瘤自身新生血管的形成，在彩色多普勒上表现为走行扭曲、内径粗细不均的血管，多位于肿瘤周边区域。

5. 超声造影　肺与肝脏相似，具有双重血供，即肺动脉和支气管动脉供血。基于肺部血供特点，超声造影动脉期可分为肺动脉期和支气管动脉期。由于不同病变在不同时相表现有差异，肺癌以支气管动脉为主要血供来源，炎性病灶则以肺动脉血供为主，这是利用超声造影的增强时相和强度来鉴别肺脏结节良恶性的基础。此外，相比于常规超声，超声造影对血流的敏感性更高，能更好地反映病灶的微灌注特点，更准确地判断病灶的血供情况，如血供的多少、部位、是否存在坏死区等，还可判断病变的血供来源，引导穿刺活检。

一般地，造影剂到达实变区的时间少于10s时提示病变区为肺动脉供血，到达时间超过10s则提示病变为支气管动脉供血。对于存在心肺基础疾病的患者，肺动脉造影剂到达时间可能会长于10s。因此，有研究提出利用病变区增强时间与周围肺组织增强时间差进行判断，如果病变区造影剂增强时间晚于正常肺组织，两者时间相差大于2.5s，则认为病变为支气管动脉供血，如果两者时间差小于2.5s则为肺动脉供血。这种评估方式不受患者心肺功能影响，更有参考价值（ER6-7-1）。多数研究结果表明，肺癌的增强时相大多开始于支气管动脉期，增强强度低于不张的肺组织。另有少部分周围型肺癌的超声造影表现为肺动脉期开始增强，支气管动脉期增强更为明显，提示少数病灶可能存在双重血供。

ER6-7-1　肺癌超声造影显示病灶在支气管动脉期自胸壁侧向肺门侧迅速增强

三、诊断与鉴别诊断

超声是肺肿瘤影像学评价中的重要补充手段，但有时难以与炎症、结核、梗死灶等其他肺实变病变相鉴别。超声引导下穿刺活检对于周围型肺肿瘤组织病理的获得明显优于支气管镜检查，与X线、CT辅助的经皮穿刺活检相比，更加简单、快速，且无辐射，已逐渐在临床中得到广泛应用。

思考练习题

男性，60岁，主因"咳嗽，痰中带血丝2个月"入院。

患者2个月前无诱因开始咳嗽，痰中带血丝，无发热、胸痛、呼吸困难，胸部CT示右肺上叶后段周围型结节，直径1.5cm。既往长期大量吸烟，就诊于我院。体检肺部无明显异常体征，右侧锁骨上区可及肿大淋巴结。声像图见ER6-7-2。

ER6-7-2　思考练习题声像图

1. 描述声像图表现？
2. 诊断与鉴别诊断？
3. 该患者若进行超声造影检查，可能存在哪些阳性发现？
4. 该患者右锁骨上淋巴结在声像图上可能有何种表现？

（崔立刚　刘畅）

参 考 文 献

1. Goeckenjan G, Sitter H, Thomas M, et al. Prevention, diagnosis, therapy, and follow-up of lung cancer. Interdisciplinary Guideline of the German Respiratory Society and the German Cancer Society-Abridged Version. Pneumologie, 2011, 65(8): e51-75.
2. Gorg C. Transcutaneous contrast-enhanced sonography of pleural-based pulmonary lesions. Eur J Radiol, 2007, 64(2): 213-221.
3. Liao WY, Chen MZ, Chang YL, et al. US-guided transthoracic cutting biopsy for peripheral thoracic lesions less than 3cm in diameter. Radiology, 2000, 217(3): 685-691.
4. 王洲, 杨薇, 严昆. 肺部病变超声造影应用进展. 中华医学超声杂志(电子版), 2013, 10(4): 267-268.

第八节　肺间质综合征

一、临床概况

肺间质综合征(pulmonary interstitial syndrome)不是一种独立的疾病，而是多种疾病所致的一类综合征，在危重症患者中几乎总与急性肺水肿相关。各种原因导致的肺内组织液生成和回流平衡失调，使得大量液体在短时间内从毛细血管外渗，积聚在肺泡和肺间质内，造成肺通气与换气功能的严重障碍。

在病理上，可将肺水肿分为间质期、肺泡壁期和肺泡期。间质期是肺水肿的最早表现，液体局限在肺泡外血管和传导气道周围的疏松结缔组织中，支气管、血管周围腔隙和叶间隔增宽，淋巴管扩张。液体进一步潴留即进入肺泡壁期，液体积聚在厚的肺泡毛细血管膜一侧，肺泡壁进行性增厚。发展到肺泡期时，充满液体的肺泡壁会丧失其原有正常形态，出现皱褶。

肺水肿可影响肺的顺应性、弥散、通气/血流比值和呼吸类型，间质期最轻，肺泡期最重。间质性肺水肿主要由于弥散距离增加而影响氧的弥散，肺泡性肺水肿则可严重影响通气/血流比例。

典型的间质性肺水肿在胸片上表现为肺血管纹理模糊、增多，肺门影不清，肺透过度降低和肺小叶间隔增宽。双下肺肋膈角处可见Kerley B线。肺泡性肺水肿主要表现为小片状致密影，可弥漫或呈局限性分布，也可表现为自肺门向外扩展的蝴蝶状阴影。有时可伴少量胸腔积液。

二、声像图表现

由于肺间质和肺泡内液体量增加，使得肺组织气-液比例发生变化，在超声声像图上形成了特征性的B线。B线的形成原因在本章第一节中已有介绍，此处需要再次特别强调B线的特征：它起于胸膜线并与之垂直，呈放射状延伸至图像深方，随呼吸呈往复运动。有人将B线描述为激光样边界清晰的短线状高回声，其宽度不超过胸膜线宽度的1/10。B线很长，延伸至屏幕边缘而无衰减，图像深度可达17cm。根据B线间的距离，又可将B线细分为B7线和B3线(图6-8-1)。B7线指B线间的间隔6~7mm，恰为胸膜下两个小叶间隔之间的距离，超声显示的B7线对应于X线胸片所示的

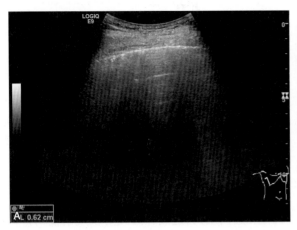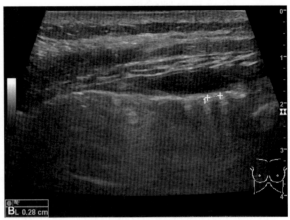

图 6-8-1　B7 线与 B3 线

A：B7 线；B：B3 线

Kerley B 线。当 B 线间隔为 3mm 时,称作 B3 线,代表肺间质综合征达到一定程度。B3 线对应于 CT 所示的肺脏磨玻璃样区域。

B 线的数量由肺通气功能障碍的程度所决定。当相邻两肋之间存在多条 B 线时,肋骨影与 B 线共同形成肺火箭征(图 6-1-11B)。研究表明,肺火箭征诊断肺间质综合征的敏感性和特异性均为 93%。肺火箭征可以局限性存在,也可散在分布于单侧或双侧肺内;双肺弥漫性改变常由心源性肺水肿、急性肺损伤/急性呼吸窘迫综合征(ALI/ARDS)、肺间质纤维化或弥漫性肺炎等造成;局灶性改变常提示肺炎、肺挫伤或肺不张的可能。

三、诊断与鉴别诊断

急性肺水肿是一种常见的临床危重症,病情变化快,病死率高,在超声上表现为易于识别的特征性 B 线。一旦证实存在急性肺水肿,应结合患者的病史、临床表现和相关辅助检查,明确病因,尽早开始治疗。其中,心源性肺水肿和 ARDS 均可表现为弥漫性 B 线,常常难以鉴别。当出现病变部位肺滑动征减弱或消失,和(或)合并肺实变时,提示 ARDS 可能性大。此外,心源性肺水肿时 B 线多位于前胸壁,而 ARDS 时 B 线一般出现在侧胸壁和背部。ARDS 后期可出现肺泡实变,而心源性肺水肿经过及时治疗后 B 线很快消失,一般无肺泡实变征象。

思考练习题

女,74 岁,主因"间断呼吸困难 35 年,加重伴下肢水肿 4 天"入院。

患者 35 年前出现重体力活动后呼吸困难,后患者逐渐出现活动耐力下降,近 10 余年间,患者多次因上呼吸道感染后出现呼吸困难加重,夜间无法平卧,伴双下肢水肿就诊于当地医院。4 天前,患者因劳累后出现静息状态下呼吸困难,夜间无法平卧,端坐呼吸,伴双下肢水肿、腹胀、食欲减退,就诊于我院。查体双肺可闻及细湿啰音,双下肢重度水肿。声像图见 ER6-8-1。

ER6-8-1　思考练习题声像图

1. 描述声像图表现?
2. 诊断与鉴别诊断?
3. 该患者若进行超声心动图检查,可能存在哪些阳性发现?
4. 本病的治疗原则有哪些?

(崔立刚　刘畅)

参考文献

1. Copetti R,Soldati G,Copetti P. Chest sonography:a useful tool to differentiate acute cardiogenic pulmonary edema from acute respiratory distress syndrome. Cardiovasc Ultrasound,2008,6:16.
2. Richards JR, McGahan JP. Focused assessment with sonography in trauma(FAST) in 2017:what radiologists can learn. Radiology,2017,283(1):30-48.
3. 刘畅,崔立刚. 肺部超声在危重症中的临床应用. 中华诊断学电子杂志,2017,5(3):145-148.

4. Trovato GM, Catalano D, Sperandeo M. Assessment of lung ultrasound artifacts (B-lines):incremental contribution to echocardiography in heart failure? JACC Cardiovasc Imaging,2014,7(6):635.

5. Volpicelli G, Skurzak S, Boero E, et al. Lung ultrasound predicts well extravascular lung water but is of limited usefulness in the prediction of wedge pressure. Anesthesiology,2014,121(2):320-327.

6. Platz E, Lattanzi A, Agbo C, et al. Utility of lung ultrasound in predicting pulmonary and cardiac pressures. Eur J Heart Fail,2012,14(11):1276-1284.

7. Volpicelli G. Interpreting lung ultrasound B-lines in acute respiratory failure. Chest,2014,146(6):e230.

第九节　回顾、现状与展望

1986年,超声首次用于诊断马匹气胸,随即便在人类中应用。肺脏超声的先驱是法国重症监护医师 Daniel A. Lichtenstein,在一系列的革新性文章中,他定义了肺脏超声的检查范围、临床应用和专业术语并沿用至今。

肺脏超声的需求源于胸部 X 线片的内在局限性,在过去几十年中,后者一直是肺脏病变的标准初始影像学检查方法。作为一种静态影像学检查,胸部 X 线片的发现通常迟于患者的临床表现(有时可能长达24小时)。同时,对于仰卧位患者,胸部 X 线片常因无特异性表现而不具有诊断价值。另外,床旁胸片费时费力。

与此相反,肺脏超声能够在床旁快速进行,也能够在治疗过程中多次应用以评估治疗效果,而无需增加患者不必要的放射线暴露。肺脏超声可快速地进行目标引导扫查,事半功倍。在通气状态评估、气胸、胸腔积液、肺间质综合征等的诊断方面,肺脏超声已被证实优于仰卧位床旁胸片,与胸部 CT 相当。

随着超声造影剂在临床各领域的广泛应用,超声造影在肺部疾病中的应用价值受到越来越多的关注。肺脏接受肺动脉和支气管动脉的双重供血。肺动脉是肺的功能动脉,占肺脏血液循环的95%以上,其主要功能是完成气体交换。支气管动脉来自体循环,是肺的营养血管,主要营养气管、支气管、肺动脉、肺泡、肺间质和脏层胸膜。支气管动脉和肺动脉之间存在广泛的吻合支,正常情况下吻合支处于关闭状态,但在肺动脉阻塞和极度缺氧状态下时,吻合支就会大量开放。区分支气管动脉供血和肺动脉供血对肺部病变的鉴别诊断具有重要意义。

肺部疾病超声造影的适应证是胸膜下及以胸腔积液做声窗能够显示的病变。一般在常规超声的基础上,通过对造影开始增强时间、达峰时间、增强持续时间、开始消退时间、消退完全时间、增强模式、增强程度等进行综合分析,判断病变的性质。其中,各项时间参数为相对客观参数,相比较下,增强程度的判断具有一定的主观性。目前,增强程度的判断只能通过与体内参照做比较,以区分是低增强还是高增强。有学者指出,脾脏可以作为较理想的体内参照,因为脾脏具有呈均匀性增强的特异性,且与肝脏相比,脾脏发生的病理性改变也很少。

多数研究显示,肺癌增强开始于支气管动脉期,而炎症性病变增强则开始于肺动脉期,开始增强时间对于肺癌和肺感染性疾病具有一定鉴别意义。还有学者对达峰时间、增强持续时间等进行了研究,结果显示在不同个体之间变异较大,目前尚不能确定其在肺占位性病变鉴别诊断中的应用价值。此外,肺癌可以表现为均匀增强、不均匀增强,其增强程度也可以是高增强或低增强的,各种不同病理类型的肺癌和转移瘤之间没有各自特异性表现。

除肺部病变诊断和鉴别诊断外,超声造影在超声引导下穿刺活检中也具有重要作用。超声引导下肺周围型病变的穿刺活检由于简单易行,且不受辐射而越来越得到广泛应用,其取材满意率在96%以上。然而,随着肿瘤体积的增大,内部坏死组织的比例明显增加,由于常规超声不能准确区分坏死区域与有活性区域,使得取材满意率明显下降。超声造影对于病灶内部不同区域的显示优于常规超声,其主要优势在于血供的显示,选择血供丰富的区域取材易取得满意的样本,提高取材满意率。

(崔立刚　吕国荣)

参 考 文 献

1. Richards JR, McGahan JP. Focused assessment with sonography in trauma (FAST) in 2017:what radiologists can learn. Radiology,2017,283(1):30-48.

2. Pagano A, Numis FG, Visone G, et al. Lung ultrasound for diagnosis of pneumonia in emergency department. Intern Emerg Med,2015,10(7):851-854.

3. Xirouchaki N, Kondili E, Prinianakis G, et al. Impact of lung ultrasound on clinical decision making in critically ill patients. Intensive Care Med,2014,40(1):57-65.

4. Xirouchaki N, Magkanas E, Vaporidi K, et al. Lung ultra-

sound in critically ill patients: comparison with bedside chest radiography. Intensive Care Med, 2011, 37 (9): 1488-1493.

5. Aberle DR, Berg CD, Black WC, et al. The national lung screening trial: overview and study design. Radiology, 2011, 258(1): 243-253.

6. Sartori S, Postorivo S, Vece FD, et al. Contrast-enhanced ultrasonography in peripheral lung consolidations: What's its actual role? World J Radiol, 2013, 5(10): 372-380.

7. Via G, Storti E, Gulati G, et al. Lung ultrasound in the ICU: from diagnostic instrument to respiratory monitoring tool. Minerva Anestesiol, 2012, 78(11): 1282-1296.

第七章 腹部急重症超声

第一节 超声检查技术、方法与内容

腹部急重症超声(abdomen ultrasound in the critically ill)有别于传统超声,它便于临床医师随时评估危重症患者病情、对危及生命的急诊疾病做出快速的诊断、引导临床侵入性操作及指导相关急诊状况的处置等。腹部急重症超声的广泛应用提高了急诊患者的诊治效率,有效降低了侵入性操作并发症的发生率。传统的超声检查更加注重某个脏器病变的检查和描述,而急重症超声则从临床出发,有目的地对急诊患者进行重点扫查,对患者的疾病状态和脏器功能状况做出更为直观的评价,并根据检查结果对患者的进一步治疗和处置提出指导意见。由于超声具备方便、快捷、低成本、无创、无辐射、可重复检查的优势,目前已经成为急救医学的一种重要的辅助检查技术。急诊工作的性质和特点决定了从事急诊超声工作的医务人员在诊疗疾病时要做到准确、快捷,这就要求医务人员既要有精湛的超声诊断技术,又要有良好的心理素质,做到忙而不乱、快而有序。除了具备超声诊断专业知识外,还应当了解甚至掌握应有的临床知识。比如,对于急腹症患者要了解腹痛的时间、腹痛的性质、腹痛的部位及既往史,对女性患者要了解月经史、流产史。同时,还要具备一定的临床体格检查技能,如怎样望诊巩膜黄染、贫血貌,怎样触诊墨菲征,怎样叩诊移动性浊音,怎样听诊肠鸣音、血管杂音等,只有这样才能保证超声诊断结果的误诊少,准确率高。腹部急重症超声检查方法及内容简述如下。

一、消化系统急重症超声检查方法及内容

超声检查是目前首选的消化系统影像学检查方法,是消化系统检查最常用的诊断技术之一,适用于肝脏、胆囊、脾脏、胰腺和胃肠等脏器的检查。

(一)超声检查体位

1. 仰卧位 患者仰卧,平静呼吸,两手置于头的枕部两侧,以使肋间距离增大,便于探测。此体位下,可经剑突下、右肋缘和右肋间途径探查肝脏、胆囊及胰腺,为最主要的体位。检查脾脏时,可将探头置于左侧腋后线附近作冠状、前倾冠状扫查,以显示脾脏最大长径、厚径和脾门血管。

2. 左、右侧卧位 患者向左侧卧位,经肋间途径便于观察肝右后叶病变。左侧卧位可提高肝外胆管的显示率,对观察胆囊颈部结石及追踪肝外胆管中、下段病变有良好效果。当腹腔气体较多影响超声显示胰腺时,可取侧卧位,使气体流向胃底或结肠曲。左侧卧位下可探测胰头,右侧卧位时探测胰体及胰尾。右侧卧位时,将探头置于右胸壁第9~11肋间处,沿脾的长轴可显示脾的纵断面。

3. 半卧位 肥胖体型及腹腔积液、腹部胀气的患者,其肝下缘往往在肋下缘之上,半卧位可使整个肝脏位置降低,嘱患者深吸气后屏气,此时在肋缘斜切可探测到肝脏。对于胆囊位置稍高的患者,半卧位有利于观察胆囊结石的移动或泥沙结石的沉积层,同时也利于观察胆囊底部病变。

(二)超声检查方法

1. 剑突下途径 在剑突下做切面扫查,可显示左叶的各个纵切面及其与腹主动脉、下腔静脉、胰腺头部及体部等组织的关系(图7-1-1)。如将探头上移,则可显示左叶上缘、横膈及心脏等。

2. 右肋缘下途径 在右肋缘下方扫查,可从不同角度观察肝右叶斜切面图像,测量右叶的最大斜径。在肋缘下的垂直扫查,可观察到平静呼吸及深吸气时,肝右叶在肋缘下的大小,亦可显示从第一肝门至第二肝门处的一系列切面。探头置于右肋缘下,与肋弓基本垂直,让患者适当深吸气时,左右侧动探头,可以显示较完整的胆囊长轴断面。以此断面为基准,做胆囊的纵断面和横断面扫查,可显示胆囊内部结构及其周围组织关系。

3. 右肋间途径 自右锁骨中线第4或第5肋间开始,自上而下逐一观察各个肋间的斜切面和横

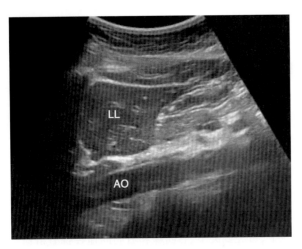

图 7-1-1　经腹主动脉肝左叶矢状切面
剑突下纵断面扫查,显示正常肝脏左叶及其后方
无回声腹主动脉
AO:腹主动脉;LL:左肝

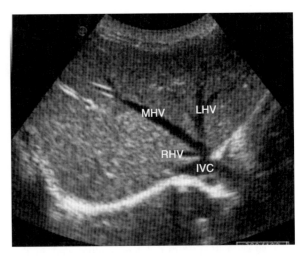

图 7-1-2　经第二肝门横切面显示肝及 3 支肝静脉
LHV:肝左静脉;MHV:肝中静脉;RHV:肝右静脉;
IVC:下腔静脉

切面,测量肝右叶之前后径。还可进行肋间纵切扫查,有助于寻找胆总管、主门静脉的全程及肝圆韧带等结构,对肝脏的分叶定位亦十分有利。探头置于第 6~9 肋间扫查,可显示右前叶和肝后叶内胆管及肝总管的纵断面,同时可清晰显示胆囊结构,特别是对肥胖患者非常有效。

4. 左肋间途径　这是观察脾脏形态、内部结构及脾脏血管的最常用途径。探头移至左侧第 8 或第 9 肋间扫查,显示脾脏纵断面及脾门区血管、脾脏及左肾的冠状断面图。调整探头角度,可获取近乎是脾脏长轴的斜切面。

（三）正常声像图表现

1. 肝脏　正常肝脏的外形在肝脏横切面上近似楔形,右侧厚而大,左侧小而薄。在纵切面上,肝的形态略呈三角形。正常肝脏轮廓光滑、整齐,轮廓线由含纤维结缔组织的肝包膜形成,呈一条纤细线状、光滑的强回声围绕整个肝脏。膈面呈弧形,肝的脏面内凹或较平坦,边缘锐利。正常肝实质灰阶呈弥漫性均匀一致分布的中低水平的点状回声,肝周围是由被膜形成的界面,表现为线状强回声。在肝横断面图像上,常可在左内叶与左外叶之间见到肝圆韧带的横断面,呈圆形强回声。肝左叶与尾状叶之间,可见到由静脉韧带所致的线状强回声。超声扫查的重点是观察肝脏大小、形态,实质回声的强度和均匀性,局部有无异常回声,肝内血管走向及腔内回声有无异常,门脉主干内径、流速、流量及频谱分析,应注意有无门脉扩张、异常频谱、血流信号中断等改变,注意肝静脉的内径、腔内回声有无异常,局部有无狭窄及血流频谱,注意门静脉侧

支及门体侧支情况等(图 7-1-2)。

2. 胆道系统　腹痛是最常见的症状,胆囊疾病是常见病因之一。急诊胆囊超声检查主要是为了鉴别胆道结石、胆囊炎及肝胆系统疾病。在许多病例中,急诊超声检查对胆囊疾病具有诊断意义。正常胆囊纵切面呈梨形,横切面呈圆形或椭圆形。正常胆囊轮廓清晰,囊壁回声较肝略高,囊壁光滑整齐,胆囊腔内呈无回声,后方回声增强,侧壁可有边缘折射声影,显示为典型的囊性结构(图 7-1-3)。肝外胆管分为上、下两段,上段与门静脉伴行,下段与下腔静脉伴行。肝外胆管上段因为有肝脏作为透声窗,并且有伴行的门静脉作为解剖标志,因此易于显示。肝外胆管下段位置较深不易显示,采用探头加压扫查、饮水或超声造影成像剂充盈胃和十二指肠等方法可提高显示率。

3. 脾脏　正常脾脏轮廓清晰,表面光滑整齐,实质回声均匀细腻,回声强度一般稍低于正常肝组织(图 7-1-4)。脾前缘可探及脾切迹,外侧缘呈向外突的弧形、和膈肌相贴,外侧缘的上方易受肺部气体影响。内侧缘中部向内凹陷为脾门,可探及数条管状结构进出,为脾动脉、静脉。脾门处脾静脉内径<9mm,脾动脉较细,二维超声不易显示。彩色多普勒则能显示脾动脉、静脉的血流及其流速。超声扫查重点观察脾脏大小、形态,回声的强度和均匀性,局部有无异常回声,脾静脉的内径、腔内回声有无异常、局部有无狭窄及血流频谱情况等。

4. 胰腺　正常胰腺长轴切面可分为蝌蚪形、哑铃形和腊肠形三种形态,蝌蚪形为胰头大,胰尾

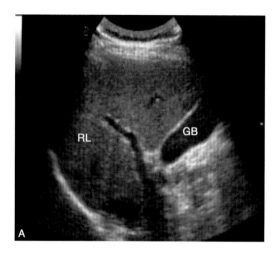 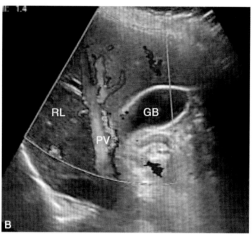

图 7-1-3　胆囊及门静脉声像图
右肋缘下斜切面显示胆囊及门静脉
GB:胆囊;RL:右肝;PV:门静脉

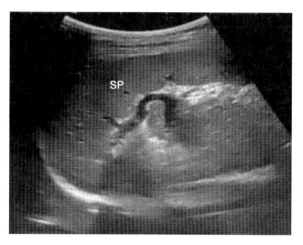

图 7-1-4　正常脾脏的二维超声声像图
左肋间扫查,显示脾脏形态、内部结构及脾门结构
SP:脾

小;腊肠形头、颈、体、尾厚度相似;哑铃形颈部细窄,头部和体尾部厚度大。胰腺无包膜回声,其轮廓的显示主要取决于胰腺和邻近脏器及周围脂肪组织,一般胰腺边缘平滑整齐。胰腺实质内部为均一的点状回声,比肝实质回声稍高且较粗糙,回声可随年龄增加而改变。超声扫查时应首先确定脊柱及其前方的下腔静脉、腹主动脉、肠系膜上动(静)脉,再寻找横跨于腹主动脉和肠系膜上动脉前方水平走行的脾静脉,在脾静脉的前方即可显示胰腺的长轴断面(图 7-1-5)。脾静脉是识别胰腺的标志。

5. 胃肠　由于胃肠道气体的干扰,常规的腹部超声检查难以显示胃肠微小病灶及早期病变的声像图,对腹部可触及的胃肠病变或在没有气体干扰时,超声可作为急重症胃肠疾病临床诊断的辅助方法。

胃部超声扫查时,依次从胃近端食管末端贲门连接处、胃底、胃体到幽门与十二指肠连接部连续扫查。确定胃的位置、体积大小、形状,胃壁厚度、层次,扩张、蠕动及排空情况。胃前后、左右毗邻脏器有肝、胆、脾、肾、胰、肠管及腹腔相关部位。发现胃内异常回声,应仔细检查病灶的位置、大小、形状、边缘、性质,侵犯胃壁层次、深度,周围有无肿大的淋巴结,毗邻脏器肝内外有无转移,盆腹腔有无种植或腹腔积液。正常胃多呈长圆形,边缘清晰,胃壁层次结构显示完整,胃腔可见气体的强回声反射(图 7-1-6)。胃壁的声像图分五层,即三层强回声带,其间夹有两层低回声,从内向外与解剖结构相对应的是:第一层强回声带为黏液层及黏膜浅层与胃内液体的界面反射;第二层低回声带为黏膜固有层、黏膜肌层;第三层强回声带为黏膜下层;第四层低回声带为肌层,是胃壁最厚的一层;第五层强回声带为浆膜层。正常人胃壁的厚度为 3~5mm。

肠道超声扫查,检查前需排便、排气、适度充盈膀胱。超声探头沿着大肠的走行方向,由右下腹连续扫查到左下腹及耻骨上区,仔细顺序检查;发现异常时详细记录病变部位、大小、形态、回声性质。回盲部或阑尾病变部位较深,为获得清晰的图像可局部加压检查。正常阑尾超声较难显示,婴幼儿、体瘦者可于右下腹探查到长轴为蚯蚓状、短轴为圆环状、与盲肠相连的阑尾回声(图 7-1-7)。

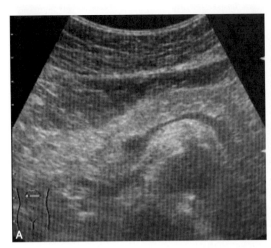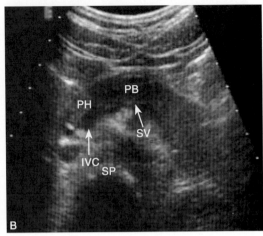

图 7-1-5 正常胰腺长轴切面
A:经上腹部横切显示正常胰腺长轴声像图;B:正常胰腺与周围组织关系
PH:胰头;PB:胰体;IVC:下腔静脉;SV:脾静脉;SP:脊柱

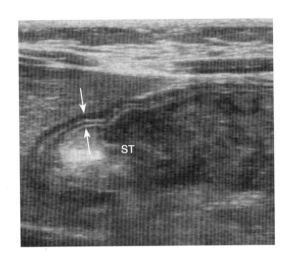

图 7-1-6 正常胃声像图(箭头
之间为胃壁回声)
ST:胃

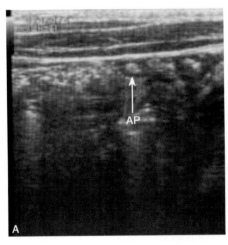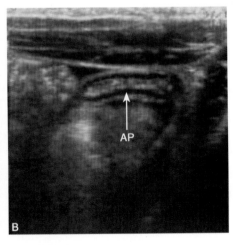

图 7-1-7 正常阑尾声像图
A:阑尾横切面声像图;B:阑尾纵切面声像图
AP:阑尾

二、泌尿系急重症超声检查方法及内容

肾脏和尿路的急重症超声检查可以界定肾脏和尿路是否有病理改变,最基本的目的在于对梗阻性尿路疾病和急性尿潴留做出评价。

(一)检查体位及检查方法

1. 肾脏检查　仰卧位可做肾的冠状断面、肾长轴与短轴断面检查,侧卧位可行肾冠状断面、纵断面及斜向断面检查。可经背部检查,又可经腹部和侧腰部检查,充分显示肾上极与肾下极,同时观察肾门、肾与毗邻脏器和病变的关系等;俯卧位适用于经背部行肾长轴与短轴断面检查。以上检查体位各有优缺点,应根据病情和实际情况使用。不论采用何种体位和探测途径,都应缓缓移动探头进行纵断、横断加冠状切面扫查,以免遗漏小的病灶。在肾门水平检查时,需注意肾血管及附近有无肿物和淋巴结肿大。

2. 输尿管检查　通常取仰卧位和俯卧位,做肾脏的冠状或纵向扫查,观察有无肾积水。沿输尿管长轴方向向下追踪至髂嵴,可显示上段输尿管。探查下段输尿管时,先找到髂动脉,再把探头转向与输尿管长轴一致的方向,向下扫查至膀胱,再行纵断扫查。横扫时,在膀胱后方两侧可见圆形的小无回声。输尿管断面纵切时,可见输尿管膀胱段,直至输尿管的出口处。

(二)正常肾脏、输尿管声像图表现

1. 肾脏体积　正常肾脏的超声测值与大体解剖近似,即长径 10～12cm,宽径 5～6cm,厚径 3～4cm。正常肾的大小均略有差异,一般男性肾脏大于女性肾脏,左肾大于右肾。超声测量时,由于切面不同,可能会产生一定误差。在影像学诊断中,并不因肾脏大小稍有差异而影响诊断结果,只有肾脏体积显著改变时,才有诊断价值。

2. 肾脏轮廓　肾脏的轮廓线是由肾周筋膜及其内外脂肪的存在而形成的。声像图呈明亮的强回声带围绕整个肾脏。因肝脾与肾之间脂肪层较薄,其上极强回声带较细。下极强回声带较粗,因该处脂肪层较厚,肥胖者的脂肪层可增厚到 1.5～2.0cm,而极度消瘦者则可完全缺如,以致肾轮廓线不明显。

3. 肾脏实质回声　肾实质包括皮质和髓质,表现为实质性回声,为细小均匀的低回声光点,皮质回声较髓质回声略强。髓质内锥体为圆形或三角形低回声区,底部向外,尖端向内,呈放射状排列在集合系统周围。

4. 肾窦回声　肾窦回声是肾窦内各种结构的回声综合,包括肾盂、肾盏、血管和脂肪等组织的回声,故又称集合系统回声。表现为略呈椭圆形的强回声区,边缘不整齐,分布亦不均匀,中央可呈细条形液性暗区,宽度通常在 1cm 以内。

5. 彩色多普勒　应用彩色多普勒血流显示技术,能清楚显示肾内动静脉(图 7-1-8)。肾动脉自肾门进入肾脏,在肾内显示五支肾动脉分支以及由此分出的弓形动脉。相应的肾内静脉和肾静脉主干同时显示。应用脉冲多普勒技术可得到各段肾动脉、静脉的血流频谱,测得各段肾动脉的收缩期最大流速、平均流速、阻力指数和搏动指数等。正常的肾动脉血流频谱呈迅速上升的收缩期单峰,随之为缓慢下降的舒张期平坦延长段,其阻力指数 <0.60。

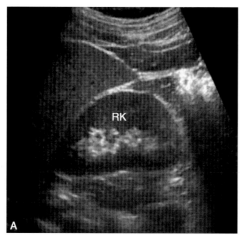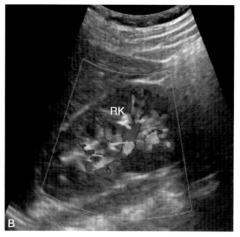

图 7-1-8　正常肾脏声像图
A:正常肾脏二维声像图;B:正常肾脏彩色多普勒声像图
RK:右肾

6. 输尿管 正常输尿管呈回声较高、上下走行的细管状结构，内径窄小，超声不容易显示。仅可在瘦弱体形或肾外型肾盂者，才易显示肾盂输尿管连接部和输尿管腹段的上端。

三、腹部大血管急重症超声检查方法及内容

超声检查可作为腹部大血管急重症的首选检查方法。超声检查可以快速判断是否存在腹主动脉瘤和远端内膜剥离情况，还可以用来明确或排除腹主动脉瘤是否累及肾动脉。如果怀疑是胸主动脉瘤或近端内膜剥离，也可通过经胸超声或其他检查来明确诊断。对于已经明确腹主动脉瘤的患者，也可以对腹腔积液进行评估。

（一）检查方法

进行腹部血管检查，患者宜空腹，但无需严格限制。进行盆腔血管检查时，患者需足量饮水、憋尿，使膀胱充盈。仪器常规使用 3.5MHz 的凸型探头为佳，体瘦者可选用 5.0MHz 的探头，肥胖者和位置深的血管可采用 2.0MHz 探头。

1. 腹主动脉 腹正中纵切和横切扫查是检查腹主动脉的常用切面，深吸气后屏气利用下移的肝脏作透声窗，有助于腹主动脉上段的检查；探头加压可消除部分肠道气体的干扰，也有助于检查。注意动脉瘤处不宜加压。肥胖、肠胀及大量腹水患者可导致该切面检查不满意甚至失败，此时可采用右侧卧位下左侧腰部冠状面扫查，利用脾、肾作透声窗来显示腹主动脉。

2. 肾动脉 使用腹正中横切扫查、右前腹肋间或肋缘下横切扫查或侧腰部冠状面扫查，观察肾动脉主干血流充盈情况和有无紊乱血流，测量其收缩期峰值流速和舒张末期流速。过度肥胖、肠气等影响因素可使肾动脉检查失败。

3. 肠系膜动脉 肠系膜动脉包括腹腔动脉、肠系膜上动脉和肠系膜下动脉。腹腔动脉恰位于肝尾状叶下方、肠系膜上动脉和胰腺的上方，纵切显示其与腹主动脉垂直或与腹主动脉形成向头侧的夹角，横切显示腹腔动脉及其分支。

（二）正常声像图表现

1. 腹主动脉 纵切腹主动脉呈管状无回声区，横切为一圆形无回声区，体瘦者可显示管壁的三层结构（图 7-1-9）。动脉内径自上而下逐渐变小，随年龄增大而增宽，男性明显大于女性。CDFI：血流为层流，流向足侧，近心段舒张期血流有一定程度的正向血流，而远心段舒张早期存在反向波。

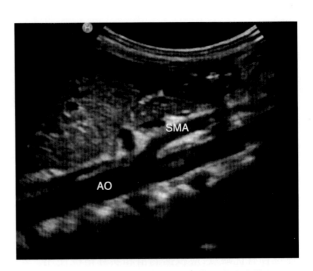

图 7-1-9 正常腹腔动脉及肠系膜上动脉声像图
AO：腹主动脉；SMA：肠系膜上动脉

2. 腹腔动脉和肠系膜上动脉 腹腔动脉位于肝尾状叶下方、肠系膜上动脉和胰腺上方。横切时，腹腔动脉的分支呈"海鸥征"，左翅膀是脾动脉，右翅膀是肝总动脉。肠系膜上动脉起始部在腹腔动脉起始处下方，向下走行。正常腹腔动脉内径（0.66±0.17）cm，肠系膜上动脉内径（0.64±0.14）cm。禁食时，肠系膜上动脉血液循环阻力较高，为三相波形，由收缩期前向波、舒张早期反向波和舒张中晚期的低速前向血流组成；进食后，内径明显增宽，整个心动周期（尤其舒张期）流速明显升高，反向血流消失。

3. 肾动脉 成人肾动脉内径为 4~7mm，管腔内血流充盈满意，血流频谱为低阻型，收缩早期频谱上升陡直，而后缓慢下降，约 50% 肾动脉存在收缩早期切迹。正常肾动脉峰值流速<150cm/s，收缩早期加速时间<0.07s，阻力指数 0.5~0.7。

四、腹部急重症超声的地位和作用

随着医学科学技术的发展，临床对超声诊断提出了新的更高的要求，超声检查应该满足也能够满足。这些要求主要是：

1. 不但要求超声能够准确地诊断疾病，而且对病情的判断、病变的细节以及病变对邻近组织器官的影响等要提供尽可能多的信息，以便决定治疗方案和治疗方法。例如对外伤性脾破裂的检查，除了证实破裂外，还应根据超声所见，对破裂的部位、破裂的类型、破裂的程度、腹腔积血的多少以及周围脏器有无损伤等情况提供全面的诊断，以供临床参考。

2. 超声检查在各种急症的治疗过程中，进行

动态观察,提供疗效信息,判断病情是好转或恶化,以便临床决定是继续坚持内科治疗还是及时中转手术。超声诊断操作方便,重复性好,能够胜任这项工作。

在充分肯定超声检查对各种腹部危急重症诊断和治疗中的重要作用的同时,还必须指出,有些急重症由于具有典型的症状和体征,再辅以一些简单实验室检查即可确诊,并无进行超声检查的必要;还有一些急症如胃肠穿孔等,超声检查由于技术限制,难有作为。因此我们应取其所长,用于所需,把影像学检查、实验室检查和临床有机地结合起来,才能更好地发挥超声在腹部危急重症诊治中的作用。

思　考　题

超声在腹部急重症诊断中有哪些应用?

（张海春　周苏晋）

参 考 文 献

1. 急诊超声标准操作规范专家组. 急诊超声标准操作规范. 中华急诊医学杂志,2013,(7):700-711.
2. 郭万学,周永昌. 超声医学. 6 版. 北京:人民军医出版社,2015.

第二节　腹腔积液

正常状态下,人体腹腔内有少量液体,对肠道蠕动起润滑作用。任何病理状态下导致腹腔内液体量增加,超过 200ml 时称为腹腔积液(ascites)。腹腔积液仅是一种病征,产生腹腔积液的病因很多。定量诊断、区分积液的性质及来源对疾病的诊治有重要意义。

一、临床概况

(一)病因病机

腹腔积液是多种疾病的表现,根据其性状、特点,通常分为漏出性、渗出性和血性三大类。

1. **漏出性腹腔积液(leaking celiac effusion)** 常见病因有:肝源性、心源性、静脉阻塞性、肾源性、营养不良性、乳糜性等。

2. **渗出性腹腔积液(exudative effusion of celiac)** 常见病因有:自发性细菌性腹膜炎、继发性腹膜炎(包括癌性腹腔积液)、结核性腹膜炎,以及胰源性、胆汁性、乳糜性、真菌性腹膜炎等。

3. **血性腹腔积液(hemorrhagic celiac effu-** sion) 常见病因有:急性门静脉血栓形成、肝癌破裂、肝外伤性破裂、肝动脉瘤破裂、异位妊娠等。

腹腔积液的形成是腹腔内液体的产生和吸收失去动态平衡的结果,每种疾病腹水的形成可以是几个因素联合或单独作用所致。全身性因素有血浆胶体渗透压降低、钠水潴留、内分泌障碍等;局部性因素有液体静水压增高、淋巴流量增多、回流受阻、腹膜血管通透性增加、腹腔内脏破裂等。

(二)临床表现

腹腔积液可引起腹部胀痛不适、食欲减退、恶心呕吐、全身水肿、心慌气急等症状,还常伴有原发病的临床表现。

1. 由心脏疾病引起的腹腔积液查体时可见有发绀、周围水肿、颈静脉怒张、心脏扩大、心前区震颤、心律失常、心瓣膜杂音、肝脾大等体征。

2. 肝脏疾病引起腹腔积液时常有面色晦暗或萎黄无光泽,皮肤巩膜黄染,面部、颈部或胸部可有蜘蛛痣或有肝掌、腹壁静脉曲张、肝脾大等体征。

3. 肾脏疾病引起的腹腔积液可有面色苍白,周围水肿等体征。

4. 恶性肿瘤患者可有消瘦、恶病质、淋巴结肿大或腹部有包块,常伴有体温升高、恶心呕吐、腹胀及腹部剧痛。

5. 血性腹腔积液一般会有急性失血的表现,患者会出现面色苍白、皮肤湿冷、呼吸急促、烦躁不安、脉搏细数、血压下降,甚至发生休克。

6. 出现面色潮红、发热、腹部压痛、腹壁有柔韧感时可考虑结核性腹膜炎。

二、声像图表现

超声是诊断腹腔积液的最佳方法,其超声表现可简单归结为腹腔内有不规则液性无回声区。除此以外,不同病因引起的腹腔积液具有各自特殊的超声征象,需仔细观察并记录。

1. **腹水浑浊征** 漏出液是非炎性积液,外观多为淡黄色、稀薄、透明状。超声显示为单纯的液性暗区,其内无点状回声,腹水浑浊征阴性。渗出液为炎症、肿瘤、化学或物理性刺激引起的,多为混浊,可为血性、脓性、乳糜性等。超声显示为非单纯的液性无回声区,其内可见点状回声沉积、移动,腹水浑浊征阳性(图 7-2-1)。

2. **胆囊壁增厚征** 排除胆囊自身病变,引起腹腔积液患者的胆囊壁增厚和双层改变的主要原因是低白蛋白血症与门脉高压,大多数肝硬化患者出现腹水时病情已属晚期,常常出现胆囊壁增厚

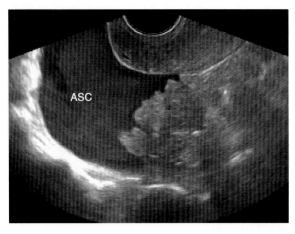

图 7-2-1 腹水浑浊征声像图
内见密集点状回声
ASC：腹水

（图 7-2-2）和肠管漂浮。而一般来说，癌性和结核性腹水患者因血清白蛋白正常，此征多阴性，即呈胆囊单层薄壁征，胆囊壁厚度≤2mm。

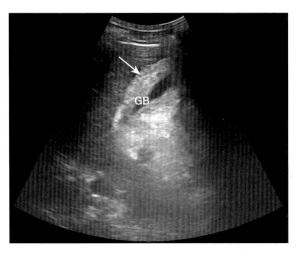

图 7-2-2 胆囊壁增厚征声像图
箭头示增厚胆囊壁
GB：胆囊

3. 肠管漂浮征 瘪塌的肠管密度高于腹水，不会浮起。当肠腔内有气体且肠管无粘连时，肠管则会漂浮在腹水中，即为肠管漂浮征（图 7-2-3），常见于肝硬化，其原因可能有：

（1）门脉高压引起肠壁淤血，CO_2 从血液弥散入肠腔。

（2）肠道菌群失调，食物酵解后产生大量氢气、硫化氢、甲烷等。

（3）腹水量多，且属漏出性，其中含纤维蛋白很少，不会形成腹腔内粘连。癌性和结核性腹水则因肠管粘连、肠腔内气体不多、腹水量相对较少等

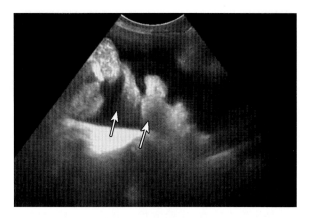

图 7-2-3 肠管漂浮征声像图
箭头示漂浮肠管

原因而不出现此征。此征与胆囊壁增厚征是预测肝硬化漏出性腹水的具有实用价值的指标。

4. 超声肠管束缚征 是一项特异性很高的判断癌性腹水的指标，诊断价值与 CT 相仿。癌性腹水患者因增厚的成团块的肠系膜束缚了肠管，或网膜肿块压迫肠壁，或肠管沉浸在稠厚腹水的后方等原因，限制了肠管上浮，从而导致超声肠管束缚征（图 7-2-4）。不过，个别以粘连为主的结核性腹膜炎也可出现此征，鉴别时应加注意。

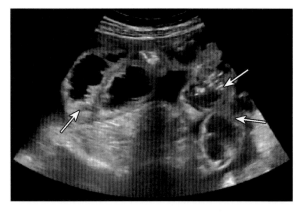

图 7-2-4 肠管束缚征声像图
箭头示粘连肠管

5. 腹水分隔征 推测其原因可能是多发性纤细的纤维分隔、可漂动的纤维条索，与增厚的腹膜、肠壁粘连而致，甚至可形成网络状，这是结核性腹水的重要特征。再结合腹膜增厚、厚度不均、呈弥漫结节样改变，可提示结核诊断。

三、诊断与鉴别诊断

（一）超声诊断

1. 腹腔积液分布 少量积液以下腹腔及右侧

肝肾隐窝最为常见,脏器炎症及脏器轻度破裂所致的积液分布在脏器周围,上腹腔积液以右肝上下间隙、右肝肾隐窝最多见,其次是左肝上下间隙。网膜囊积液仅在漏出液及胃体病变时探及。

2. 腹腔积液定量 腹腔积液量的测量方法有目测法、深度法、面积法、范围法、指数法等,均简单易行,可根据实际情况及临床要求选择使用。

粗略定量量化,少许为100ml以内,少量为100~500ml,中等量为500~1500ml,大量为1500ml以上;下腹腔积液上下径3cm约55ml,4cm约135ml,5cm约260ml,6cm约450ml,7cm约1000ml;以肝上间隙腹腔积液厚度计算,右肝上间隙腹腔积液厚度1cm约150ml,2cm约330ml,3cm约650ml,4cm约930ml;左肝上间隙腹腔积液厚度1cm约200ml,2cm约350ml,3cm约600ml,4cm约930ml;出现中腹部积液、肠管漂浮或游离时均属大量积液。

3. 腹腔积液伴腹膜改变 腹腔积液伴腹膜改变系网膜呈片状或饼状改变,以及腹膜、肠壁间小结节改变,常见于结核、肿瘤、消化道穿孔及化脓性腹膜炎。结核和肿瘤均可有腹膜结节、腹膜增厚等。结核性腹腔积液数周后可于积液内见纤细的条状高回声带漂浮,肠壁间可因粟粒结节呈高回声反射,数量较多,腹膜增厚较均匀一致;而肿瘤之腹膜增厚常呈厚薄不均,抗结核治疗后腹腔积液继续增长、有肿瘤病史等均可作为鉴别诊断依据。

(二)鉴别诊断

1. 腹水的类型 渗出性见于炎症、肿瘤、结缔组织疾病及胰腺疾病;漏出性多见于肝硬化、心功能衰竭或某些肾脏疾病;包裹性常为腹腔内炎症所致;血性多见于肿瘤、脏器破裂等;乳糜性见于淋巴系统疾病以及肝硬变和某些肿瘤等。超声检查除可见腹水外,还可发现相关病变的超声特征。

2. 腹水的性质 根据腹水的超声表现,腹水的性质可分为以下两型:

(1)单纯典型腹水:腹水无回声区均匀一致,无点状回声,可随体位改变而流动,肠祥漂浮其中,肠蠕动正常。此型多为漏出液。

(2)非典型腹水:腹水暗区有点状回声,移动体位,点状回声闪烁活跃,似"沉淀";肠祥固定呈"编织状",肠蠕动减弱或消失;无回声区可呈局限性或分隔性。此型多见于渗出液及血性、乳糜性或包裹性积液。

3. 腹水的来源

(1)肝性腹水:最常见,多位于上腹,少量以肝周及肝肾隐窝处多见,大量可占据整个腹腔,以致肝脏周围、脾脏周围均可见液性暗区,而无腹膜增厚,无纤维组织增生粘连。由于肠系膜起自腹后壁,肠道内有食糜及气体,使得肠管在腹水暗区中上浮,形似"海藻"状,常布满脐周。液性暗区透声好,振动试验肠运动活跃,随体位改变明显。胆囊壁水肿增厚,呈"双边"征,常伴有肝硬化,如左肝增大,右肝缩小,肝包膜呈锯齿状,实质回声增强不均匀等,并有脾肿大。门静脉增宽>1.3cm,脾静脉增宽>0.9cm,超声定位穿刺,腹水多为淡黄色。

(2)结核性腹水:少量腹水,仅于肠间隙见不规则液性暗区,大量腹水分布于整个腹腔,中量介于少量、大量之间。腹膜明显增厚约0.5cm以上,回声增强,表面不光滑。腹水透声差,液性暗区可见细弱回声及纤维带状回声,带状回声可固定,也可作漂浮状,交叉分隔呈网状。正常肠祥间隙消失,部分肠管呈团块状融合形似"迷宫",蠕动减弱或消失。有时可见肠系膜淋巴结增大呈实性弱回声团,或呈串珠样排列,并随肠管漂浮于暗区中,最大直径2~5cm。肠壁振动肠祥活动受限,位置形态不随体位改变而变化。定位穿刺抽出腹水多为草绿色。

(3)心源性腹水:常见于右心衰竭、心包积液和缩窄性心包炎等。此类疾患除有各自的心脏超声特征外,尚有肝大、肝静脉和下腔静脉增宽(右肋缘斜切面,分别>1.1cm和2.1cm)。其腹水常呈单纯典型液性暗区,肠管分布均匀,可合并双侧胸腔积液、心包少量积液。穿刺定位腹水多为淡黄色。

(4)肾源性腹水:常见于慢性肾衰竭或肾病综合征。慢性肾衰竭时,肾脏超声可见肾脏缩小、形态失常,肾表面凹凸不平或呈锯齿状,肾边缘模糊不清,肾实质回声增强,光点分布极不均匀。腹水则为均匀一致的无回声暗区,随体位变化而流动,加大增益无光点。肠祥漂浮其中,肠蠕动正常。

(5)癌性腹水:大量腹水时可见腹腔内脏器粘连,肠粘连尤为明显,在腹水衬托下,显示为含气的不均质肿块,因肠系膜呈团块状,束缚肠管,或网膜肿块压迫肠管,使之不能上浮,而局限于后腹壁前方。结合其他部位扫查,可显示原发性肿瘤,如胃癌、结肠癌、卵巢癌等。还能发现肝脏及腹膜后淋巴结转移征象。超声定位穿刺抽出多为血性腹水,病理检查能找到癌细胞。

(6)腹腔脏器穿孔或破裂:腹水暗区有细小点状回声沉积,可随体位改变而移动。肠祥多漂浮其间,肠蠕动正常。实质性脏器破裂时,可见脏器轮廓破坏,包膜连续性中断,脏器内有片状无回声区。对于空腔脏器穿孔,超声只能发现腹水,对穿孔部位则不易确定,但可根据肝脏境界缩小这一特征,与实质性脏器损伤鉴别。结合外伤病史及超声图像,再做腹水定位穿刺,不难确诊。

4. 腹腔积液与巨大囊肿鉴别　大量腹水还应与腹部巨大囊肿鉴别,后者有明显包膜,液性暗区中无肠管回声,常将胃肠压于囊肿后方。来自下腹部的巨大囊肿,如巨大卵巢囊肿,向上可挤压到剑突、肋下。来自上腹部的巨大囊肿,如胰腺假性囊肿可将胃肠往前推挤,肠管向两侧及下腹推挤。囊肿内液体的测量值相对稳定,而腹腔积液为游离液体,没有包膜,改变患者体位,积液向重力方向移动,液体深径测值迅速发生变化。

(三)诊断价值

超声具有无创、价廉、可反复追踪等优势,是确诊腹腔积液最可靠最敏感的方法,对腹腔积液几乎有100%的检出率,不仅可以判断腹腔积液的有无、量的多少及积液部位,还可以根据腹腔积液的声像表现以及结合病史,初步确定腹腔积液的性质。另外,超声还可引导腹腔穿刺抽液,其方法简便易行,成功率较高,对腹腔积液的诊断与鉴别诊断具有重要的临床意义。

超声在腹腔积液诊疗的其他方面也发挥着不可替代的作用。腹腔穿刺抽液是腹腔积液治疗的一种有效的方法,超声引导使少量腹腔积液穿刺更安全,更直观。肝硬化顽固性腹腔积液超声定位穿刺抽液及腹腔内注射药物治疗恶性肿瘤的安全性及疗效也得到肯定,并可留置导管作为姑息性治疗。超声引导下活检已在临床上得到认可。超声引导下网膜穿刺活检可对增厚的大网膜进行组织病理学检查,以明确腹腔积液的良、恶性,是鉴别腹腔积液性质的有效方法。

延伸阅读:腹腔积液超声检查规范(ER7-2-1)。

ER7-2-1　腹腔积液超声检查规范

思 考 题

1. 不同病因引起的腹腔积液具有哪些各自特殊的超声征象?

2. 渗出性腹腔积液与漏出性腹腔积液在声像

图上如何进行鉴别?

(周苏晋)

参 考 文 献

1. Liu F, Kong X, Dou Q, et al. Evaluation of tumor markers for the differential diagnosis of benign and malignant ascites. Ann Hepatol, 2014, 13: 357-363.

2. Que Y. Ultrasound-guided biopsy of greater omentum: An effective method to trace the origin of unclear ascites. European Journal of Radiology, 2009, 70(2): 331-335.

3. 张惠萍, 刘燕, 尹毅. 急诊床旁超声在腹部脏器闭合性损伤诊断中的应用价值. 中华创伤杂志, 2010, 26(6): 511-513.

第三节　胃肠穿孔

一、临床概况

胃肠穿孔(gastrointestinal perforation, GP)是外科常见的急腹症,主要原因为胃及十二指肠活动期溃疡、肿瘤、急性胃扩张、梗阻、坏死、外伤等,导致胃肠道急性穿孔,内容物流入腹腔引起化学性腹膜炎,大量气体进入腹腔形成气腹。临床主要表现以突发性上腹部持续性疼痛为特点,呈进行性加重,波及全腹,有时向背部放射,腹肌紧张呈板状腹,腹部压痛、反跳痛。胃肠穿孔发病急、病情重,快速准确的诊断和及时有效的治疗对挽救患者生命有重要临床意义。超声在诊断胃十二指肠穿孔的优势在于能实时动态观察,并能检出其他征象,为胃肠穿孔的诊断开辟了新的途径。

二、声像图表现

(一)腹腔游离气体

腹腔游离气体的存在是诊断消化道穿孔最重要的征象(图7-3-1)。仰卧位时可在肝前间隙发现等距横纹状多次反射的强回声带,后方肝脏因气体遮挡显示不清,改变体位取右侧卧位时强回声带消失,肝脏显示清楚。可以通过改变患者体位及探头位置清晰地观察到游离气体回声始终在腹腔的最高处,进行实时动态观察是超声检查的优势。

判定腹腔游离气体时应注意与胃肠内气体相区别:胃肠内气体随呼吸上下移动,同时沿消化道移动,表现为反射弥散、无固定形状的强回声;而腹腔游离气体多聚积在腹腔最高处,位置相对固定,不随呼吸改变。“移动性等距横纹征”是游离气体的特征性表现。腹腔内游离气体除胃肠穿孔外,人

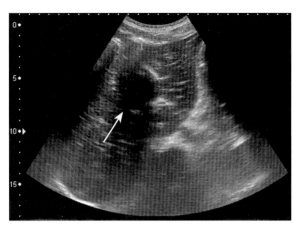

图 7-3-1 腹腔游离气体声像图
箭头示肝前间隙游离气体

工气腹、腹部手术后、输卵管通气术后等均可形成腹腔内游离气体,只要询问病史即可排除。

（二）腹腔积液

胃肠穿孔后会在小网膜囊、肝肾间隙、右下腹或盆腔等部位探及不规则无回声区,为漏出物形成,液体较混浊,如积液黏稠或已化脓,其内可见中等回声光点,似肠内液体,但其不随肠蠕动而移动（图 7-3-2）。此时需要与胆囊穿孔、胰腺炎、原发性肝癌破裂、阿米巴肝脓肿破裂、异位妊娠等相鉴别。

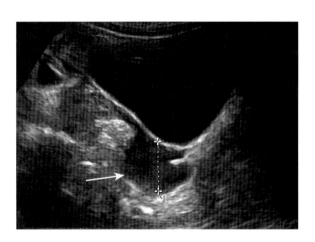

图 7-3-2 消化道穿孔所致腹腔积液（箭头）

（三）腹腔包块

若穿孔被局限,在穿孔部位可探及混合回声包块,为大网膜和腹膜包裹异物所致,若治疗不及时,则形成脓肿。

（四）局限性积液积气

穿孔后若被包裹则形成局限性积液积气,位于穿孔周围,有助于提示穿孔位置。穿孔较大者,偶尔可直接显示穿孔部位和大小,以及胃内容物向腹腔流动现象,但以上两种征象极少能见到。

（五）胃肠蠕动减弱或消失

胃肠穿孔可造成胃肠蠕动减弱或消失、肠腔积气的声像图表现。

三、诊断与鉴别诊断

实时超声用于胃肠穿孔的诊断具有独到优点,可检出腹腔内游离气体、积液和异常回声包块等征象,能弥补 X 线检查的不足,为外科急腹症提供快速而可靠的诊断依据。如果发现腹腔内游离气体,只要结合临床表现、病史、体征,可做出胃肠穿孔的诊断。

（一）超声检查要点

一般于肝前区腹壁下可探及气体强回声,呈多重反射。体位改变时,"等距横纹征"可随之发生位置变化。于腹腔或盆腔内可探及形态不规则的游离液性区。因超声检查一般不能直接发现穿孔位置,只能通过腹腔漏出液或腹腔游离气体等来提示穿孔可能,因此对超声及 X 线均未发现膈下游离气体,又不能排除胃肠穿孔的患者,可建议行 CT 检查。

（二）需要鉴别的疾病

1. **急性胰腺炎** 其症状及体征与胃肠穿孔极易混淆,但超声检查可见胰腺增大,回声减低而不均匀,腹腔内无游离气体。

2. **急性阑尾炎合并腹膜炎** 胃肠穿孔后,胃肠内容物可沿升结肠沟流到右下腹而引起右下腹部腹膜炎征象,类似阑尾炎穿孔腹膜炎的表现,综合病史、体征、X 线表现、超声检查有无游离气体等可协助鉴别。

3. **急性胆囊炎** 阵发性胆绞痛,压痛局限于右上腹,超声可见胆囊增大、张力高及胆囊内有结石;若胆总管结石,则可见到肝内外胆管扩张,但 X 线及超声检查均无腹腔游离气体。

胃肠穿孔的影像学检查中,通常依靠 X 线检查发现膈下游离气体来作为诊断依据,而超声检查不仅可以检出胃肠穿孔的腹腔游离气体,还能检出腹腔积液、包块及其他征象,能够与胆系、泌尿系及阑尾炎等急症进行鉴别,可作为胃肠穿孔诊断的辅助方法之一,与 X 线有互补作用。

思考练习题

患者,男性,40 岁,因"间断性上腹痛 8 年,近期加重 1 周,6 小时前突发上腹剧痛"前来就诊。6 年前行胃镜检查诊断胃溃疡。体格检查:患者腹肌紧张、压痛、反跳痛。肝脾肋下未触及,移动性浊音

(+)。实验室检查:WBC 12×10^9/L,中性粒细胞84%;X 线平片示:右侧膈下游离气体。超声检查所见:于患者肝前区腹壁下可探及气体强回声,呈多重反射,随体位改变该征象也随之发生位置变化,于下腹部膀胱后方探及明显游离液性无回声区,透声尚可(ER7-3-1)。

ER7-3-1 思考练习题声像图

1. 根据患者临床表现及检查结果可考虑为何种疾病?

2. 该疾病常与哪些疾病相鉴别?

3. 胃十二指肠穿孔患者 X 线检查呈假阴性的原因有哪些?

4. 实时超声在诊断胃肠穿孔时有哪些独到的优点?

ER7-3-2 为参考答案。

ER7-3-2 思考练习题参考答案

(姜立新)

参 考 文 献

1. Coppolino F,Gatta G,Di Grezia G,et al. Gastrointestinal perforation:ultrasonographic diagnosis. Crit Ultrasound J,2013,Suppl 1:S4.

2. Kameda T,Taniguchi N. Overview of point-of-care abdominal ultrasound in emergency and critical care. J Intensive Care,2016,4:53.

3. 陈定章,周晓东,朱永胜,等. 胃肠穿孔的超声诊断价值. 中华超声影像学杂志,2002,11(9):537-539.

4. 吴宗美,魏蓉梅,汪洋,等. 胃肠穿孔的超声诊断分析. 中华医学超声杂志(电子版),2009,6(1):107-110.

5. 陈志芳,赵斌. 2015 年急腹症基本临床实践指南解读. 中国医刊,2015,52(6):9-12.

第四节 肝癌破裂

原发性肝癌(primary carcinoma of liver,PCL)是我国常见的恶性肿瘤之一。原发性肝癌自发破

裂出血是肝癌较常见的严重并发症,发生率达9%~22.6%,发病较急,病情凶险,预后较差,早期诊断、及时治疗对改善患者的预后有很大帮助。

一、临床概况

(一)病因病理

肝癌自发性破裂出血的机制尚不完全明确。多数学者认为是由于肿瘤直接侵犯,使静脉流出通道梗阻,引起静脉高压,从而引起出血和破裂。总的来说,可能与下列因素有关:①肝癌恶性程度高,生长迅速,因而导致肿瘤相对供血不足,以致出现中心缺血、坏死及液化。若此时肿块体积增大过快,而肿瘤被膜不能伸展,则可导致肿瘤表面溃破,引起出血。②肝癌缺血、坏死并继发感染,亦可导致破裂出血。③肿瘤直接侵犯肝内血管,导致血管破裂出血。④门静脉被癌栓堵塞后,表浅的肿瘤周边部分出现营养障碍性坏死、溃破,导致出血。⑤肿瘤位于肝膈面的表浅位置时,易受外力冲击,肿瘤包膜菲薄与癌组织极脆弱也是造成破裂出血的原因。

肝癌自发性破裂属于闭合性肝损伤,主要有以下三种病理类型:

1. 肝包膜下血肿(subcapsular hematoma of liver) 肝实质的表面破裂,而肝包膜尚完整,则血液聚积在包膜下。血肿大小不等,有时可容纳 2~4L 血液,若继发感染,则形成脓肿。肝包膜一旦破裂,则转为真性肝破裂。有时血肿压迫肝实质,可致大片肝组织坏死。

2. 中央型肝破裂(central hepatic rupture) 肝实质的中央部分损伤破裂,表层组织仍完整,常伴有肝血管和胆管的断裂,形成较大的肝内血肿和胆汁潴留,压迫组织造成广泛坏死,也可以继发感染或与大的肝内胆管相通,并发胆道出血。

3. 真性肝破裂(hepatic true rupture) 肝实质和肝包膜均破裂,血液和胆汁直接流入腹腔,但损伤程度和病理改变差别很大,可分为:

(1)肝实质挫裂伤:单处或多处裂伤,规则或不规则性或星芒状裂伤,单纯肝实质裂伤或合并肝内、肝后大血管损伤等;

(2)肝实质离断伤:离断远端的肝组织血运障碍,失去活力;

(3)肝实质毁损伤:肝组织因严重损伤破裂或脱落至腹腔,失去肝的正常外形。坏死肝组织液化、感染,在腹内形成脓肿。肝内外胆管损伤都可使胆汁外溢,产生胆汁性腹膜炎。肝门区大血管损

伤,则引起肝脏缺血和急性腹腔内大出血。

（二）临床表现

患者多以急性上腹痛就诊。开始多为上腹疼痛,突发者占95%左右,随着病情进展可逐渐发展到全腹,同时多伴有头昏、出冷汗、恶心、呕吐等表现。在肝癌自发性破裂出血时,亦有腹痛仅局限于上腹部者,且较轻微,这可能是位于肝脏浅表位置的较小癌结节破裂,出血较少,出血仅局限于肝包膜下,称肝包膜下出血。大多数患者可有面色苍白、四肢凉、出冷汗、脉搏细速、血压下降。腹部压痛情况视癌肿破裂程度而异,破裂口小、出血量小者,腹部压痛可局限在病灶处或压痛不明显;破裂口大、出血量多者,可有全腹压痛,部分患者尚有反跳痛及腹肌紧张,其原因可能是有小胆管破裂,部分胆汁流入腹腔刺激腹膜所致。出血量较大时,可见腹部膨隆,腹部叩诊呈浊音,移动性浊音阳性,肠鸣音减轻或消失,血常规检查可有血红蛋白降低、白细胞总数及中性粒细胞升高。

二、声像图表现

超声表现分为三个方面:

（一）原发病灶声像图

肝脏肿瘤发生破裂的情况,以巨块型肝癌多见,呈单独巨块或由多个结节融合而成,多为圆形或类圆形,直径在10cm以上。声像图上病灶体积较大,直径一般在5cm以上,呈圆形、椭圆形或类圆形,形态多不规则,外周常有声晕。肿瘤内部回声以混合性多见,高回声次之,低回声少见。当病灶很大,组织发生坏死、液化、出血时,病灶中心呈不规则液性无回声区。如果巨块型肝癌是由数个癌结节融合而成,则呈分叶状,形态不规则,癌肿内出现"结中结"声像改变。本型容易并发肝破裂出血。如肝脏肿瘤患者突发剧烈腹痛伴有腹膜刺激征或休克,应考虑到肝癌自发破裂可能。

（二）肝破裂声像图

1. 包膜下血肿型肝破裂 显示肝实质表面部分破裂,但包膜完整,形成包膜下血肿。声像图表现为肝包膜连续完整,无中断,但局部可有轻度隆起。肝包膜与肝实质之间出现边界清楚的月牙形或不规则的无回声区,其前缘向外膨出,后缘压迫肝实质产生内陷现象,其后方回声增强(图7-4-1)。陈旧性血肿发生机化,其内可见细小点状、絮状或低回声团块。

2. 中央型肝破裂 肝中央实质破裂,未波及包膜、胆管。肝实质破裂形成血肿,肝包膜完整。

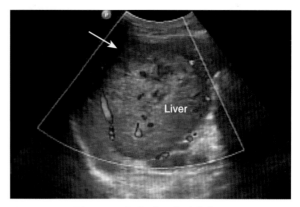

图7-4-1 肝包膜下血肿声像图
箭头示血肿
Liver:肝脏

形成血肿时,声像图表现为:肝脏肿大或正常,形态尚规则,肝包膜完整、光滑、无连续性中断。肝实质内有无回声或低回声区域,边界不清,形态不规则,少数病例呈强回声或混合回声(图7-4-2)。部分病例中央呈强回声或低回声或混合回声。

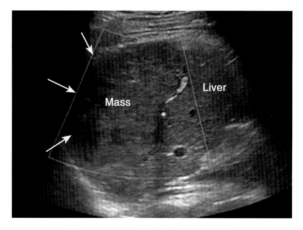

图7-4-2 肝癌中央型破裂声像图
箭头示破裂处
Mass:肿块;Liver:肝脏

3. 真性肝破裂 肝包膜和实质同时破裂,血液和胆汁流入腹腔。声像图表现为:肝脏正常形态消失,肝包膜回声中断或模糊不清,伴有向实质内延伸的边界不清的不规则无回声区或低回声区(图7-4-3)。肝破裂严重者,肝实质内回声杂乱、边界不清。真性肝破裂多数不易显示破口位置及大小。

（三）腹腔出血声像图

腹腔积血是肝癌破裂的间接征象,真性肝破裂在肝周及腹腔可探及液性暗区。包膜下血肿型肝破裂、中央型肝破裂多无腹腔出血。出血量少,或靠近膈顶部、肝门、左外叶的局限性积血,因受到肺

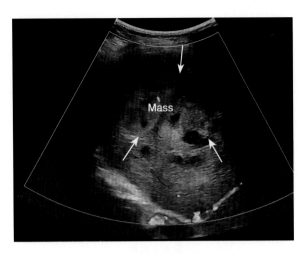

图 7-4-3 肝癌真性破裂并肝周血肿
肝内及肝周均可见血肿,箭头示血肿
Mass:肿块

内气体、肠气、肋骨等的影响,不易显示。在进行检查时,应注意通过调节呼吸、改变体位、变换操作手法等来进行辨识。出血量多,腹腔出现血性游离液体。超声检查如发现腹水中不断出现移动性高回声斑点,则高度提示腹腔内活动性出血;彩色多普勒超声可确定肿瘤破裂部位高速喷射的血流。

三、诊断与鉴别诊断

(一) 超声诊断

超声能较准确地观察肝癌的大小、占据范围及腹腔积液情况;明确肝癌在肝脏内的位置及其与肝内各血管的关系,了解门静脉及其分支、肝静脉和下腔静脉内有无癌栓。肝癌破裂出血可表现为肝包膜下血肿(肿瘤内少量出血表现为肿瘤边界不清进而发展为肝包膜下血肿),到肝包膜连续性中断,最终肝包膜破裂致腹腔积血,反映了肝癌自发性破裂的动态变化过程。超声可动态观察上述变化过程,及早诊断活动性出血,对挽救患者生命至关重要。

然而,由于少数肝破裂患者不伴有腹腔积液以及超声对于显示肝脏破裂的部位、范围等方面敏感性较低,且较难判断是否有活动性出血、出血性质,致使常规超声检查常常明显低估肝脏破裂损伤的严重程度,易致漏诊。随着超声技术的发展,超声造影检查可通过观察肝脏破裂区造影剂的灌注改变(肝破裂区域造影全程始终无增强或呈点线状增强,周围正常组织增强明显,增加了破裂区与正常区域之间的显著对比,使破裂范围估计准确率明显提高)以及肝脏破裂区周边是否有造影剂持续性外溢、外溢呈"喷射状""泉涌状"移动的特征来明确

诊断肝破裂损伤范围、破裂出血情况、出血性质等。因此,应用造影诊断肝破裂的诊断准确率显著高于常规超声,两者比较差异有统计学意义。

超声引导下腹腔穿刺抽出不凝血是诊断腹腔出血的金标准。应用超声造影技术诊断和引导治疗可作为今后的工作方向,用以评估对患者采取栓塞或切除的可行性,为临床选择合理的治疗方案、观察病情发展提供重要参考资料,对于有效治疗和延长其生存期至关重要,值得在临床工作中推广使用。

(二) 鉴别诊断

主要应与可因破裂、破溃导致腹腔积液(血)的肝脏肿瘤、肿块等病变鉴别。

1. 肝血管瘤破裂 肝血管瘤大多数属海绵状血管瘤,是一种常见的肝脏良性肿瘤,大小、数量不一,可发生在肝脏任何部位,常位于包膜下,向肝外突出。巨大血管瘤可出血、坏死、液化、钙化。声像图显示为肿瘤呈圆形、椭圆形或形态不规则,边界清晰。体积小的血管瘤多为高回声,体积巨大的血管瘤回声杂乱,与肝癌较难鉴别,可考虑选择性采用肝脏造影超声检查。典型的血管瘤超声造影表现为动脉期于周边出现结节状或环状强化,随时间延长逐渐向中心扩展,此扩展过程缓慢,门脉期及延迟期病灶仍处于增强状态,回声等于或高于周围肝组织,与肝癌不同。两者破裂时肝脏包膜情况及腹腔积血相似,可结合病史及实验室检查进行鉴别。

2. 肝脓肿破溃 肝脓肿超声诊断要点:肝大,以局限性肿大为主,位于边缘处的脓肿常引起肝表面局部向外隆起。肝内见单个或多个圆形、类圆形脓肿低回声区,边界清或模糊,后方回声增强。肝脓肿病程初期呈低至中等回声区,随着病程的进展,脓肿内可出现坏死、液化无回声区。脓液稀薄时呈现大片无回声区;脓液黏稠并有脱落坏死组织时,脓肿暗区内则可见漂浮细小光点及光斑。患者有不规则的脓毒性发热,肝区持续性疼痛。实验室检查结果有指导意义,如细菌性肝脓肿患者的白细胞及中性粒细胞显著升高,阿米巴肝脓肿患者粪中偶可找到阿米巴包囊或滋养体。

3. 急腹症 肝癌破裂还应与消化性溃疡穿孔、急性重症胰腺炎、胆囊穿孔、脾破裂、宫外孕等急腹症鉴别诊断。后述的几种急腹症者,肝脏无占位病变,肝脏包膜未见破损,腹水中多无移动性高回声斑点;彩色多普勒超声未见包膜高速喷射的血流。结合病史,一般不难与肝癌破裂鉴别诊断。

延伸阅读:肝癌破裂超声检查规范(ER7-4-1)。

ER7-4-1 肝癌破裂超声检查规范

思 考 题

1. 超声诊断肝癌破裂需与哪些疾病进行鉴别?

2. 哪种超声手段可以显著提高常规超声诊断肝癌破裂的准确率?

(周苏晋)

参 考 文 献

1. 叶有强,郭辉,梁建深.彩色多普勒超声对闭合性肝破裂非手术治疗的应用分析[J].中国急救复苏与灾害医学杂志,2013,8(2):143-145.

2. Beatty JS,Mitchell JW,Holsten SB,et al. Traumatic rupture of apreviously undiagnosed giant hepatic hemangioma[J]. Am Surg,2013,79(9):e314-e315.

第五节 重症肝脓肿

一、临床概况

肝脓肿(hepatic abscess)是肝脏较为常见的感染性疾病,20 世纪 50 年代以前,其发病多为化脓性阑尾炎通过门静脉途径感染所导致,是细菌进入肝脏后肝实质发生继发性炎症反应、坏死,继而形成脓肿。常见的病原菌多为大肠埃希菌、厌氧菌、金黄色葡萄球菌。患者多以中老年男性为主,以畏寒、发热、右上腹痛为主要症状。引起肝脓肿的病原菌种类多,且患者常伴有糖尿病、胆道系统疾病等,所以死亡率较高。有研究显示,肝脓肿患者伴发急性胰腺炎和肝癌的风险明显增加,肝脓肿还可引发中枢神经系统感染等并发症,增加了患者死亡率。近年来由于 CT、超声等检查手段的多样化及检查水平的提高,同时抗菌药物的普遍应用、外科诊疗技术的进步,门静脉系统感染等疾病可获得早期诊断和治疗,使得本病的发生率显著下降。

肝脓肿可以分为细菌性肝脓肿和阿米巴性肝脓肿两大类。

1. 细菌性肝脓肿 最常见的原因是胆道感染,此类患者常合并胆道系统的疾病,如肝内外胆管结石、胆道术后、胆系相关肿瘤等。当胆道发生梗阻时,胆汁引流不通畅进而导致胆管高压和胆道内细菌感染是胆源性细菌性肝脓肿形成的两个重要因素。血行感染是细菌性肝脓肿发病的重要途径,例如细菌可通过门静脉(继发于肠腔腹腔感染后化脓性门静脉炎)及肝动脉到达肝脏形成脓肿。

2. 阿米巴肝脓肿 多继发于阿米巴痢疾之后,由肠内阿米巴原虫经结肠溃疡,穿入门静脉所属分支,抵达肝内所致,常引起肝内多发脓肿。临床上进展缓慢,有发热、肝区疼痛和肝大等,肠道可有肠炎和脓血便的表现。阿米巴肝脓肿在粪检时可发现阿米巴包囊或滋养体,有助于确诊。病理上,阿米巴肝脓肿内可见滋养体,因原虫产生溶组织酶,使受累肝组织坏死液化,与血液混合成棕褐色脓液。阿米巴肝脓肿需要给予抗阿米巴药物治疗,配合脓液穿刺引流及支持治疗。

重症肝脓肿可合并感染性休克,起病急、发展速度快,短时间内可迅速发展为多器官功能衰竭,死亡率极高。

病理上细菌性肝脓肿可分为三个发展阶段:脓肿液化前期、液化期、恢复期。超声作为诊断肝脓肿的无创检查,可以观察肝脓肿的位置、大小及有无液化,操作简便,可动态观察脓肿变化过程。脓肿液化坏死表现为无回声区,一旦发现脓腔液化应尽早在超声引导下行肝脓肿穿刺引流,以置管引流为首选。

二、声像图表现

(一)二维超声

1. 肝脏肿大。患者均有不同程度的肝大,肿大程度与脓肿所在的部位有关。局限病变则局部肿大明显,处于边缘的脓肿可见肝脏表面局部向外隆起。

2. 肝脓肿侧壁一般显示清晰,脓肿后壁常出现回声增强现象,与肝囊肿极为相似(图 7-5-1)。

3. 肝脓肿形成的不同时期其声像图表现不一。

(1)脓肿早期(炎症期):早期局部充血水肿,病灶呈边界欠清晰的中低回声区,内部回声较均匀,常出现在病程 1 周内。当肝组织出现破坏、出血和坏死时,脓肿内部可出现点、片状高回声,间有不均匀的粗点状低回声,无明显边界,边缘模糊不清(图 7-5-2)。此期,仅凭借声像图很难做出明确

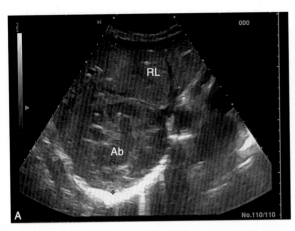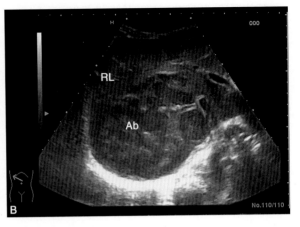

图 7-5-1 肝脓肿声像图

A:肝右后叶脓肿致肝脏肿大、局部隆起;B:肝右后叶脓肿侧壁清晰,后壁回声增强

Ab:脓肿;RL:右肝

诊断,还需要结合其他临床检查结果。

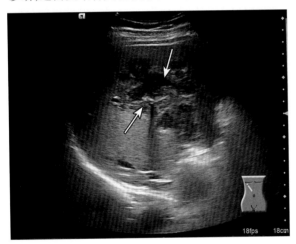

图 7-5-2 肝脓肿早期声像图

肝右前叶脓肿早期,脓肿内部可见片状高回声区(箭头)

(2)脓肿形成期:此期肝脓肿出现液化、坏死,脓肿壁逐渐显示清晰,脓肿壁较肝囊肿厚,常为0.3~0.5cm,一般外壁平整,脓肿内壁常极不光整,呈"虫蚀样"改变。脓肿内部回声特征依其液化程度和所含内容物均匀程度而出现差异。当脓肿液化充分、脓液稀薄而均匀时,呈典型的无回声区;当内部脓液较为黏稠且含有坏死组织的碎片时,其无回声区内常出现细密点状回声,并夹杂有片状或条状高回声,可随着呼吸和体位的变化而浮动并在脓肿内部出现分层现象。

(3)脓肿吸收期:肝脓肿经过治疗后,脓腔逐渐缩小,脓肿壁新生肝组织和肉芽组织。脓肿内部无回声区逐渐缩小或消失,可有残存的斑片状、条索状高回声区。由于脓腔吸收较为缓慢,在恢复期

的较长时间内,声像图可见增强的脓肿壁和脓腔残留物的杂乱回声。

(4)慢性肝脓肿:久治不愈的肝脓肿其囊壁回声清楚并增厚,常伴钙化,后方回声减低。治疗药物难以渗透至脓腔内部,导致内壁肉芽组织形成和周围严重炎性浸润。脓腔内稠厚的坏死组织不断增加,声像图表现为实质性杂乱的高回声区,极易被误诊为肝脏恶性肿瘤。

(二)彩色多普勒血流成像

肝脓肿早期脓肿病灶区域常有明显的充血水肿,其内部和边缘可见点状或条状彩色血流信号。当脓肿腔内坏死、液化不充分时,内部可有分隔样回声,或呈蜂窝状小腔,其实质部分可显示彩色血流信号,脉冲多普勒测及动脉频谱,但 RI 多小于0.60(图 7-5-3)。有时在门静脉内还可以见到脓栓。细菌性肝脓肿较阿米巴肝脓肿炎症反应更剧烈,更容易检测到血流信号,阿米巴脓肿血流信号稀少或不能探及。

(三)超声造影

超声造影下,肝脓肿动脉相可见环状脓肿壁强化灌注带,内部未完全液化时可呈蜂窝状的增强。实质相为边缘清晰的强化缺失或边缘模糊的强化缺失。脓肿内部液化区始终未见增强。

三、诊断与鉴别诊断

采用超声检查能对肝脓肿进行准确的定位及定性分析,通过二维超声、彩色多普勒及超声造影等多种声像图特征分析,能够对脓肿的形态、结构、大小,有无分隔、液化及脓肿的周边有无出现重要的血管结构等信息进行综合评估,并可以重

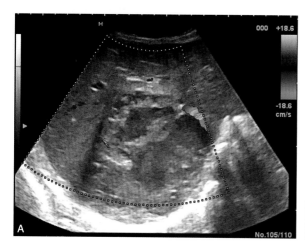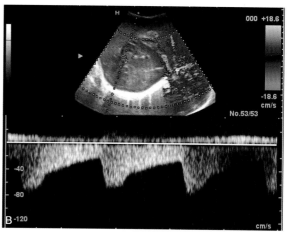

图 7-5-3　肝脓肿彩色多普勒声像图

A:肝右后叶脓肿的彩色多普勒可见其边缘条状血流信号;B:肝右后叶脓肿脉冲多普勒可测及内部动脉频谱,RI:0.61

复检查,是临床上诊断肝脓肿的首选及简便的方法,对早期诊断肝脓肿、随访跟踪病情进展、监测治疗效果有重要的临床意义。糖尿病患者及老年体弱患者合并含气性肝脓肿是重症肝脓肿的表现,要密切观察以发现其多器官功能衰竭的早期表现。

肝脓肿形成早期与肝内占位病变不易区分,应结合二维、彩色多普勒及超声造影等多种声像图特征加以区分辨别,并结合临床检验结果。

肝脓肿内部低回声不均匀时需与肝癌相鉴别,内部液化完全具有稀薄脓液的肝脓肿需要与肝囊肿鉴别。

(一)原发性肝癌

内部低回声或不均匀低回声的肝脓肿需要与肝癌相鉴别。彩色多普勒检查肝癌内部可以探及动脉血流信号。通过超声引导穿刺引流或活检有助于诊断。肝脓肿边界较清楚,周围肝组织因受炎症的影响回声有轻度增强,可以与肝癌相鉴别。或者通过药物试验治疗并加以超声检查随访占位性病变的大小改变,肝脓肿可以在药物治疗的几天或十几天内出现较明显的体积缩小。

(二)肝囊肿

当肝脓肿内部完全液化时,与肝囊肿很难区分。其主要鉴别点为病灶侧壁情况,肝脓肿一般具有清晰的侧壁,囊肿则没有。其次可以观察病灶内壁是否毛糙不平,肝囊肿内壁光滑。

思考练习题

患者,女性,71岁,因"发热伴中上腹不适3天"

就诊。患者于2天前无明显诱因出现发热,体温最高39.8℃,发热前有寒战,多于夜间升高,治疗后体温可降低,但仍高于正常,无双下肢及眼睑水肿,无恶心呕吐,无腹痛腹泻。否认肝炎、结核及其他传染病史。否认糖尿病、高血压病史。体格检查:患者皮肤巩膜无黄染,无肝掌,无蜘蛛痣。腹部平坦,腹式呼吸存在,无腹壁静脉曲张,无胃肠蠕动波,肠鸣音正常,无腹部血管杂音,全腹无压痛,无反跳痛,无肌紧张,肝、脾肋下未及,胆囊未触及,墨菲征(-),移动性浊音(-),肝区有明显叩痛,无肾区叩击痛。实验室检查:WBC $16.1×10^9/L↑$,N 79.9% ↑,TP 57g/L↓,AST 40IU/L↑,TBIL 39.5μmol ↑,DBIL 13μmol ↑,ALP 188IU/L↑,γ-GT 148IU/L↑。超声检查所见:患者肝脏大小如常,肝内见多个低回声区,右叶大者大小 8.0cm×4.8cm,左叶大者4.0cm×3.3cm,边界欠清晰。肝内管道结构显示清晰,肝内胆管未见扩张,门静脉内径0.9cm。该患者后行穿刺引流治疗术低回声区明显缩小(ER7-5-1)。

1. 根据患者临床表现及检查结果可考虑何种疾病?

2. 该疾病常与哪些疾病相混淆?

3. 该疾病的超声诊断时应注意什么?

ER7-5-2 为参考答案。

ER7-5-1　思考练习题声像图

ER7-5-2　思考练习题参考答案

（姜立新）

参 考 文 献

1. Ogura T, Higuchi K. Video of the month: Endoscopic ultrasound-guided drainage for liver abscess using a fully covered metallic stent. Am J Gastroenterol, 2015, 28: 13-21.

2. Hui JY, Yang MK. Pyogenic liver abscesses caused by Klebsiella pneumoniae: US appearance and aspiration findings. Radiology, 2007, 66: 814-821.

第六节　急性重症胆囊炎

一、临床概况

急性胆囊炎（acute cholecystitis）是一种常见急腹症，多发于中老年人，女性发病率比男性高。根据胆囊内有无结石，将胆囊炎分为结石性胆囊炎和非结石性胆囊炎。非结石性胆囊炎较少见，该病发病急，常于进食油腻晚餐后诱发。由胆囊结石引起者，常在夜间发病，临床典型特征为突发性右上腹持续性疼痛阵发性加剧，可向右肩部及肩胛下区放射，多数患者有发热、恶心、呕吐、腹胀症状，腹部有明显触痛、腹肌强直，极少数的患者还伴有寒战，约1/10的患者可有轻度黄疸。

急性重症胆囊炎是肝胆外科常见的急腹症之一，临床上约有95%的急性重症胆囊炎患者伴胆囊结石，胆囊管的结石性梗阻或嵌顿是其发病的主要诱因。在急性胆囊炎的发病过程中，由于胆汁排泄不畅，胆囊内压力不断升高，胆囊壁血液循环障碍逐渐加重，最终可导致胆囊壁坏死穿孔，导致严重的并发症。超声为首选诊断方法，不仅可为临床诊断急性胆囊炎提供可靠佐证，还能估计其严重程度或发现并发症，对于临床治疗方案的选择具有重要指导意义。

二、声像图表现

（一）胆囊增大，胆囊壁增厚

胆囊长径>10cm、横径>3.5cm为胆囊增大，但其大小变化差异很大。胆囊横径增大、张力高、压缩性差可作为诊断依据。胆囊壁厚>3mm，呈双边征或多边征，胆囊腔内出现絮状或点状微弱光点。

（二）超声墨菲征阳性

探头置于胆囊对应的体表位置时，稍用力加压，患者深吸气时有触痛者，称超声墨菲征（Murphy sign）阳性。

（三）胆囊穿孔或坏疽后胆囊体积缩小

胆囊壁变薄，回声减弱，囊壁回声中断，胆囊周围可见边界不清晰的无回声区，其内可见粗细不等的点状或带状回声（图7-6-1）。

三、诊断与鉴别诊断

急性重症胆囊炎主要表现为胆囊肿大积液，胆囊壁增厚，多伴有结石。胆囊发生穿孔或坏疽后，胆囊体积缩小，且胆囊周围见边界不清晰的无回声区，其内可见粗细不等的点状或带状回声。结合临床腹部检查及血常规检查，多能做出诊断，但还需与以下疾病相鉴别。

（一）急性化脓性胆管炎

超声表现为：胆囊增大，胆囊壁增厚；胆管内可

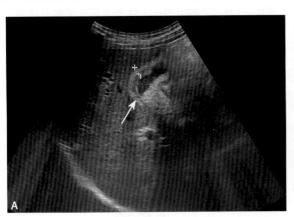
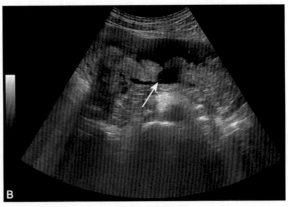

图7-6-1　急性胆囊炎声像图
A：胆囊增大，胆囊壁增厚，呈双边征（箭头）；B：胆囊穿孔可见周围积液，透声差（箭头）

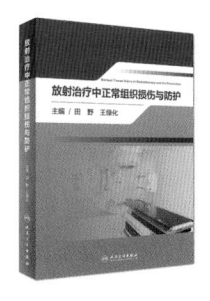
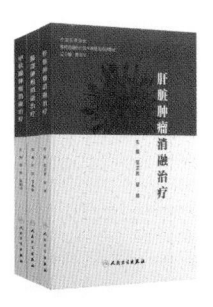
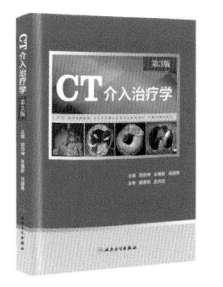
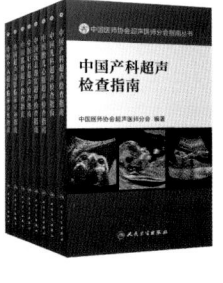

《放射治疗中正常组织损伤与防护》

——迄今为止国内正常组织放射损伤与防护方面较为全面的一本参考书

《中国医师协会肿瘤消融治疗丛书》

——规范、权威、新颖、实用，中国医师协会"肿瘤消融治疗技术专项能力培训项目"指定用书

《CT 介入治疗学》（第 3 版）

——全面介绍 CT 介入治疗在临床中的应用，理论与实践相结合

《中国医师协会超声医师分会指南丛书》

——中国医师协会超声医师分会编著的用于规范临床超声实践的权威指南

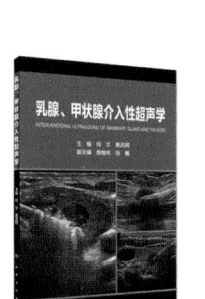
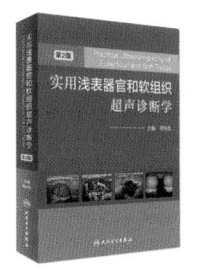
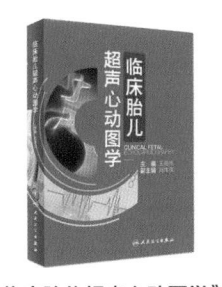
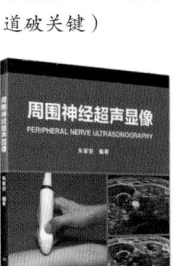

超声医学专业临床型研究生规划教材

专科医师核心能力提升导引丛书

《实用浅表器官和软组织超声诊断学》（第 2 版）

——对浅表器官超声诊断的基础知识和临床应用进行了系统描述

《临床胎儿超声心动图学》

——图像精美，内容丰富；包含大量胎儿心脏及小儿心脏超声解剖示意图、二维超声心动图和彩色多普勒血流图

《周围神经超声检查及精析病例图解》

——200 余幅经典病例图 + 实体解剖图 + 手术实景图（病灶一目了然）+100 余段视频 + 主编解说（一语道破关键）

《乳腺、甲状腺介入性超声学》

——乳腺、甲状腺疾病超声引导穿刺活检、治疗的临床指导用书

《实用腹部超声诊断图解》

——完美结合超声影像图和手绘示意图，易会、易懂、易学

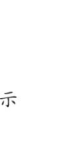

《周围神经超声显像》

——强调规范的周围神经超声探测方法，涵盖了以超声诊断为目的显像的几乎所有神经

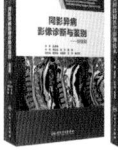
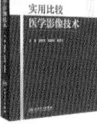
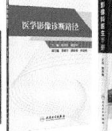
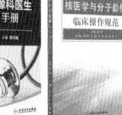
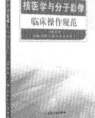
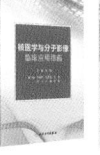
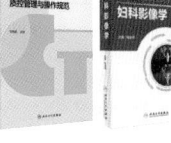
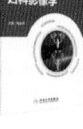
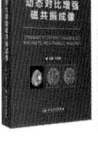
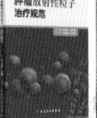
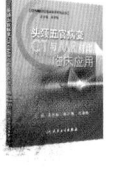

"治疗－康复－长期护理"服务链的核心

——全面落实《"健康中国2030"规划纲要》所提出的"早诊断、早治疗、早康复"

购书请扫二维码

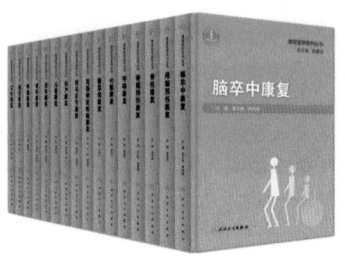

《康复医学系列丛书》

——康复医学的大型系列参考书，突出内容的实用性，强调基础理论的系统与简洁、诊疗实践方面的可操作性

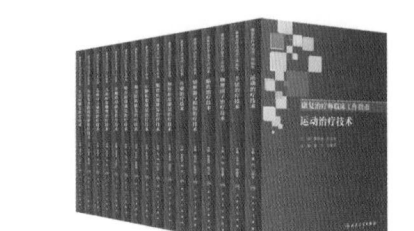

《康复治疗师临床工作指南》

——以临床工作为核心，对操作要点、临床常见问题、治疗注意事项进行重点讲述

图书	主编
脑卒中康复	贾子善　燕铁斌
颅脑损伤康复	黄晓琳
脊柱康复	岳寿伟
脊髓损伤康复	许光旭　殷国勇
呼吸康复	张鸣生
心脏康复	胡大一
糖尿病康复	江钟立
周围神经疾病康复	王　强　郭铁成
骨与关节康复	周谋望　刘宏亮
妇产康复	孙丽洲　朱　兰
儿童康复	李晓捷
老年康复	郑洁皎　俞卓伟
重症康复	刘宏亮　周谋望
疼痛康复	黄国志
烧伤康复	吴　军
工伤康复	唐　丹　陈　刚

图书	主编
运动治疗技术	黄　杰　公维军
手法治疗技术	王于领　高晓平
物理因子治疗技术	沈　滢　张志强
贴扎治疗技术	黄俊民　陈文华
矫形器与假肢治疗技术	赵正全　武继祥
作业治疗技术	闫彦宁　贾　杰
神经疾患康复治疗技术	刘惠林　胡昔权
肌骨疾患康复治疗技术	朱　毅　米立新
心肺疾患康复治疗技术	朱利月　梁　崎
构音障碍康复治疗技术	席艳玲　黄昭鸣
嗓音障碍康复治疗技术	万　勤　徐　文
吞咽障碍康复治疗技术	万桂芳　张庆苏
儿童疾患物理治疗技术	徐开寿　肖　农
儿童语言康复治疗技术	刘巧云　侯　梅
儿童发育障碍作业治疗技术	刘晓丹　姜志梅
失语症康复治疗技术	卫冬洁　江钟立

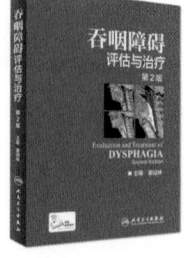

《吞咽障碍评估与治疗》
（第2版/配增值）

——八年酝酿、鸿篇巨制，包含大量吞咽障碍相关新知识、新技术、新理论

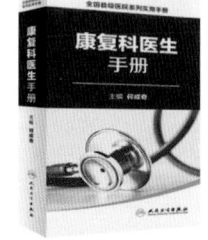

《康复科医生手册》

——全国县级医院系列实用手册之一，服务于基层康复医务工作者

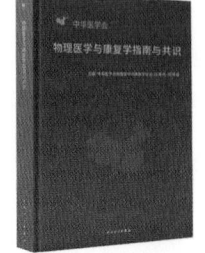

《物理医学与康复学指南与共识》

——中华医学会物理医学与康复学分会推出的首部指南，提供规范系统的康复临床思路以及科学的临床决策指导

"视触叩听"飞翔的翅膀

——国家行业管理部门和权威专家为你制定的临床检验诊断解决方案

购书请扫二维码

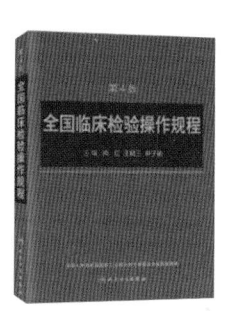

《全国临床检验操作规程》
（第4版）
——原国家卫计委医政司向全国各级医院推荐的临床检验方法

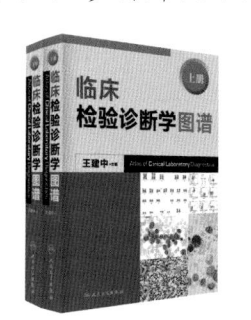

《临床检验诊断学图谱》
——一部国内外罕见的全面、系统、完美、精致的检验诊断学图谱

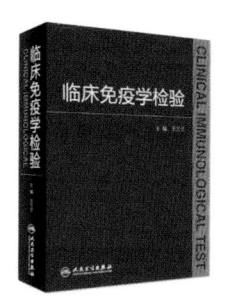

《临床免疫学检验》
——以国内检验专业的著名专家为主要编写成员，兼具权威性和实用性

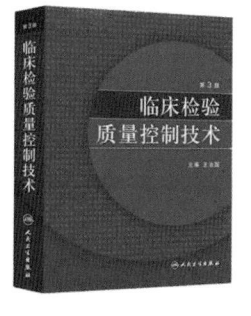

《临床检验质量控制技术》
（第3版）
——让临床检验质量控制有章可循，有据可依

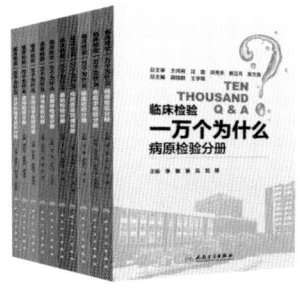

《临床检验一万个为什么丛书》
——囊括了几乎所有临床检验的经典问题

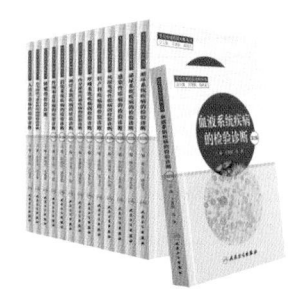

《常见疾病检验诊断丛书》
——临床医师与检验科医师沟通的桥梁

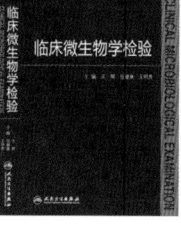

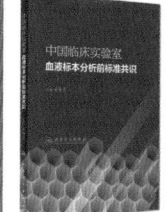

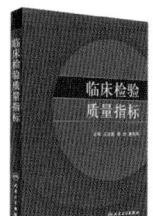

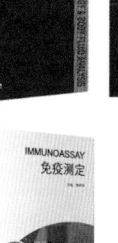

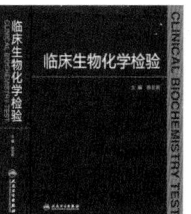

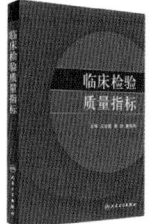

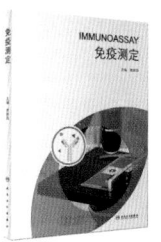

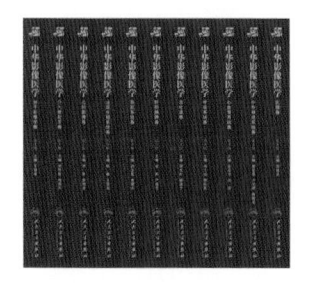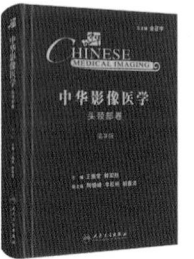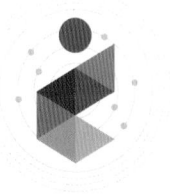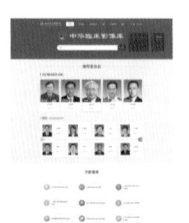

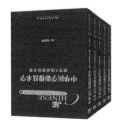
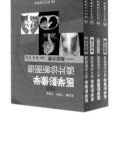
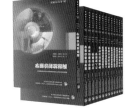
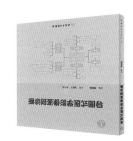
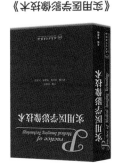
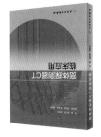
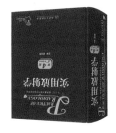
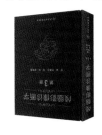
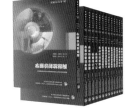

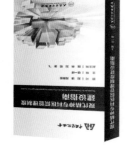

《现代神经外科医院管理和医院感染指南》

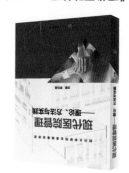

《现代医院护理——理论、方法与实践》

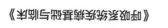

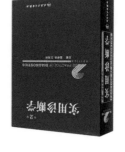

《呼吸系统疾病基础与临床》

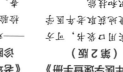

《实用诊断学》（第2版）

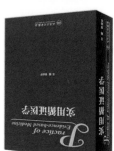

《实用循证医学》

其 他

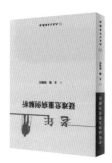

《老年疾病标准化管理的探析》
——针对老年专业特点，有重要参考价值，为读者提供临床详尽的信息，以及未来的借鉴

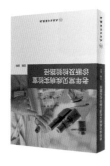

《老年常见疾病实验诊断及检验路径》
——针对老年人群的医疗诊断及检验路径，为临床及临床诊断

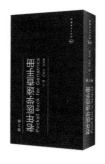

《老年医学速查手册》（第2版）
——实用口袋书，可方便携带到床旁查阅，便捷提供老年医疗的知识和技能

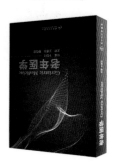

《老年医学》
——填补了老年医学"老年综合征和老年问题"分块学习"的缺憾，将经常遇见的老年医学特色，内容系统权威。

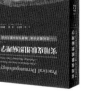
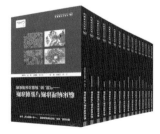
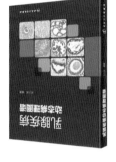
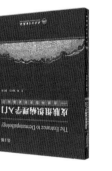
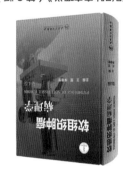
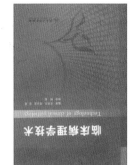
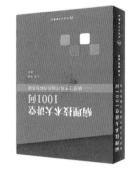
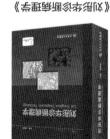

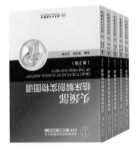
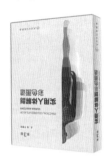
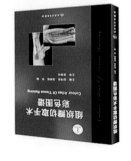
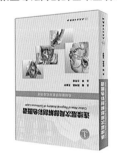
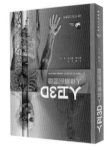
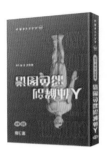

见形态稳定的强回声团或强回声斑,后方一般伴声影;肝内外胆管有不同程度扩张。

（二）急性胰腺炎

急性胰腺炎超声表现如下:

1. 胰腺呈弥漫性肿大。

2. 重症胰腺炎时胰腺边缘模糊不清,形态不规则,胰腺与其周围组织分界不清,边缘不光滑。

3. 胰腺内部回声分布不均、强弱不等。出血坏死型胰腺炎胰腺内部回声因出血、坏死变得不均匀,可出现粗大的强回声斑块或弱回声及无回声相混杂。

4. 胰管轻度扩张或不扩张。

5. 胰腺周围可见积液征象。

（三）胃肠穿孔

胃肠穿孔的超声表现如下:

1. 腹腔游离气体　腹腔游离气体是诊断消化道穿孔最重要的征象,患者仰卧位时可在肝前间隙发现等距横纹状多次反射的强回声带。

2. 腹腔积液　胃肠穿孔后会在小网膜囊、肝肾间隙、右下腹或盆腔等部位探及不规则无回声暗区,为漏出物形成,液体较浑浊,如积液黏稠或已化脓,其内可见中等回声光点。

3. 腹腔包块　若穿孔被局限,在穿孔部位可探及混合回声包块,为大网膜和腹膜包裹异物所致,若治疗不及时,则形成脓肿。

4. 局限积液积气　穿孔后若被包裹则形成局限积液积气,常位于穿孔周围,有助于提示穿孔位置。穿孔较大者,偶尔可直接显示穿孔部位和大小,以及胃内容物向腹腔流动现象,但以上两种征象极少能见到。

5. 胃肠蠕动减弱或消失。

思考练习题

患者,女性,25 岁,因“持续性右上腹绞痛 6 小时伴发热”就诊。伴恶心、呕吐,无腰背痛,无发热前寒战,无反酸呃逆,无黑便血便。体格检查:患者皮肤巩膜无黄染,腹平,未见明显胃肠型及异常隆起,全腹软,右上腹有明显压痛、反跳痛,右上腹未及包块,肝脾肋下未及,无肝肾区叩痛,墨菲征(+),肠鸣音正常,移动性浊音(－)。实验室检查:WBC $15.2×10^9/L$,RBC $4.67×10^{12}/L$,HB 140g/L,N 88%,AMS 52IU/L,UAMY 155IU/L。超声检查所见:患者胆囊大小约 4.5cm×4.9cm,胆囊壁弥漫增厚水肿,呈“双边征”,厚约 0.5cm,欠光滑,胆囊壁局部可见连续性中断。囊内胆汁透声差,胆总管及

肝内胆管无扩张。胆囊周围见无回声区,深度约0.5cm,内见点状回声(ER7-6-1)。

ER7-6-1　思考练习题声像图

1. 根据患者的临床表现及实验室检查可考虑为何种疾病?

2. 该疾病常与哪些疾病相混淆?

ER7-6-2 为参考答案。

ER7-6-2　思考练习题参考答案

（姜立新）

参 考 文 献

1. 胡兵. 住院医师规范化培训超声医学科示范案例. 上海:上海交通大学出版社,2016:102-104.

2. 中华消化杂志编辑委员会. 中国慢性胆囊炎、胆囊结石内科诊疗共识意见. 中华消化杂志,2014:795-799.

3. Yokoe M, Hata J, Takada T, et al. Tokyo Guidelines 2018: diagnostic criteria and severity grading of acute cholecystitis. J Hepatobiliary Pancreat Sci,2018,25:41-54.

第七节　急性梗阻性化脓性胆管炎

一、临床概况

急性梗阻性化脓性胆管炎(acute obstructive suppurative cholangitis)是指各种原因导致胆管急性梗阻后,胆管内压力升高和细菌感染引起的急性化脓性炎症,亦称为急性重症胆管炎。临床表现为右上腹部疼痛、发热、黄疸,严重者可以出现肝损害、脓毒性休克、败血症、肝肾综合征、呼吸衰竭等多器官系统衰竭的表现。本病起病急,发展快,病死率高。近年来,随着内镜技术的不断发展,该病得到了比较满意的治疗效果,病死率明显下降。

胆总管结石是最常见的梗阻原因,其他原因还

有胆道蛔虫、胆道良性狭窄、吻合口狭窄或肿瘤等。梗阻的部位可在肝内,但最多见于胆总管下段。肝外胆道不全梗阻是急性梗阻性化脓性胆管炎发生的解剖因素;肠源性多菌种联合感染而产生大量细菌毒素,是引起本病严重感染症状的病源性因素;而梗阻所致的胆管内高压是急性梗阻性化脓性胆管炎进展和恶化、导致休克及多器官功能衰竭的重要原因。

超声诊断胆囊结石、胆管结石准确率可达95%~98%。超声通过探查肝内胆管、肝外胆管有无扩张,可判定胆道梗阻部位及原因。超声诊断具有无创、简便易行、可多次重复检查、价格适中、准确率高等优点,已成为首选的诊断方法。

二、声像图表现

(一)胆囊增大,胆囊壁增厚

胆囊大小变化较大,胆囊壁厚>0.3cm,呈双边征。

(二)胆管内可见形态稳定的强回声团或强回声斑,后方一般伴声影

此为诊断结石的重要依据。强回声团与管壁界限清楚,有时因体位改变,结石位置可移动。胆总管下段结石因位置较深,加之受十二指肠气体的干扰,较难显示,可采取饮水600ml后右侧卧位、仰卧位,探头重压局部或改变体位等方法,以提高胆总管下段结石检出率。

(三)肝内外胆管有不同程度扩张,胆管壁增厚

如结石完全嵌顿时,肝内胆管及肝外胆管均扩张(图7-7-1),合并胆管炎症时可表现为胆管壁增厚,呈双边征,胆管内呈絮状回声。

(四)门静脉积气

急性梗阻性化脓性胆管炎时超声可发现门静脉内移动的点状强回声,提示门静脉积气。

三、诊断与鉴别诊断

根据胆道系统扩张、胆道壁增厚、双边征以及管腔内絮状回声的表现,结合临床表现,诊断急性梗阻性化脓性胆管炎较易。但要明确其病因需要注意结石与软组织病变的鉴别。结石与软组织病变最重要的鉴别点在于病变后方有无声影。

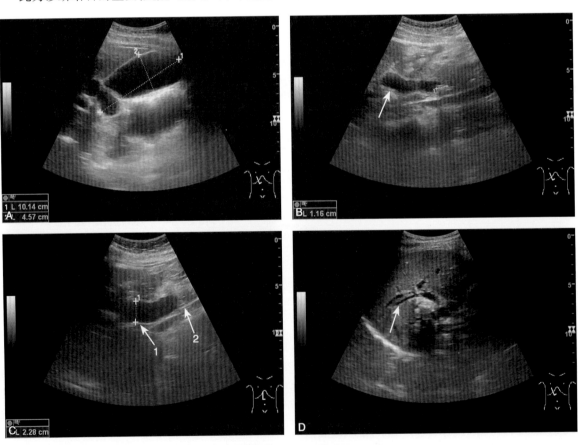

图7-7-1 急性梗阻性化脓性胆管炎声像图

A:胆囊体积增大;B:胆总管末端可见结石回声(虚线),胆管壁增厚(箭头);C:胆总管末端结石(箭头1),胆总管扩张(虚线),胆管壁增厚(箭头2);D:肝内胆管扩张(箭头)

（一）胰腺癌

超声诊断胰头癌一般把胆管和胰管扩张作为一个主要依据，肿瘤位于胰腺钩突部时，可不导致胰管和胆管阻塞。胰腺癌恶性程度高，生长快，肿瘤形态不规则，呈蟹足样向周围浸润性生长，内部回声不均匀，可出现中心部坏死。肿瘤较大时可引起下腔静脉移位、变形、管腔变窄，远端扩张。结石引起的急性梗阻性化脓性胆管炎则无此表现。

（二）胆管末端癌

胆总管末端癌与急性梗阻性化脓性胆管炎都可表现为肝内外胆管扩张。胆管末端癌显示胆管内肿块，伴胰管扩张。胆总管末端癌除胆管扩张外，主要直接征象为在扩张的胆管内可见实性软组织肿块或表现为管腔的突然截断或狭窄闭塞，可分为乳头型肿块、团块型肿块、截断型或狭窄型肿块3种类型。这些声像图特点有助于与由结石引起的急性梗阻性化脓性胆管炎相鉴别。

（三）十二指肠乳头壶腹癌

胆管内高回声团，但后方无声影，动态观察无位置变化，与管壁界限不清，可见局部胆管壁的连续性破坏。壶腹部癌可呈息肉状、结节状、肿块形，或呈溃疡形，大小一般在3cm左右，转移较晚，超声检查时易发现，需使胃充分充盈后仔细观察，于肝外胆管末端显示低回声或等回声结节，内部回声较均匀，常无浸润性生长。

思考练习题

患者，女性，45岁，因"阵发性右上腹痛1小时伴发热"就诊。伴寒战、伴黄疸，伴血压下降，伴神志不清，不伴恶心、呕吐，无腰背痛，无反酸呃逆，无黑便血便。体格检查：患者皮肤巩膜黄染，腹平，未见明显胃肠型及异常隆起，全腹软，右上腹有明显压痛反跳痛，右上腹未及包块，肝脾肋下未及，无肝肾区叩痛，肠鸣音正常，移动性浊音（-）。实验室检查：WBC $16×10^9$/L，RBC $5×10^{12}$/L。超声所见：胆囊大小10.0cm×4.3cm，壁厚0.4cm，毛糙，内部透声差，内见数个强回声团块，最大者大小2.5cm，CBD内径1.0cm，内可见强回声，大小0.7cm。肝内胆管扩张，右肝管内径0.4cm，左肝管内径0.4cm（ER7-7-1）。

ER7-7-1　思考练习题声像图

1. 根据患者临床表现及检查结果可考虑为何种疾病？

2. 为明确诊断还应做什么检查？

ER7-7-2为参考答案。

ER7-7-2　思考练习题参考答案

（姜立新）

参 考 文 献

1. 中华医学会外科学分会胆道外科学组. 急性胆道系统感染的诊断和治疗指南. 中华消化外科杂志,2011,9-13.

2. Miura F, Okamoto K, Garden J, et al. Tokyo Guidelines 2018: initial management of acute biliary infection and flowchart for acute cholangitis. J Hepatobiliary Pancreat Sci,2018,25:31-40.

第八节　急性胰腺炎

一、临床概况

急性胰腺炎（acute pancreatitis, AP）是指多种病因导致胰腺组织自身消化所致的胰腺水肿、出血及坏死等炎性损伤。临床以急性上腹痛及血淀粉酶或脂肪酶升高为特点。多数患者病情轻，预后好；少数患者可发生全身炎症反应综合征（systemic inflammatory response syndrome, SIRS）并伴发多器官功能障碍及胰腺局部并发症，死亡率高。在国内50%以上的急性胰腺炎由胆道疾病引起，称胆源性胰腺炎，其他病因还包括过量饮酒、胰管阻塞、十二指肠液反流、药物、创伤、医源性原因及妊娠等。多种因素致胰管内压力增高，腺泡细胞内 Ca^{2+} 水平显著上升，溶酶体在腺泡细胞内提前激活酶原，大量活化的胰酶消化胰腺自身导致大量炎性渗出，同时胰腺的微循环障碍使胰腺出血坏死。

AP的诊断需要结合患者的病史、临床表现、实验室检查及腹部影像学资料。AP的主要症状多为急性发作的持续性上腹部剧烈疼痛，常向背部放射，常伴有腹胀及恶心呕吐。临床体征轻者仅表现为轻压痛，重者可出现腹膜刺激征、腹水，偶见腰肋部皮下瘀斑征（Grey-Turner征）和脐周皮下瘀斑征（Cullen征）。血清、尿淀粉酶测定是最常用的诊断方法,血清淀粉酶值超过 500U/dl,尿淀粉酶值也明显增高。淀粉酶值愈高诊断正确率也愈大,但升高的幅度和病变严重程度不呈正相关。血清脂肪酶明显升高具有特异性,也是比较客观的诊断指标。AP 的治疗包括病因治疗、非手术治疗和手术治疗。胆石症是目前国内 AP 的主要致病因素,凡有胆道结石梗阻者需要及时解除梗阻。

发病 48 小时内的急性胰腺炎,常因腹痛和肠腔胀气而影响超声观察胰腺,尤其是急性出血坏死型胰腺炎并发麻痹性肠梗阻时,更难以显示胰腺。因此,在急性胰腺炎早期,超声检查会受到一定的限制。当患者腹痛减轻和肠功能恢复后,绝大多数都能显示胰腺及周围组织。若有典型的急性胰腺炎的声像图表现,即可为临床提供一定的诊断根据。尤其对血清、尿和腹水淀粉酶无增高的急性出血坏死型胰腺炎和不典型的急性胰腺炎更有助于及时明确诊断。

急性胰腺炎一旦确诊,超声诊断的价值主要在于可以动态观察病情的变化,并随诊急性胰内、腺周积液、蜂窝织炎和假性囊肿等并发症的发生、发展及吸收、消退情况。当血清、尿淀粉酶恢复正常且临床症状消退后,超声还可以作为判断病变转归的良好指标。

二、声像图表现

(一) 二维超声图像

1. 体积变化

(1) 典型 AP 胰腺呈弥漫性肿大,以前后径增大为主。

(2) 少数局限性肿大者,多见于胰头和胰尾,与胰头副胰管或胰尾部胰管梗阻形成的局限性炎症有关。

(3) 出血坏死型胰腺炎,胰腺常呈重度肿大,严重时可增大 3~4 倍。

2. 形态和边缘变化

(1) 轻型炎症时,胰腺边缘整齐,形态规则。

(2) 重症胰腺炎时胰腺边缘模糊不清,形态不规则,胰腺与其周围组织分界不清,边缘不光滑(图 7-8-1)。

3. 内部回声变化

(1) 水肿型胰腺炎胰腺内部回声减弱,但多为均匀分布的细小回声点。如为慢性胰腺炎急性发作,胰腺内部回声可分布不均、强弱不等。

(2) 出血坏死型胰腺炎胰腺内部回声因出血、坏死变得不均匀,可出现粗大的强回声斑块或弱回声及无回声相混杂。

4. 胰管
胰管轻度扩张或不扩张,胰管管壁平滑均匀,当胰液外漏时扩张可消失或减轻。

5. 周围组织情况

(1) 水肿型胰腺炎胰腺因水肿透声增加,后方回声较清晰或增强,但因肿大胰腺的压迫或渗出,后方脾静脉和门静脉可变细或显示不清。

(2) 出血坏死型胰腺炎胰腺邻近组织水肿或炎症渗出,导致胰腺周围出现低回声带,或者脂肪坏死皂化形成高回声皂化斑块。

(3) 胰周积液可见于小网膜囊、肾前旁间隙、腹腔、盆腔、胸腔,最常见于小网膜囊(图 7-8-2)。

6. 胰腺脓肿
胰腺正常结构消失,内部呈不均匀的混合回声,是最严重的局部并发症之一。

(二) 彩色多普勒血流显像

由于急性炎症的渗出、肠气干扰及胰腺微循环障碍,胰腺内部血流显示更加困难。脓肿坏死区血

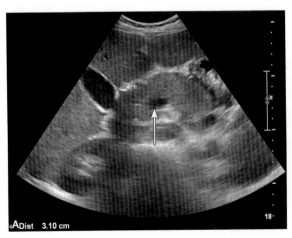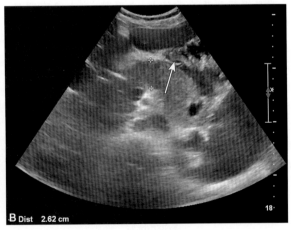

图 7-8-1　急性胰腺炎声像图
A:胰腺弥漫性肿大(箭头);B:胰腺边缘模糊,与周围组织边界不清(箭头)

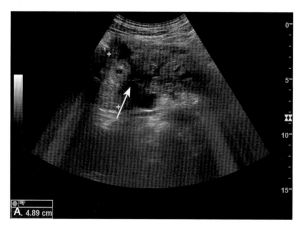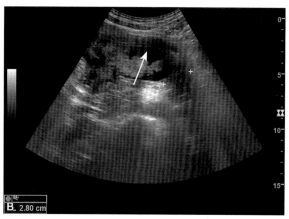

图 7-8-2　出血坏死型胰腺炎声像图
A:胰腺内部出血坏死回声不均匀,回声杂乱(箭头);B:胰腺周围可见积液(箭头)

流完全消失。

（三）周围组织情况

急诊超声检查除观察胰腺弥漫性肿大的程度、回声变化以外,还需注意观察是否存在胆道结石和炎症、血栓、胸腹水及脾静脉清晰程度等。

三、诊断与鉴别诊断

进行超声诊断时,应结合患者的病史、症状、体征,以及超声图像中胰腺体积、形态和边缘变化、内部回声变化、周围组织情况、是否有胰周脓肿等,判断患者是否有 AP 及其严重程度。急性重症胰腺炎声像图可表现为胰腺肿大,轮廓不清;胰腺内部呈无回声或低回声,后壁回声常增强;胰腺周围无回声带,可伴有腹腔积液（炎性渗出）、胸腔积液（反应性渗出）。本病还需与以下疾病相鉴别。

（一）慢性胰腺炎

慢性胰腺炎时胰腺回声增强、不均,胰腺轮廓不清,边缘不规整,部分有主胰管扩张,常呈串珠样,主胰管直径≥3mm,胰管内可有结石强回声伴声影。急性发作与急性胰腺炎类似,需结合病史及动态观察。

（二）胰腺肿瘤

急性胰腺炎如病变为胰腺局限性肿大为主,应与胰腺癌鉴别。癌肿超声表现为低回声,边界不清,形态不规则,内部回声不均,后方回声衰减,可结合病史及淀粉酶、肿瘤标志物检测进行鉴别。

（三）胃肠穿孔

两者临床均有腹膜刺激征,胃肠穿孔时由于有气体反射,胰腺常显示不清,故难以诊断。血、尿淀粉酶在急性胰腺炎时增高更明显,而胃肠穿孔仅轻度增高,腹部平片膈下游离气体则有助于消化道穿

孔的诊断。

（四）淋巴瘤

急性胰腺炎的局限性胰腺肿大与腹膜后淋巴瘤都可显示为低回声。但是后者位于胰腺外部,大多由多发的圆形低回声结节融合成分叶状的肿块,与胰腺之间的分界较清楚,可使胰腺及邻近的脾静脉和肠系膜上动、静脉等血管向前移位或抬高,并常有其他部位的转移性病灶和脾肿大,比较容易与前者鉴别。

增强 CT 是诊断 AP 有效检查方法,Balthazar CT 评级、改良的 CT 严重指数评分（modified CT severity index,MCTSI）常用于炎症反应及坏死程度的判断。此外,血清淀粉酶和（或）脂肪酶活性至少高于正常上限值 3 倍有助于 AP 的诊断;白细胞升高、CRP 升高、高血糖、肝功能异常、低钙血症、血气分析异常等,可反映 AP 病情的变化及严重程度。

思考练习题

患者,男性,42 岁,因"饱餐后突发腹痛 1 天"就诊。患者于 1 天前饱餐后开始出现腹痛,疼痛呈持续性钝痛,波及全腹,有束带状疼痛感,蜷曲体位腹痛有改善,无恶心、呕吐,无腹泻、黑便,无心悸、大汗,无黑矇、晕厥。体格检查:患者皮肤、巩膜无黄染,腹部膨隆,腹部压痛、反跳痛,未触及腹部包块,肝脾肋下未及,无肝肾区叩痛,墨菲征(－),肠鸣音正常。移动性浊音(－)。实验室检查:AMS 249IU/L, UAMY 3485IU/L, WBC 13.8×10^9/L, N 89.3%。超声检查所见:患者胰腺体积增大,胰体部厚约 3.1cm,胰腺回声减低,分布不均,主胰管未见扩张。胰周可见小片状无回声区,最宽处约 0.8cm（ER7-8-1）。

ER7-8-1　思考练习题声像图

1. 根据患者临床表现及实验室检查可考虑何种疾病？

2. 为进一步明确诊断还应做哪些检查？应与哪些疾病相鉴别？

ER7-8-2 为参考答案。

ER7-8-2　思考练习题参考答案

（姜立新）

参 考 文 献

1. 中华医学会外科学分会胰腺外科学组. 急性胰腺炎诊治指南（2014）. 中华外科杂志，2015，53（1）：50-53.

2. Greenberg JA，Hsu J，Bawazeer M，et al. Clinical practice guideline：management of acute pancreatitis. Canadian journal of surgery Journal canadien de chirurgie，2016，59（2）：128-140.

3. Banks PA，Freeman ML. Practice guidelines in acute pancreatitis. The American journal of gastroenterology，2006，101（10）：2379-2400.

4. Yokoe M，Takada T，Mayumi T，et al. Japanese guidelines for the management of acute pancreatitis：Japanese Guidelines. J Hepatobiliary Pancreat Sci，2015：1-28.

5. Greenberg JA，Hsu J. Clinical practice guideline：management of acute pancreatitis. REVUE，2016：128-140.

6. Crockett SD，Wani S，Gardner TB，et al. American gastroenterological association institute guideline on initial management of acute pancreatitis. Gastroenterology，2018：1-6.

第九节　胰腺假性囊肿破裂

胰腺假性囊肿（pancreatic pseudocyst）多继发于急慢性胰腺炎和胰腺损伤，由血液、胰液外渗以及胰腺自身消化导致局部组织坏死崩解物等的聚积且不能吸收而形成，囊壁由炎性纤维结缔组织构成，囊内无胰腺上皮层衬垫，因此称为胰腺假性囊肿。胰腺假性囊肿破裂（rupture of pancreatic pseudocyst）较为少见，但后果严重，多合并休克、弥漫性腹膜炎、脓毒血症等严重并发症，死亡率极高。

一、临床概况

（一）病因病机

胰腺假性囊肿可因外力作用发生破裂或自发性破裂。假性囊肿自发性破裂可能的机制为：

1. 胰腺不断坏死渗出，使囊肿内容物持续增加，造成囊肿内压力过高而破裂。

2. 囊壁受各种胰酶的持续侵蚀作用而破裂。

3. 合并感染。囊肿破裂后腹部包块突然消失，如囊液破入腹腔，腹腔可出现大量胰源性腹水，引起急性弥漫性腹膜炎，患者全腹持续性剧痛，常发生休克，死亡率18%～80%。如囊液破入胃、十二指肠、结肠等，则患者症状较轻，不一定发生危险，相反能提供有效的引流。

（二）临床表现

胰腺假性囊肿临床症状系由囊肿压迫邻近脏器和组织所致，腹痛，伴有低热、恶心、呕吐、食欲下降。囊肿如果压迫幽门可导致幽门梗阻；压迫十二指肠可引起十二指肠内容物淤积及高位肠梗阻；压迫胆总管可引起阻塞性黄疸；压迫下腔静脉引起下腔静脉梗阻症状及下肢水肿；压迫输尿管可引起肾盂积水等。纵隔内胰腺假性囊肿可有心、肺和食管压迫症状，发生胸痛、背痛、吞咽困难、颈静脉怒张等。体格检查时，多数患者上腹部或左季部有包块可扪及。包块如球状，表面光滑，有波动感，移动度不大，常有压痛。

胰腺假性囊肿破裂时，患者呈急性痛苦面容，血压下降，呼吸急促，心率加快，板状腹，全腹压痛、反跳痛强阳性，上腹包块消失。

二、声像图表现

（一）胰腺假性囊肿

1. 假性囊肿多为单发，可发生在胰腺内或胰腺附近，胰头部较多见。胰腺体积增大，形态失常。

2. 囊肿大小自数厘米至数十厘米不等，大多为单房，少数为分隔状。

3. 囊肿内部透声好，呈典型的无回声。合并出血、感染时，其内可出现点状、絮状或团状回声。有时囊肿内可见结石的强回声伴有后方声影。

4. 囊壁可轻度增厚，回声较强。边界清晰、规整。

5. 囊肿后壁及后方回声增强。

6. 巨大囊肿可推挤周围脏器致使其移位、变形。

(二)胰腺假性囊肿破裂

胰腺假性囊肿破裂时超声检查难以看到破损的直接征象,需结合既往病史、临床表现和间接征象综合考虑(图 7-9-1)。以下两点超声表现强烈提示胰腺假性囊肿破裂的诊断:

1. 原有的胰腺假性囊肿突然消失或体积减小。

2. 腹腔出现游离液体。

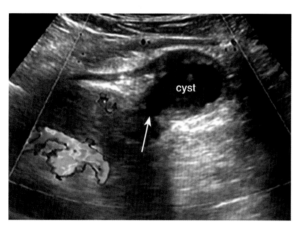

图 7-9-1 胰腺假性囊肿破裂声像图
箭头示破裂口
Cyst:囊肿

胰腺囊肿突然消失,即使腹腔未见明显积液也不应排除胰腺假性囊肿破裂,因为有可能囊液破入胃、十二指肠、结肠等产生消化道引流(图 7-9-2)。

(三)胰腺假性囊肿破裂先兆

超声检查不仅要提示诊断,还应在假性囊肿破裂前提前预警,以便临床及时采取措施,防止破裂

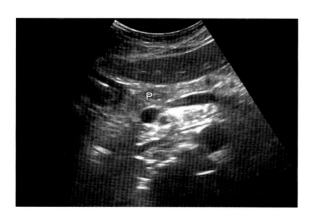

图 7-9-2 胰腺破裂假性囊肿消失声像图
P:胰腺

发生。具备以下特征的患者应注意有发生胰腺假性囊肿破裂的可能:

1. **囊肿体积较大** 尤其是直径 >10cm 的囊肿。

2. **囊肿张力较大** 囊肿前后径增大,呈球形,囊壁菲薄。

3. **囊肿增长较快** 动态观察,囊肿体积在短期内迅速增长。

4. **病情反复加重** 腹痛、发热,胰酶持续或反复升高,血象持续或反复升高等。

三、诊断与鉴别诊断

(一)超声诊断

1. 超声诊断胰腺假性囊肿准确率高达 95% 以上,不仅可以确定囊肿的大小、位置,而且可以识别肿块的性质、囊壁的厚度、囊内清晰度,其间有无分隔,动态观察囊肿的变化,以及对周围组织器官的影响,为临床治疗路径和时机选择提供依据。因此可作为胰腺囊肿的首选检查方法。

2. 胰腺假性囊肿破裂的超声诊断比较简单,只须掌握 2 条:原有胰腺假性囊肿消失和腹腔大量积液。超声检查简单易行,重复性好,便于动态观察假性囊肿的发生、破裂、吸收的演变过程,对于临床及时诊治及预后判断优于 CT。

3. 超声引导经皮穿刺胰腺囊肿,不仅可将抽取液作常规、生化、细菌学和细胞学检查,以及注入造影剂显示囊壁、囊腔以及囊腔与胰管的交通,具有诊断和鉴别诊断价值,而且可以抽液减压,有一定的治疗功效。多次行囊肿穿刺抽液,可以减小囊肿的体积与张力,还可促进囊壁老化,缩短囊壁成熟时间,有利于外科手术治疗。

(二)鉴别诊断

1. 胰腺假性囊肿的鉴别诊断

(1) 胰腺真性囊肿:真性囊肿来自胰腺组织,比较少见。按其病因又分为先天性囊肿、潴留性囊肿、赘生性囊肿和寄生虫性囊肿。囊肿来自胰腺组织,初起时多发生在胰腺内,体积较小,单发多见,呈典型的囊肿声像特征,一般不引起胰腺形态改变。潴留性囊肿可合并胰管结石、胰腺钙化及胰腺实质回声增强;寄生虫囊肿囊壁不规则增厚,可见子囊、孙囊等多房性改变,囊内有点状、条状、块状高回声,可合并肝或肾的多囊性病变。真性囊肿与胰腺炎、胰腺外伤无关,结合病史,与假性囊肿不难鉴别。

(2) 胰腺囊性腺瘤或囊性癌:胰腺囊性腺瘤或

囊性癌的声像图表现以囊性为主,体积较大时,与胰腺假性囊肿回声相似。然而,前两者囊壁不规则增厚,囊液透声性较差,囊内可见较多点状回声或与囊壁相连的实性团块回声。囊性癌还常有肝脏及腹腔淋巴结转移。结合临床与实验室检查,可与胰腺假性囊肿鉴别。

2. 胰腺假性囊肿破裂的鉴别诊断 胰腺假性囊肿破裂时可发生严重的腹膜炎和腹腔积液,应与腹腔其他脏器破裂如肝破裂、脾破裂、胃肠穿孔等进行鉴别。胰腺假性囊肿发生在胰腺炎或胰腺外伤之后至少6周,破裂时,原有的胰腺巨大囊肿突然消失或减小,腹腔出现大量游离液体。而其他脏器破裂则有相应器官的超声征象和临床表现。

延伸阅读:胰腺假性囊肿破裂超声检查规范(ER7-9-1)。

ER7-9-1　胰腺假性囊肿破裂超声检查规范

思 考 题

男性患者,41岁,因左上腹疼痛、阵发性加剧2天,加重2小时急诊入院。患者于10天前无诱因出现左上腹疼痛,呈持续性隐痛,阵发性加重,伴发热,体温38.3℃。无恶心呕吐,无腹泻、黄疸,否认外伤史。在当地医院诊断"腹痛待查;急性胰腺炎?"。给予禁食禁水,胃肠减压,抗炎、补液等治疗,症状无明显缓解。2小时前腹痛加剧,持续性、难以忍受,急诊入我院,腹腔穿刺抽出不凝血。查体:T 36.8℃,R 21次/min,P 68次/min,Bp 138/84mmHg。轻度贫血貌,睑结膜稍苍白,巩膜无黄染,心肺未见异常,腹平坦,未见外伤痕迹。无胃肠型及蠕动波,全腹压痛、反跳痛,以左上腹为甚,肝脾触不清,腹水征阳性,肠鸣音正常存在。血常规:WBC $12.4×10^9$/L,RBC $3.80×10^9$/L,Hb 124g/L,血淀粉酶34U/L,尿淀粉酶120.3U/L,胸片、心电图未见异常。CT示:①胰尾及腹腔占位,血肿?②腹腔积液。

请简述超声检查线索及诊断思维程序。

(周苏晋)

参 考 文 献

1. Abhishek shah,孙宇田,孙晓艳,等.胰腺假性囊肿并脾

动脉假性动脉瘤及结肠瘘致消化道出血一例.中华消化外科杂志,2013,12(1):66-67.

2. Zerem E,Hauser G,Loga-Zec S,et al. Minimally invasive treatment of pancreatic pseudocysts. World J Gastroenterol,2015,21(22):6850-6860.

3. Maeda K,Ono S,Baba K,et al. Management of blunt pancreatic trauma in children. Pediatr Surg Int, 2013, 29 (10):1019-1022.

第十节　急性肾衰竭

急性肾衰竭(acute renal failure,ARF)系临床急重症之一,是指肾功能短期内突然急剧进行性下降,引起一系列代谢产物潴留、水和电解质以及酸碱平衡紊乱等临床症候群。由于起病突然,病情凶猛,严重威胁着患者的生命,死亡率极高。

一、临床概况

(一)病因及发病机制

急性肾衰竭的主要病因为肾缺血及肾中毒,根据发病原因的不同和各自的病理生理特点,病因可分为①肾前性:如失血、休克、严重失水、电解质平衡紊乱、急性循环衰竭等;②肾性:如急性肾小球肾炎、急性肾小管坏死、大面积挤压伤等;③肾后性:如完全性尿路梗阻等。其中以急性肾小管坏死最为常见,也最具特征性,而且肾前性衰竭持续发展也会转化为急性肾小管坏死。

在许多病理条件下,肾缺血与肾毒物经常同时或相继发生作用。例如在肾毒物作用时,肾内可出现局部血管痉挛而致肾缺血;反之,肾缺血也常伴有毒性代谢产物的堆积。一般认为肾缺血时再加上肾毒物的作用,最易引起急性肾衰竭。肉眼见肾脏体积增大,质软,切面肾皮质苍白,缺血,髓质呈暗红色。镜下见肾小管上皮变平,有些呈混浊肿胀、变性、脱落,管腔内有管型及渗出物。肾中毒引起者,上皮细胞的变性、坏死集中在近曲小管,其下的基膜保护完整;肾缺血所致者,上皮细胞呈灶性坏死,分散在肾小管各段中,其下的基膜往往断裂、溃破、肾间质内可见小圆形细胞浸润及水肿。

(二)临床表现

急性肾衰临床表现分为三期:

1. 少尿期 尿量减少致使发生高钾血症、水中毒(水肿严重、血压升高、肺水肿或脑水肿)、代谢性酸中毒及急性尿毒症症状,可有厌食、恶心、呕吐、腹泻、呃逆、头昏、头痛、烦燥不安、贫血、出血倾

向、呼吸深而快、甚至昏迷、抽搐,严重者导致心力衰竭,肺水肿或脑水肿。高钾血症及水中毒为主要死因。

2. 多尿期 肾小管上皮细胞再生修复后尿量渐增多,使血钾、血钠下降,持续多尿,患者可死于脱水及电解质紊乱。

3. 恢复期 尿量逐渐恢复正常,3~12 个月肾功能逐渐复原,大部分患者肾功能可恢复到正常水平,只有少数患者转为慢性肾衰竭。

二、声像图表现

急性肾衰竭的病因一般为肾前性、肾性、肾后性三种。它们在超声表现上各有特征。

(一) 肾前性

肾轮廓光滑、形态正常,肾实质回声未见明显异常(图 7-10-1)。彩色多普勒及频谱多普勒检测,血流显著减少,血流信号稀疏,呈高速阻力型血流频谱。还可间接观察到其原发病的一些表现,如心功能不全或下腔静脉变细、血流减低以及发现腹腔出血等。

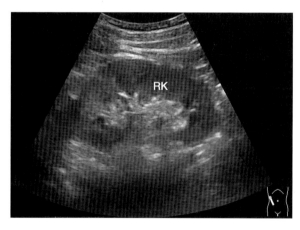

图 7-10-1 肾前性急性肾衰竭声像图
肾轮廓光滑、形态正常,肾实质回声未见明显异常
RK:右肾

(二) 肾性

由于肾脏充血水肿,肾体积增大,肾皮质增厚,回声均匀增高;肾锥体肿大,回声明显减低,与皮质间界限清楚(图 7-10-2)。由于肾窦黏膜和肾被膜水肿,在肾窦或肾周可见纤细的带状低回声。腹腔内可能有少量积液;少尿期肾内血流阻力明显增大,肾动脉与弓形动脉检测 RI>0.8;在多尿期和恢复期,RI<0.6,恢复正常。

(三) 肾后性

系指各种原因尿路梗阻引起的急性梗阻性肾

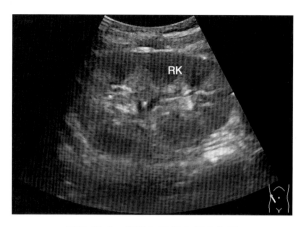

图 7-10-2 肾性急性肾衰竭声像图
肾脏体积增大,皮质回声均匀增高,肾锥体回声明显减低
RK:右肾

病,常见于双侧尿路结石、盆腔肿瘤和前列腺肥大、前列腺癌等引起的尿路梗阻。早期并无肾实质损害,超声亦无特殊征象。超声检查的意义在于病因的判断,如结石、盆腔肿瘤和前列腺肥大等,超声均有比较清晰而特殊的声像改变,可为临床诊治提供依据。

三、诊断与鉴别诊断

(一) 超声诊断

超声可根据肾脏大小、皮质厚度、皮质回声、髓质回声及血流情况等指标诊断急性肾衰竭,具有检查方便、报告及时等优点,对急危重肾病患者尤为适宜。超声显像不仅能帮助临床诊断肾前性、肾性和肾后性肾衰竭,而且对体腔内积液、积血、尿路梗阻以及肾皮质(肾小球)疾病和肾髓质(肾小管)疾病均能作出诊断。当出现急性肾衰竭时,由于病情危重,双肾功能丧失,因而核素肾图、放射性核素肾图和静脉注射肾盂造影均无作用。超声检查还可对肾衰竭程度及预后作出评估,肾功能不全的预后好坏与肾脏毁损严重程度直接有关。肾脏增大者往往是急性肾衰,预后较好;肾脏萎缩者是慢性肾衰征象,预后较差;肾内结构显示清晰或接近清晰者较显示不清者预后好。

急性肾衰竭应用彩色多普勒超声检测肾动脉血流动力学变化,包括收缩期血流速度、舒张期速度、平均速度、加速度、搏动指数、阻力指数等多项血流参数,超声医生通过对这些血流参数的分析有助于判断肾脏疾病的病因、疾病程度及预后。

需要指出的是,超声对肾脏弥漫性病变的鉴别能力有限,很多肾炎或肾病类型在肾脏的声像图表现相似,需超声引导下肾穿刺活检才能作出诊断。

(二) 鉴别诊断

超声检查在急性肾衰竭中的应用主要在于肾衰病变严重程度判断和病因鉴别两个方面。

1. 病变程度的判断 超声检查可以准确测量肾脏大小(包括上下径、左右径、横径、体积)、皮质厚度以及皮质回声、髓质回声等,对鉴别急性肾衰竭和慢性肾衰竭意义重大。一般情况下,肾脏体积增大提示为急性肾衰竭,此时需除外早期糖尿病肾病、肾脏淀粉样变等;若肾脏体积明显缩小,诊断慢性肾衰竭无疑。肾实质厚度、肾实质回声及肾内结构对鉴别诊断亦有重要参考价值。若肾脏体积及肾实质厚度接近正常,则鉴别比较困难,须借助其他检查。

2. 病因的鉴别 超声检查除了有助于上述肾前性、肾性和肾后性肾衰的病因鉴别以外,其他引起急性肾衰竭疾病还有:

(1) 肾脏弥漫性病变:包括原发和继发的肾小球、肾间质病。声像图表现为:急性期肾充血水肿,体积增大,肾血流 RI 增高。

(2) 肾综合征出血热:肾综合征出血热的肾脏损害主要超声特征是肾弥漫性增大,包膜光滑;肾实质明显增厚,皮质回声增强,肾锥体为低回声;肾窦变窄,呈条状强回声;肾周及腹腔内出现积液集聚的无回声区;发热期肾血流开始减少,休克期与少尿期血流显著减少;多尿期血流逐渐恢复;多伴有肝、胰、脾脏的肿大声像图。对于肾弥漫性病变和流行性出血热肾损害行超声诊断时,需要结合临床表现一并考虑。

凡不能确定病因和治疗方案者可在超声引导下作肾穿活检。

延伸阅读:急性肾衰竭超声检查规范(ER7-10-1)。

ER7-10-1 急性肾衰竭超声检查规范

思 考 题

1. 急性肾衰的病因分类及超声特征?
2. 超声检查在急性肾衰的临床价值?

(周苏晋)

参 考 文 献

1. Meola M, Petrucci I. Ultrasound and color Doppler in nephrology. Acute kidney injury. G Ital Nefrol, 2012, 29 (5):599-615.
2. Granata A, Zanoli L, Insalaco M, et al. Contrast-enhanced ultrasound(CEUS) in nephrology:Has the time come for its widespread use. Clin Exp Nephrol, 2015, 19: 606-615.

第十一节 肾 绞 痛

肾绞痛(renal colic)是泌尿外科最常见的急症,并非独立的疾病。特点是突然发作,呈阵发性刀绞样疼痛,剧烈难忍,伴有恶心、呕吐、放射痛及膀胱刺激征。我国泌尿系结石发病率 1%～5%,南方人高达 5%～10%,3%～15% 的成年人一生中经历过肾绞痛。

一、临床概况

(一) 病因及发病机制

1. 病因

(1) 尿路结石最常见。

(2) 肾及输尿管肿瘤。

(3) 输尿管狭窄。

(4) 输尿管凝血块。

(5) 肾下垂。

2. 发病机制

(1) 结石在肾盂、输尿管内急促移动或突发嵌顿,导致上尿路急性梗阻,由于管腔内壁张力增加,这些部位的疼痛感受器受到牵拉后造成血管平滑肌痉挛而引起剧烈疼痛。

(2) 输尿管或肾盂壁水肿和平滑肌缺血使炎症递质增加,激活了更多的疼痛感受器,进一步加重了痛感。

(二) 临床表现

1. 结石嵌顿在肾盂输尿管交界部或在输尿管内下降时,可出现肾绞痛,为突然发作的阵发性刀绞样疼痛,疼痛剧烈难忍,患者辗转不安,疼痛从腰部或侧腹部向下放射至膀胱区、外阴部及大腿内侧,有时伴有大汗、恶心、呕吐。

2. 由于结石对黏膜损伤较重,故常有肉眼血尿。疼痛和血尿常在患者活动较多时诱发。结石并发感染时,尿中出现脓细胞,有尿频、尿痛等膀胱刺激症状。

3. 当继发急性肾盂肾炎或肾积脓时,可有发热、畏寒、寒战等全身症状。双侧上尿路结石或肾结石完全梗阻时,可导致无尿。严重的可发生肾衰竭、中毒性休克甚至死亡。

二、声像图表现

(一) 典型输尿管结石

绝大多数结石自肾脏下降停留在输尿管3个生理狭窄部位,可引起腹部剧烈绞痛和血尿。输尿管结石(ureteral calculi)声像图表现为:

1. 患侧肾窦分离扩张,部分肾绞痛后肾周可出现少量积液(图7-11-1)。

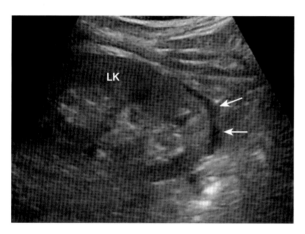

图7-11-1 肾周积液声像图
输尿管结石导致肾绞痛后出现的肾周积液(箭头)
LK:左肾

2. 扩张的输尿管突然中断,远端不能显示。

3. 扩张的输尿管内探及强回声团,与管壁分界清楚,后方伴声影(图7-11-2),其远端输尿管内径明显小于近端。

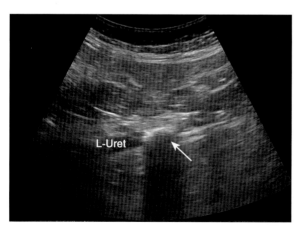

图7-11-2 典型输尿管结石声像图
箭头示结石及声影
L-Uret:左输尿管

4. 结石后方出现多普勒"闪烁征(twinkling sign)",其敏感性高于传统超声。

5. CDFI显示患侧输尿管开口尿流信号明显减弱或消失。

(二) 疑难输尿管结石

输尿管中下段结石(图7-11-3、图7-11-4)、体积较小的结石、形状特殊的结石、缺乏声影的结石、没有肾积水的结石、肥胖体型患者的结石等均较难被发现,此时应多切面探查,加压探头,变动体位或嘱患者饮水30min后使输尿管扩张再行检查,多可发现输尿管结石的典型声像。若是女性患者,经阴道检查也能提高敏感性。高频阴式探头直接放置于阴道或直肠内,相对于凸阵探头置于腹部,更加接近输尿管末端,而且不受患者体型及腹腔胀气影响,其观察区域位于声束近场,可获得清晰声像图。

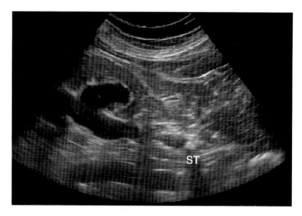

图7-11-3 输尿管中段结石声像图
ST:结石

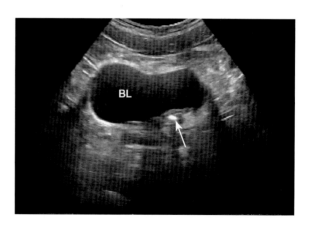

图7-11-4 输尿管下段结石声像图(箭头)
BL:膀胱

(三) 复杂输尿管结石

符合以下两项及以上者可以诊断为复杂性输尿管结石,对临床选择治疗方案有帮助:

1. 结石横径>0.8cm,结石停留在输尿管内超过8周。

2. 超声提示患侧中度以上的肾积水。

3. 结石以下输尿管扭曲或狭窄。

4. 结石以下输尿管息肉形成。

5. 合并中段结石。

（四）可以自行排出的输尿管结石

1. **体积小的结石** 有人报道，横径<5mm的结石可自行排出；横径>8mm者，只有很少能自行排出。

2. **位置低的结石** 输尿管下段结石自然排出率为69%，输尿管中上段结石，自然排出率为20%，结石排出时间多在3周以内。

3. **顺从性好的结石** 结石长轴与输尿管长轴平行的结石也较易排出。

4. **动态观察，向下移位的结石** 需要指出的是，结石位于输尿管某处停留较久可刺激黏膜充血水肿，引起炎性息肉形成，纤维组织增生，肉芽包绕，以致结石移动及排出受阻。

（五）复杂性肾绞痛

在临床工作中，某些肾绞痛患者虽有腰腹绞痛症状，也有明显的肾区叩痛、肉眼血尿或镜下血尿，但超声、静脉肾盂造影等检查均不能明确肾绞痛原因，而且解痉止痛效果差，疼痛持续存在，患者痛苦难忍，医生束手无策，对此称之为复杂性肾绞痛。此类病例绝大多数仍为输尿管结石引起。造成其诊断和治疗困难的原因有以下几点：

1. 超声检查时因输尿管行程长，位置深，使得显示输尿管病变存在困难，多数情况下只能提供肾积水的间接证据，诊断价值受到制约。

2. 静脉肾盂造影由于结石细小或阴性结石、与骨骼重叠、肠道内积气干扰、患侧不显影等原因无法提供有效依据。

3. 由于结石不规则、嵌顿于相对狭窄壁间段、输尿管黏膜水肿及并发感染、输尿管息肉及血凝块形成等原因，导致诊断不明，肾绞痛持久、不典型、难治。提高超声检出率的手段参见上述疑难输尿管结石的检查方法。

对于引发肾绞痛的少见原因，如输尿管肿瘤、狭窄、血凝块等，超声检查各有特点，应仔细鉴别、筛查，如实报告。切不可无中生有，轻易做出结论。

三、诊断与鉴别诊断

（一）超声诊断

描述结石、肿瘤等的部位、数目、大小、形态、内部回声；输尿管扩张程度、管壁局部黏膜情况；彩色多普勒有无血流信号以及对尿动力学的评估。对明确的输尿管结石应给予肯定性诊断，对输尿管肿瘤、凝血块等超声难以确认的病变可提出疑似诊断或鉴别诊断，建议进一步检查。对于超声检查未见异常的肾绞痛患者，不能排除结石或肿瘤等诊断，应尽早建议进行其他检查，以明确病因。

根据结石典型的高回声团块及后方声影以及肾脏积水、输尿管扩张等间接征象，超声诊断结石具有高度特异性，准确率约为90%。而且无创、快速、准确、经济，不受结石成分的限制，无骨骼重叠的影响，无造影剂过敏的禁忌，同时能鉴别淋巴结钙化、静脉结石和阑尾粪石等。对结石自发排出的评估、手术、碎石或药物排石治疗起到指导作用，也便于观察疗效。欧洲泌尿外科协会建议把超声作为肾绞痛首选的检查方法，尤其适用于儿童、年轻人以及孕妇等对电离辐射敏感的患者。

在定位诊断方面，由于输尿管上段很少受肠气干扰，且此处的结石常引起肾盂、输尿管积水，因此超声检查较容易发现；输尿管下段处结石在充盈膀胱时，也容易发现；输尿管中段结石，如受肠道内容物影响或没有输尿管扩张、积水，超声诊断的敏感性较低。此时，多排螺旋CT检查效果可能更好。综合文献报道，超声检查对输尿管中段结石的诊断符合率较低，约为70%左右，不如螺旋CT平扫对输尿管结石的诊断准确率高。究其原因可能是受到患者体型、膀胱充盈不理想、肠气干扰、检查者经验等多因素影响。

（二）鉴别诊断

输尿管结石有典型的声像特征，比较容易辨认，结合反复发作的肾绞痛和血尿，即可明确诊断。当未探及结石或结石声像不典型、缺乏声影时，尚需与引起尿路梗阻的其他病变进行鉴别，以便及时判明肾绞痛病因。

1. **输尿管肿瘤** 原发性输尿管肿瘤少见，恶性者主要为移行细胞癌，良性者多为乳头状腺瘤。也可有邻近器官肿瘤直接侵袭或来自其他部位癌肿的转移。

输尿管肿瘤也可呈类似结石的高回声并引起输尿管扩张和肾盂分离，鉴别要点为，肿瘤的回声强度较结石低，边缘不规则，与管壁无分界，后方多无声影。管壁局部可不规则增厚甚至连续性中断，

CDFI 显示其内部有血流信号。而某些结石虽然也可为等回声，与肿瘤相似，但局部输尿管管壁光滑完整，CDFI 无血流信号。动态观察，结石可以移动、消失，肿瘤则无改变。

2. 输尿管凝血块　输尿管内的凝血块机化后也可呈现高回声，与结石容易混淆。但发生率明显低于结石，声像特征为输尿管内充填均匀性等回声或高回声团，回声强度弱于结石，呈柱状，后方声影不甚明显。CDFI 显示内无血流信号。输尿管壁多为正常。往往同时有膀胱内凝血块。

3. 输尿管狭窄　先天性输尿管狭窄以肾盂和输尿管连接部或输尿管与膀胱交界处最为多见。继发性输尿管狭窄常由损伤、炎症所致的瘢痕、折叠及扭曲引起。诊断要点为：

（1）肾盂肾盏扩张系输尿管狭窄的主要征象。

（2）肾盂输尿管连接部狭窄者，狭窄管腔呈"漏斗状"，可显示增厚的管壁。

（3）输尿管膀胱壁内段狭窄者，管壁回声增厚，管腔逐渐狭窄，呈"鼠尾征"。

（4）继发性输尿管狭窄的管壁不均匀增厚，管腔不规则，绝大多数有肾脏或膀胱的基础病变。

（5）输尿管受压引起的狭窄，相应处可显示占位病变的组织团块声像。

延伸阅读：肾绞痛超声检查规范（ER7-11-1）。

ER7-11-1　肾绞痛超声检查规范

思 考 题

输尿管结石的超声诊断与鉴别诊断？

（周苏晋）

参 考 文 献

1. HoscanM B, Ekinci M, Tunckiran A, et al. Management of Symptomatic ureteral calculi complicating pregnancy. Urology, 2012, 80(5): 1011-1014.

2. Nicolau C, Salvador R, Artigas J. Diagnostic management of renal colic. Radiologa(English Edition), 2015, 57(2): 113-122.

3. Herbst MK, Rosenberg G, Daniels B, et al. Effect of provider experience on clinician-performed ultrasonography for hydronephrosis in patients with suspected renal colic. Ann Emerg Med, 2014, 64(3): 269-276.

4. Guang W, Xiao-Tao L, Jiong-Ming L, et al. Comparison of Ultrasound, KUB Radiography and Nonenhanced Multi-slice Computer Tomography for Diagnosis of Acute Renal Colic Caused by Ureteric Calculi. Journal of Kunming Medical University/Kunming Yike Daxue Xuebao, 2015, 36(6): 102-104.

第十二节　肾肿瘤破裂

肾肿瘤破裂（ruptured renal tumor）是泌尿外科急症，通常是指非创伤性肾肿瘤本身破裂引起的肾周、肾被膜下以及腹膜后的出血。临床虽然比较少见，但其诊断和治疗均具有一定的挑战性。

一、临床概况

（一）病因病机

肾肿瘤自发性破裂出血最多见于①肾细胞癌（renal cell carcinoma），以下简称肾癌）；②肾血管平滑肌瘤（renal vascular leiomyoma），又称错构瘤。肾恶性肿瘤和良性肿瘤发生自发性破裂出血的比例基本上为 1:1，其他较少见于肾肉瘤、肾转移癌、肾髓质脂肪瘤等。自发性肾肿瘤破裂的出血可分为肿瘤内出血和肿瘤破裂出血形成肾周血肿两类，后者在肿瘤位于肾脏一极或近包膜时更容易出现。自发性肾破裂出血一般无明确的外伤史，主要原因是肿瘤外向生长突破了肾被膜，肿瘤血管扩张，血管壁压力过大导致自发性血管破裂出血。但外力的作用是诱发肿瘤出血的主要原因，有时甚至仅是腹压增高，如剧烈咳嗽、大笑、用力排便等。

（二）临床表现

自发性肾肿瘤破裂出血的临床症状与肾破裂出血的程度及血肿的范围等密切相关。轻度和局限于肾被膜下或肾周筋膜内的出血，可出现腰痛、同侧腹部疼痛不适、肾区压痛和叩击痛等。大型肿瘤如果发生破裂，可造成腰腹剧烈疼痛、血尿，甚至因大出血导致休克。腹膜后血肿患者亦常有腹痛、腹胀，以及肌紧张、压痛、反跳痛等类似腹膜炎的腹膜刺激征。

二、声像图表现

（一）肾原发肿瘤的超声表现

1. 肾癌的超声表现

（1）肾内出现类圆形占位性病灶，形态不规则,边缘不光整,有球体感,向内挤压肾窦,使之局部呈凹形,体积较大的肿瘤常突出于肾脏轮廓之外(图7-12-1)。部分肾癌多切面扫查可显示有假包膜。

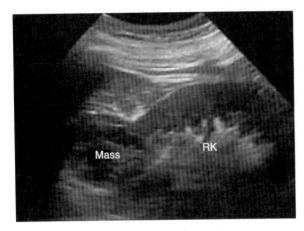

图 7-12-1　肾透明细胞癌声像图
Mass:肿块;RK:右肾

(2)肿瘤内部回声强弱不等,回声不均;其内有时可见钙化强回声;瘤体后方回声衰减。定期连续观察可发现肿块进行性增大。

(3)肾癌发展至晚期可形成肾静脉、下腔静脉癌栓,表现为患侧肾静脉、下腔静脉增宽,其内充填以实性强回声,可见其肾周围静脉曲张。肾门淋巴结转移时,肾门区可出现实性低回声结节;浸润周围组织时,可见肾被膜模糊、中断,肾周脂肪强回声局部缺失。

肿瘤内部可见较丰富的血供,但其血流信号密度低于周边正常肾组织,呈"负性充盈缺损",超声造影时尤其明显,表现为"快进快出"。多数瘤体周边血管走行呈环形。内部血流信号呈树枝形或迂曲线形分布。晚期患侧肾静脉、下腔静脉内出现实性癌栓,造成管腔狭窄,局部血流加速呈五彩镶嵌样,癌栓附着处呈"充盈缺损"。

2. 肾错构瘤的超声表现

(1)肾错构瘤由成熟的脂肪组织、平滑肌和血管等按不同比例构成,导致病灶表现为多种回声或多发病灶,回声高低不均,以高回声为主,可能与其内部脂肪成分较多有关。

(2)一般情况下,错构瘤不存在包膜,边界清晰,在声像图上无包膜回声。

(3)有出血倾向或已出血的错构瘤在声像图上可表现为无回声、强回声混杂以及后方回声衰减。

(4)彩色多普勒血流显像,错构瘤内部血流信号稀疏。

(5)超声造影时,由于血管平滑肌脂肪瘤内血管畸形、迂曲,造影剂进入较慢,进入方式主要为肿瘤边缘结节状增强及向心性增强,强化持续时间长于肾实质。

(二)肾肿瘤破裂出血的超声表现

1. 肾被膜下出血　声像图改变轻微,可见肾轮廓轻度肿大,包膜完整。实质内可出现局限性高回声带或较小的低回声与无回声区。肾被膜下可有小血肿回声,有时亦可见肾窦轻度分离,内有云雾状低回声(图7-12-2)。

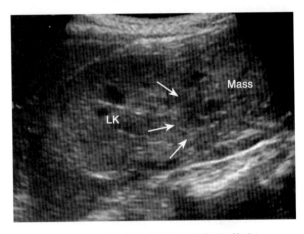

图 7-12-2　肾肿瘤破裂出血声像图(箭头)
LK:左肾;Mass:肿块

2. 肾周出血　肾脏周围尤其是肿瘤侧肾周附近可见无回声区。新鲜血肿时,无回声区内可见血凝块形成的片状、带状回声,边缘清晰、锐利(图7-12-3)。陈旧性血肿,无回声区内可见机化形成的不规则强回声。

3. 腹膜后出血　后腹膜见圆形、椭圆形或不规则低回声肿块,内为无回声,血块形成后呈中至高回声(图7-12-4)。

4. 巨大血肿可使同侧肾脏移位　伴有肠麻痹时,可见肠管扩张、积液、积气。

三、诊断与鉴别诊断

(一)超声诊断

肾肿瘤破裂出血多是由于肾本身的病理因素引起,特别是肾细胞癌、肾血管平滑肌瘤等自发性破裂。在肾脏肿瘤诊断的实用意义上超声已基本上能区别肾占位性病变的良恶性,较其他影像学诊

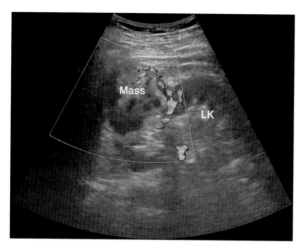

图 7-12-3 肾肿瘤破裂彩色多普勒声像图
Mass:肿块;LK:左肾

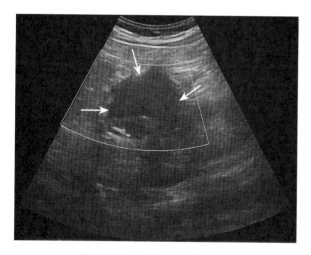

图 7-12-4 腹膜后血肿声像图
箭头示血肿为不规则无回声区

断更为便捷、可靠。ECT 不仅分辨力差,而且不能鉴别肾占位病变的性质。X 线、CT 尚不能区别小囊肿与血管平滑肌脂肪瘤。动脉造影对缺少血管的肾肿瘤有时也难以与肾囊肿相区别。加之超声具有灵活、方便、无痛苦、无放射线和费用较低等优点,已成为肾肿瘤的首选检查方法。但也有一定的局限性:

(1) 分辨力较低。

(2) 肾上极癌肿与肾上腺肿瘤之间的鉴别较困难。

(3) 肿瘤挤压肝脏时,极易误诊为肝右后叶占位性病变。

(4) 肿瘤内钙化斑易误诊为畸胎瘤或结核。

(5) 与超声医生的经验及操作规范性有关,重复性、可比性较差。

对于肾肿瘤破裂出血,超声检查常可明确肾周、腹膜后血肿,加之肾脏肿瘤的典型超声征象以及肾脏被膜连续性中断,可以作出明确诊断或提示性诊断并进一步判断出血量。需要指出的是,因后腹膜位置深、范围广的潜在腔隙,无论从腹部或背部扫查,受肠腔、肌肉、骨骼等干扰影响,超声检查如无阳性发现并不代表正常。

(二) 鉴别诊断

1. 肾癌与肾错构瘤的鉴别

(1) 病史:肾错构瘤发病年龄较轻,多发于女性。起病多为突发腰腹疼痛。既往可有肾错构瘤病史。错构瘤可以在肾内外多中心发生或作为结节性硬化的一种表现,常伴有面部蝴蝶斑,这是支持肾错构瘤诊断的有力依据。

(2) 影像学分析:除典型的超声表现外,肾错构瘤呈多中心性,因而常表现为双侧性和(或)多发性,未破裂的瘤体仍具影像学特征,有助于诊断。而肾癌多为单侧单发,应用超声造影有助于诊断。

(3) 超声或 CT 检查提示有脂肪成分时即应高度怀疑为错构瘤的可能,因为肾癌不含脂肪成分。

(4) 囊性肾癌(cystic renal cell carcinoma,CRCC)的声像图表现为囊壁或囊分隔厚薄不均匀,分隔表面及囊腔内壁不规整,部分囊壁或分隔处有实性结节,囊液透声性差,可见絮状或细密点状回声。彩色多普勒在病变实性部分(包括囊肿壁、囊间分隔、壁结节)均可探及明确点状、条状或线状彩色动脉血流信号。

2. 腹膜后血肿的鉴别 腹膜后血肿患者多有腹痛、腹胀,以及肌紧张、压痛、反跳痛等腹膜刺激征,很难与腹腔内脏病变导致的腹膜炎鉴别。而腹腔穿刺的阳性率不高,同时许多患者因病情危重、生命征不稳,不能从容接受超声和腹部 CT 检查。故本病往往容易漏诊误诊。

血肿所在的腹膜后间隙位于脊柱和腹膜腔之间,内有许多重要脏器和大血管。通常把腹膜后血肿划为三区,即上腹区、双肾区和骨盆区。不同部位的血肿常伴有腹膜后不同脏器、血管的病因。中上腹部血肿常源自胰十二指肠以及大血管;双肾区血肿常关系到肾、输尿管和腹膜后结缔组织等;而骨盆区血肿主要注意子宫、附件以及髂血管。自发性腹膜后出血的发生可能与以下因素有关：

（1）肾脏、胰腺、卵巢肿瘤和其他腹膜后肿瘤，以恶性居多。

（2）血管先天性畸形或血管瘤、自发性腹膜后血管破裂等，前者曾有报道自发性脾动脉瘤破裂并腹膜后巨大血肿。也有卵巢血管畸形破裂出血的病例。后者近年随着高血压与血管硬化的发病率增高而多见。

（3）出血性疾病：如血友病、脾功能亢进等由各种原因所致凝血功能低下，抗凝疗法和肾衰竭施行血液透析所致的凝血功能低下。

（4）其他：妊娠期或产褥期发生自发性腹膜后血肿可能与内分泌变化有关。超声检查注意到肾脏肿瘤的超声特征，并排除上述有关器官和组织的结构性病变，结合临床及实验室检查结果，鉴别诊断并不困难。

延伸阅读：肾肿瘤破裂超声检查规范（ER7-12-1）。

ER7-12-1　肾肿瘤破裂超声检查规范

思考练习题

患者，女性，36岁。左侧腰部疼痛，为突发性剧痛，持续性加重。体检可扪及腰部包块，并有血尿。患者原有肾脏肿瘤病史。超声检查见ER7-12-2。

ER7-12-2　思考练习题声像图

请结合病史及临床，简述超声诊断与鉴别诊断思路。

（周苏晋）

参 考 文 献

1. Ghosh P, Saha K. Multilocular cystic renal cell carcinoma: a rare, unique entity and diagnostic challenge. Arch Iran Med, 2014, 17 (2): 129-132.

2. Zhang J, Liu B, Song N, et al. Diagnosis and treatment of cystic renal cell carcinoma. World J Surg Oncol, 2013, 17 (11): 158.

3. Wahal SP, Mardi K. Multilocular cystic renal cell carcinoma: a rare entity with review of literature. J Lab Physicians, 2014, 6 (1): 50-52.

第十三节　急性上消化道出血

一、临床概况

急性上消化道出血（acute upper gastrointestinal hemorrhage）是指屈氏韧带以上的消化道，包括食管、胃、十二指肠、胆管和胰管等病变引起的出血。成年人急性上消化道出血每年发病率为100/10万~180/10万，大多数急性上消化道出血患者，尤其是大量出血患者首诊于急诊科。上消化道出血患者多以呕血、黑便为主要临床表现，也有以头晕、乏力、晕厥等不典型症状就诊急诊科。临床上常见的危险性上消化道出血多为累及较大血管的出血，包括严重的消化性溃疡出血、食管胃底静脉曲张破裂出血、侵蚀大血管的恶性肿瘤出血和严重基础疾病出血后对低血红蛋白耐受差的患者。此外，还见于并发慢性肝病及抗凝药物应用等其他原因所致凝血功能障碍的患者。如不及时诊治，有可能危及生命。因此，对上消化道出血患者必须进行正确、迅速、规范的诊断和治疗。

根据出血的病因分为非静脉曲张性出血和静脉曲张性出血两类，对以上消化道出血为首发症状的急诊患者，超声检查可了解患者有无门静脉高压，对其病因作出初步诊断。常见病因包括：

（一）急性消化性溃疡出血

是上消化道出血最常见的病因。当溃疡累及较大血管、血管硬度较高或并发凝血功能障碍时，可在短时间内大量出血。

（二）食管胃底静脉曲张破裂出血

是由曲张静脉壁张力超过一定限度后发生破裂造成的，是上消化道出血致死率最高的病因。

（三）恶性肿瘤出血

主要是上消化道肿瘤局部缺血坏死，或侵犯大血管所致。

（四）引起凝血功能障碍的药物及疾病

1. 药物　抗凝药物、抗血小板药物、非甾体类抗炎药等。

2. 血液病 血友病、白血病、恶性组织细胞增多症、再生障碍性贫血、血小板减少性紫癜、弥散性血管内凝血。

3. 其他可导致凝血机制障碍的疾病 肝功能障碍、肾功能障碍、败血症、流行性出血热等。

（五）慢性肝病出血

慢性肝病患者肝脏合成凝血因子减少、肝功能异常使维生素 K 依赖相关因子缺乏和代谢纤溶酶原的能力减弱，导致凝血功能障碍，加重了出血治疗的难度。

二、声像图表现

根据上消化道出血的病因不同，超声表现也有所不同（表 7-13-1）。对以上消化道出血为首发症状的急诊患者，超声检查可了解有无门静脉高压，可快速、无创检测门脉血流动力学信息，为上消化道出血病因的筛查提供了便捷的影像学检查方法。

表 7-13-1 上消化道出血的常见病因鉴别

出血原因	临床特点	出血特点	超声特点
胃溃疡出血	多有胃溃疡病史或出血史，近期症状加重，出血后胃痛减轻	多以黑便为主，呕血多为黑褐色，胃液内混有小血块	胃壁正常结构消失，局限性缺损，并见恒定的强回声斑伴有声影
门脉高压出血	有肝炎、肝硬化病史，呕血后脾脏缩小；可出现腹水、肝性脑病	多以呕血为主，往往量大，为新鲜全血或血块，便血多在呕血之后	门脉显著增宽，内径>13mm；肝脏体积缩小，回声增粗增强；脾脏肿大，腹水
胃炎出血	可有饮食不当、饮酒等病史，有上腹部痛及呕吐，开始多无出血，以后才出现呕血	呕血量少，多混有胃液，但呕吐次数频繁	胃壁广泛性增厚，黏膜增粗、增强、不光整，胃壁层次尚能显示
胃癌出血	有胃病史、贫血、消瘦，胃痛多为胀痛或者刺痛，部分患者上腹部可触及肿块	呕吐物多为黑褐色血液或黑红色胃液，出血量相对较少	胃壁各层结构不能正常显示，胃壁僵硬，蠕动减弱或消失

（一）急性消化性溃疡出血超声表现

1. 出血早期，胃腔内可见无回声暗区充盈；时间较长，血液凝固后，可见絮片状回声及不规则的团块状中强回声，随体位改变而缓慢移动。

2. 胃壁溃疡部位局限性增厚，一般小于 1.5cm，其黏膜面出现凹陷。

3. 增厚胃壁呈低回声，壁增厚最大范围一般小于 5.0cm。

4. 溃疡凹陷部位形态尚规整，边缘对称，不随蠕动变化而消失。

5. 溃疡凹陷部壁层次模糊，凹底光滑，表面附着强回声斑。

6. 较大溃疡通常呈腔外型凹陷，并可显示黏膜纠集。

7. 多发性溃疡者可显示互不相连的多处胃壁增厚伴凹陷。

8. 未饮用胃造影剂时二维超声检查胃溃疡一般较难发现。

9. 肝脏及门静脉、肝静脉系统无异常发现。

超声检查价值：超声检查有助于鉴别非静脉曲张性和静脉曲张性上消化道出血，但单纯从超声声像图上很难鉴别良恶性肿瘤，须依靠胃镜下取组织病理检查，以鉴别胃部良恶性肿瘤。对于直径小于 3mm 的溃疡或浅表性溃疡易漏诊。由于超声无创伤、无痛苦，患者容易接受，可反复多次检查，对不宜行胃镜检查的患者可作为一种筛查的方法。

（二）食管胃底静脉曲张破裂出血超声表现

1. 肝损害明显，呈肝硬化、纤维化特点，肝脏体积缩小，左右叶均缩小或左叶代偿性增大。肝包膜增厚，表面呈锯齿状或波浪状，大结节性肝硬化因粗大结节引起表面显著高低不平。肝实质回声弥漫性增粗、增强，分布不均匀，部分呈颗粒状、结节状，可表现为低回声或高回声结节，多在 0.5～2.0cm。可见腹水，胆囊壁增厚（图 7-13-1）。

2. 门静脉系统血管普遍性扩张。门静脉主干内径>13mm，脾门部脾静脉内径>9mm。

3. 脾大，脾实质内血管扩张。脾血管可延伸至脾周围区，甚至接近边缘。

4. 侧支循环开放，脐静脉重新开放，胃左静脉等扩张。

超声检查价值：超声可为肝硬化引起的上消化道出血起到鉴别诊断的作用。可帮助临床医生了解肝硬化程度，如肝脏大小、形态、肝内回声程度，有无结节样或团块状结构、肝表面是否规整、门静

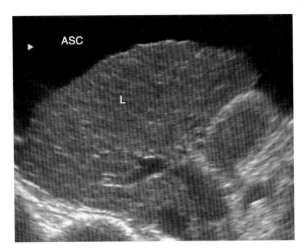

图 7-13-1 肝硬化声像图
ASC:腹水;L:肝脏

脉血流状态、肝动脉血流状态、有无建立侧支循环、胆囊情况、脾脏大小、脾静脉宽度及腹水程度等,为肝硬化治疗提供有力依据。

(三)胃癌出血超声表现

早期胃癌无明显症状,当形成溃疡或梗阻时才出现明显症状。

进展期胃癌超声表现为胃壁异常增厚隆起,形态不规则,内部回声较低、不均质,胃壁层次破坏,病变通常侵犯肌层或浆膜层,可表现胃壁结构紊乱、中断,浆膜回声线不完整。通常胃癌的胃壁隆起最大范围大于 5.0cm,厚度大于 1.5cm,黏膜面显示多峰征与多凹征,胃腔狭窄,胃蠕动跳跃、减弱或消失。未饮用胃造影剂时,胃癌致胃壁增厚在二维超声检查下可呈假肾征或靶环征。彩色多普勒:增厚的胃壁内可显示细条状彩色血流。

超声检查价值:典型胃癌胃壁增厚伴破坏后层次不清,超声诊断不难,且可判断肿瘤浸润深度,有无周围转移病灶等。部分非典型表现的胃癌与胃溃疡难以鉴别,定性困难时进行胃镜活检是必要的。

三、诊断与鉴别诊断

上消化道出血常见病因主要有胃溃疡出血、门脉高压出血、胃炎出血、胃癌出血(表 7-13-1)。

思 考 题

1. 上消化道出血常见的原因有哪些?
2. 简述常见上消化道出血的超声诊断及鉴别诊断。

(张海春 周苏晋)

参 考 文 献

中国医师协会急诊医师分会. 急性上消化道出血急诊诊治流程专家共识. 中国急救医学,2015,(10);865-873.

第十四节 急性肠梗阻

任何原因引起的肠内容物通过障碍统称肠梗阻(intestinal obstruction)。它是常见的外科急腹症之一。若未得到及时合理的诊治,往往危及患者的生命。

一、临床概况

(一)病因分类

肠梗阻按梗阻发生的原因主要分为三大类,即机械性、动力性和血运性。

1. **机械性肠梗阻** 最常见,腹部手术或腹内炎症产生的粘连是成人肠梗阻最常见的原因。老年人嵌顿性外疝或内疝也会造成肠梗阻。有些肠梗阻是由于肠管先天性狭窄和畸形,或因疾病、手术等因素导致肠道狭窄所致。息肉或其他肠管病变可引起肠套叠。而肿瘤、成团蛔虫、异物或粪块等也会引起肠梗阻。

2. **动力性肠梗阻** 多与腹部大手术、外伤、药物、脓毒血症、低钾血症、急性肠道炎症、肠道功能紊乱及神经系统功能紊乱等有关。

3. **血运性肠梗阻** 主要与肠系膜动脉和静脉血栓有关,使肠管血运障碍,肠失去蠕动能力,肠腔虽无阻塞,但肠内容物停止流动,故亦可归纳入动力性肠梗阻之中。

(二)病理生理

肠梗阻发生后,梗阻部位以上的肠腔扩张。肠壁变薄,黏膜易有糜烂和溃疡发生。浆膜可被撕裂,整个肠壁可因血供障碍而坏死穿孔,梗阻以下部分肠管多呈空虚塌陷。肠梗阻的主要病理生理改变为肠管扩张、体液和电解质的丢失以及感染和毒血症。这些改变的严重程度视梗阻部位的高低、梗阻时间的长短以及肠壁有无血液供应障碍而不同。除上述三项主要的病理生理改变之外,如发生绞窄性肠梗阻往往还伴有肠壁、腹腔和肠腔内的渗血,绞窄的肠袢长,失血量大,亦是导致肠梗阻患者死亡的原因。

(三)临床表现

1. **腹痛** 单纯性机械性肠梗阻一般为阵发性剧烈绞痛。

2. 呕吐 呕吐在梗阻后很快发生,随即进入一段静止期,再发呕吐时间视梗阻部位而定。

3. 腹胀 腹胀一般在梗阻发生一段时间以后开始出现。

4. 排便排气停止 在完全性梗阻发生后排便排气即停止。

5. 休克 早期单纯性肠梗阻患者,全身情况无明显变化,后可出现脉搏细速、血压下降、面色苍白、眼球凹陷、皮肤弹性减退、四肢发凉等征象。

二、声像图表现

(一) 典型肠梗阻声像图表现

1. 肠管扩张 梗阻近端肠管显著扩张,小肠内径>3cm,结肠内径>5cm。扩张的肠管内充盈大量液体。立位或坐位纵行扫查时可见气液分层征。

2. 肠壁改变 肠管黏膜显示清晰,纵切面上可见皱襞水肿、增厚,在液体衬托下呈"琴键征"(图7-14-1)、"鱼刺征"(图7-14-2)。肠袢扭曲可形成"咖啡豆征"。

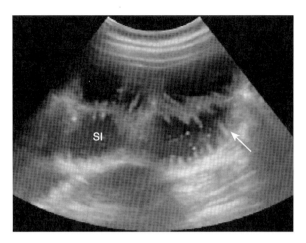

图 7-14-2　肠梗阻"鱼刺征"声像图
箭头示"鱼刺"样改变
SI:小肠

见腹水大量增加(图 7-14-3)。

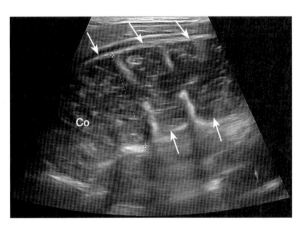

图 7-14-1　肠梗阻"琴键征"声像图
箭头示"琴键"样改变
Co:结肠

3. 蠕动异常 梗阻近端肠管蠕动频繁、亢进伴肠内液体往复流动及"气过水征"。梗阻局部蠕动减弱或消失。麻痹性肠梗阻肠蠕动亦减弱或消失。

(二) 绞窄性肠梗阻声像图表现

绞窄性肠梗阻(strangulated intestinal obstruction)时,肠壁血运阻断后,除上述肠管扩张外,还有以下特征:

1. 肠蠕动迅速由强变弱,蠕动波幅度由大变小,直至蠕动消失。

2. 肠袢间或腹腔出现游离液体,短期复查,可

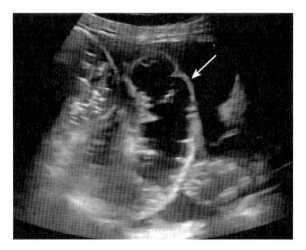

图 7-14-3　扩张的肠管漂浮在腹腔积液中
箭头示肠管扩张、积液

(三) 肠梗阻病因声像图表现

1. 梗阻末端肠腔内杂乱高声团可能为巨大粪石。

2. 蛔虫性肠梗阻,声像图显示:

(1) 梗阻以上肠管扩张,管腔增宽,腔内液体、气体积存,多个完全充以液体的扩张肠管形成多囊样表现,液体在肠管内流动,反流活跃。严重梗阻者肠间隙有液体渗出。

(2) 肠管内可见蛔虫影像,单条蛔虫呈条带状强回声,活虫可见其在管腔中活动。横断面呈"牛眼征"、纵切面呈"铁轨征",多条蛔虫常聚合成团(图7-14-4)。

3. 梗阻处肠管横断面呈"靶环征""同心圆征"或"年轮征",纵切面呈"套筒征",是为肠套叠。

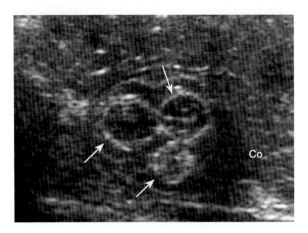

图 7-14-4 蛔虫性肠梗阻声像图
箭头示蛔虫聚集成团
Co:结肠

4. 肠系膜血管阻塞,超声表现为肠壁层次模糊、增厚,呈低回声。肠壁间为环状低回声,呈串状排列。黏膜水肿,肠蠕动减弱。CDFI 显示血流信号明显减少。

5. 阴囊内、腹壁内见到肠管回声,不能还纳的为肠管嵌顿。超声表现为局限性肠管扩张,肠壁异常回声,肠壁增厚,肠腔变窄,黏膜皱襞模糊,没有出现明显的肠蠕动。

6. 黏性肠梗阻超声检查可提供直接和间接的影像学依据。其声像图特征是肠壁与肠壁或与腹壁相贴,深吸气或肠蠕动时,粘连的肠壁与腹膜无分离;肠壁、肠系膜增厚时见带状强回声粘连带;肠管扩张扭曲,并可见扩张与狭窄肠管相间;蠕动活跃的肠管呈"钟摆样"或双向运动。

7. 肿瘤是引起肠梗阻的常见原因,梗阻时肠腔积气、积液,难以行肠镜检查。超声循扩张的肠管追踪到变窄处,可发现肿瘤呈"假肾征"或"靶环征"的声像改变。

(四) 非典型肠梗阻声像图表现

常难以识别,此时肠道增宽、肠袢积液等表现均不明显,肠动力改变可能是唯一诊断线索。当局部肠道内容物出现"钟摆样"运动方式时,提示局部肠道运动异常,若进展为肠道蠕动减弱或消失时,肠内回声无明显移动,肠壁水肿呈梳状排列,往往提示为麻痹性肠梗阻,甚至肠坏死,临床需采用及时有效的治疗手段。

三、诊断与鉴别诊断

肠梗阻有"痛、呕、胀、闭"的临床症状,超声检查可发现肠管扩张、积液,蠕动异常,建立肠梗阻的

诊断比较容易,而要进一步判断病因则比较困难。可参照上述肠梗阻病因的声像特征进行甄别。

另外,从症状学角度,急性胃肠炎、消化道溃疡穿孔、胆绞痛、肾绞痛、急性阑尾炎、卵巢囊肿扭转等疾病的临床表现可与急性肠梗阻相似,容易误诊。超声检查时,上述病变不具有肠管积液、蠕动异常的声像特征而有相应疾病的声像图表现,结合临床,一般不难鉴别。

超声诊断肠梗阻的临床价值有以下几项:

(一) 超声诊断肠梗阻的意义

有研究资料表明,超声诊断肠梗阻及确定梗阻部位的效果与 CT 相当,优于 KUB。完全性及绞窄性肠梗阻是手术探查的指征,循扩张的肠管探查到受挤压变窄肠内容物不能通过的肠段,是判断完全性肠梗阻的重要依据。如超声探查发现肠壁水肿增厚,肠蠕动减弱或消失,肠壁彩色血流信号减少或无血流信号,腹腔液性暗区明显增多且暗区内见密集点状回声,提示绞窄性肠梗阻的可能。可见,超声检查能可为临床医师确定肠梗阻的手术指征提供有价值的影像学资料。对肠腔积气多积液少这一类型的肠梗阻,结合 CT 检查可减少误诊和漏诊的概率。

(二) 超声诊断肠梗阻病因的意义

肠梗阻是临床常见的急腹症,起病急、变化快,需要早期作出正确的诊断和处理。任何原因所致延误手术,均可能导致肠绞窄、穿孔、休克,重至死亡。因此,临床医师不仅要明确有无肠梗阻,更要明确梗阻部位、病因及梗阻程度。引起肠梗阻的病因有粘连、肿瘤、肠套叠、粪石、肠系膜血管病等,超声检查可为病因诊断及判断病变程度提供直接和间接的影像学依据,对临床选择治疗方案、确定手术时机及手术方式有重要意义。

与超声比较,CT 检查操作复杂、烦琐,费用高,有射线伤害,在一定程度上限制了其在临床的使用。

(三) 超声在肠梗阻监测中的意义

对于外科医师来说不仅要诊断肠梗阻,更重要的是确定肠梗阻程度,手术必须在肠绞窄发生前进行。血性排泄物或腹水、弥漫性腹膜炎是肠绞窄的标志,此时,休克、死亡等并发症的发生率将明显增高。要准确判断手术时机,必须充分了解病情。超声动态观察肠梗阻患者,如发现肠壁明显变厚、结构变模糊、血流信号变少或无,肠蠕动由强变弱或消失,腹腔液性暗区明显增多,需警

惕发生肠绞窄的可能。不全性肠梗阻患者,肠管运动减弱或消失,肠间出现不规则液性暗区,提示病情恶化,应及时中转手术。超声可作为常规的监测手段。

(四) 超声在治疗肠梗阻中的意义

腔镜手术治疗粘连性肠梗阻的疗效优于开腹手术,但手术的难点在于造气腹或造观察孔时有引起肠穿孔可能。行超声辅助检查,可在一定程度上解决这个令外科医师头痛的问题。术前超声检查,明确扩张肠管所占据的主要腹部区位、肠管粘连腹壁的部位,有助于初步判定穿刺孔位置。结合术中超声实时监测可直接造气腹,再根据肠粘连范围、程度选择其他操作孔,可有效降低肠穿孔发生率。

综上所述,超声诊断和监测肠梗阻具有符合率高、简便、价廉、无创伤、无辐射、可重复等优点,可诊断肠梗阻及梗阻部位、病因,适时判断肠绞窄,为选择治疗方案及手术时机提供可靠的影像学依据。对于积气型肠梗阻,超声结合KUB可提高诊断符合率,结合CT提高梗阻部位、原因、肠绞窄的诊断符合率。腔镜结合超声治疗粘连性肠梗阻可明显提高疗效,值得临床推广使用。

延伸阅读:急性肠梗阻超声检查规范(ER7-14-1)。

ER7-14-1　急性肠梗阻超声检查规范

思考练习题

患儿,男,5岁,以"哭闹不安、呕吐伴果酱样便10小时"为主诉来院检查。超声表现见ER7-14-2,患儿肝脾胰腺未见异常,阑尾及肠系膜淋巴结无肿大。

ER7-14-2　思考练习题声像图

请根据声像图表现,结合病史,提出超声诊断

及鉴别诊断。

(周苏晋)

参 考 文 献

1. 潘春球,武钢,周望梅,等.超声、腹部X线平片、双源CT诊断结肠肿瘤性肠梗阻的临床价值比较.南方医科大学学报,2013,8:1221-1224.

2. Hata J,Kamada T,Haruma K,et al. Evaluation of bowel ischemia with contrast enhanced US:initial experience. Radiology,2005,236(2):712-715.

第十五节　肠系膜血管阻塞与缺血性肠炎

一、临床概况

肠系膜血管阻塞(mesenteric vascular obstruction)与缺血性肠炎(ischemic enteritis)是由肠系膜血管阻塞或供血不足而引起的肠道疾病。正常时肠道的血液供应主要依靠肠系膜上动脉、肠系膜下动脉和肠系膜静脉,当以上血管发生病变时,将会阻塞血管影响血运而发生肠管缺血或瘀血,最终导致了肠道局部缺血缺氧及不可逆的肠道损伤而危及生命。临床症状主要为剧烈腹痛、明显腹胀、黑便、腹膜刺激征阳性等。

肠系膜血管阻塞与缺血性肠炎的分类及病因包括:

(一) 急性肠系膜上动脉栓塞

栓塞的栓子主要来源于心脏,如心肌梗死后的附壁血栓、亚急性细菌性心内膜炎的瓣膜赘生物、风湿性心脏瓣膜病变处的赘生物和左心耳、左心房的附壁血栓以及人工瓣膜置换术后形成的血栓等;也有来源于大动脉粥样硬化的附壁血栓或粥样斑块和脓肿或脓毒血症的细菌栓子等。肠系膜上动脉栓塞可使肠系膜上动脉血供突然减少或消失,导致肠壁肌肉功能障碍,肠急性缺血、坏死,是小肠血运障碍性肠梗阻中最常见的一种,约占肠系膜血管阻塞与缺血性肠炎的50%。

(二) 急性肠系膜上动脉血栓形成

多发生于肠系膜上动脉硬化引起的狭窄处,动脉本身有一定病变基础,在一定诱因下形成血栓。主要病变基础为动脉硬化,其他还有主动脉瘤、血栓闭塞性动脉炎、结节性动脉周围炎和风湿性血管炎等。

（三）急性肠系膜上静脉血栓形成

可分为原发性和继发性两种。病因不明者称为原发性或特发性，病因明确者称为继发性，最为常见的原因是遗传性或获得性疾病所导致的高凝状态，如肿瘤、腹腔炎症、手术后、肝硬化及门静脉高压。使用口服避孕药者占年轻女性肠系膜上静脉栓塞患者的9%~18%。

（四）非闭塞性肠系膜缺血

起病多与低血容量性休克、充血性心衰、主动脉供血不足、头颅损伤、血管收缩剂和洋地黄中毒有关。

肠系膜血管阻塞与缺血性肠炎是一种非常凶险的腹部急症，由于对本病缺乏足够认识，常延误诊断和治疗，其病死率可达60%~80%，及时正确的诊断是提高疗效、降低病死率的关键，超声检查尤其是彩色多普勒超声对本病有较高的诊断价值。

二、声像图表现

（一）坏死发生部位

缺血坏死段肠管主要发生于小肠及右半结肠。

（二）肠壁增厚

肠壁广泛增厚，壁厚0.7~1.5cm，范围10~80cm，体表投影集中于脐周小肠分布区域。

（三）黏膜受累

受累的近端小肠环形黏膜皱襞肿胀，明显隆起，远端小肠黏膜相对平坦。黏膜面可见断续状浅在强回声溃疡。

（四）肠系膜血管内异常回声

肠系膜上动脉或肠系膜下静脉主干出现异常回声（图7-15-1）。

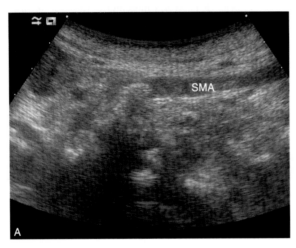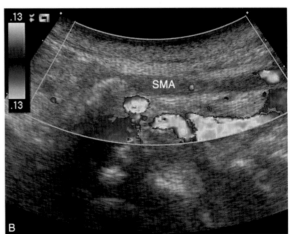

图7-15-1 肠系膜上动脉阻塞声像图
A:肠系膜上动脉阻塞二维声像图;B:肠系膜上动脉阻塞彩色多普勒声像图显示主干出现异常回声
SMA:肠系膜上动脉

（五）彩色多普勒超声检查

可根据血流方向及速度，判断有无栓塞及栓塞的部位，但肠梗阻时，肠管扩张可干扰诊断正确性。

三、诊断与鉴别诊断

二维超声及彩色多普勒超声结合是诊断肠系膜血管阻塞与缺血性肠炎的有效检查手段，不但可以显示增厚的肠管壁以及血管内栓塞物，同时还可以全面观察因肠系膜上动脉、肠系膜上静脉管腔狭窄甚至闭塞产生的血流阻力指数增高、局部血流减少的变化，从而判断血管是否完全阻塞。选择性肠系膜上动脉造影是诊断肠系膜血管阻塞的"金标准"，但属于创伤性检查。而彩色多普勒超声是一种无创性检查方法，无禁忌证，可以方便反复地检测肠系膜动脉血流，为肠道缺血性疾病的诊断提供有参考价值的信息。

本病需与其他肠炎，如慢性溃疡性结肠炎、克罗恩病和肠结核相鉴别。

思 考 题

急性肠系膜上动脉栓塞的超声表现有哪些?

（张海春　周苏晋）

第十六节　急性阑尾炎

一、临床概况

急性阑尾炎（acute appendicitis）是外科最常见

的急腹症之一,可以发生于任何年龄,当淋巴滤泡明显增生、粪石、异物、炎性狭窄、食物残渣、蛔虫、肿瘤等原因使阑尾口受压,导致排空受阻及细菌入侵,引起急性阑尾炎发病。从单纯炎症到化脓再到坏疽是炎症逐渐加重的动态过程,其临床表现不一。临床上常常以恶心、呕吐、血象升高、转移性右下腹疼痛和麦氏点局限性压痛作为诊断依据。不同病理类型阑尾炎与其并发症、手术时机选择及预后密切相关,若能在术前对其病理类型做出判断,将有助于外科医师做出合理的治疗决策。由于阑尾炎性肿大、管壁僵硬、形态相对固定,探头加压不能将其压瘪,超声较易发现病变阑尾的图像,尤其是阑尾内粪石强回声的显示更有助于阑尾炎的检出。对于各类急性阑尾炎可按照声像图特征进行粗略的病理分型,为临床治疗提供依据。

二、声像图表现

急性阑尾炎在病理解剖上可分为单纯性、化脓性、坏疽性阑尾炎和阑尾周围脓肿四种类型。不同病理类型阑尾炎超声特征如下:

(一) 单纯性阑尾炎

阑尾体积轻度肿大,呈盲管状结构,外直径0.6~0.8cm,壁厚0.2~0.4cm,轮廓清楚,管壁僵硬,管壁层次较分明,横切面呈"同心圆"样结构,纵切面呈"腊肠"形或"蚯蚓状",压之不变形,管腔内可见少量液性暗区,周围无明显液性暗区,阑尾壁内可见少许血流信号(图7-16-1)。

(二) 化脓性阑尾炎

阑尾明显肿大,外直径1.0~1.9cm,壁厚0.3~0.7cm,连续性欠佳,呈混合性回声,横切面呈"靶环征"或不规则形,腔内液区增多,阑尾周围见少量液性暗区包绕,阑尾壁及周围组织血流信号丰富(图7-16-2A)。

(三) 坏疽性阑尾炎

阑尾显著肿胀,形态不规则,阑尾壁明显增厚,连续中断,层次不清,腔内回声杂乱,横切面呈现"C"形,纵切面呈现断续管状,周围均被低、无回声及团状高回声区包裹,阑尾周围、肠间隙及盆腔可见不规则无回声区,部分阑尾腔内伴粪石时,可见强回声团,后方有声影,阑尾壁上无血流信号,周围组织血流信号丰富(图7-16-2B、C)。

(四) 阑尾周围脓肿

坏疽性阑尾炎常见的并发症是阑尾周围脓肿,阑尾失去规则的条状形态,结构紊乱,因周围组织包裹形成大小不等的混合回声包块,以低回声及无回声为主,壁厚不均,边界欠清晰,部分内可见粪石强回声团,后方伴有声影(图7-16-2D)。彩色多普勒超声显示脓肿周围及脓肿间隔上可见丰富血流信号。

阑尾周边高回声结构是急性阑尾炎超声诊断的另一重要征象,是指肿胀的阑尾周边宽>1.0cm的不规则高回声区,是阑尾周围组织(大网膜、肠系膜脂肪)受炎症浸润发生急性炎症反应包裹阑尾的超声表现,提示与周围组织粘连、阑尾穿孔可能性大,它可能与阑尾炎病变严重程度相关。

三、诊断与鉴别诊断

尽管引起右下腹急腹症的病因很多,但还是以急性阑尾炎、右输尿管结石、异位妊娠及卵巢肿瘤蒂扭转多见,快速了解病史是建立正确诊断的先决条件和基础,把握常见病图像特征是鉴别的关键。

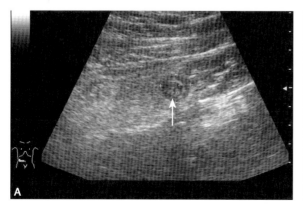
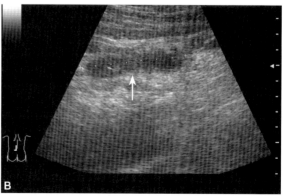

图7-16-1 急性单纯性阑尾炎声像图
A:增粗阑尾横切面呈靶环征(箭头);B:增粗阑尾纵切面呈腊肠形,阑尾腔内见积脓(箭头)

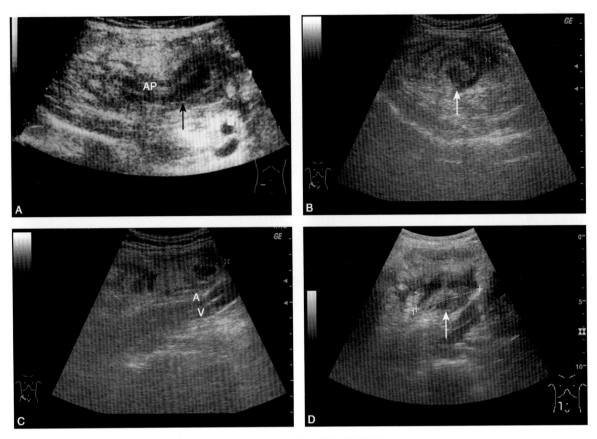

图 7-16-2 急性重症阑尾炎声像图

A：急性化脓性阑尾炎，增粗阑尾纵切面呈腊肠形，阑尾腔内见积脓，壁厚，连续性欠佳（箭头）；B：急性坏疽性阑尾炎，增粗阑尾横切面呈 C 形，壁明显增厚，连续性中断，层次不清（箭头）；C：急性坏疽性阑尾炎，增粗阑尾纵切面呈断续管状，壁明显增厚，连续性中断，层次不清，周边可见高回声网膜包裹；D：坏疽性阑尾炎并发阑尾周围脓肿（箭头）

AP：阑尾；A：动脉；V：静脉

急性阑尾炎有转移性右下腹痛病史，超声能直接显示阑尾大小、形态及周围情况，故超声可对阑尾炎作出正确诊断。超声诊断急性阑尾炎应与以下疾病相鉴别。

1. 右输尿管结石 在积水输尿管的远端可出现结石强回声伴声影，无肿大的阑尾声像图。

2. 异位妊娠破裂 疼痛常突然发作，有停经史，HCG 阳性，盆腔出现混合回声包块，一般无完整的壁或边缘不清，结合 HCG 及停经史可与阑尾炎鉴别。

3. 卵巢肿瘤蒂扭转 常有急剧运动史等，囊肿旁可见超声"漩涡征"，盆腔及下腹部出现异常包块，多位于腹正中线及子宫右前方，患侧卵巢显示不清，阑尾区域常无异常表现。

4. 其他疾病 急性阑尾炎还应与回盲部肿瘤、回盲部结核、肠憩室继发感染、右侧腰大肌的炎症、阑尾黏液囊肿、右附件炎、黄体囊肿破裂等相鉴别。

思考练习题

患者，女性，26 岁，因"转移性右下腹痛 5 小时伴恶心、呕吐 2 次"前来就诊。腹痛无明显诱因。无阴道出血，月经正常，无肉眼血尿，否认手术外伤史。体格检查：患者神清，精神可，腹部平坦，未见胃肠型、蠕动波及腹壁静脉曲张；右下腹有压痛、反跳痛，无肌紧张。肝脾肋下未触及，全腹叩诊呈鼓音，移动性浊音（-），肝区叩击痛（-）；肠鸣音正常。实验室检查：WBC $14×10^9/L$，N 84%。超声所见：患者右下腹麦氏点探及一条索状低回声区，迂曲呈环状，腔内见少量液性暗区及细小点状回声。横切面，管壁增厚，中心可见无回声及周围黏膜强回声，呈"靶环征"。管壁僵硬，未见明显蠕动。加压后有明显压痛。周围未见明显液性暗区（ER7-16-1～ER7-16-3）。

1. 根据患者临床表现及检查结果考虑何种疾病？

2. 该疾病在超声诊断过程中应注意哪些要点？ER7-16-4 为参考答案。

ER7-16-1　思考练习题声像图

ER7-16-2　超声造影（纵切）

ER7-16-3　超声造影（横切）

ER7-16-4　思考练习题参考答案

（姜立新）

参 考 文 献

1. Trout AT, Sanchez R, Ladino-Torres MF, et al. A critical evaluation of US for the diagnosis of pediatric acute appendicitis in a real-life setting: how can we improve the diagnostic value of sonography. Pediatr Radiol, 2012, 42（7）: 813-823.

2. Di Saverio S, Birindelli A, Kelly MD, et al. WSES Jerusalem guidelines for diagnosis and treatment of acute appendicitis. World Journal of Emergency Surgery, 2016: 11-34.

第十七节　腹主动脉夹层

主动脉夹层（aortic dissection, AD）是指主动脉由于受到强有力的血液冲击而致内膜局部撕裂，内膜逐步剥离、扩展，血液由此进入在动脉内形成真、假两腔。腹主动脉夹层大多因主动脉的夹层向下延伸所致，从而导致一系列包括撕裂样疼痛的表现，如果不进行恰当和及时的治疗，破裂的机会非常大，死亡率也非常高。

一、临床概况

（一）病因及发病机制

病因至今未完全明确。大部分主动脉夹层的患者有高血压伴动脉粥样硬化，高血压可使动脉壁长期处于高负荷状态，弹力纤维常发生囊性变性或坏死，导致夹层形成。遗传性疾病马方综合征中主动脉囊性中层坏死颇为常见，发生主动脉夹层的机会也多，其他遗传性疾病如特纳综合征、埃-当综合征，也有发生主动脉夹层的趋向。主动脉夹层还易在妊娠期发生，其原因不明，可能是妊娠时内分泌变化使主动脉的结构发生改变而易于撕裂。主动脉的钝性创伤及医源性损伤，如心导管检查、主动脉球囊反搏、主动脉钳夹阻断等也可引起主动脉夹层，导管操作造成的夹层常为逆行撕裂。其他病因还有梅毒、心内膜炎、系统性红斑狼疮、多发性结节性动脉炎等。

动脉壁由内膜、中膜和外膜三层构成，动脉夹层的形成一般有两个过程：动脉壁中膜疏松和内膜破裂。动脉血通过破裂处进入中膜。动脉内膜或中层撕裂后被血流冲击，使中层逐渐分离，形成两个腔。动脉原有的腔成为真腔，动脉壁分离后形成的另一个腔为假腔，其为夹层血肿。真腔和假腔之间的开口称为原发破裂口，部分患者伴有继发破裂口。主动脉夹层可发生在主动脉的任何部位，事实上，主动脉夹层总是起自胸主动脉，然后延伸至腹主动脉，有时也会延展到髂动脉或其他主动脉分支。

（二）临床表现

本病多急剧发病，突发撕裂样疼痛、休克和血肿压迫相应的主动脉分支血管时出现相应的脏器缺血症状。部分患者在急性期（2 周内）死于心脏压塞、心律失常等心脏合并症。年龄高峰为 50~70 岁，男性发病率高于女性。

1. 疼痛　为本病突出而有特征性的症状，几乎所有意识清醒的患者都会突发剧烈的疼痛，难以耐受，呈撕裂样。疼痛部位有时可提示撕裂口的部位：如仅前胸痛，90% 以上在升主动脉；痛在颈、喉、颌或面部也强烈提示升主动脉夹层；若为肩胛间最痛，则 90% 以上在降主动脉；背、腹或下肢痛也强烈提示降主动脉夹层。

2. 休克、虚脱与血压变化　约半数或 1/3 患者发病后有苍白、大汗、皮肤湿冷、气促、脉速、脉弱或无脉等表现，而血压下降程度常与上述症状表现不平行。某些患者甚至可因剧痛出现血压增高。严重的休克仅见于夹层瘤破入胸膜腔大量内出血时。低血压多数是心脏压塞或急性重度主动脉瓣关闭不全所致。两侧肢体血压及脉搏明显不对称,常高度提示本病。

3. 其他系统损害 由于夹层血肿的扩展可压迫邻近组织或波及主动脉大分支,从而出现不同的症状与体征,致使临床表现错综复杂,应引起高度重视。

二、声像图表现

(一) 灰阶超声表现

动脉夹层的外径较正常明显增宽,动脉管腔被分为真腔和假腔两个部分,假腔内径多大于真腔(图7-17-1)。二维超声主动脉夹层主要表现为主动脉腔内撕裂的内膜,呈纤细的带状回声,随心动周期而改变位置(图7-17-2)。此回声带将增宽的主动脉腔分为真、假两腔,两腔交通处即为破口(图7-17-3),此处回声带连续性中断,断端随心动周期在真腔和假腔之间呈飘带样摆动。收缩期隔膜摆动的方向即是假腔所在的位置,假腔内可有血栓回声(图7-17-4)。

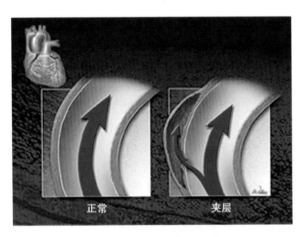

图7-17-1 腹主动脉夹层示意图

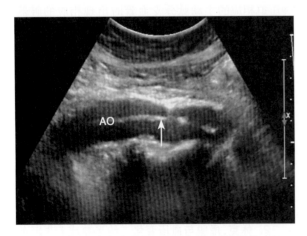

图7-17-2 腹主动脉夹层撕裂内膜声像图(箭头)
AO:腹主动脉

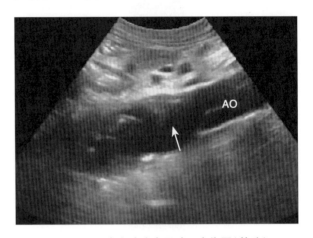

图7-17-3 腹主动脉夹层破口声像图(箭头)
AO:腹主动脉

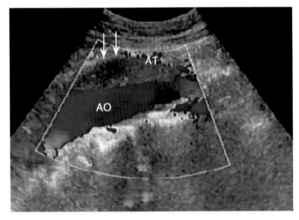

图7-17-4 腹主动脉夹层动脉瘤并血栓形成
箭头示血栓
AO:腹主动脉;AT:血栓

(二) 彩色多普勒超声表现

CDFI可见真腔与假腔中不同的血流情况。真腔中血流速度快,颜色鲜艳;假腔中血流速度慢,颜色暗淡。两种颜色由撕裂的内膜相隔离。如假腔中有附壁血栓形成,则无血流信号出现。

三、诊断与鉴别诊断

(一) 超声诊断

1. 超声诊断的敏感性和准确性 超声对主动脉夹层的诊断具有很高的敏感性和准确性,国内外多中心研究显示,超声诊断主动脉夹层的敏感性和特异性均>95%,高于血管造影和CT。

2. 分型 根据瘤腔内血栓形成的多少,AD可

分为三种类型:①Ⅰ型:薄壁无血栓型;②Ⅱ型:部分血栓型;③Ⅲ型:完全血栓型。其影像学诊断要点包括:

(1) 内膜钙化,与瘤壁内移间距>5mm 时,诊断意义明显。

(2) 超声检查能够相对清晰显示真腔、假腔,假腔较大,真腔较小,内膜呈线状回声,真假腔均可见血流显像。

(3) 假腔内有血栓形成,真腔受压导致移位、变形。

3. 分级　主动脉壁黏膜下出血或壁间血肿形成,以及主动脉壁硬化斑块的溃疡形成,可能是夹层形成的早期阶段,或者是夹层的一种亚型。在此基础上提出了主动脉夹层的 5 级分类方法。

Ⅰ级:典型的主动脉夹层,有破裂撕脱的内膜片将主动脉分为真假两腔。

Ⅱ级:主动脉中膜变性,有内膜下血肿形成或内膜下出血。

Ⅲ级:局限与内膜破裂口附近的小面积偏心性主动脉壁肿胀。

Ⅳ级:主动脉附壁斑块破裂形成的主动脉壁溃疡。

Ⅴ级:医源性或创伤性的主动脉夹层。

4. 识别真腔与假腔　超声对真假腔的识别:

(1) 观察主动脉横断面的形态,同时观察纵断面管腔的形态,真腔多呈椭圆形或近圆形,相比之下,假腔多呈新月形;

(2) 观察血流时,可以使用彩色多普勒超声观察真腔和假腔的色彩及其亮度,真腔内血流速度较假腔内的血流速度快;

(3) 假腔内可以看到一些血流瘀滞,有的还有附壁血栓。

5. 识别破口和再入口　彩色多普勒超声有助于发现动脉夹层的破裂口(原发口),彩色多普勒血流显像显示收缩期血流从真腔经破口流入假腔内,流经破口处的血流速度很高。假腔内的血流则可在舒张期经破裂口回流至真腔。如果动脉夹层出现继发性破裂口,CDFI 同样可以显示其血流特征,即在不同的心动周期,血流经继发破口往返于真腔与假腔。

同样原理,频谱多普勒也可记录到真腔与假腔中不同的血流信号。

6. 辅助治疗　超声检查不仅能够快速、准确地发现主动脉夹层,对于临床选择治疗方案以及在手术过程中引导、定位等也发挥重要作用,明显优于血管造影。

7. 预后判断　主动脉夹层范围局限的患者预后好于主动脉夹层范围扩展的患者,有血栓形成的非交通性主动脉夹层分离预后好于无血栓形成的交通性主动脉夹层。

8. 术后随访　超声具有快速、无创、便于床旁检查等优势,为主动脉夹层手术后随访、评价疗效提供了一种很好的方法。比如术后修补是否完整,是否存在残余内膜撕裂或假腔及是否出现假性动脉瘤等,为临床医生的后续处理提供了较为可靠的依据。

综上所述,超声对于定性诊断主动脉夹层及确定分型均有重要意义,彩色多普勒超声不仅能准确的检查这一病症,而且能将夹层破口数量、所在部位、口径大小以及假腔内血栓、主动脉反流和心包积液情况判断出来,为选择最佳手术方案提供重要的参考依据。需要强调的是,主动脉夹层几乎均起自胸部,因此超声除了常规检查腹主动脉外,还需向上检查胸主动脉以及心脏,胸主动脉包括主动脉根部、升主动脉、主动脉弓、降主动脉,心脏包括主动脉瓣和心包。但是主动脉夹层累及范围广,超声检查易受骨骼、气体影响,应同时进行其他检查。临床评价腹部及胸部动脉夹层所采用的主要影像检查方法是 CT 和 MRI,其中 MRI 最为准确。外科治疗前有时需要进一步进行主动脉造影检查。

(二) 鉴别诊断

超声诊断腹主动脉夹层主要应与以下腹主动脉病变相鉴别。

1. 腹主动脉真性动脉瘤　真性动脉瘤是由于动脉壁病变或损伤,形成局限性的膨出,当一条动脉病变处的管径相邻正常管径 1.5 倍及以上者即成为动脉瘤。瘤壁由动脉内膜、中膜和外膜构成,没有结构分离,常并发血栓,血栓呈同心圆或偏心性层状分布于扩张的腹主动脉壁上。而主动脉夹层假腔中也常充满血栓,并可与撕裂的内膜融为一体,此时其声像图表现与单纯的主动脉瘤伴附壁血栓形成相似,应注意鉴别。主动脉夹层撕裂的内膜常伴有钙化,钙化位于血栓表面,并向主动脉中心移位。而真性动脉瘤伴血栓形成时,钙化位于血栓的基底部,无中心移位。

2. 腹主动脉假性动脉瘤 假性动脉瘤是血管损伤的并发症,因火器伤、刺伤、医源性损伤等致动脉壁全层破裂出血。由于血管周围有较厚的软组织,可包裹破裂处血流在血管破口周围形成血肿,血肿机化形成外壁。超声检查时表现为动脉壁的连续性中断,与主动脉夹层的破口相似。鉴别要点为:

(1) 主动脉夹层的内膜沿主动脉长轴剥离,回声纤细,并随血管舒缩而相应活动。假性动脉瘤动脉壁破口比较局限,残端短小,不随血管舒缩活动,无剥离内膜的纤细带状回声。

(2) 主动脉夹层假腔沿主动脉长轴走行,波及范围广。假性动脉瘤范围局限。

(3) 主动脉夹层假腔内血流借原发破口及继发破口与真腔相通。假性动脉瘤腔内血流仅借破口与主动脉相通。

3. 非典型主动脉夹层 除了上述的典型主动脉夹层以外,主动脉壁间血肿(intramural hematoma,IMH)和穿透性动脉粥样硬化溃疡(penetrating atherosclerotic ulcer,PAU)两种急性主动脉疾病,与主动脉夹层有着相似的病理和临床表现,常将这两种病变统称为非典型主动脉夹层。

主动脉壁间血肿也被称为没有内膜破口的夹层或不典型夹层,其基本病理改变是主动脉壁内出血形成环形或新月形主动脉增厚。声像图表现:

(1) 主动脉对称性或非对称性增厚,厚度为3~10mm,通常可达7mm以上,血肿长度1~20cm不等。

(2) 增厚的主动脉壁内可见低回声或无回声区,回声均匀,为血肿或血栓回声,彩色多普勒探查显示无血流信号。

(3) 无撕裂的内膜及破口,没有真腔、假腔。

(4) 主动脉内膜面较光滑,可伴有钙化并出现移位。

穿透性动脉粥样硬化溃疡的病理改变是粥样硬化斑块破裂形成溃疡,溃疡穿透内弹力层并在动脉壁中层内形成血肿,血肿往往是局限的或者只延伸数厘米,但不形成假腔。四分之一的病例中溃疡穿透中膜达外膜形成囊状或梭形假性动脉瘤,少数病例溃疡可穿透外膜而导致透壁性主动脉破裂。声像图表现:①主动脉壁增厚,内膜钙化,表面不光滑,局部破裂,出现火山口状溃疡

面,并可见局限性壁内血肿;②主动脉内可见广泛的动脉粥样硬化斑块;③无撕裂的内膜、破口及夹层。

延伸阅读:腹主动脉夹层超声检查规范(ER7-17-1)。

ER7-17-1 腹主动脉夹层超声检查规范

思 考 题

1. 简述主动脉夹层的分型。
2. 简述主动脉夹层的鉴别诊断。

(周苏晋)

参 考 文 献

1. Howard DP, Banerjee A, Fairhead JF, et al. Population-based study of incidence and outcome of acute aortic dissection and pmmoIbid risk factor control 10-year results from the Oxford Vascular Study. Circulation, 2013, 127 (20):2031-2037.

2. Naserian P, Vanni S, Castelli M, et al. Diagnostic performance of emergency transthoracic focus cardiac ultrasound in suspected acute type A aortic dissection. Intem Emerg Med,2014,9(6):665-670.

3. Taylor RA, Oliva I, Van Tonder R, et al. Point-of-care focused cardiac ultrasound for the assessment of thoracic aortic dimensions, dilation, and aneurysmal disease. J Acad Emerg Med,2012,9(2):244-247.

第十八节 回顾、现状与展望

一、腹部急重症超声的发展

传统医学将超声应用于危重病患诊断的历史可追溯到20世纪70年代。早在70年代美国放射科医师就评估了超声引导下生理盐水注入腔内的可行性,一年后,报道了第一例应用超声诊断钝器伤致腹腔出血的病例。1976年美国医生成功地用超声评估了脾破裂,超声检查和其他外科急诊技术共同成为临床急救的常用诊疗手段。但早期普及床旁超声存在障碍,主要原因有:仪器体积过大、图像模糊以及有些部位难以扫查等。到了80年代早期,超声技术有了非常显著的改进,图像得到改善

并可获得实时超声图像,降低了使用者对图像理解的难度。超声技术的发展使得超声仪器体积变得轻巧,图像获取速度增快,同时还出现了彩色多普勒等检查技术。技术的进步加速了超声诊断仪向床边转移,为床旁急重症超声检查提供了可能。80年代晚期至90年代中期,超声检查大量用于创伤病患的病情评估,尤其是在血胸、气胸及腹部损伤等的探查方面。很多创伤急救中心使用超声快速检查并渐渐取代了剖腹探查,超声在急重症的诊治中发挥越来越重要的作用。近年来,我国加大了对紧急救援体系的建设力度,2010年在全国范围内启动了卫生应急队伍的建设工作,广东省第二人民医院承建的卫生应急队伍于2017年5月成为全球第九支通过世界卫生组织认证的国际应急医疗队。超声诊断由于其移动性强、无创、简便的特点,在移动应急医疗队急诊救治中发挥重要作用。

国内外的急诊科医生及超声科医生组织编著了多部急诊超声诊断规范。1994年美国急诊医学会制定了急诊超声的医生培训和规范。此后不久,1995年急诊超声的第一本专著发表。在国内,2013年中国医师协会急诊医师分会组织专家编写了《急诊超声标准操作规范》,为推广急诊超声提供了新的、专科专用的综合性指导。

二、腹部急重症超声临床应用

急重症的特点是起病急、症状重、病情凶险、变化多端,要求医师尽快明确诊断,以采取相应救治措施。延迟诊断或漏诊、误诊会造成严重后果,甚至危及患者生命,而正确的诊断则有赖于全面地收集病史资料及进行多方面的检查,超声检查即是重要的临床检查方法之一。随着超声仪器的普及、性能的完善和操作技术的提高,它在疾病诊断中的角色越来越重要,在各种急重症的诊断中也是如此。超声检查领域几乎涉及全身各个系统,特别是对各种急腹症、腹部闭合性损伤、泌尿系结石、胆道急症为首选的检查方法,具有肯定性诊断价值;对实质性脏器病变及损伤的诊断优于X线检查。

腹部急重症超声主要检查技术包括:

(一)针对创伤患者的创伤超声重点评估

通过对胸腔、心包、腹腔及骨盆等部位检查,判断是否存在积液。游离液体往往是器官损伤的标志,超声可识别由于脏器损伤而溢出的游离液体。超声无创、快捷、无辐射,可就地检查,无需将患者搬离抢救现场。这些优点对急诊患者的处置帮助很大,例如急性胸腹部外伤。

(二)腹部非创伤患者急诊超声重点评估

非外伤性的急腹症中以胆囊、胰腺、胃、阑尾、肾脏、输尿管等脏器引起的疼痛最为多见,其次为肝脏、下消化道、膀胱、腹部血管等。这些脏器引起急性腹痛的常见疾病分别为:胆囊、胆道系统、胰腺的急性炎症及胆道系统的急性梗阻;胃、十二指肠穿孔、梗阻、扩张;阑尾炎症和结石;子宫及附件炎症、囊肿扭转及与妊娠有关的一系列急性疾患;肾及输尿管结石梗阻和炎症;肝脏的急性弥漫性炎症或其后遗症、肝脏局灶性炎症、肝癌晚期等;下消化道梗阻、炎症,还有婴幼儿的肠套叠等;膀胱炎症、占位性病变及尿潴留等;腹主动脉的血管瘤样扩张、动脉夹层,肠系膜上动脉的栓塞等。

(三)腹部急危重症超声引导操作技术

采用超声实时引导下腹腔穿刺术,能缩短操作时间,提高成功率,减少穿刺过程中出现的并发症。患者通常采取仰卧位。特别要注意,早期腹水最易聚集在下列区域:肝肾隐窝和脾肾间隙、膀胱或子宫后方的腔隙中。腹水穿刺抽液的方法:全面探查积液,并在两个平面内测量积液的深度。确保不会将正常组织内的液体(如胆囊)误认为游离积液。选择最佳穿刺点:穿刺点要在腹壁和液体之间无肠管处选择,并远离组织器官。提倡采用实时超声引导下的腹水穿刺抽吸。

三、腹部急重症超声展望

超声医学是一门综合性学科,急重症超声作为其中一个分支,在各种腹部危急重症诊断中的作用越来越受到重视。近年来,很多二级以上医院超声科设立了急诊值班,急诊科配置了超声检查仪器,可预见在未来,急重症超声在整个超声诊断行列中将独树一帜。

技术的发展给床旁超声的应用提供了帮助,传统大型的超声仪器设备日渐被灵巧型的仪器取代;硬件发展的同时伴随软件的发展,图像清晰,操作便捷,这些进步大大提高了超声临床实用性。急重症超声不是传统超声劣质地仿效,而是应用经过精心调整浓缩的设备给临床高危患者提供必要的诊断信息。急重症超声的临床应用是超声常规检查的一种延伸,它的普及和推广不仅给病患提供了可感知的直接利益,同时也体现了一种技术的发展,增加了医疗干预的合理性、科学性和准确性。

随着医学科学技术的发展,临床对超声诊断提出新的更高的要求,不但要求超声能够准确地诊断疾病,而且在病情的判断、病变的细节以及对邻近组织器官的影响等方面提供尽可能多的信息,以决定治疗方针和治疗方法。超声检查在各种急重症的治疗过程中,进行动态观察,提供疗效信息,判断病情是好转或恶化,以便临床决定是继续坚持内科治疗还是及时中转手术。

(张海春　周苏晋)

参 考 文 献

急诊超声标准操作规范专家组.急诊超声标准操作规范.中华急诊医学杂志,2013,22(7):700-711.

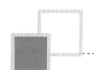

第八章 血管急重症超声

第一节 超声检查技术、方法与原理

一、检查技术

（一）探头的选取

胸主动脉扫查通常选取矩阵（相控阵）探头，腹主动脉扫查可选取矩阵探头或凸阵探头。

外周动、静脉扫查一般选择线阵探头，若患者过度肥胖或软组织水肿严重，可选择凸阵探头以增加扫查深度。

（二）体位

主动脉及外周动、静脉通常均采用平卧位检查，胸主动脉、腘动脉、腘静脉必要时可采用侧卧位，扫查下肢深静脉时可采取站立位。

二、检查方法

（一）主动脉

1. 扫查顺序及技巧 胸主动脉自主动脉瓣瓣口开始逐一扫查升主动脉、主动脉弓、降主动脉以及主动脉弓三个分支（头臂干、左颈总动脉、左锁骨下动脉）；腹主动脉自剑突下至分叉处，腹主动脉主要分支（腹腔干、肠系膜上动脉、肾动脉）、双侧髂总动脉。

2. 二维灰阶模式 观察管腔形态是否规则，是否存在瘤样扩张及管腔内撕脱内膜样回声。

3. 彩色多普勒 观察动脉血流是否通畅，血流状态是否出现紊乱。

4. 测量技巧 在纵切面上判断瘤体位置、形态，测量累及长度范围，特别要注意是否累及肾动脉。在横切面上测量动脉瘤前后径及外径。

（二）外周动脉

1. 扫查顺序及技巧 上肢自锁骨下动脉起始，依次扫查锁骨下动脉、腋动脉、肱动脉、尺动脉及桡动脉。下肢自股动脉近心端开始向远心端依次扫查股总动脉、股浅动脉、股深动脉、腘动脉、胫动脉、腓动脉及足背动脉。

2. 二维灰阶模式 观察动脉形态、走行是否规则，是否存在解剖学变异。观察动脉管壁是否出现增厚及附壁斑块、管腔是否狭窄、是否出现血栓。

3. 彩色多普勒 观察是否有彩色血流信号充盈，血流方向是否正常，血流信号是否出现紊乱或充盈缺损。正常动脉血流为管腔充盈饱满，颜色明亮且均一的血流信号（图 8-1-1）。

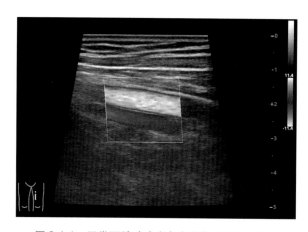

图 8-1-1 正常下肢动脉彩色多普勒（蓝色血流为左股浅动脉）

4. 频谱多普勒 正常外周动脉频谱一般呈三相频谱，动脉硬化及发热患者动脉频谱可呈双相改

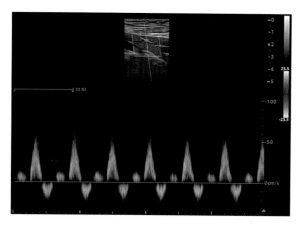

图 8-1-2 正常外周动脉频谱多普勒（三相波，高阻力，高流速）

163

变。正常动脉血流为层流,多普勒频带较窄,并可见频窗,当出现管腔狭窄时,层流模式被打乱,狭窄处血流速度增快,频带增宽,频窗被不同程度填充(图8-1-2)。

(三) 外周静脉

1. 扫查顺序及技巧 上肢自锁骨下静脉起始,依次扫查锁骨下静脉、腋静脉、肱静脉、尺/桡静脉及浅静脉(贵要静脉、头静脉、前臂静脉)。下肢自股静脉近心端开始向远心端依次扫查股总静脉、大隐静脉近心端、股浅静脉、股深静脉、腘静脉、小腿深静脉(胫静脉、腓静脉)及小腿肌间静脉。注意在扫查过程中对静脉进行短轴方向上的间断加压,以管腔是否能被完全压瘪为标准判断是否出现静脉血栓。当然对新生血栓挤压容易脱落造成栓塞,也需引起注意。

2. 二维灰阶模式 观察静脉形态、走行是否规则,是否存在解剖学变异。观察静脉管壁是否光滑、有无增厚,静脉瓣(图8-1-3)开放是否正常,管

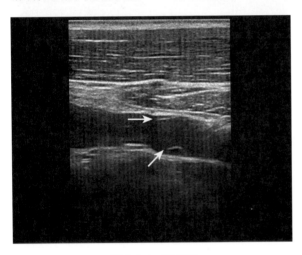

图 8-1-3 静脉瓣
箭头示静脉瓣

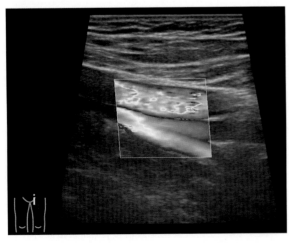

图 8-1-4 正常静脉血流(红色血流)

腔内是否出现血栓。

3. 彩色多普勒 观察是否有血流信号充盈,血流方向是否正常,血流色彩是否出现紊乱,静脉瓣瓣口是否出现反流。正常静脉血流表现管腔充盈饱满,颜色均一,较动脉血流暗淡的血流信号(图8-1-4)。

4. 频谱多普勒 正常外周静脉频谱一般为低速单向频谱,吸气相时频谱减弱或消失(图8-1-5)。

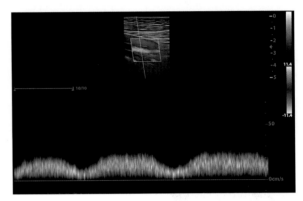

图 8-1-5 正常外周静脉频谱(单相波,低阻力,低流速)

(柴艳芬 刘小禾)

参 考 文 献

1. 唐杰. 腹部和外周血管彩色多普勒诊断学. 第3版. 北京:人民卫生出版社,2007.
2. (美)兹韦尔(Zwiebel,W. J). 血管超声经典教程. 第5版. 温朝阳译北京:人民军医出版社,2008.
3. 中国医师协会超声医师分会. 血管和浅表器官超声检查指南. 北京:人民军医出版社,2013.
4. 任卫东,常才. 超声诊断学. 第3版. 北京:人民卫生出版社,2013.
5. 周永昌,郭万学. 超声医学,第6版. 北京:人民军医出版社,2012.

第二节 主动脉夹层

一、临床概况

(一) 定义与内涵

主动脉夹层(aortic dissection)是指主动脉内的血液通过主动脉内膜的破口进入动脉壁中层而形成血肿,并沿主动脉长轴方向扩展,造成主动脉分离成真假两腔的一种急性心血管病。临床表现为急性起病,突发的撕裂样疼痛,并出现休克以及血肿压迫周围动脉分支造成相应器官

的缺血症状。

本病的病理基础为主动脉中层囊性病变坏死,动脉中层弹力纤维断裂、平滑肌局灶性丧失、囊肿形成并充满黏液样物质。

因血流对升主动脉的冲击力最大,致使升主动脉为夹层最常见的发生部位。病变处管腔呈梭形扩张,撕脱的内膜将主动脉管腔分为真假两腔,假腔内血流瘀滞甚至有血栓形成。若病变累及主动脉瓣口,则会引发瓣环扩大出现主动脉瓣关闭不全。若动脉外膜破裂出血,血液进入心包腔可出现心包填塞。

(二)超声诊断相应基础知识

1. 超声心动图相关切面

(1)胸骨旁左室长轴切面:探头置于胸骨左缘第3、4肋间,声束平面与右胸锁关节和左乳头连线平行。可获取升主动脉的长轴图像(图8-2-1)。

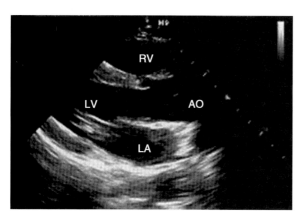

图8-2-1　胸骨旁升主动脉长轴图
RV:右心室;LV:左心室;LA:左心房;AO:升主动脉

(2)胸骨上窝主动脉弓长轴切面:探头置于胸骨上窝,声束指向心脏,检查平面与主动脉弓长轴平行。可获得主动脉弓及降主动脉近端图像(图8-2-2)。

(3)降主动脉切面:探头置于左乳头处,声束切面与胸骨垂直,此时可探及主动脉短轴,在将探头顺时针方向旋转90°即可获得降主动脉中段的长轴切面图像(图8-2-3)。

(4)剑突下切面:沿主动脉长轴走行方向探查,可获得胸主动脉远端及腹主动脉近端图像(图8-2-4)。

2. 主动脉夹层分型　Debakey 将主动脉夹层分为3型(图8-2-5):Ⅰ型为夹层起自升主动脉并延伸至降主动脉;Ⅱ型为夹层局限于升主动脉;Ⅲ型为夹层起自降主动脉并向远心端延伸。

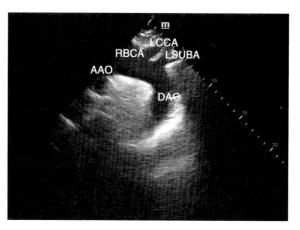

图8-2-2　胸骨上窝切面主动脉弓及降主动脉近端长轴图像
AAO:升主动脉;DAO:降主动脉;RBCA:头臂动脉;LCCA:左颈总动脉;LSUBA:左锁骨下动脉

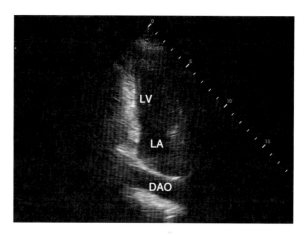

图8-2-3　降主动脉中段长轴切面图像
DAO:降主动脉;LV:左心室;LA:左心房

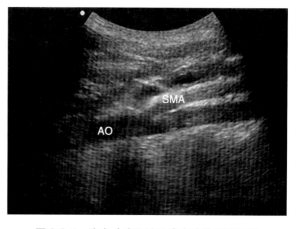

图8-2-4　胸主动脉远端及腹主动脉近端图像
AO:主动脉;SMA:肠系膜上动脉

(三)诊断与治疗

主动脉夹层起病突然,病情进展迅速,因此需

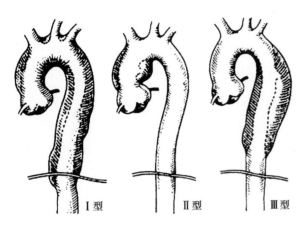

图 8-2-5 主动脉夹层分型
Stanford 将主动脉夹层分为 A/B 两型
A 型为夹层累及升主动脉(对应 Debakey 分型的 Ⅰ/Ⅱ型);B 型为夹层仅累及降主动脉(对应 De-bakey 分型的Ⅲ型)

对本病做出快速诊断。临床症状及体征主要表现为胸腹部突发的撕裂样疼痛、伴有休克表现但血压下降不明显甚至增高、双侧肢体血压明显不对称、脉搏迅速减弱甚至消失、突发的心包填塞或主动脉瓣关闭不全的体征、急腹症或急性肾功能不全等。

高度怀疑主动脉夹层者应立即绝对卧床休息,避免用力,严密监测生命体征。给予强效镇静止痛药物,并通过降低血压以及降低左室收缩力来减小主动脉血管壁张力,预防夹层继续扩展。随后通过相应影像学辅助检查明确诊断及分型,Debakey Ⅰ/Ⅱ型,特别已累及主动脉瓣或出现心包积液患者应行外科手术治疗。Debakey Ⅲ型急性期应及时行介入治疗置入支架,若夹层范围较小且无特殊并发症时,可试行药物保守治疗,若病情无明显缓解或有血压控制不良,疼痛顽固或加剧,夹层扩展或破裂等并发症时,应即时介入或行外科手术治疗。

(四)影像诊断价值

1. 超声心动图 经胸超声心动图可探及主动脉根部扩张,撕脱内膜的回声,并可探查是否出现主动脉瓣关闭不全以及心包填塞等并发症,敏感性为 59%~85%,特异性为 63%~96%。经食管超声心动图可探及升主动脉远端、主动脉弓及降主动脉处的夹层,显示内膜破口以及真假腔内血流情况,其对主动脉夹层的敏感性及特异性均达到 95%以上。

2. 主动脉 CTA 可清晰显示剥离的内膜和主动脉真假腔,具有极高的敏感性和特异性。

3. 磁共振 诊断准确率可达 90%以上,并可很好的鉴别主动脉壁间血肿以及透壁性动脉粥样硬化溃疡。

4. 血管造影 诊断准确率达 95%以上,可显示内膜撕脱部位、范围、裂口以及相关动脉分支的受累情况。

5. X 线胸片 可有主动脉增宽,轮廓不规则,内膜钙化移位等,一般诊断特异性不高。

二、声像图表现

(一)二维超声心动图

主要表现为增宽的主动脉腔内可见撕脱内膜样回声随心动周期规律性飘动,把主动脉管腔分为真、假两腔。若能探及内膜撕脱部位,则可见撕脱内膜一端固定于管壁,另一端游离于管腔之内(图8-2-6、ER8-2-5)。

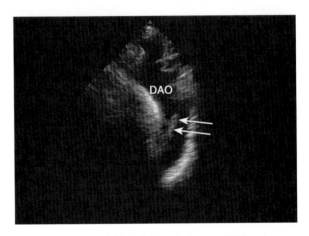

图 8-2-6 胸骨上窝切面主动脉弓长轴切面
DAO:降主动脉;箭头所示为撕脱内膜

(二)M 型超声心动图

表现为扩张的主动脉腔内探及与主动脉管壁平行的强回声带。

(三)彩色多普勒超声心动图

真腔内可见高速明亮的血流信号,假腔内见低速暗淡的血流信号。若假腔内有血栓形成,则无血流信号出现,仅显示低回声血栓(图 8-2-7)。若夹层波及主动脉瓣,则可显示主动脉瓣反流。

(四)频谱多普勒超声心动图

真腔内血流动力学情况与正常人相似,故表现为与正常人相应部位类似的多普勒频谱。假腔内血流速度较真腔缓慢,故表现为流速低于真腔的血流频谱,有时血流频谱延时出现,甚至无法探及血流信号。

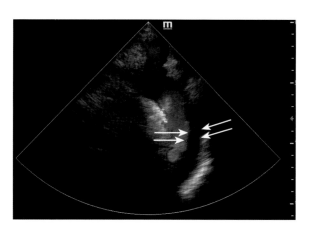

图 8-2-7　胸骨上窝主动脉长轴切面
蓝色区域表示真腔内血流信号,箭头指示区域为
假腔内血栓形成,无血流信号充盈

(五) 经食管超声心动图

与经体表超声探查相比,经食管超声心动图可更加清晰的显示经体表探查的各种征象,并可更好的显示降主动脉部分的病变情况。可以大幅度提高诊断主动脉夹层的敏感性和特异性。

三、诊断与鉴别诊断

(一) 诊断

患者以胸腹部突发的撕裂样疼痛为首发症状,伴有休克表现但血压下降不明显甚至增高、双侧肢体血压明显不对称、脉搏快速减弱甚至消失、突发的心包填塞或主动脉瓣关闭不全的体征、急腹症或急性肾功能不全等临床表现时应考虑此病可能,超声检查发现主动脉管腔内撕脱内膜回声即可诊断,超声探查受限者应联合 CT、MRI 及主动脉造影等多种影像学方法明确夹层累及部位、内膜破口位置、是否合并主动脉瓣关闭不全及心包填塞等。

(二) 鉴别诊断

1. 急性心肌梗死　急性心肌梗死疼痛一般多位于胸骨后,不向背部放射,且疼痛为逐渐加重,吗啡止痛效果良好。发病时血压偏高后逐渐降低,休克时血压降低明显,双侧上下肢血压对称。心电图和心肌酶呈规律性异常改变。而主动脉夹层为突发撕裂样疼痛,部位多发,且多向背部放射,常规剂量吗啡止痛效果不佳。患者出现休克时血压不一定降低,甚至有时升高,夹层累及主动脉分支时可出现双侧上下肢血压不对称。在未累及冠状动脉的情况下,心电图和心肌酶非特异性异常。急性心肌梗死时,超声心动图可探及左室室壁运动不协调,被累及部位的室壁运动幅度减

弱甚至消失。

2. 其他原因引发的主动脉瓣关闭不全

(1) 感染性心内膜炎:感染性心内膜炎导致的主动脉瓣穿孔及主动脉窦瘤破裂均可出现主动脉瓣关闭不全伴急性左心功能不全。但以上两种疾病通常无剧烈胸痛,更无夹层累及相应动脉分支的相应征象。感染性心内膜炎时,超声心动图可探及主动脉瓣增厚,回声增强,赘生物附着于瓣膜表面随心动周期运动,且幅度较大。

(2) 主动脉窦瘤破裂:超声心动图可显示相应的主动脉窦明显扩大,呈囊袋状扩张,并出现破裂口。彩色多普勒可显示经主动脉窦瘤破裂口向相应心腔内的分流。

3. 急腹症　当夹层累及腹主动脉时可引起各种急腹症表现,如肠系膜动脉栓塞、急性胰腺炎、急性胆囊炎、肾绞痛或消化道溃疡等。上述急腹症均可出现相应的超声改变,并根据夹层的疼痛特点及血压的异常,结合超声心动图检查不难做出准确诊断。

思考练习题

病例一

患者,女,28 岁,中期妊娠,妊高征病史,主因前胸后背痛 1 天就诊,体格检查:HR 80 次/min,BP 168/83mmHg,急性病容,神清,双肺呼吸音粗,心律齐,妊娠腹型。超声检查见 ER8-2-1~ER8-2-3。

ER8-2-1　胸骨旁升主动脉长轴可见管腔内随心搏摆动撕脱内膜,并可见真假腔内不同性质血流信号

ER8-2-2　右颈总动脉夹层
假腔为主,可见血栓回声,血栓间隙可见随搏动充盈的暗淡血流信号;真腔狭窄,可见明亮红色血流信号

ER8-2-3　思考练习题病例一声像图

该患者超声提示的诊断？还应完善哪些检查？（ER8-2-4）。

ER8-2-4 思考练习题病例一参考答案

病例（二）

患者，男，49 岁，既往高血压病史，腰背部疼痛 3 日就诊，尿常规红细胞+++。血压 182/103mmHg，心率 96 次/min，心音有力。呼吸 21 次/min。腹软，全腹散在压痛，无明显反跳痛。

超声检查见 ER8-2-5、ER8-2-6。

ER8-2-5 腹主动脉长轴切面腹主动脉腔内随心搏摆动撕脱内膜

ER8-2-6 腹主动脉长轴切面声像图

1. 超声检查提示何种疾病？请写出诊断依据。
2. 应完善其余哪些部位超声检查以明确诊断？
3. 需要与哪些疾病鉴别诊断？
ER8-2-7 为参考答案。

ER8-2-7 思考练习题病例二参考答案

（柴艳芬 刘小禾）

参 考 文 献

1. ACC/AHA. Guidelines for the Diagnosis and Management of Patients With Thoracic Aortic Disease. 2010.
2. 陈孝平,汪建平.外科学.第 8 版.北京:人民卫生出版社,2013.
3. 任卫东,常才.超声诊断学.第 3 版.北京:人民卫生出版社,2013.
4. 将米尔,张培华.临床血管外科学.第 4 版.北京:科学出版社,2014.

第三节 腹主动脉瘤破裂

一、临床概况

（一）定义与内涵

腹主动脉瘤（abdominal aortic aneurysm，AAA）是指腹主动脉因动脉粥样硬化、高血压、马方综合征、外伤、梅毒、感染等疾病的作用下，腹主动脉壁的机械强度明显下降，致使动脉壁瘤样局限性膨出的现象。腹主动脉管腔局限性增宽大于 3cm，或与相邻正常段动脉的外径之比超过 1.5 倍即可诊断为腹主动脉瘤。

（二）超声诊断相应基础知识

1. 超声相关切面 探查腹主动脉一般采用平卧位，首先将探头横置于剑突下，确定腹主动脉走行位置后，再旋转探头 90°，沿腹主动脉长轴方向自上而下探查。常规在近膈顶处、肠系膜上动脉起始处及腹主动脉分叉处三个位置测量管腔直径。

2. 正常管腔直径 近段内径 2.0~3.0cm；中段内经 1.6~2.2cm；远段内径 1.3~1.7cm。腹主动脉瘤大小应以测定其外径为准，以横断面直径最为重要。

3. 分型 腹主动脉瘤根据形态可分为：

（1）梭形主动脉瘤：此型主动脉瘤多见于动脉粥样硬化的患者，主动脉某一节段呈梭形弥漫性扩张、凸出程度较小、与正常主动脉管腔无明显分界。

（2）囊性主动脉瘤：此型主动脉瘤多见于梅毒患者，动脉管腔局限性瘤样膨出，可为一个或多个，瘤体边界清晰，常可见附壁血栓形成。

（3）假性动脉瘤（pseudoaneurysm）：此型动脉瘤多因外伤、感染、肿瘤等原因，致使主动脉管壁部分破裂，血液溢出血管后被周围纤维组织包裹而形成的囊性血肿。

（三）诊断与治疗

患者主要临床表现有患者自觉上腹或脐周搏动性肿物，可出现腹部及腰背部疼痛。若瘤体压迫胃肠道会出现上腹饱胀感、食欲下降；压迫肾盂输尿管可出现肾积水等泌尿系梗阻的相应症状；压迫下腔静脉可出现压迫点远心端的静脉血栓；压迫胆管可出现阻塞性黄疸。瘤腔内附壁血栓脱落后可出现动脉栓塞。一旦出现动脉瘤破裂，患者会出现突发剧烈性腹痛、失血性休克等症状，如果直接破裂入腹腔，患者迅速出现失血性休克，死亡率极高；若破裂入腹膜后，可暂时形成血肿限制继续出血，一旦血肿破裂将导致死亡。

根据患者病史和体征不难做出准确诊断,因腹主动脉瘤不可能自愈,所以应做到早期诊断并尽早外科治疗。

(四) 影像诊断价值

1. **超声** 能显示瘤体大小、大致范围、有无附壁血栓及斑块形成,还可反映血流动力学状态,可作为一项筛查手段。

2. **CT** 可准确显示瘤体形态及周围毗邻关系,判断有无其他并发症的发生;3D重建能更准确地提供瘤体的立体特征、大小及主动脉分支的受累情况,准确提供测量参数。

3. **MRI** 可清晰显示主动脉病变部位、瘤体形状、大小,对瘤体破裂形成亚急性或急性血肿有较高诊断价值。

4. **DSA** 对怀疑有腹腔内存在血管异常或马蹄肾的患者有较高的辅助价值。

二、声像图表现

(一) 真性动脉瘤

1. 二维超声

(1) 真性动脉瘤(true aneurysm):在纵断面上腹主动脉局部呈梭形或囊性扩张,动脉瘤瘤壁与正常管壁连续,管腔相同,病变处与相邻正常段外径之比大于1.5倍(图8-3-1、ER8-3-1)。横断面上腹主动脉瘤呈圆形及类圆形。

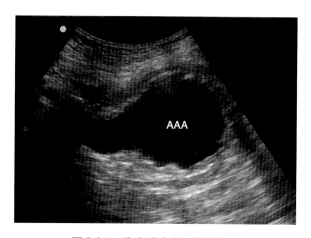

图 8-3-1 腹主动脉瘤二维声像图
AAA:腹主动脉瘤

ER8-3-1 腹主动脉瘤二维超声动态图
腹主动脉局限囊性扩张,瘤壁与正常管壁连续

(2) 附壁血栓:新鲜血栓为均匀低回声,血栓机化后回声不均匀,有时可见中强回声斑块附着(图 8-3-2)。

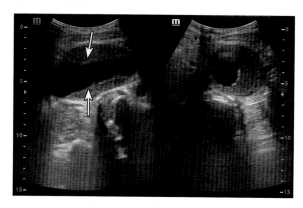

图 8-3-2 腹主动脉瘤伴附壁血栓纵断面及横断面二维声像图
左图为纵断面二维声像图,箭头示附壁血栓;右图为横断面二维声像图,箭头示附壁血栓

2. 彩色多普勒 可见瘤腔内出现红蓝各半的旋流,若附壁血栓致管腔狭窄则狭窄处及狭窄后段出现五彩镶嵌样杂乱血流信号(图8-3-3、ER8-3-2)。

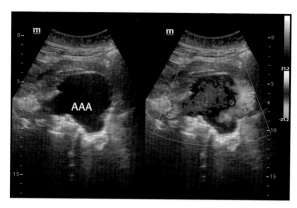

图 8-3-3 腹主动脉瘤伴附壁血栓二维及 CDFI 声像图
左图为腹主动脉瘤伴附壁血栓二维声像图;右图为腹主动脉瘤 CDFI 声像图
AAA:腹主动脉瘤

ER8-3-2 腹主动脉瘤伴附壁血栓二维及彩色多普勒超声图像
腹主动脉局限瘤样扩张,管壁可见中低回声附壁血栓,管腔内为红蓝相间涡流

3. 频谱多普勒 低速湍流频谱。

(二) 假性动脉瘤

1. 二维超声 腹主动脉周围出现低回声搏动

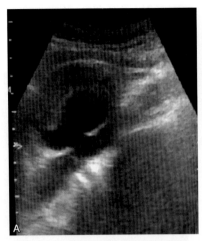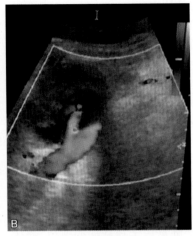

图 8-3-4 腹主动脉假性动脉瘤二维及 CDFI 声像图

A:腹主动脉假性动脉瘤二维声像图;B:腹主动脉假性动脉瘤 CDFI 声像图

性肿物,内部近无回声,边界清晰,无明显管壁结构,并可见有通道与腹主动脉相连(图 8-3-4)。

2. 彩色多普勒 通过彩色多普勒可确定破口的位置及大小。可见自腹主动脉经破口处向瘤体内的单色或五彩镶嵌样血流信号(图 8-3-4)。

3. 频谱多普勒 破口处呈高速高阻双向血流频谱。

三、诊断与鉴别诊断

(一)诊断

患者自觉上腹或脐周搏动性肿物,伴有腹部及腰背部疼痛,部分表现为附壁血栓脱落后的动脉栓塞及周围脏器压迫症状及并发症,如上腹饱胀感、食欲下降、泌尿系梗阻、阻塞性黄疸等,可疑腹主动脉瘤,伴随突发剧烈性腹痛、失血性休克等症状,高度可疑腹主动脉瘤破裂(abdominal aortic aneurysm rupture)。超声检查发现腹主动脉局限扩张、附壁血栓或腹主动脉旁搏动性肿物,可诊断腹主动脉瘤,伴腹腔积血或腹膜后血肿考虑腹主动脉瘤破裂,动态观察腹主动脉瘤形态及腹腔积液量诊断价值升高,可进一步行 CT 及 MRI 等影像学检查辅助诊断。

(二)鉴别诊断

1. 真性动脉瘤与假性动脉瘤

(1)真性动脉瘤瘤壁与正常主动脉段管壁延续;假性动脉瘤瘤壁为血肿边缘或周围软组织。

(2)假性动脉瘤可见与主动脉壁间的破口。

(3)超声多普勒可见假性动脉瘤瘤壁破口处与相应节段主动脉管壁间的往返血流信号,真性动脉瘤内血流信号显示为红蓝相间涡流。

2. 真性动脉瘤与主动脉夹层 主动脉夹层最明显的特征为增宽的管腔内撕脱内膜随血流往复摆动,一般情况下较容易明确诊断。主动脉夹层假腔内充满血栓,血栓与撕脱内膜结合紧密时,容易与主动脉瘤附壁血栓形成相混淆,此时应注意撕脱内膜常有斑块附着,斑块向主动脉管腔中心移动,且位于血栓表面;而主动脉瘤有附壁血栓形成时,斑块位于血栓基底,无向管腔中心移动的征象。

思考练习题

男性 79 岁,高血压病史 25 年,腹主动脉瘤病史 5 年。饭后突发腹部剧烈疼痛 4h。查体:神志清楚、精神差,痛苦面容,血压 90/62mmHg,心率 122 次/min,呼吸 20 次/min,皮肤多汗。双肺呼吸音清晰,未闻及啰音。中上腹可及搏动性包块、压痛。

超声所见:腹主动脉中段扩张,其腹壁侧管壁回声连续性中断,外侧可见一低回声搏动性肿物通过管壁缺损处与腹主动脉管腔相连,边界清晰,无明显管壁结构,内部呈极低回声。CDFI 示可见自腹主动脉经破口处向瘤体内射血,PW 波呈高速高阻双相改变。双侧髂窝可见少量游离液性暗区。

超声诊断:考虑腹主动脉瘤破裂伴假性动脉瘤形成。

如何鉴别真性腹主动脉瘤与假性动脉瘤?(ER8-3-3)

ER8-3-3 思考练习题参考答案

(柴艳芬)

参 考 文 献

1. 唐杰. 腹部和外周血管彩色多普勒诊断学. 第 3 版. 北京：人民卫生出版社，2007.
2. Whitson MR, Mayo PH. Ultrasonography in the emergency department. Critical Care, 2016, 20(1): 227-234.
3. 任卫东，常才. 超声诊断学. 第 3 版. 北京：人民卫生出版社，2013.

第四节　外周动脉血栓栓塞

一、临床概况

（一）定义与内涵

外周动脉血栓栓塞（peripheral arterial thromboembolism）是心源性或近心端动脉血栓脱落堵塞远端动脉管腔，引起相应器官组织急性缺血的病理过程。该病起病急骤，症状明显，一旦延误后果严重，需积极处理。

（二）超声诊断相关基础知识

正常外周动脉超声表现：正常外周动脉管壁完整，内中膜光滑规则，管腔透声良好，无局限性狭窄或扩张，彩色多普勒可见周期性红蓝相间血流信号，呈层流，脉冲多普勒为三相波。

急性外周动脉栓塞好发于动脉分支处，下肢多见，其中下肢好发顺序依次为股动脉分叉处、腘动脉分支处，上肢动脉栓塞依次好发于肱动脉分叉处、腋动脉和锁骨下动脉。

（三）诊断与治疗概况

外周动脉栓塞的临床表现因栓塞部位以及有无局部侧支循环形成而不同。急性动脉栓塞典型表现为 5P 征，包括无脉、疼痛、苍白、肢体感觉障碍和运动障碍，临床上正常肢体脉搏突然消失高度提示急性动脉栓塞。

外周动脉栓塞干预及时与否直接关系远端缺血肢体存活，受累肢体缺血不能及时改善发展致坏死，可引起高钾血症、肌红蛋白尿及代谢性酸中毒，严重者可导致肾衰竭。及早诊断及有效治疗至关重要。根据栓塞部位及患者基础情况不同，临床医师可选择溶栓、抗凝及改善基础疾病等非手术疗法或取栓手术治疗。

（四）影像诊断价值

目前外周动脉栓塞主要通过超声多普勒、动脉造影及 CTA 诊断。超声可以辅助明确栓子部位，了解栓子大小形态，有无继发血栓形成，评价治疗后血管开通情况，因此超声多普勒为急诊医师首选。

二、声像图表现

（一）二维超声

1. 阻塞段动脉管腔内可见低至中强回声，可继发血栓形成（图 8-4-1），动脉搏动减弱或消失，远端动脉探头加压后管腔可压瘪。

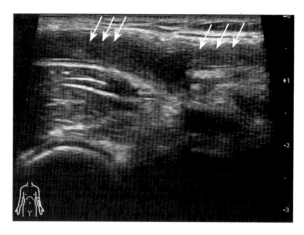

图 8-4-1　左上肢肱动脉分叉处血栓栓塞二维声像图
箭头示血栓

2. 急性栓塞动脉周边无侧支循环形成。

（二）多普勒超声

1. 不完全栓塞可见栓子与管壁间可见五彩镶嵌血流信号（图 8-4-2），远端动脉血流颜色黯淡，呈现单相、低速低阻、频带增宽、频窗填充的阻塞样频谱。

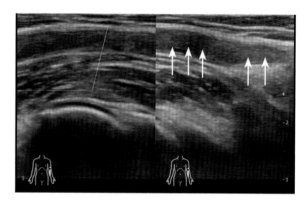

图 8-4-2　左上肢肱动脉分叉处血栓栓塞 CDFI 图像

2. 完全栓塞时血流信号消失，远端动脉血流信号微弱或消失。

三、诊断与鉴别诊断

（一）诊断

心脏病史伴有房颤、动脉瘤、动脉粥样硬化斑块患者突然出现远端肢体 5P 征象,超声检查发现动脉管腔内血栓、搏动减弱消失、远端肢体供血不足征象即可诊断。需注意对动脉栓塞的病因进行超声检查,如心脏内有无附壁血栓及近端大动脉有无动脉瘤或不稳定斑块。

(二) 鉴别诊断

1. 急性外周动脉血栓形成　有时不易鉴别诊断,可通过以下几点进行鉴别:①急性动脉血栓形成存在动脉基础病变如动脉粥样硬化、动脉瘤、动脉炎,超声可发现原有病变表现如管壁增厚、斑块、管腔狭窄或明显扩张,管腔闭塞,周边可见侧支循环形成;②多有慢性肢体缺血症状及体征,如麻木感、间歇性跛行的症状,体格检查发现患肢皮肤干燥光滑、肌肉萎缩、浅静脉及甲床充盈时间延长等慢性缺血体征。

2. 外周动脉灌注不足　心源性休克、低血容量性休克、梗阻性休克时,外周血管收缩、灌注不足,远端肢体皮温减低、花斑、动脉搏动减弱或消失,需与急性动脉栓塞鉴别。外周动脉灌注不足同时累及四肢,超声检查动脉搏动减弱,流速减低,为供血不足表现,管腔无栓子回声,原发病控制后肢体症状改善。

3. 股青肿　下肢患侧整个静脉系统包括潜在侧支全部阻塞,为下肢深静脉血栓中最严重的类型,起病急,患肢广泛性肿胀、青紫,皮温减低,足背动脉不能触及,超声检查可鉴别诊断。

4. 夹层动脉瘤　主动脉夹层累及一侧或双侧髂动脉、股动脉,导致远端肢体动脉供血不足。患者有高血压病史,发病时伴随剧烈胸背痛症状,超声检查时下肢动脉供血不足,主动脉腔内摆动撕脱内膜回声,可通过主动脉 CTA 鉴别诊断。

思考练习题

患者,男,75 岁,既往冠状动脉性心脏病、心房颤动病史,左手麻木、疼痛、发凉 4 小时就诊。查体:左前臂皮肤苍白,皮温低,桡动脉搏动消失。

左上肢血管超声动态视频见 ER8-4-1 和 ER8-4-2。

ER8-4-1　左肱动脉分叉处二维超声图像

ER8-4-2　左肱动脉分叉处彩色多普勒超声图像

超声提示:左肱动脉分叉处动脉栓塞。

1. 请写出诊断依据。
2. 该患者需要完善其他哪些部位超声检查?
3. 需要与何种疾病鉴别诊断?

ER8-4-3 为参考答案。

ER8-4-3　思考练习题参考答案

(柴艳芬　董庆云)

参 考 文 献

1. Mennitt K, Deol M, Gao J. Emergency color Doppler sonography of the extremity artery:A pictorial essay. Clinical Imaging,2017,42:240-248.

2. 唐杰. 腹部和外周血管彩色多普勒诊断学. 第 3 版. 北京:人民卫生出版社,2007.

3. (美)兹韦尔(Zwiebel,W. J.)著. 血管超声经典教程. 第 5 版. 温朝阳译. 北京:人民军医出版社,2008.

4. Raskob GE, Angchaisuksiri P, Blanco AN, et al. Day ISCfWT. Thrombosis:a major contributor to global disease burden. Arterioscler Thromb Vasc Biol,2014,34:2363-2371.

第五节　外周深静脉血栓

一、临床概况

(一) 定义与内涵

深静脉血栓形成(deep venous thrombosis,DVT)是急诊的一种常见疾病,指由于各种原因使血液在深静脉内非正常凝结,阻塞静脉血液回流。急性期血栓栓子脱落可导致肺栓塞,严重者致死,后期可因深静脉血栓后综合征影响患者生活质量。静脉血栓形成发病率随年龄增加而升高,且近年呈上升趋势。欧洲一项研究显示发病率为每年 70例/100 000~140 例/100 000。

(二) 超声诊断相关基础知识

1. DVT 发病危险因素　DVT 发病三要素包括

静脉血流缓慢、内膜损伤和高凝状态。危险因素可分为原发性和继发性两类。原发性因素包括蛋白S缺乏、蛋白C缺乏、抗凝血酶缺乏、抗心磷脂抗体综合征、高同型半胱氨酸血症等，40岁以下患者反复发生DVT或发病具有家族性特点时，注意原发性危险因素筛查。常见继发性危险因素为创伤、手术后卧床、脑血管病、恶性肿瘤、心力衰竭、产褥期、老年等。

2. 外周深静脉血栓分型 四肢深静脉血栓以下肢多见。下肢深静脉血栓可分为中央型（髂-股静脉血栓形成），周围型（股静脉或小腿深静脉血栓形成）和混合型。上肢深静脉血栓常见类型为锁骨下-腋静脉型。

3. 正常外周静脉超声表现 管壁纤薄光滑，瓣膜纤细，活动正常，管腔透声良好，探头加压可完全压瘪，彩色多普勒显示自发单向回心血流信号，远端小静脉缺乏自发血流信号，远端肢体加压可见血流充盈，Valsalva反应存在，瓣膜无明显反流，脉冲多普勒呈单向、低速频谱，具有呼吸期相性。

4. 检查注意事项 部分下肢静脉成对存在或存在变异，检查时需注意全面，以免漏诊。超声检查时需注意探头加压应短轴进行、力量适当，考虑急性期血栓尤其是漂浮血栓时，避免不恰当操作导致血栓脱落。小腿肿胀患者避免遗漏小腿肌肉静脉丛和小腿深静脉扫查，小腿深静脉缺乏自发血流，可依靠远端肢体加压及彩色多普勒判断是否通畅。

（三）诊断与治疗概况

常见的临床表现包括血栓水平以下肢体肿胀、疼痛、浅静脉曲张、组织张力增高，部分患者血栓脱落导致肺栓塞。

目前治疗方法为非手术疗包括一般处理、抑制血小板聚集、抗凝及溶栓治疗。手术疗法包括取栓术和经导管直接溶栓术。

（四）影像诊断价值

超声检查对近端血栓以及单发远端血栓诊断的敏感度分别为94.2%、63.5%，特异度为93.8%，因此静脉超声检查为临床可疑静脉血栓的一线诊断方法。对于近心端如髂静脉，因肥胖或腹部疾病显示不清时可借助观察股总静脉有无期相性及Valsalva反应推断髂静脉通畅情况。肥胖或软组织水肿可导致超声观察受限，局部解剖结构遮挡静脉按压困难时可出现假阳性，此类患者可选用静脉CTA诊断。

二、声像图表现

（一）急性血栓

两周以内的血栓，有脱落发生肺栓塞风险。

1. 二维超声

（1）血栓初期为无回声，逐渐增强至低回声，但低于周围软组织回声（图8-5-1）。因此特别早期、范围较小的急性血栓二维容易漏诊，需要借助管腔加压辅助诊断。

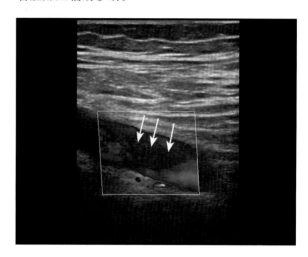

图8-5-1 左股总动脉急性血栓CDFI图像

（2）病变处静脉扩张，可显著大于相邻动脉内径，探头加压管腔不能被压瘪是静脉血栓形成可靠征象。

（3）部分血栓近心端自由漂动或随加压摆动（图8-5-2），是急性血栓的标志，提示肺栓塞可能。

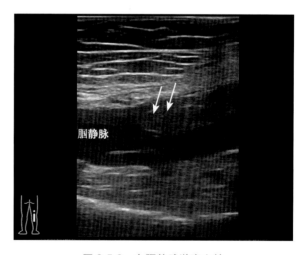

图8-5-2 右腘静脉游离血栓
箭头示游离血栓

2. 彩色多普勒 未完全阻塞者可见血流信号绕行，呈轨道征（图8-5-3），完全阻塞者无血流信号，可见侧支循环形成。血栓远端静脉血流频谱失去期相性，Valsalva反应减弱甚至消失。

（二）亚急性血栓

发生2周至6个月的血栓，脱落风险小。

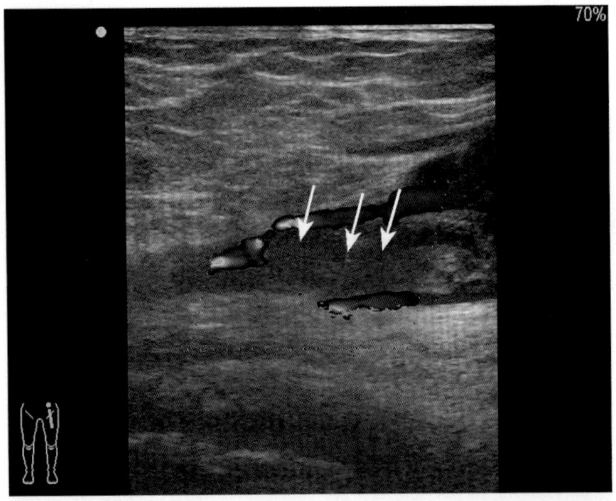

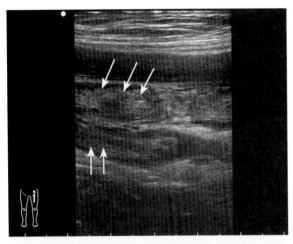

图 8-5-3 左股总静脉血栓急性期
管腔不完全阻塞,彩色多普勒"轨道征"

1. 二维超声

(1) 血栓回声较急性期逐渐增强,可表现为低回声、中低回声及中强回声(图 8-5-4),差异较大,不能根据回声准确反映血栓时间。

图 8-5-4 左股浅静脉及股深静脉亚急性期血栓二维声像图

箭头示血栓

(2) 血栓溶解、回缩,较前减小,静脉扩张减轻,管腔不能被压瘪。

(3) 无活动性血栓漂动。

2. 彩色多普勒 血栓再通,管腔内血流信号较前增多,可见侧支循环形成。

(三) 慢性血栓

1. 二维超声

(1) 血栓为中强-强回声,形态不规则,可呈条索状附着于管壁、瓣膜(图 8-5-5),或因机化与静脉管壁分界不清。

(2) 静脉内径减小,管壁毛糙增厚,受累静脉瓣增厚,活动固定。

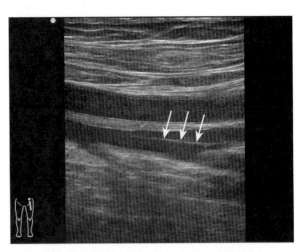

图 8-5-5 左股总静脉慢性血栓二维声像图
箭头所指条索强回声为慢性血栓机化表现

2. 彩色多普勒

(1) 血栓再通程度不同,管腔内可见部分或充满血流信号。

(2) Valsalva 动作后静脉瓣可见不同程度反流,静脉反流时间与再通时间相符。

(3) 周边可见侧支循环血管。

三、诊断与鉴别诊断

(一) 诊断

一侧肢体突发肿胀、疼痛、浅静脉扩张,提示可疑深静脉血栓形成,首选超声检查辅助诊断。超声检查发现管腔内实性回声、管腔不能压瘪、血流信号充盈缺损即可诊断。若出现检查部位血流频谱失去期相性改变、Valsalva 反应或挤压远端肢体反应减弱或消失提示存在静脉梗阻。部分患者需行静脉造影明确诊断。

(二) 鉴别诊断

1. 正常四肢深静脉 与仪器调节不当、患者肢体检查条件差、静脉压瘪效果不好、无自发性血流等有关,多见于髂静脉、收肌管处股浅静脉及小腿深静脉,可通过调整仪器、Valsalva 动作或挤压远端肢体等鉴别诊断。

2. 浅静脉血栓 因两者治疗方式不同,鉴别诊断存在临床意义。主要通过解剖位置特点及有无伴行动脉鉴别诊断,浅静脉走行于皮肤与浅筋膜间,深静脉位置较深,周围可见伴行动脉。

3. 静脉血流缓慢 心衰、制动、术后患者静脉血流速度减慢,超声检查可见静脉血管内云雾状回声,自发性血流消失,可通过压迫试验鉴别。

4. 动脉血栓　动脉血栓的临床症状以疼痛、苍白、无脉常见,超声检查可见血栓位于动脉管腔内,动脉管壁分层结构,可见钙化斑,近心端与动脉延续、可见动脉搏动性血流及频谱。

5. 淋巴回流障碍所致象皮肿　临床症状不易区分,超声检查深静脉结构正常血流通畅,易于鉴别。

思考练习题

患者,男,67岁,因肺癌手术治疗住院,现术后5天,左下肢肿胀1天。查体:血压130/82mmHg,心率81次/min。左下肢肿胀、皮温略高于右下肢。双侧足背动脉搏动良好。

超声动态视频见ER8-5-1~ER8-5-3。

ER8-5-1　左大隐静脉近端及左股总、股浅静脉二维超声图像

ER8-5-2　左腘动静脉二维超声图像

ER8-5-3　左腘动静脉远端及小隐静脉近端彩色多普勒超声图像

1. 超声提示何种疾病?请写出诊断依据。
2. 该患者血栓形成危险包括哪些?
3. 该患者大隐静脉及小隐静脉超声表现可诊断血栓形成吗?如若不可,请写出如何与血栓形成鉴别。

ER8-5-4为参考答案。

ER8-5-4　思考练习题参考答案

（柴艳芬　董庆云）

参 考 文 献

1. Konstantinides SV,Torbicki A,Agnelli G,et al. 2014 ESC guide-lines on the diagnosis and management of acute pulmonary embolism. Eur Heart J,2014,35(43):3033-3069.
2. Konstantinides SV,Torbicki A,Agnelli G,et al. 2014 ESC guide-lines on the diagnosis and management of acute pulmonary. EuropeanHeartJournal. 2014,35,3145-3151.
3. Roberts LN,Patel RK,Donaldson N,et al. Post-thrombotic syndrome is an independent determinant of health-related quality of life following both first proximal and distal deep vein thrombosis. Haematologica,2014,99(3):e41-43.
4. Mazzolai L,AboyansV, Ageno W, et al. Diagnosis and management of acute deep vein thrombosis;a joint consensus document from the European society of cardiology working groups of aorta and peripheral circulation and pulmonary circulation and right ventricular function. European Heart Journal 2017;Feb 17:[Epub ahead of print].

第六节　回顾、现状与展望

自从20世纪50年代超声应用于临床以来,血管超声检查发展迅速,检查方法从二维灰阶、彩色多普勒、发展到超声造影以及血管内超声等,使检查范围几乎可以涵盖全身大小动脉、静脉及微循环。由于越来越认识到心血管事件风险程度的判定更依赖于病变斑块的组织学和生物活性,因此血管检查的重点也从单纯诊断急性血管事件,到对血管壁粥样硬化斑块性质判断,并进行危险分层,指导治疗及预防血管事件的发生;超声检查的功能也从单纯诊断、监测到与介入治疗结合。医用超声技术的发展已与临床医学的发展密不可分。

一、二维灰阶及彩色多普勒

19世纪60~70年代,二维灰阶超声以其无创,便捷,准确性高,作为评估动、静脉血管的首选检查方法,检查内容已包括:测量主动脉内外径,评估管腔内回声,判断血栓或夹层,判断管腔狭窄或闭塞,评估主动脉主要分支,腔静脉及门静脉分支,腹部包块与动脉瘤的鉴别诊断,颈动脉及四肢动脉狭窄及闭塞,四肢深静脉血栓形成等。彩色多普勒经皮探头和经食管探头测量主动脉流速及波形监测术中麻醉患者。由于该方法简便易行,故目前在急诊广泛用于高危患者筛查和术中监测,其不足之处是对于腹主动脉分支等小动脉的探查由于受肠气等

因素干扰,准确性难以提高。近年来,由于高龄卧床、术后制动、有创操作等的增多,四肢深静脉血栓形成患者增多,二维灰阶超声联合彩色多普勒超声探查四肢静脉血栓及深静脉瓣膜功能不全已成为临床常规。但腹部静脉由于位置较深,以及肠气干扰,难于满意探查。

同时,彩超是对四肢动脉疾病手术或介入治疗后进行监测的最常用的手段之一。四肢动脉假性动脉瘤的超声引导下压迫或凝血酶注射法操作简便,有效率高。超声引导动静脉置管准确性高,并发症少,目前临床应用广泛。

1965年,Miyazaki和Kato首先报道了使用连续多普勒超声评价颅内血管。尽管超声技术在医学其他领域应用发展迅速,直到1982年,才用于颅内血管检测。在过去的20年中,由于再灌注治疗在临床上应用越来越广泛,超声评估脑血管疾病已从探查颈动脉狭窄的简单筛查,发展到评估颅内及颅外循环、进行实时生理学评价及监测再灌注。经颅彩色多普勒(transcranial color-coded duplex sonography,TCCS)技术结合了灰阶超声成像、彩色多普勒及脉冲多普勒技术,直接显示颅底动脉、血流方向,并可通过角度校正测量一定深度内动脉流速。近年来,已应用于临床。

目前,急性脑卒中时,颈动脉多普勒及经颅多普勒(transcranial color Doppler,TCD)评估被认为神经病学检查的扩展,广泛应用于卒中单元,指导临床医师确认肇事血管、并判断动脉闭塞性疾病的严重程度,并选择患者进行再灌注治疗、有创血管造影和紧急介入治疗,以及监测血栓溶解或再闭塞、侧支循环形成、脑栓塞及治疗进程等。

二、超声造影

超声造影(contrast enhanced ultrasonography)是利用造影剂使后散射回声增强,明显提高超声诊断的分辨力、敏感性和特异性的技术。1968年,Gramiak等行X线主动脉造影时发现经左心导管注入震荡的生理盐水后,超声心动检查可观察到主动脉腔内云雾状回声增强现象,自此开始了微泡造影剂研究时代。由于超声造影剂是血管血池性造影剂,不进入组织间隙,可经呼吸排除体外,无心肝肾毒性,不含碘剂,其过敏反应发生较其他影像学造影剂大大减低。20世纪90年代初,超声造影开始广泛应用于临床。近10年来,随着仪器性能的改进和新型声学造影剂的出现,超声造影技术发展迅速,超声造影通过谐波技术,使血管壁显示更清晰,

并对动脉粥样硬化斑块滋养血管进行评估,通过确认易损斑块,进行危险分层,而且还能提供高分辨力的实时微血管灌注现象。在急诊,超声造影成像成为各种主动脉疾病的新的诊断工具,被广泛应用于创伤实质性器官评估,超声造影可清晰显示实质器官损伤边缘,对损伤范围的显示与手术及增强CT有良好的相关性。此外,随着超声造影剂的引入,颅内血管超声诊断能力进一步提高。超声造影技术为心内右向左分流监测和基于示踪剂稀释原理的脑实质灌注研究提供了可能。超声造影还能有效地增强心肌、肝、肾、脑等实质性器官的二维超声影像和血流多普勒信号,反映和观察正常组织和病变组织的血流灌注情况。最近已开发的实时超声造影方法评估骨骼肌微循环,可以用来研究患者外周动脉闭塞性疾病或糖尿病微血管病变。目前,超声造影已成为超声诊断的一个十分重要和很有前途的发展方向。被称为继二维超声、多普勒和彩色血流成像之后的第三次革命。

除了用于组织显像的声学造影剂研究发展迅速外,具有诊断和治疗双重作用的靶向声学造影剂也在研究中。经颅超声辅助溶栓技术开辟了超声治疗新领域。未来的超声造影剂将能携带药物或基因进行超声溶栓及肿瘤的靶向治疗。未来,靶向微泡的使用将可检测血管疾病发病分子机制,从而进一步提高目前血管超声成像的诊断能力。

三、血管内超声

血管内超声(intravenous ultrasound,IVUS)是一种使用末端连接有超声探针的特殊导管进行血管内病变检查的医学成像技术。它将无创超声技术和有创导管技术相结合,可清晰显示心血管组织结构和几何形态的微细解剖信息,准确测量管腔及粥样斑块或纤维斑块的大小,可直接提供粥样斑块的大体组织信息,指导个体化的治疗。近十年来,临床主要用于冠脉内超声探查,以弥补冠脉造影的不足,避免了冠脉重塑及其他原因导致的假阴性结果,并为冠心病介入治疗提供重要辅助信息。由于设备昂贵,国内应用尚不广泛。

(柴艳芬 刘晨燕)

参 考 文 献

1. 唐杰.腹部和外周血管彩色多普勒诊断学.第3版.北京:人民卫生出版社,2007.
2. 任卫东,常才.超声诊断学.第3版.北京:人民卫生出版社,2013.

3. 周永昌,郭万学. 超声医学. 第6版. 北京. 人民军医出版社,2012.

4. Goldberg BB,Ostrum BJ,Isard HJ. Ultrasonic aortography. JAMA,1966,24,198(4):353-358.

5. Rübenthaler J,Reiser M,Clevert DA. Diagnostic vascular ultrasonography with the help of color Doppler and contrast-enhanced ultrasonography. Ultrasonography,2016,35(4):289-301.

6. Roberts LN,Patel RK,Donaldson N,et al. Post-thrombotic syndrome is an independent determinant of health-related quality of life following both first proximal and distal deep vein thrombosis. Haematologica,2014,99(3):e41-43.

7. 周永昌,郭万学. 超声医学,第6版. 北京. 人民军医出版社,2012.

第九章　妇产科急重症超声

第一节　超声检查技术方法和检查内容

急腹症是一种以急性腹痛为主要表现的临床急诊情况,多数急腹症发病急剧,以腹、盆腔内病变为主,病情进展较快。如果诊治不及时或误诊,可造成严重后果甚至患者死亡。妇产科急腹症的病因较多,主要包括器官或者肿物发生扭转、血管梗死或者组织缺血等,导致患者严重腹痛。异位妊娠、卵巢囊肿破裂、各种急性感染、妊娠流产、生殖道畸形等均可为相关病因。超声检查具有操作简便和可实时监测等特点,在妇产科急腹症的诊治中有举足轻重的作用。本节重点介绍超声检查的新技术和检查的内容。

一、阴道联合腹部超声检查

妇产科急诊时,阴道联合腹部超声是首选的影像学检查方法。腹部超声和阴道超声各有利弊,分别单独使用时可能造成误诊或漏诊,联合应用能够显著提高对妇产科急腹症诊断的准确性。

腹部超声探头频率选择 2~5MHz,患者膀胱充盈或膀胱内注入无菌生理盐水 500ml,在下腹部耻骨联合上方做多方位扫查。排空膀胱后,取截石位行经阴道超声检查,探头频率选择 4~8MHz,对子宫、附件及盆腔进行扫查。

对宫腔、附件进行检查时要特别注意观察是否有积液或孕囊,附件区有无包块,如有包块存在,需要了解包块的位置、大小、形态、边界是否清晰,检查内部回声及血流特征。

对剖宫产后瘢痕妊娠,阴道超声检查是其首选的诊断方法,必要时,也可以使用腹超声作为补充。

附件肿物扭转后的超声可表现为彩色多普勒血流量减少或卵巢总体积增加以及出现异常附件体积比。腹部彩色多普勒超声检查(color Doppler utrasonography,CDU)诊断附件扭转阳性预测值(PPV)为 19%~34%,阴性预测值(NPV)为

96.3%~99.5%,而阴道超声 PPV 可达 94%,两者联合检测具有极高的诊断价值。

值得注意的是,对于处于月经期和处女膜完整的女性、有严重阴道炎、阴道畸形、老年性阴道萎缩等疾病的患者,不宜进行阴道超声,必要时联合应用直肠超声和腹部超声检查。

二、彩色多普勒超声检查

在妇产科超声检查中,彩色多普勒主要应用在胎儿先天性心脏病、脐带疾病以及胎盘功能的评估等,也可以对滋养细胞类疾病以及肿瘤的良、恶性甄别进行辅助诊断,从而弥补灰阶超声的不足。

研究表明,经阴道多普勒超声对急性盆腔感染性疾病的诊断有较高的敏感性,具有以下声像图表现:如输卵管壁增厚,道格拉斯窝液性暗区,附件包块等;组织炎症常伴随血管扩张、血流量增加和新生血管生成。彩色多普勒对判断胎儿宫内缺氧也有重要意义,宫内缺氧胎儿的脐动脉阻力指数及搏动指数均高于正常组,而大脑中动脉阻力指数则较正常组显著下降。

经腹或经阴道二维灰阶、彩色多普勒以及三维超声检查是判断胎盘位置、预测胎盘植入最常用的方法。当超声提示胎盘结构紊乱、胎盘后方正常低回声区变薄或消失、子宫浆膜-膀胱交界处血管丰富时,预测胎盘植入的敏感性为 83%(95%置信区间 77%~88%),特异性为 95%(95%置信区间 93%~96%)。

妊娠中期标准的产前超声检查应该评估胎盘位置、脐带插入位置以及胎盘叶的数量。发现低置胎盘、副胎盘、帆状胎盘时,应该利用经阴道超声或者彩色多普勒有目的地筛查前置血管。典型的表现包括:在灰阶超声上宫颈内口处线状管状低回声,彩色多普勒显示血流信号,脉冲多普勒显示胎儿脐血管血流频谱信号。

三、三维超声检查和 TUI 技术

目前,在临床应用的实时三维超声,在计算机

的帮助下将组织器官超声切面的立体数据库进行三维重建,可获得组织器官的任何超声切面图像。近年,三维超声在临床广泛应用,其中断层超声成像(tomographic ultrasound imaging,TUI)技术是一种新的三维超声显像方法,可显示矢状面(A 平面)、横断面(B 平面)、冠状面(C 平面),对静态容积数据进行多方位断层成像,其断层图像层间距与断层数可调节,以获得二维超声不能显示的冠状层面,从而使图像更加直观,空间关系更分明。

输卵管间质部妊娠和宫角妊娠均属于少见但后果严重的异位妊娠,一旦破裂发生大出血,则严重威胁患者生命安全。在术前,两种疾病仅靠临床症状定位存在困难,而且妊娠结局和临床处理方案也截然不同,故早期、准确的定位诊断对改善患者预后有重要意义。输卵管间质部妊娠在二维超声上显示子宫腔空虚,而输卵管间质部(或壁内段)可见妊娠囊,妊娠囊周围肌层厚度小于 5mm,可见线样征。宫角妊娠在二维超声上可显示子宫一侧增大、内膜不对称增厚。进行超声检查时要注意妊娠侧宫角的外形轮廓、孕囊或包块的大小、位置及与子宫内膜的关系、周围肌层的厚度,注意宫腔积液、盆腔情况,并用彩色多普勒观察孕囊周边及内部有无血流信号。三维超声可进一步确认二维超声的结果,同时应用 TUI 技术可从冠状面观察妊娠囊所处位置,有助于鉴别输卵管间质部妊娠和宫角妊娠。

子宫内放置节育器(intrauterine device,IUD)是最简便有效的避孕手段,但也常会出现 IUD 异常的情况。目前,随着三维超声的拓展应用,可清晰展示 IUD 在宫腔内的三维空间位置及与肌层、内膜、孕囊等的空间构成关系,从而准确地判断 IUD 的异常。并且对 IUD 穿孔患者,能清楚显示 IUD 所处的腹腔或盆腔位置。

四、超声造影检查

超声造影技术是现代医学超声学领域发展最迅猛的技术之一,造影剂也在不断改良。造影剂经外周静脉注射,通过血液循环到达盆腔,增强病灶、组织器官的回声强度和多普勒信号强度,增强超声对组织器官的细微结构分辨能力和局部组织血流信号的检测能力。

卵巢及卵巢肿瘤蒂扭转作为妇科急腹症之一,具有较为典型的临床症状及二维超声和彩色多普勒超声表现,其超声造影增强模式也具有特征性,对卵巢内部血供评估更加敏感,表现为增强早期不均匀低增强,增强水平低于子宫肌层,增强晚期呈明显低增强。

胎盘早剥与胎盘植入是引起孕产妇死亡的重要原因,二维超声与彩色多普勒超声对不典型胎盘早剥与胎盘植入进行诊断较为困难。通过观察造影剂对胎盘的灌注与灌注缺失,可判断胎盘剥离大小、缺血区域及胎盘植入子宫的部位及深度,诊断胎盘早剥、胎盘梗死及胎盘植入。胎盘早剥可显示剥离部位的胎盘与其基底部造影剂灌注缺失,未剥离部分的胎盘则仍有造影剂灌注,此时超声造影能勾画出整个未剥离及残留胎盘的形态。

五、介入性超声检查

介入性超声已经广泛应用在妇产科领域,其特点是在创伤极小的情况下达到诊断和治疗的目的。由于腔内诊断使用的超声探头直接靠近病变部位,从而避免了在常规超声成像中人体体表组织引起的超声衰减。采用 5~7MHz 的经阴道高频探头可显著提高图像质量,能灵敏准确地发现含液性病变,但无法准确鉴别单纯囊肿感染、血肿或脓肿。超声引导下的细针穿刺则能迅速确诊,其成功率几乎达到 100%,并能对确诊的含液性病变进行相应的对症治疗。较大的囊肿或大量积液可在超声引导下抽吸,进行减压治疗或注入药物治疗。超声引导下对异位妊娠囊穿刺注射药物甲氨蝶呤(methotrexate,MTX)进行微创治疗能有效杀灭胚胎滋养细胞和抑制其生长,达到非手术微创治疗异位妊娠的目的。

随着超声新技术的发展,妇产科急重症疾病的诊断符合率将不断提高,超声因其无创、简便和实时性必将成为临床医生诊治必不可少的工具。

(姜立新)

参 考 文 献

1. Nahar MN, Quddus MA, Sattar A, et al. Comparison of transvaginal and transabdominal ultrasonography in the diagnosis of ectopic pregnancy. Bangladesh Med Res Counc Bull, 201339(3):104-108.

2. Romosan G, L Valentin. The sensitivity and specificity of transvaginal ultrasound with regard to acute pelvic inflammatory disease: a review of the literature. Arch Gynecol Obstet, 2014289(4):705-714.

3. Ruiter L, Kok N, Limpens J, et al. Systematic review of accuracy of ultrasound in the diagnosis of vasa previa. Ultrasound Obstet Gynecol, 2015,45(5):516-522.

4. 李蒙森,石有振,郑瑜,等.经阴道三维超声联合断层超声显像技术在早期异位妊娠诊断中的应用. 中华医学超声杂志(电子版),2015(02):128-135.

5. Henrich W, Stupin JH. 3D volume contrast imaging (VCI) for the visualization of placenta previa increta and uterine wall thickness in a dichorionic twin pregnancy. Ultraschall Med,201132(4):406-411.

6. Saravelos SH, Jayaprakasan K, Ojha K, et al. Assessment of the uterus with three-dimensional ultrasound in women undergoing ART. Hum Reprod Update, 2017, 23 (2): 188-210.

第二节　卵巢肿瘤蒂扭转

一、临床概况

卵巢肿瘤蒂扭转(pedicletorsion of ovarian tumor)是妇科常见急腹症之一,是由于肿瘤血管蒂沿其中轴发生顺时针或逆时针旋转,导致动脉、静脉、淋巴回流受阻,从而引起卵巢水肿、缺血、坏死。发病率约为3%,在妇科急腹症中列第五位。该病可发生于任何年龄段妇女,以年轻女性多见。由于该病临床症状复杂多变,又缺乏特异性超声表现及实验室征象,给其正确诊断带来了严峻的挑战。

二、声像图表现

卵巢肿瘤蒂扭转的超声表现根据扭转的时间以及程度有所不同。

(一)二维超声表现

1. 卵巢内或附件区发现囊性、实性或混合性回声肿块。

2. 囊壁可因水肿而增厚(图9-2-1A)。

3. 囊肿内可因出血坏死透声差。

4. 伴或不伴盆、腹腔积液(图9-2-1B)。

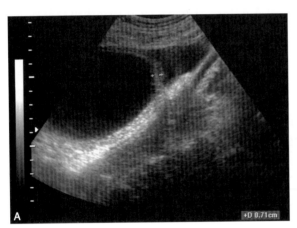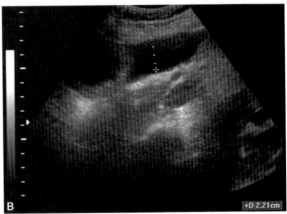

图 9-2-1　卵巢囊肿蒂扭转的声像图表现
A:卵巢囊肿扭转时囊壁增厚,呈多边征(星标所示);B 超声显示有腹腔或盆腔积液

5. 有几种不同的静态超声表现:如"靶环征"(图9-2-2A),"蜗牛壳征"(图9-2-2B),均匀的低回声肿块(图9-2-2C),高回声肿块(图9-2-2D)等,仅靠这些征象诊断扭转常会造成假阳性。

(二)彩色多普勒超声表现

1. 卵巢内血流明显减少或完全消失或是早期诊断卵巢肿瘤蒂扭转的较特异的表现。

2. 结合超声"漩涡征"(ER9-2-1)诊断卵巢肿瘤蒂扭转,符合率明显提高(图9-2-3)。

3. 彩色多普勒超声可通过检测患者扭转血管蒂中的血流信号来评估卵巢的预后。采用彩色多普勒观察扭转的血管蒂时(图9-2-4),若蒂内能够同时显示动静脉血流,预测94%的病例卵巢功能可以恢复。但是,当卵巢肿块合并输卵管炎症、子宫内膜异位症、囊肿内出血伴囊壁水肿时采用该方法易出现假阳性。不全扭转较早期时可探及明显的动脉及静脉(图9-2-5)血流信号,部分仅可探及静脉血流信号;完全扭转时卵巢内血流信号明显减少或无法探及此时卵巢易坏死,患者预后差。

三、诊断和鉴别诊断

卵巢肿瘤蒂扭转属于临床妇科的常见病,在正常大小和中等大小的卵巢及其囊实性肿瘤中均可发生,具有较高的复发率,影响女性患者的身心健康,故早期诊断和治疗具有非常重要的意义。良性肿瘤表面光滑,且不存在浸润性生长的情况,所以与周围组织不会产生较明显的粘连情况,一旦出现体位改变或者剧烈活动,较长的瘤蒂就会立即出现

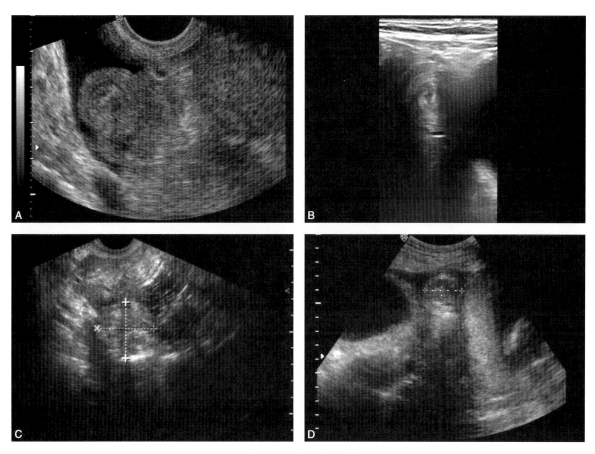

图 9-2-2　卵巢肿瘤蒂扭转的横切面表现

A:扭转的蒂横切呈"靶环征",中央带有高回声点;B:扭转的蒂横切呈"蜗牛壳征";C:扭转的蒂横切表现为低回声肿块(游标所示);D 扭转的蒂横切表现为高回声肿块(游标所示)

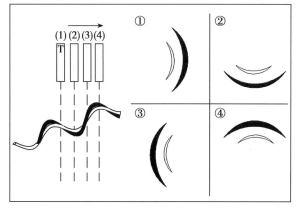

图 9-2-3　超声"漩涡征"示意图

黑色管状结构为静脉,白色为动脉,左侧显示探头由头侧向尾侧移动,右侧显示与中轴线垂直切面扭转的血管为顺时针"漩涡样"表现

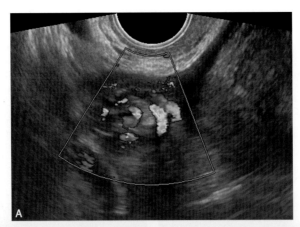

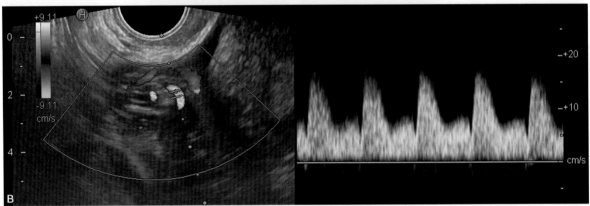

图 9-2-4 卵巢囊肿扭转的血管蒂

A:经阴超彩色多普勒图像显示右附件囊肿扭转的血管蒂;B:经阴超彩色多普勒超声图像显示卵巢囊肿扭转蒂中探及的血流信号及其动脉频谱

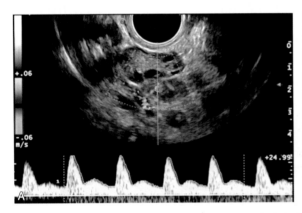
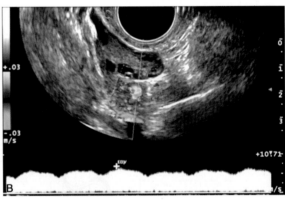

图 9-2-5 卵巢囊肿扭转蒂的血流信号

A:卵巢囊肿扭转的蒂中可见动脉频谱;B:卵巢囊肿扭转的蒂中可见静脉频谱

扭转现象。扭转发生时主要以血管蒂为轴,发生扭转的血管蒂动静脉和淋巴管会随之发生梗阻情况,开始时是静脉回流出现阻碍,导致瘤内血管发生破裂出血或高度充血,瘤体不断增大阻碍动脉循环,当血管处于完全闭塞状态时则可能导致自行破裂或坏死。根据典型的声像图表现,诊断卵巢肿瘤蒂扭转并不难。在临床中,尚需与以下疾病相鉴别。

(一) 黄体囊肿破裂

黄体囊肿是最常见的卵巢非赘生性囊肿之一,发生于经前或妊娠早期,由于肿瘤张力较大,在受到外力作用(如跑、跳、排便等)时可发生破裂,引起急性腹痛。临床上以突发性下腹痛为特点,可伴有恶心、呕吐。超声检查可见病变侧附件区有混合回声包块,形态不规则,边界欠清晰,包块有明显触痛,同时伴有盆腔游离液体,且液体透声差,内部可见密集细点状回声,结合后穹窿穿刺出不凝血即可明确诊断;当出血量较大时,上腹部扫查也可发现大量游离液体。伴有严重出血的患者可出现失血性休克等并发症。囊肿扭转时,超声检查可发现附件区包块回声边界较清晰,触痛点位于扭转的蒂处,盆腔内也可有游离液体,但一般液体内透声较好。

（二）输卵管妊娠

见于育龄期女性,有停经史,临床上以停经、腹痛、阴道不规则流血为特点,实验室检查血尿 HCG 为阳性。超声检查可见卵巢旁或附件区混合性回声包块,形态不规则,边界欠清晰,胚囊型的输卵管妊娠则在包块内部可见孕囊回声,甚至可见存活的胚芽而明确诊断;当输卵管妊娠发生破裂或流产时,除发现盆腔内混合性回声包块外,还可见游离液体,液体内透声差,结合后穹窿穿刺出不凝血可明确盆腔游离液体为血性,同时不凝血中 HCG 明显高于静脉血 HCG 可提示异位妊娠。

（三）附件区炎症

起病比较急,可单侧发病或双侧同时发病,常以下腹痛为主要临床表现,伴或少伴发热,体格检查可发现附件区增厚,有明显压痛,炎症明显时可同时伴有宫颈举痛。实验室检查血常规可见血象明显增高,尤以中性粒细胞明显。超声检查可于病变侧附件区发现增粗、积液或积脓的输卵管。严重的炎症可累及卵巢,使二者分界不清,表现为附件区混合性回声包块,形态不规则,边界多不清晰,触痛明显,盆腔内可见游离液体,内部透声差,可见粗细不等的点状回声。后穹窿穿刺可提示液体为脓性,结合病史、体征、实验室检查可明确诊断。

（四）阑尾周围脓肿

以右下腹痛为主要临床表现,继发于急性阑尾炎后,由于炎症未能得到及时控制导致阑尾穿孔、脓液流至阑尾周围盆腔内,经自身局限控制形成脓肿。超声检查可于右下腹阑尾区探及混合性回声包块,仔细观察可发现包块与阑尾关系密切,或可在包块内部发现肿大阑尾。若炎症未累及附件区,则超声检查时子宫及双侧附件区多无明显阳性发现,偶有合并附件囊肿的,囊肿内透声好,囊壁无增厚水肿表现,囊肿区域无明显压痛和触痛,有助于鉴别。若炎症累及附件,则表现为右下腹附件区混合性回声包块,边界不清,很难明确病变为附件来源还是阑尾来源,但包块整体呈炎性表现,与囊肿扭转时"干净"的附件包块不同。

思考练习题

患者,女性,27 岁,因"4 小时前无明显诱因下出现右下腹疼痛"就诊。自诉为月经第 6 天,腹痛为持续性钝痛,伴恶心,无呕吐、腹泻,无心悸、头晕眼花等不适,休息后未好转。患者平素月经规律,有痛经史。查体:患者外阴已婚式,阴道畅,少量血迹;宫颈光,子宫常大,无压痛,右附件区增厚,压痛明显,左侧附件区未及明显包块,无压痛。血常规:WBC 7.3×10⁹/L,Hb 123g/L,N 77.1%;血 HCG 0.18IU/L(−);凝血功能:正常。超声检查所见:患者右卵巢大小 5.5cm×3.4cm×4.0cm,内探及数个液性暗区,最大者大小 3.0cm×2.9cm×5.3cm,壁厚约 0.1cm,CDFI:囊壁内探及血流信号,囊内未探及明显血流信号;其周边探及少许卵巢实质回声,内可见血流信号,探及动静脉频谱。右卵巢旁见一不规则等回声,范围约 1.2cm×1.3cm×1.0cm,动态扫查呈"超声漩涡征"(ER9-2-1),可探及动脉及静脉频谱。

1. 根据患者的临床表现及检查结果,大致可考虑什么疾病?

2. 超声诊断该疾病时应注意哪些要点?
ER9-2-2 为参考答案。

ER9-2-1　卵巢囊肿扭转漩涡征的动态扫查及彩色多普勒表现

ER9-2-2　思考练习题参考答案

（姜立新）

参 考 文 献

1. Shadinger LL, Andreotti RF, Kurian RL. Preoperative sonographic and clinical characteristics as predictors of ovarian torsion. J Ultrasound Med,2008,27(1):7-13.

2. Nizar K, Deutsch M, Filmer S, et al. Doppler studies of the ovarian venous blood flow in the diagnosis of adnexal torsion. J Clin Ultrasound,2009,37(8):436-439.

3. Lee EJ, Kwon HC, Joo HJ, et al. Diagnosis of ovarian tor-

sion with color Doppler sonography : depiction of twisted vascular pedicle. J Ultrasound Med, 1998, 17 (1) : 83-89.

4. Vijayaraghavan SB. Sonographic whirlpool sign in ovarian torsion. J Ultrasound Med, 23(10) : 1643-1649.

5. Shimanuki Y, Aihara T, Takano H, et al. Clockwise whirl-pool sign at color Doppler US : an objective and definite sign of midgut volvulus. Radiology, 1996, 199 (3) : 261-264.

6. Sari Kives, Suzy Gascon, et al. No. 341-Diagnosis and man-agement of adnexal torsion in children, adolescents, and adults. SOGC Clinical Practice Guideline, 2017 ; 82-90.

第三节 卵巢肿瘤破裂

一、临床概况

卵巢肿瘤破裂(ruptured ovarian cancer)从超声医学角度可分为卵巢囊肿破裂和实体性肿瘤破裂。临床上卵巢囊肿破裂较常见,症状较重。实体性肿瘤破裂与腹腔其他脏器情况相似,在此不赘述。

卵巢囊肿破裂为妇科常见的一种急腹症病因中,其中以黄体囊肿破裂最为常见。主要临床表现是在月经的中后期出现腹痛,且不同患者腹痛程度不同。腹痛发生机制为 : 当黄体囊肿位于卵巢表面时,具有较大张力,缺乏弹性,周边具有丰富的血管分布,在外力作用下黄体囊肿容易破裂出血,并且血液常会在盆腹腔中聚集,对腹膜造成刺激,从而引发腹痛。

子宫内膜异位囊肿是子宫内膜腺体和(或)间质异位到卵巢实质内并伴随月经周期反复出血而在卵巢内形成的囊肿。由于其内为陈旧性积血,颜色似巧克力,又称为巧克力囊肿。但是巧克力囊肿并没有真正的囊肿壁,只有被挤压的周围卵巢组织及增生的纤维结缔组织。囊肿的大小在月经周期的不同时期可有变化,多数表现为逐渐增大,并使受累卵巢不断增大,形成囊性包块,从而影响卵巢内分泌功能造成月经不调、月经量过多、痛经等症状。巧克力囊肿有时可以自发破裂,引起急腹症。

卵巢囊腺瘤(癌)发生破裂与盆腔囊性肿瘤种植转移较难区别,较少出现急腹症表现。但卵巢畸胎瘤破裂时,其急腹症症状比囊肿破裂更甚。

超声是目前临床诊断诸多卵巢囊性疾病的重要影像学手段之一,具有快速检测、动态检测、无创等优点,利用经腹及经阴道超声相结合,可以更加全面了解卵巢囊性病变的特征并作出明确诊断。

二、声像图表现

(一) 卵巢黄体囊肿破裂出血

超声可将卵巢黄体囊肿破裂出血(hemorrhagic corpusluteum cyst, HCLC)分为破裂型与未破裂型。

1. 破裂型 表现为盆腔内囊实性肿块,形态欠规则,常合并大量腹腔积液(图 9-3-1)。囊壁破裂时,在囊肿表面及其周围可见凝血块形成的不规则、不均匀的低回声包块,无明显包膜(图 9-3-2)。

2. 囊内出血未破裂型 盆腔内可见多房分隔的囊性肿物,分隔由中心向四周放射状分布,呈"火焰样"分布 ; 或呈分层状,上层为澄清液体,下层为絮状中等回声,少数患者合并腹腔积液。

(二) 子宫内膜异位囊肿破裂

附件区可探及不规则混合性或较低回声包块,境界不清,包膜不完整,内部回声分布不均匀,部分液性回声区内呈密集细点状回声,部分呈实

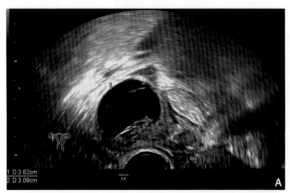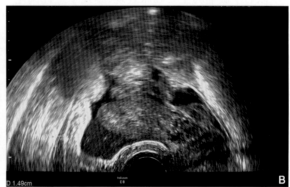

图 9-3-1 经阴道卵巢黄体囊肿破裂声像图

A : 经阴道超声右侧卵巢内黄体囊肿破裂,卵巢内见囊性回声 ; B : 经阴道超声右侧卵巢内黄体囊肿破裂,卵巢旁可见不规则不均匀低回声凝血块

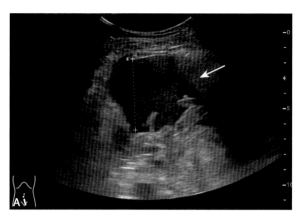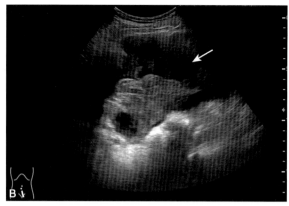

图 9-3-2　经腹卵巢黄体囊肿破裂声像图

A:经腹部超声右侧卵巢内黄体囊肿破裂腹腔内大量积液(箭头);B:经腹部超声右侧卵巢内黄体囊肿破裂,卵巢旁可见不规则不均匀低回声凝血块(箭头)

性回声,包块边缘及盆腔内见游离液性回声区。结合经阴道超声检查,可寻找囊肿破裂口及破裂口周边积液情况,对较大的破口可以根据囊肿边缘不整的范围来判断。部分子宫后方及子宫直肠陷凹内亦可见少量积液,呈密集点状回声,和囊肿内回声相似。

三、诊断与鉴别诊断

卵巢囊肿破裂的直接征象是出现破裂口或破溃处,寻找破裂口是诊断的关键。依据不同的声像图表现和临床表现可以将卵巢肿瘤破裂与以下多种常见的附件包块相鉴别。

1. 异位妊娠破裂　异位妊娠破裂包块呈较低回声区或呈混合性回声区,周围有强回声包绕,大小不定。盆腔积液多为中等量至大量。黄体囊肿破裂则表现为花球状混合性包块,内部光点杂乱,距离子宫较远,盆腔积液多为中等量。卵巢黄体囊肿破裂有凝血块附着时,超声检查仍可发现血块旁或血块内有黄体囊肿。

2. 阑尾周围脓肿　超声检查时可于右下腹阑尾区探及混合性回声包块,仔细观察可发现包块与阑尾关系密切,可资鉴别。

3. 卵巢囊肿蒂扭转　有右下腹肿块及腹痛史,无停经史及早孕反应,HCG 检测阴性。超声检查可发现子宫正常大小,卵巢内或附件区有囊性、实性或混合性回声肿块,囊壁可因水肿而增厚,囊肿内可因出血坏死而透声差,扭转的血管蒂呈"漩涡征",有一定的声像图特点可资鉴别。

思考练习题

患者女,28 岁,以"盆腔巨大肿物月余"就诊。

体格检查:T 36.5℃,P 85 次/min,R 18 次/min,BP 102/60mmHg。一般情况好,无明显贫血貌,心肺(−),腹软,下腹稍隆起,无压痛反跳痛,移动性浊音(−)。妇科检查:外阴(−),阴道畅,无出血,子宫前位,正常大小,质中,活动好,无压痛。实验室检查:白细胞 19.9×10⁹/L,红细胞 3.08×10¹²/L,血红蛋白 77g/L,CA125 66.69U/ml,CA199 39.31U/ml。超声检查所见:子宫前位,长径 3.6cm,厚径 2.8cm,宽径 3.9cm,轮廓清晰,肌层回声均匀,内膜显示,厚度 0.8cm,内部回声均匀,宫颈长 2.6cm。CDFI:未见明显异常血流分布。右侧卵巢大小 3.2cm×1.6cm,边界清晰,内部回声未见明显异常。右侧卵巢旁迂曲管状无回声区,范围 8.2cm×3.7cm×5.9cm。子宫左上方见无回声区,范围 17.5cm×14.8cm×17.5cm,壁厚 0.37cm,内透声差,无回声区内见丰富点状强回声,内见分隔,隔厚 0.47cm,隔上见血流信号,RI:0.43。左侧卵巢静脉扩张,内径 0.2cm。子宫直肠陷凹无回声区深 2.5cm(ER9-3-1)。

1. 根据患者的临床表现及检查结果可考虑何种疾病?

2. 该疾病常与哪些疾病相鉴别?

3. 该疾病超声诊断应注意什么?

ER9-3-2 为参考答案。

ER9-3-1　思考练习题声像图

ER9-3-2　思考练习题参考答案

（姜立新）

参 考 文 献

1. Mesogitis S, Antsaklis A. Combined ultrasonographically guided drainage and methotrexate administration for treatment of endometriotic cysts. Lancet, 2000, 1:19-30.

2. Green-top Guideline No. 34. The Management of Ovarian Cysts in Postmenopausal Women, 2016:1-31.

第四节　异 位 妊 娠

一、临床概况

异位妊娠(ectopic pregnancy, EP)是指受精卵种植在子宫腔以外部位的妊娠,又称宫外孕。异位妊娠多发生在输卵管、卵巢、腹腔、子宫颈及残角子宫等部位,发生率占妊娠的 0.5%~1.0%,近年来发病率呈上升趋势。异位妊娠破裂是临床常见的急腹症之一,发病急,病情凶险,而部分病例早期表现隐匿,诊断困难。异位妊娠最常见的发病部位为输卵管,尤其是壶腹部及峡部,间质部妊娠少见,但临床表现较凶险。

二、声像图表现

(一)输卵管妊娠

输卵管妊娠超声表现为卵巢旁的异常结构,根据异位妊娠发生的时间不同,其声像图表现差异大。

1. 早期未破裂亦无先兆流产的输卵管妊娠,典型超声表现为卵巢旁探及厚壁囊性结构,内可见卵黄囊及胎芽,可伴有胎心搏动,盆腔常无游离液体,这类异位妊娠较易诊断。有时胚芽已停止发育且无明显腹腔内出血的输卵管妊娠其病灶较小,易漏诊(图 9-4-1)。

2. 已发生输卵管妊娠流产或破裂的患者,盆腔内常可见游离液体。

3. 附件区可见输卵管妊娠病灶及凝血块所形成的包块。

4. 输卵管间质部妊娠病灶位于子宫角部,病灶周边有不完整的肌壁结构。间质部妊娠是与宫腔不相连的子宫角部异位妊娠病灶,与宫腔相连的则可能是宫角妊娠。其中妊娠囊型的诊断相对容易,妊娠囊边界清楚与宫腔关系较易识别。包块型与宫腔关系有时则难以判断(图 9-4-2A、B)。

5. 输卵管异位妊娠早期病灶很小,超声检查常无法探及,此时宫腔内的积血可表现为类妊娠囊样囊性结构,称假妊娠囊,易误诊为宫内早孕或胚胎停育(图 9-4-2C)。

(二)宫角妊娠

子宫角妊娠的发生率仅次于输卵管妊娠,妊娠囊位于子宫腔宫角部,与输卵管间质部紧邻,因此子宫角妊娠与输卵管间质部妊娠的超声声像图表现易相互混淆。

1. 子宫角妊娠声像图特点为在宫腔回声即将消失的同时出现妊娠囊或包块结构,与宫腔相通,四周有完整的肌层包绕(图 9-4-3)。

2. 子宫横切面或冠状切面扫查时,一侧宫底

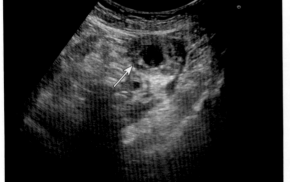

图 9-4-1　右侧输卵管壶腹部妊娠超声表现

A:右侧输卵管壶腹部妊娠超声表现为卵巢旁厚壁囊性结构(箭头);B:右侧输卵管壶腹部妊娠超声可见孕囊内胚芽回声(箭头)

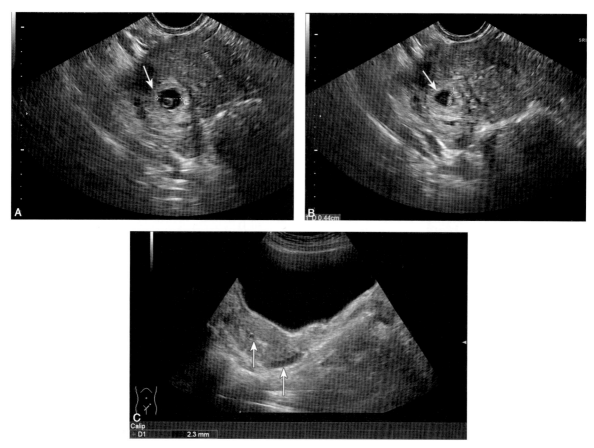

图 9-4-2　右侧输卵管间质部妊娠
A:右侧输卵管间质部妊娠见卵黄囊;B:右侧输卵管间质部妊娠见胚芽;C:假孕囊回声及盆腔积液

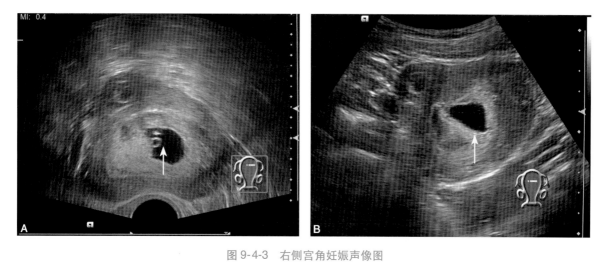

图 9-4-3　右侧宫角妊娠声像图
A:经阴道超声宫内早孕见胚芽合并右侧宫角妊娠(箭头示宫角妊娠);B:经腹部超声宫内早孕见胚芽合并右侧宫角妊娠(箭头示宫角妊娠)

膨隆,妊娠囊或团块与子宫底部间可见浅凹陷。

3. 妊娠囊周边可探及丰富或较丰富的血流信号,内可探及动、静脉血流频谱。

（三）宫颈妊娠

宫颈妊娠是受精卵着床于宫颈管内,宫颈内口以上宫腔内无孕囊回声,宫颈管内妊娠囊周边可有血流信号。宫颈妊娠需与妊娠囊位置下移至宫颈管部位的难免流产进行鉴别,难免流产患者的妊娠囊多变形且张力低,妊娠囊周边无血流信号（ER9-4-1）。

ER9-4-1　宫颈妊娠动态图像
感谢昆明医科大学附属第一人民医院马永红
主任惠赠宫颈妊娠病例图像

（四）腹腔妊娠

继发性腹腔妊娠多发生在输卵管妊娠破裂或流产后,妊娠囊突入腹腔,但仍保持与附着在输卵管上胎盘的联系,孕囊继续由破口或伞端向外生长,附着在盆腔壁、肠管、阔韧带、脾脏等处。腹腔妊娠由于胎盘附着异常,血液供应不足,胎儿极少能存活至足月（图9-4-4）。

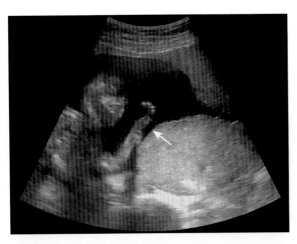

图9-4-4　胎儿位于腹腔内

1. 子宫增大,宫底部饱满,内膜回声增厚。

2. 子宫常被推向一侧盆壁,妊娠月份较大时,子宫难被发现,探查时应将探头横置于耻骨联合上,找出宫颈,向上移动探头,循其踪迹,则可查出子宫。

3. 子宫外可见妊娠囊、胎体、胎头、胎心等,这些结构无光滑的子宫壁包绕,紧贴母体腹壁,胎儿与膀胱壁间无子宫显示。

4. 胎盘粘连,轮廓不清,呈密集点状不均回声。

三、诊断与鉴别诊断

典型的异位妊娠超声较易诊断,但不典型的异位妊娠有时因无明显的停经史或无典型声像图表现易被漏诊或误诊,应与下列情况鉴别。

（一）黄体囊肿破裂

多无停经史,HCG 检测多为阴性,病情多发生在月经中期且往往在性生活后。超声检查:子宫大小正常,子宫内膜为分泌期内膜,无蜕膜反应性增厚。可有内出血,包块常不明显。

（二）卵巢囊肿扭转

有下腹部肿块及腹痛史,无停经史及早孕反应,HCG 检测阴性。超声检查:子宫正常大小,卵巢内或附件区发现囊性、实性或混合性回声肿块,囊壁可因水肿而增厚,囊肿内可因出血坏死透声差,“漩涡征”是其声像图特征。

（三）急性阑尾炎

腹痛多从上腹或脐周开始,然后局限于右下腹部,无停经史,常有恶心、呕吐等消化道症状,麦氏点压痛明显,体温升高,白细胞增高,HCG 检测阴性。超声检查:子宫正常大小,如有脓肿形成可与附件粘连,但包块在右下腹的位置较高。常与异位妊娠混淆,需结合临床综合分析。

（四）卵巢肿瘤

卵巢妊娠需与卵巢肿瘤鉴别,有些卵巢肿瘤可伴不规则阴道流血,如颗粒细胞瘤、卵泡膜细胞瘤。有些卵巢肿瘤短期内生长迅速,腹水大量渗出,易与异位妊娠混淆。结合月经史、HCG 检查及穿刺腹腔游离液体可加以鉴别。

思考练习题

患者,34 岁,G_2P_1,一年前因异位妊娠曾行左侧输卵管切除。因“停经40天,不规则阴道流血8日”入院。患者平时月经规律。体格检查:T 36℃,P 85 次/min,R 18 次/min,BP 90/60mmHg。一般情况好,无明显贫血貌,心肺（-）,腹软,无压痛反跳痛,移动性浊音（-）。妇科检查:外阴（-）,阴道畅,无出血,宫颈轻度糜烂,子宫前位,正常大小,质中,活动好,无压痛,右附件区压痛（+）。实验室检查:血绒毛膜促性腺激素（HCG）510.94IU/L。超声检查所见:子宫后位,长径 5.6cm,厚径 4.0cm,宽径

50cm,轮廓清晰,肌层回声均匀,内膜显示,厚度0.35cm,内部回声均匀,宫颈长2.8cm。CDFI:未见明显异常血流分布。右卵巢大小2.7cm×1.6cm,边界清晰,内部回声未见明显异常。左卵巢大小2.2cm×1.6cm,边界清晰,内部回声未见明显异常。子宫直肠陷凹无回声区,范围3.4cm×1.5cm×0.7cm。右肾下方近结肠旁沟可见混合回声区,范围2.2cm×1.9cm(ER9-4-2)。

根据患者临床表现及检查结果可考虑何种疾病,常与哪些疾病相混淆(ER9-4-3)?

ER9-4-2 思考练习题声像图

ER9-4-3 思考练习题参考答案

(姜立新)

参 考 文 献

1. Queensland clinical guideline: early pregnancy loss. Obstet Gynecol,2015,125(5):1258-1267.

2. Casikar I, Reid S, Condous G. Ectopic pregnancy: ultrasound diagnosis in modern management. Clinical Obstetrics and Gynecology,2012,55(2):402-409.

3. Kurt T. Barnhart, Jason M. Franasiak. Tubal Ectopic Pregnancy. Clinical Management Guidelines for Obstetrician-Gynecologists. 2017:1-13.

第五节 子宫瘢痕妊娠与子宫破裂

一、临床概况

剖宫产术后子宫瘢痕妊娠(cesarean scar pregnancy,CSP)是指妊娠囊种植于子宫切口瘢痕处,妊娠囊完全或部分位于子宫腔外,周围被子宫肌层及纤维瘢痕组织所包绕,是一种发生在子宫内的异位妊娠。CSP是一个限时定义,仅限于早孕期(≤12周);孕12周以后的中孕期CSP则诊断为"宫内中孕,剖宫产术后子宫瘢痕妊娠,胎盘植入",如并发有胎盘前置,则诊断为"宫内中孕,剖宫产术后子宫瘢痕妊娠,胎盘植入,胎盘前置状态",到了中晚孕期则为"胎盘植入"及"前置胎盘",即形成所谓的"凶险性前置胎盘"。由于CSP可以造成清宫手术中及术后难以控制的大出血、子宫破裂、周围器官损伤,甚至切除子宫等,严重威胁妇女的生殖健康甚至生命,已引起临床上的高度重视。

瘢痕妊娠最早于1978年由Larsen首次报道。CSP的发生率为1:2216～1:1800。近年来随着剖宫产率的升高和对本病认识及现代诊断技术的提高等原因,瘢痕妊娠的发生率明显上升。目前,CSP的发病机制尚不清楚,各种学说中涉及较多的发病机制,包括剖宫产术损伤子宫内膜、剖宫产术损伤子宫壁肌层及剖宫产缝合技术等,但国内外尚无统一的定论。

CSP如未经早期处理,会发生子宫破裂,多为不完全性破裂。原切口瘢痕处血运差,出血量少,疼痛不明显,多无先兆子宫破裂的症状体征,有人形容为"静悄悄"破裂。不完全性子宫破裂是指子宫肌层全部或部分破裂,但浆膜层尚未破裂,宫腔与腹腔未相通,胎儿及附属物仍在宫腔内。不完全性子宫破裂孕妇大多数没有任何临床症状,破裂的切口瘢痕处逐渐裂开,出血量少,且浆膜层连续,胎儿存活在宫内,医师容易忽略对子宫下段瘢痕处观察。同时对孕妇子宫下段的观察受膀胱充盈的程度、胎头及前壁胎盘等因素影响,故易漏诊。超声是诊断CSP的首选方式,特别是经阴道和经腹超声联合使用,不仅可以帮助定位妊娠囊,更有利于明确妊娠囊与子宫前壁下段肌层及膀胱的关系。超声对妊娠期子宫完全性破裂的诊断有较高的特异性,可明确有无破裂、破裂的部位、形状、大小等情况,对临床诊断具有重要的价值。

二、声像图表现

(一) CSP的典型超声表现

1. 宫腔内、子宫颈管内未见妊娠囊。

2. 妊娠囊着床于子宫前壁下段肌层(相当于前次剖宫产子宫切口部位),部分妊娠囊内可见胎芽或胎心搏动(图9-5-1A～D)。

3. 子宫前壁肌层连续性中断,妊娠囊与膀胱之间的子宫肌层明显变薄、甚至消失。

4. 彩色多普勒血流显像显示妊娠囊周边高速低阻血流信号(图9-5-1E)。

(二) CSP分型

1. Ⅰ型

(1) 妊娠囊部分着床于子宫瘢痕处,部分或大

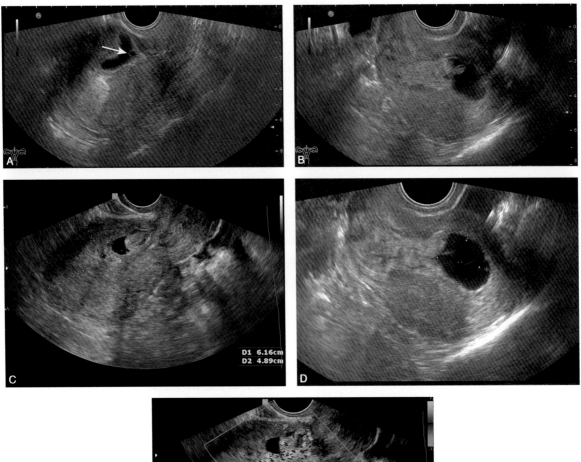

图 9-5-1 瘢痕妊娠声像图

A:瘢痕妊娠妊娠囊内见卵黄囊;B:瘢痕妊娠妊娠囊内见胚芽,胎盘组织覆盖剖宫产切口;C:瘢痕妊娠妊娠囊位于切口;D:瘢痕妊娠妊娠囊内胎盘组织覆盖剖宫产切口;E:瘢痕妊娠妊娠囊周边见血流信号

部分位于宫腔内,少数甚至达宫底部宫腔。

（2）妊娠囊明显变形、拉长、下端成锐角。

（3）妊娠囊与膀胱间子宫肌层变薄,厚度 >3mm。

（4）CDFI:瘢痕处见滋养层血流信号(低阻血流)。

2. Ⅱ型

（1）妊娠囊部分着床于子宫瘢痕处,部分或大部分位于宫腔内,少数甚或达宫底部宫腔。

（2）妊娠囊明显变形、拉长、下端成锐角。

（3）妊娠囊与膀胱间子宫肌层变薄,厚度 ≤3mm。

（4）CDFI:瘢痕处见滋养层血流信号(低阻血

流)。

3. Ⅲ型

（1）妊娠囊完全着床于子宫瘢痕处肌层并向膀胱方向外凸。

（2）宫腔及子宫颈管内空虚。

（3）妊娠囊与膀胱之间子宫肌层明显变薄、甚至缺失,厚度≤3mm。

（4）CDFI:瘢痕处见滋养层血流信号(低阻血流)。

（三）完全性子宫破裂的典型超声声像图

子宫肌壁局部回声完全中断,羊膜囊突向腹腔,胎儿多已死亡,常位于腹腔内(图9-5-2)。

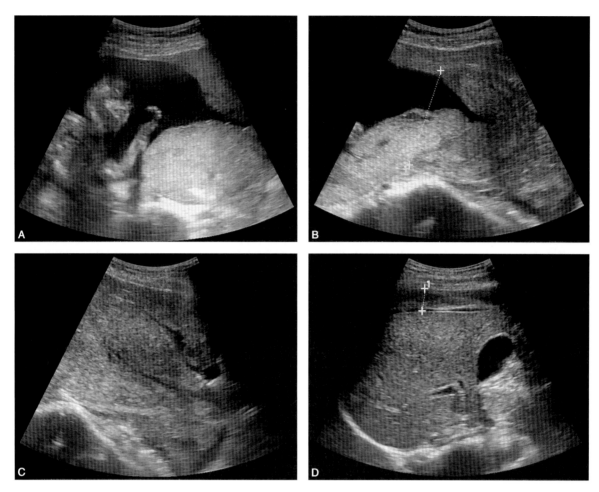

图 9-5-2 完全性子宫破裂声像图

A:子宫破裂胎盘位于宫内,胎儿位于腹腔内;B:子宫破裂胎盘位于宫内;C:子宫破裂增大子宫内未见胎儿;D:子宫破裂肝前可见积液

（四）不完全性子宫破裂的典型超声声像图

子宫肌壁明显变薄<3mm,其回声层次失去连续性,追踪检查见局部肌层缺失,浆膜层尚未断裂,加压探头可见羊膜囊膨出。

三、诊断与鉴别诊断

目前,CSP 的临床诊断标准包括:曾有子宫下段剖宫产术史,停经后有或无阴道不规则出血,子宫前壁下段切口处可见妊娠囊或仅见混合性回声团块,其中妊娠囊内有时可见胚芽及原始心管搏动,彩色多普勒可显示妊娠囊周边比较丰富低阻血流信号,且孕妇血清 HCG 水平升高。需与 CSP 鉴别的疾病如下。

（一）子宫颈妊娠

子宫颈妊娠为妊娠囊着床于子宫颈管内,但子宫前壁下段的肌层无中断。盆腔检查时,可发现子宫颈膨大,甚至可呈上小下大的葫芦形,子宫颈可呈紫蓝色,但子宫外口闭合。根据是否有剖宫产

史,超声检查妊娠囊着床的位置能明确诊断。当妊娠周数较大或包块较大时,区分起来可能比较困难。

（二）难免流产

难免流产时,宫内妊娠囊向体外排出时暂时停留于剖宫产的子宫瘢痕处,超声检查可以在子宫瘢痕部位见妊娠囊或混合回声包块,酷似 CSP。鉴别时要结合病史和临床表现,如有腹痛、阴道流血、子宫颈口张开,多是宫内早孕、难免流产。妊娠囊或包块在子宫瘢痕处有无高速低阻血流、肌层是否有连续性中断是难免流产和 CSP 的主要鉴别点。

（三）妊娠滋养细胞肿瘤

CSP 清宫不全或不全流产后残留的妊娠物继续生长在子宫前壁下段形成包块,其超声影像类似于妊娠滋养细胞肿瘤的表现。如 CSP 包块与肌层无明显界线、局部肌层缺如或变薄、局部血流信号极其丰富,可探及高速低阻血流、甚至出现动静脉瘘的花色血流信号等,易误诊为妊娠滋养细胞肿瘤。但 CSP

有明确的剖宫产史,常常有人工流产或药物流产史,包块位于子宫前壁下段,与子宫瘢痕关系密切,且血β-hCG水平通常不会很高,很少超过100 000U/L。结合病史和辅助检查,应首先考虑CSP的可能,不要盲目按照妊娠滋养细胞肿瘤进行化疗。

思考练习题

患者,女,33岁,G₃P₁,2006年因胎膜早破剖宫产一次。因"停经2个月余,阴道少量出血9天"入院。患者平时月经规律。体格检查:T 37℃,P 80次/min,R 14次/min,BP 120/70mmHg。一般情况好,无明显贫血貌,心肺(-),腹软,无压痛反跳痛,移动性浊音(-)。妇科检查:外阴已婚未产式,阴道畅,见少量暗红色血性液体,宫颈光,举痛(-),宫体前位,如孕2月大小,压痛(-),活动可,双附件区未及明显异常。实验室检查:血绒毛膜促性腺激素(β-hCG)(稀释)>272 800IU/L。超声所见:子宫后位,长径6.3cm,厚径5.5cm,宽径6.8cm,内膜厚1.7cm,子宫前壁剖宫产切口处肌层探及孕囊回声,大小2.3cm×1.6cm×1.6mm,周边见环状血流,胚芽0.5cm,探及原始心管搏动。子宫前壁肌层厚度0.4cm。双侧卵巢形态大小如常,边界清晰,内部回声未见明显异常(ER9-5-1)。

1. 根据患者临床表现及检查结果可考虑为何种疾病?

2. 该疾病常与哪些疾病相混淆?

3. 超声诊断该疾病时应注意哪些要点?

ER9-5-2为参考答案。

ER9-5-1 思考练习题声像图

ER9-5-2 思考练习题参考答案

(姜立新)

参 考 文 献

1. Gonzalez N,Tulandi T. Cesarean scar pregnancy:a systematic review. J Minim Invasive Gynecol,2017,24(5):731-738.

2. Timor-Tritsch IE,Monteagudo A,Santos R,et al. The diagnosis,treatment,and follow-up of cesarean scar pregnancy. American Journal of Obstetrics and Gynecology,2012,207(1):44. e1-13.

3. Rajakumar C,Agarwal S,Khalil H,et al. Caesarean scar pregnancy. Journal of obstetrics and gynaecology Canada,2015,37(3):199.

4. Ouyang Z,Yin Q,Xu Y,et al. Heterotopic cesarean scar pregnancy:diagnosis,treatment,and prognosis. Journal of Ultrasound In Medicine,2014,33(9):1533-1537.

5. 中华医学会妇产科学分会计划生育学组. 剖宫产术后子宫瘢痕妊娠诊治专家共识. 中华妇产科杂志,2016,51(3):568-572.

第六节 妊娠期急性脂肪肝

一、临床概况

妊娠期急性脂肪肝(acute fatty liver of pregnancy,AFLP)又称"产科急性假性黄色肝萎缩""妊娠特发性脂肪肝""妊娠期肝脏脂肪变性"等,是一种少见的临床综合征,该病起病急骤,病情变化迅速,大多发生在妊娠晚期,是少见的妊娠晚期特有的致命性疾病。其发病率仅为1/10万~5/10万,可发生在妊娠28~40周,多见于妊娠35周左右的初产妇。合并妊娠期高血压疾病、双胎和胎儿为男性的孕妇也较易发生AFLP。临床表现与暴发性肝炎相似,严重危及母胎生命。

AFLP早期症状不明显,主要病变为肝脏脂肪变性,大量肝细胞在短时间内快速脂肪变性,孕妇于妊娠晚期无诱因出现恶心、呕吐、上腹痛及黄疸。AFLP病情进展迅速,以黄疸、凝血功能障碍和肝功能急剧衰竭为主要特征,很快出现多系统多器官病变:高血压、子痫前期、胃肠出血、弥散性血管内凝血(disseminated intravascular coagulation,DIC)、少尿肾衰、心动过速及中枢神经系统病变如感觉障碍、意识错乱、精神症状、癫痫发作甚至昏迷。实验室指标明显异常,包括白细胞增高,肝损害如肝转氨酶、血氨、胆红素等增高,血糖降低,肾损害如尿酸、尿素氮、肌酐等增高,DIC倾向如凝血时间延长、纤维蛋白原降低等。本病产妇死亡率18%,60%的患者需进入ICU治疗。

二、声像图表现

(一)肝脏声像图改变

1. 超声对脂肪肝有较高的诊断敏感性,但其图像表现为非特异性。病变程度与肝脂肪含量密切相关,当肝内脂肪含量>50%以上,超声的敏感性可达90%。

2. 早期 AFLP 二维超声表现无特殊。肝脏体积无明显增大,随着病情发展,肝脏体积可缩小,尤以肝右叶明显。

3. 典型 AFLP 的表现为肝实质回声大多呈弥漫性增强、稍增粗,呈雪花状,强弱不一,不随探测深度的增加而明显衰减;随病情的转归肝实质内回声可由强转弱,出现片状低回声区(图9-6-1A)。

4. 肝内管道结构显示稍模糊,但尚可识别管壁。门静脉主干内径正常或偏细。

5. 彩色多普勒显示肝内血管形态、血流分布无明显异常改变。

6. 脉冲多普勒检测门静脉血流速度正常或加快。

（二）胆囊声像图改变

以胆囊壁水肿多见,可能由于细菌或病毒所致炎症引起胆囊静脉、胆囊淋巴液回流受阻,加之肝细胞损害肿胀、肝内胆管压力增高,更加剧胆囊静脉、淋巴液回流受阻。胆囊水肿常合并胆囊内胆汁充盈差或无胆汁(图9-6-1B)。

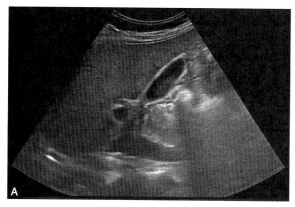
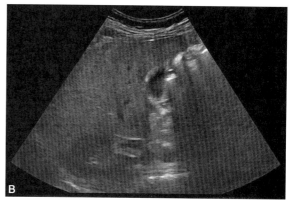

图 9-6-1 妊娠期急性脂肪肝肝脏及胆囊超声表现
A:妊娠期急性脂肪肝肝脏回声增高;B:妊娠期急性脂肪肝肝脏回声增高,胆囊壁增厚

（三）胰腺损伤

AFLP 合并胰腺受累所占比例不高,一旦发生提示病情危重。胰腺受累时可出现胰周积液。

（四）其他

可合并脾肿大、胸腔及腹腔积液等表现。

三、诊断与鉴别诊断

腹部超声检查可对妊娠期急性脂肪肝作出较为准确的诊断。超声能检测肝脏脂肪沉积的分布类型,并判定脂肪浸润的程度。妊娠期急性脂肪肝的超声图像有以下特点:肝回声增强,但后方回声无衰减,又称亮肝;肝实质回声增强较多,导致肝脏门静脉周围及其管腔结构模糊不清,难以区分;肝脏有不同程度的肿大,边缘变钝。超声检查妊娠期急性脂肪肝出现误诊或者漏诊有时是难以避免的,在临床中常与以下疾病相混淆。

（一）妊娠重症肝炎

重症肝炎患者肝功能明显异常,消化道症状明显,黄疸,白细胞多正常,肾衰出现较晚,低血糖较少见,但肝性脑病较明显。体格检查和影像学检查多有肝脏缩小表现;肝炎病毒血清学检测呈阳性,肝组织病理学检测提示肝细胞广泛坏死,而缺乏急性脂肪变依据。这些特点有助于与 AFLP 相鉴别。

（二）HELLP 综合征

HELLP 综合征(hemolysis,elevated liver enzymes, and low platelets syndrome,HELLP syndrome)即除妊娠高血压综合征症状和溶血指标异常外,还有血小板减少,但极少发生 DIC 和意识障碍。肝病理检查提示非特异性炎症改变。超声检查肝脏为非特异性改变。

（三）妊娠期肝内胆汁淤积症

妊娠期肝内胆汁淤积症(intrahepatic cholestasis of pregnancy,ICP)常以瘙痒为首发症状,瘙痒和黄疸为突出表现,且贯穿于整个病程,分娩后很快消失;肝酶仅轻度升高,无精神障碍、凝血机制异常和多脏器损害等。超声引导羊膜腔穿刺羊水为棕褐色且实验室检查胆红素升高。

（四）子痫前期

子痫前期是妊娠晚期最常见疾病之一,主要表现为高血压、抽搐和昏迷,极少发生 DIC。超声可见胎儿生长受限（Intrauterine growth retardation infant,IUGR），脐血流 S/D 升高等表现。

思考练习题

患者女,27 岁。因"G_4P_1,孕 38^{+6} 周,厌油腻、烦渴、睡眠差 20 余天,双下肢麻木近 1 周"入院。LMP:2015.09.09,EDC:2016.06.09。停经 30 余天自测妊娠试验阳性,早孕反应不明显,孕早期无感冒,无发热,无服药史,无放射线,无毒物接触史及无猫狗接触史。孕 4 月余自觉胎动至今,孕期未正规产检。体格检查:T 36.8℃、P 110 次/min、R 23 次/min、BP 123/68mmHg。产科检查:腹围 104cm,宫高 38cm,宫宽 22cm,胎儿估计 3300g,有胎动,胎心 138 次/min。未见明显宫缩。宫体无压痛。骨盆外测量:23cm-26cm-20cm-9cm。阴道检查:宫口未开,质中,位中,头先露,S-3,Bishop 评分 2 分,胎膜未破。实验室检查:

1. 2016.05.13（外院） 血常规:白细胞 24.14 $\times10^9$/L,血红蛋白 106g/L,血小板 352$\times10^9$/L,中性细胞百分比 79.2%;肝肾功能:白蛋白:41.6g/L,ALT:5U/L,AST:20U/L,总胆红素:12μmol/L,肌酐:62μmol/L。2016.06.06 凝血功能:PT:17.6s,APTT:51.5s。

2. 2016.06.06（外院） 血常规:白细胞 25.44 $\times10^9$/L,血红蛋白 131g/L,血小板 327$\times10^9$/L,中性细胞百分比 76.1%;肝肾功能:白蛋白:25g/L,ALT:342U/L,AST:305U/L,总胆红素:113.2μmol/L,肌酐:96.5μmol/L,尿酸 420μmol/L,凝血功能:凝血酶原时间:16s,部分凝血酶原时间:54.6s,D 二聚体:21.36mg/L,纤维蛋白原:42.9g/L。

3. 2016.06.07 肝肾功能 白蛋白:32.6g/L,ALT:236.2U/L,AST:258.9U/L,总胆红素:102.83μmol/L,总胆汁酸:64.94μmol/L,肌酐:101.9μmol/L,尿酸 382.5μmol/L。

4. 2016.06.08 血常规:白细胞 36.17$\times10^9$/L,血红蛋白 97g/L,血小板 246$\times10^9$/L,中性细胞百分比 82%;凝血功能:凝血酶原时间:16.4s,部分凝血酶原时间:73.6s,D 二聚体:7.38mg/L,纤维蛋白原:29.1g/L。

5. 超声所见 肝右肋缘下斜径 16.8cm,内部回声细密,后方回声衰减,肝内血管显示欠清晰,CDFI:内未见明显异常信号。门静脉内径约 0.9cm。胆囊大小 7.8cm×4.0cm,壁毛糙,厚约 0.4cm,内未见明显结石。胰、脾、双肾未见明显异常（ER9-6-1）。

1. 根据患者临床表现及检查结果可考虑何种疾病?

2. 该疾病常与哪些疾病相混淆?

3. 超声诊断该疾病时应注意哪些要点?

ER9-6-2 为参考答案。

ER9-6-1 思考练习题声像图

ER9-6-2 思考练习题参考答案

（姜立新）

参 考 文 献

Tram T. Tran,Reau NS. ACG clinical guideline:liver disease and pregnancy. Am J Gastroenterol,2016:1-19.

第七节 胎 盘 早 剥

一、临床概况

胎盘早剥（placental abruption,PA）是指在妊娠 20 周后或分娩期胎儿娩出前,正常位置的胎盘部分或全部从子宫壁分离,引起局部出血或形成血肿。胎盘早剥典型症状为妊娠中期突发持续性腹痛,伴或不伴阴道流血,严重时出现休克、弥散性血管内凝血（disseminated intravascular coagulation,DIC）,危及母儿生命。诊断应根据病史、临床表现结合超声检查。起病急、进展快,是妊娠晚期严重并发症之一,如果不能及时采取有效措施极易导致孕妇出现休克、大出血,甚至胎死宫内等情况。因此早期诊断、及时处理是降低母婴并发症及死亡率的关键。

妊娠期高血压疾病是导致胎盘早剥的主要诱因。由于血压升高,胎盘基底膜的螺旋小动脉发生急性小动脉粥样硬化,引起远端毛细血管缺血、坏死、破裂和底蜕膜出血,形成血肿,使该处的胎盘自子宫壁剥离,并出现阴道流血,常伴有腹痛、子宫收缩及子宫压痛等症状。胎盘后出血又会浸入胎盘实质或子宫肌壁,称"子宫胎盘卒中",使子宫肌壁变得很薄弱,当子宫收缩时,可发生子宫破裂,危及孕妇及胎儿的生命。

二、声像图表现

(一)胎盘出血

1. 胎盘异常增厚,一般>55mm。
2. 胎盘失去正常形态。
3. 绒毛板向羊膜腔内隆起。
4. 胎盘内为不规则团块回声与不规则暗区相间,似大海中密集的岛屿(图9-7-1A)。

(二)胎盘后血肿

胎盘局部与宫壁之间底蜕膜回声带消失,取而代之为不均质低或强回声团,内可见含细小光点的不规则液性暗区,或者胎盘后只见不规则液性暗区。CDFI 显示团块及暗区内无血流信号,该处胎盘基底部血流信号缺失,其余胎盘内有血流信号(图9-7-1B)。

(三)胎盘边缘部血肿

胎盘边缘和宫壁分离,其间可见不均质低或高回声团块,团块内可伴有不规则液性暗区。CDFI 显示团块及暗区内无血流信号。若血液流出则无明显阳性表现。

(四)胎儿受累

可出现胎儿胎心搏动消失和脐血流消失(图9-7-1C、D)。

三、诊断与鉴别诊断

发生胎盘早剥时胎盘内部结构及形态会发生变化,超声影像上同样会发生相应的变化。近年来,超声检查已广泛用于胎盘早剥的诊断和评估。胎盘早剥主要超声表现为胎盘增厚、胎盘内出血、胎盘后积血、可伴羊水内中强回声团等。依据这些声像图特点,典型 PA 诊断并不困难。但因剥离部位、大小、病理时期、就诊时间的不同,胎盘早剥声像图的表现复杂多样、差异很大。临床症状典型者,易被识别发现而检出,常无需超声检查。但部分胎盘早剥患者的临床表现及超声图像均不典型,常被漏诊或误诊。常需与以下几种疾病相鉴别。

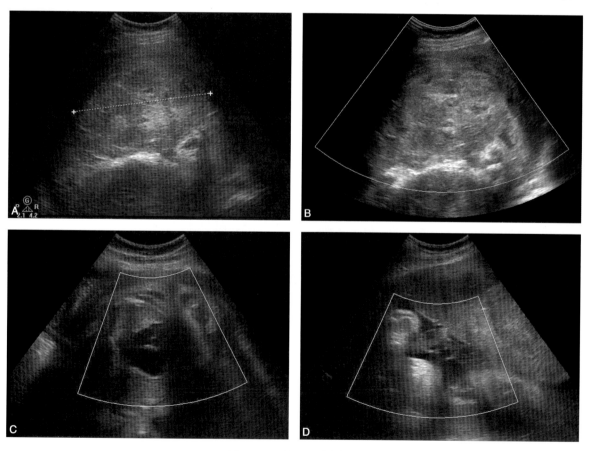

图 9-7-1　胎盘早剥声像图

A:胎盘早剥胎盘增厚,内见不规则团状回声与不规则暗区;B:胎盘早剥胎盘增厚,内见不规则团状回声与不规则暗区,胎盘内血流消失;C:胎盘早剥,胎心搏动消失;D:胎盘早剥,胎盘增厚,内见不规则团状回声与不规则暗区,脐血流消失

（一）子宫肌瘤

子宫肌瘤合并妊娠时胎盘附着处有肌瘤，声像图与胎盘早剥相似。但子宫肌瘤形态规则，其形状为圆形或类圆形，声像图上可见肌瘤对子宫壁或胎盘有圆形压迫区，仔细观察可以做出鉴别。

（二）胎盘血管瘤

胎盘血管瘤可发生在胎盘的任何部位，以胎儿面居多，可使胎盘增厚或形态改变，与胎盘早剥超声表现相似。但肿瘤呈类网形或椭圆形结节状，边界清晰，内部回声较胎盘组织低且较均匀，可表现为实性高回声，或为网状低回声；彩色多普勒显示，瘤内可见供应瘤体的条状血流信号。利用这些特点可与胎盘早剥相鉴别。

（三）胎盘静脉池

晚期妊娠时，胎盘实质内出现一个或多个圆形、椭圆形或不规则形无回声区，但不位于胎盘与宫壁之间，胎盘的形态厚度正常。

（四）胎盘后静脉丛

胎盘早剥为子宫底蜕膜血管破裂，血液聚集使胎盘与子宫壁分离。胎盘后静脉丛为胎盘位于宫底与后壁时，因子宫重力作用使胎盘后方静脉回流欠佳，血管扩张，胎盘后有一长条状无回声暗区，类似于胎盘早剥。但胎盘静脉丛有较清楚界限，彩色多普勒于其内可测得静脉频谱，这是胎盘的静脉丛，是妊娠期的生理现象，尤其当患者仰卧位时因重力关系显示更明显。胎盘后静脉丛一般无临床症状，因此结合病史及症状、体征和声像图表现即可做出正确判断。

（五）胎盘附着处子宫收缩

多发生在妊娠中期，可出现突向胎盘的半圆形低回声区，易与胎盘早期剥离相混淆。但子宫肌壁的局部收缩消失后，声像图恢复正常，即使未消失其形态也有变化。

思考练习题

患者女，33 岁，孕周：32^{+3} 周，凌晨突发腹痛半小时急诊就诊。自诉无头晕眼花、胸闷，无皮肤瘙痒，无阴道流血等不适。实验室检查：白细胞 11×10^9/L，中性粒细胞 8.1×10^9/L。体格检查：患者神清，精神可，腹部膨隆，未见胃肠型、蠕动波及腹壁静脉曲张；下腹有压痛，无反跳痛，无肌紧张。肝脾肋下未触及，移动性浊音（-），肝区叩击痛（-）；肠鸣音正常。超声检查所见：胎儿双顶径 7.9cm，枕额径 9.2cm，股骨长 5.9cm，胎盘位于前壁，厚度 6.0cm，胎盘下缘距

离宫颈内口 4.3cm，羊水 4.3cm，胎心无。胎盘右缘后方探及稍混合回声区，内未见明显血流信号。超声报告：胎盘增厚，胎盘右侧后方低回声区，内未见明显血流信号（ER9-7-1）。

1. 根据患者的临床表现及检查结果可考虑何种疾病？
2. 该疾病常与哪些疾病相混淆？
3. 该疾病超声诊断时应注意什么？

ER9-7-2 为参考答案。

ER9-7-1　思考练习题声像图

ER9-7-2　思考练习题参考答案

（姜立新）

参 考 文 献

中华医学会妇产科学分会产科学组. 胎盘早剥的临床诊断与处理规范. 中华妇产科杂志，2012，47（12）：957-958.

第八节　凶险型前置胎盘

一、临床概况

前置胎盘（placenta previa，PP）是晚期妊娠出血的常见原因，处理不当会危害孕产妇及胎儿。前置胎盘一般分为中央性或完全性前置胎盘、部分性前置胎盘、边缘性前置胎盘及低置胎盘。主要症状为妊娠晚期无痛性、反复性、持续性或分娩期不明原因的阴道流血，常无任何预兆。胎心多正常。若前壁的前置胎盘附着在子宫瘢痕处，由于子宫瘢痕处肌肉化程度差，影响子宫收缩力，使开放的血窦不能关闭，剥离时更易出血，出现"凶险型前置胎盘"大出血。凶险型前置胎盘应根据有无胎盘植入、前置胎盘类型、确诊时孕周、剖宫产次数、阴道流血量、有无合并休克、胎儿是否存活、胎方位及是否临产等情况制定个体化治疗计划，包括期待疗法和终止妊娠两种方法。

二、声像图表现

（一）前置胎盘

凶险型前置胎盘具有一般前置胎盘的表现,但以中央型前置胎盘更为常见。

（二）凶险型前置胎盘的几种征象

1. 胎盘附着于子宫下段剖宫产瘢痕处（图9-8-1A）。

2. 子宫肌壁厚度<1mm。

3. 胎盘后间隙部分或全部消失。

4. 凶险型前置胎盘伴胎盘植入的彩色多普勒超声表现是:子宫浆膜-膀胱交界处血管丰富。胎盘中血窦丰富,呈"瑞士奶酪样"改变,血流湍急（图9-8-1B）。

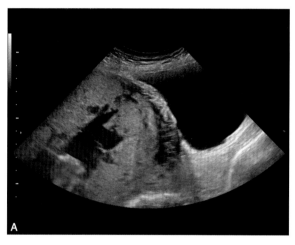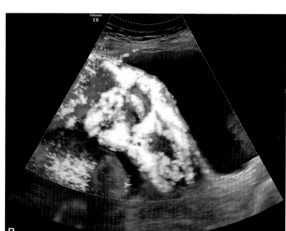

图 9-8-1　凶险型前置胎盘声像图
A:子宫瘢痕妊娠,胎盘附着于子宫下段剖宫产瘢痕处,局部肌层变薄,胎盘后间隙消失;B:凶险性前置胎盘伴胎盘植入,子宫浆膜面膀胱交界处血管丰富,胎盘中血窦丰富

5. 前置胎盘伴有血管前置。

三、诊断与鉴别诊断

采用超声对凶险型前置胎盘进行诊断,操作简单,安全性高,准确率高,对产妇伤害小,有非常好的临床诊断价值。有过多次或是一次剖宫产经历的产妇要密切观察前置胎盘的发生,对于凶险型前置胎盘的患者应重点留意观察胎盘与子宫下段前壁瘢痕的关系,一旦出现子宫肌层变薄或消失,需警惕胎盘植入的可能。凶险型前置胎盘需与以下疾病相鉴别。

（一）胎盘边缘窦破裂

系胎盘边缘的血窦破裂出血,出血积在胎盘边缘的胎膜与宫壁间,有的可经宫颈、阴道流出体外,表现为无痛性阴道流血;若出血积在胎膜与宫壁间未流出体外,则可引起腹痛。它可发生在任何部位的胎盘边缘。超声上早期表现为胎盘边缘的胎膜与宫壁间不规则的中等回声区,向羊膜腔内突出,内无明显血流信号,而在胎盘与子宫壁之间则无明显异常回声。低置胎盘时可同时合并胎盘边缘窦破裂出血而表现为阴道出血,应注意鉴别。

（二）妊娠合并宫颈疾病

宫颈炎症、宫颈癌常有阴道出血表现,妊娠合并上述疾病并有阴道出血时可与前置胎盘混淆,但结合超声检查及宫颈细胞学、组织学检查不难鉴别。

思考练习题

患者,女性,31岁,G₅P₁,因"孕36周1天,阴道出血4小时"就诊。自诉无明显腹痛、头晕眼花、胸闷,无皮肤瘙痒,无阴道流液等不适。体格检查:T 36.8℃,P 82次/min,R 18次/min,BP 118/75mmHg。一般情况好,无明显贫血貌,心肺(-),腹软,无压痛反跳痛,移动性浊音(-)。妇科检查:外阴已婚已产式,阴道畅,见少量暗红色血性液体,宫颈光,举痛(-),宫体前位,如孕9月大小,压痛(-),活动可。实验室检查:纤维蛋白原5.45g/L(正常范围2.0~4.0g/L),D二聚体12.42mg/L(正常范围0~0.5mg/L)。超声所见:胎儿双顶径9.0cm,枕额径10.0cm,胸前后径8.6cm,腹前后径9.5cm,腹左右径9.3cm,股骨长6.5cm,羊水指数12.9cm,胎心148次/min,律齐。胎盘位于宫体中下段左前壁,不规则增厚,最厚处厚度7.6cm,分级Ⅱ级,内部回声不均匀,内可见大小不等的无回声,胎盘下缘完全覆盖宫颈内口,附着宫体左侧壁部分胎盘后间隙显示欠清,附着宫体中下段部分胎盘后间隙显示不清,表面肌层连续性尚可,最薄处厚约0.06cm,未见明显膨隆;宫颈前唇显示长度约2.6cm,宫颈后唇显示长度约3.3cm,附着宫颈部分胎盘后间隙显示不清。宫体与膀胱分界尚清。胎方位:横位,胎儿颈部未探及脐带。胎儿生物物理评分:胎动2分,肌张力2分,呼吸样运动2分,羊水2分。脐血流:PSV 43cm/s,EDV 20cm/s,S/D 2.14,PI 0.73,RI 0.53。胎儿大脑中动脉血流:PSV 51cm/s,EDV 11cm/s,S/D 4.54,PI 1.56,RI 0.78(ER9-8-1)。

1. 根据患者的临床表现及实验室检查可考虑为何种疾病?

2. 该疾病超声诊断时应注意什么要点?ER9-8-2为参考答案。

ER9-8-1 思考练习题声像图

ER9-8-2 思考练习题参考答案

(姜立新)

参 考 文 献

1. 中国医师协会超声医师分会.产前超声和超声造影检查指南.北京:人民军医出版社.2014:3-18.
2. Lawrence Oppenheimer,MD,FRCSC,Ottawa ON. Diagnosis and management of placenta previa:SOGC clinical practice guideline,2007;261-266.
3. 中华医学会妇产科学分会产科学组.前置胎盘的临床诊断与处理指南.中华妇产科杂志,2013,48(2):148-150.

第九节 血管前置

一、临床概况

血管前置(vasa previa)受压迫或破裂出血属于产科严重急症,常致围生儿死亡,改善预后最理想的方法是产前明确诊断并适时剖宫产终止妊娠。在中孕期超声检查发现的血管前置患者中,约24%可在晚孕期好转;而在晚孕期超声诊断的血管前置则大多不会好转。血管前置是胎儿潜在的灾难,破膜以后,覆盖在宫颈内口的血管易破裂,使胎儿迅速失血和死亡;即使不破裂,前置的血管也可能在分娩过程被胎先露压迫,导致循环受阻而发生胎儿窘迫,甚至胎儿死亡。因此,一旦明确诊断血管前置,即是剖宫产的绝对指征。

胎膜未破时脐带位于胎先露前方或一侧,成为血管前置或隐性脐带脱垂。胎膜破裂脐带脱出于宫颈口外,降至阴道内甚至露于外阴部,成为脐带脱垂。临产后随着宫颈的扩张,下降的先露部压迫前置的血管可致胎儿窘迫;胎膜的自然破裂或人工破膜亦可损伤前置的血管而发生大出血。前置血管发生压迫或破裂是导致围产儿死亡的一个危险因素,早期诊断并及时处理可提高围产儿存活率。

二、声像图表现

1. 宫颈内口或宫颈内口上方可见无回声管状结构。走行平直,无脐带螺旋样结构,位置固定不变(图9-9-1A)。

2. 彩色多普勒超声可显示覆盖在宫颈内口的血管内血流情况(图9-9-1B)。

3. 脉冲多普勒可显示前置血管为胎儿动脉血流的频谱波形。

三、诊断与鉴别诊断

出现血管前置疾病时,声像图有以下两点表现:①孕妇的宫颈内壁非常薄弱,宫颈内口会出现一条或多条脐血管回声,脐带平直僵硬,位置也不会发生改变,彩色多普勒超声检测下可清楚地显示出血流的信号,依据多普勒频谱可判断是否来自于胎儿脐带动脉;②仔细观察孕妇主胎盘与副胎盘之间的连接情况,或者观察两分叶状胎盘的连接情况,进而判断与宫颈内口的实际关系。诊断血管前置时应注意与以下疾病相鉴别。

(一)宫颈血管

孕妇宫颈静脉曲张时,宫颈肌层内可见血管回声,脉冲多普勒大多显示为静脉频谱,如显示为动脉频谱,搏动频率与孕妇心率一致,容易与前置血管相鉴别。

(二)凶险性前置胎盘

胎盘附着于子宫下段剖宫产瘢痕处;子宫肌壁厚度<1mm;胎盘后间隙部分或全部消失;前置胎盘

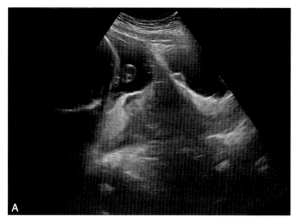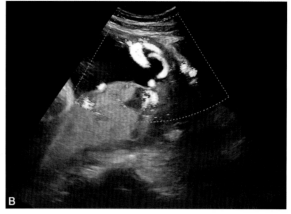

图 9-9-1　血管前置的声像图表现

A:宫颈内口可见无回声管状结构,走行平直,位置固定不变;B:宫颈内口可见无回声管状结构,彩色多普勒显示覆盖在宫颈内口的脐带血流

伴胎盘植入的彩色多普勒超声表现是:子宫浆膜-膀胱交界处血管丰富,胎盘中血窦丰富,呈"瑞士奶酪样"改变,血流湍急。

思考练习题

　　患者,女性,32 岁,G₂P₁,"孕 23 周 6 天。体格检查:T 36.9℃,P 81 次/min,R 17 次/min,BP 120/80mmHg。一般情况好,无明显贫血貌,心肺(−),腹软,无压痛反跳痛,移动性浊音(−)。妇科检查:外阴已婚已产式,阴道畅,宫颈光,举痛(−),宫体前位,如孕 6 月大小,压痛(−),活动可。实验室检查:白细胞 $6×10^9$/L,红细胞 $4.25×10^{12}$/L,血红蛋白 122g/L。超声检查所见:孕妇前一胎流产史:孕周 23 周 6 天。双顶径 5.5cm,枕额径 7.3cm,胸前后径 5.9cm,腹前后径 5.6cm,腹左右径 5.8cm,股骨长 3.8cm,胎盘面积较大,自宫底至宫颈内口,胎盘下缘完全覆盖宫颈内口,脐带自胎盘左下缘先进入胎膜后再进入胎盘实质,脐带自宫颈前壁绕过宫颈内口至后壁。胎盘厚度 4.5cm,分级Ⅰ级,羊水 4.8cm,胎心 145 次/min(ER9-9-1)。

　　1. 根据患者临床表现及检查结果可考虑何种疾病?

　　2. 该疾病常与哪些疾病相混淆?

　　ER9-9-2 为参考答案。

ER9-9-1　思考练习题声像图

ER9-9-2　思考练习题参考答案

（姜立新）

参 考 文 献

1. 常才. 妇产科超声学. 北京:人民卫生出版社,2010.

2. 中国医师协会超声医师分会. 产前超声和超声造影检查指南. 北京:人民军医出版社,2014.

3. 李胜利. 国际医学超声名著. 北京:人民军医出版社,2009.

第十节　胎 盘 植 入

一、临床概况

　　胎盘植入(placenta accreta,PA)是由于子宫底蜕膜部分或完全缺陷而导致胎盘绒毛不同程度地植入子宫肌层的一种病理现象,是产科极为严重的妊娠期并发症。前置胎盘、剖宫产史和瘢痕子宫是胎盘植入的主要危险因素,其中剖宫产史是胎盘植入最重要的危险因素。胎盘植入可能导致患者子宫破裂和产后大出血,严重威胁着孕产妇的生命健康,所以产前准确诊断胎盘植入可为临床医生提供参考,制订合理的处理措施,从而减少胎盘植入的并发症,改善患者的结局,降低母婴病死率。

　　胎盘植入的患者产前常无典型的临床症状,由于大多合并有前置胎盘,所以很多患者表现为阴道出血。超声或 MRI 检查可帮助确诊胎盘植入。胎盘植入面积小于宫腔面积的 1/2 可考虑保守治疗。胎盘植入面积较大、出血量多、出血不可控制,应果断行子宫切除术。

二、声像图表现

1. 胎盘后肌层局部菲薄甚至消失,有时仅见浆膜层的线状高回声(图 9-10-1A)。

2. 增厚的胎盘内可见多个大小不等、形状不规则的液性无回声区(静脉池),彩色多普勒见静脉血流或动静脉瘘频谱,称作"胎盘漩涡"(图 9-10-1B)。

3. 胎盘与子宫肌层交界的低回声带中断,胎盘间隙变薄甚至消失,胎盘基底血管丛增多,"胎盘漩涡"内血流丰富,宫旁血管明显扩张(图 9-10-1C)。

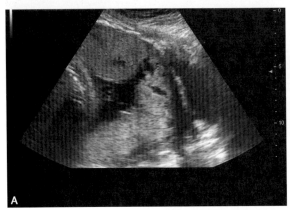
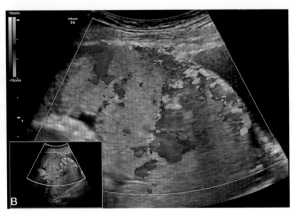
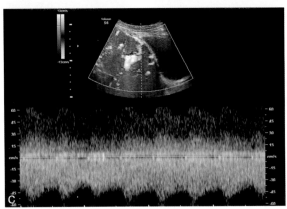

图 9-10-1 胎盘植入声像图表现
A:胎盘后肌层局部菲薄,局部仅见浆膜层高回声;B:胎盘基底层血管丛增多,胎盘漩涡内血流丰富;C:胎盘漩涡内血流丰富,呈动静脉瘘频谱

三、诊断与鉴别诊断

进行常规产科超声检查,应注意胎盘位置、实质内回声、胎盘后方与子宫肌壁间的回声,测量肌壁厚度,对附着于子宫下段前壁的胎盘,仔细扫查膀胱后壁是否光滑,观察膀胱后壁与子宫前壁的关系。尤其对于高危因素的孕妇,如前置胎盘、瘢痕子宫、多产史、多次宫腔操作史等,更应注意观察,及时诊断或排除胎盘植入。应用彩色多普勒、能量多普勒超声等有助于胎盘植入的产前诊断。胎盘植入需与以下疾病相鉴别。

(一) 胎盘早剥

胎盘早剥一般有外伤或血管性病变的病史,临床表现为阴道出血伴明显腹痛,严重的胎盘早剥体格检查时可发现子宫张力较高,有时硬如板状,宫缩间隙不放松,宫体压痛,胎心监测可提示胎心减速甚至胎心消失。影像学上典型的胎盘早剥早期表现为病变处胎盘明显增厚,胎盘母体面与子宫肌层间有高回声或混合性回声包块(血肿),形态欠规则,彩色多普勒超声显示包块内部无血流信号,随着时间推移,包块逐渐变成中等或中低回声,几周后可呈无回声。根据这些特点,胎盘植入能很好地与胎盘早剥相区分。

（二）胎盘边缘窦破裂

胎盘边缘窦破裂一般无肌层变薄或中断征象，亦无"胎盘漩涡"血管征象，与能够很好地胎盘植入鉴别。

思考练习题

患者，女性，28岁，G_4P_1因"孕35周2天，阴道流血2小时"就诊。自诉无明显腹痛、头晕眼花、胸闷，无皮肤瘙痒等不适。体格检查：T 36.6℃，P 80次/min，R 17次/min，BP 120/75mmHg。一般情况好，无明显贫血貌，心肺（-），腹软，无压痛反跳痛，移动性浊音（-）。妇科检查：外阴已婚已产式，阴道畅，见少量暗红色血性液体，宫颈光滑，举痛（-），宫体前位，如孕9月大小，压痛（-），活动可。实验室检查：D-二聚体2.12mg/L（正常范围0~0.5mg/L），纤维蛋白原2.792g/L（正常范围2~4g/L）。超声检查所见：双顶径7.3cm，枕额径9.4cm，胸前后径6.7cm，腹前后径7.9cm，腹左右径7.9cm，股骨长5.2cm。胎盘位于左前壁及左后壁，分级Ⅱ级，前壁部分厚约3.7cm，前壁部分胎盘回声不均匀，内见散在不规则弱回声，内血流稍丰富，后壁部分厚2.2cm，胎盘下缘完全覆盖宫颈内口，子宫前壁下段未见明显膨隆，肌层连续性尚可，最薄处约厚0.05cm，该区域胎盘后间隙显示不清，范围约6.5cm×7.8cm。羊水指数11.5cm。胎心158次/min（ER9-10-1）。

1. 根据患者临床表现及各阶段检查结果可考虑为何种疾病？

2. 超声诊断过程中应注意哪些要点？

ER9-10-2为参考答案。

ER9-10-1 思考练习题声像图

ER9-10-2 思考练习题参考答案

（姜立新）

参 考 文 献

1. 中国医师协会超声医师分会.产前超声和超声造影检查指南.北京：人民卫生出版社，2013.
2. 中华医学会围产医学分会，中华医学会妇产科学分会产科学组.胎盘植入指南.中华围产医学杂志，2015，18（7），481-485.

第十一节　多普勒超声检测胎儿宫内安危

一、临床概况

产前检查主要任务之一是评估胎儿宫内安危。在对胎儿的监测中，超声检查使血流的直观观测得以实现，已作为一种非侵入性检查手段在胎儿缺氧诊断方面得到广泛应用。彩色多普勒超声最初研究始于脐静脉、主动脉的血流容量检测上，并逐步发展至对脐动脉、大脑中动脉、子宫动脉的监测，对判断胎儿宫内缺氧有重要意义。此外，经阴道超声和彩色多普勒超声相结合，还可以提高产前检查血管前置的准确性，产前检出率为93%，特异性达到99%~100%。

应用彩色多普勒超声检测胎儿宫内安危具有重要的临床价值，因其无创、安全、重复性好，已成为首选的评估手段。

二、声像图表现

（一）动脉血流的检测

1. 子宫动脉

（1）正常妇女子宫动脉几乎没有舒张期血流；妊娠期子宫动脉舒张期血流不断增加，搏动指数（PI）<1.5，阻力指数（RI）<0.8。

（2）子宫动脉的血流动力学反映了母体侧胎盘的功能（图9-11-1A）。

（3）子宫动脉异常时，出现孕妇蛋白尿、早产、剖宫产及胎儿窒息、极低体重出生儿的发病率高（图9-11-1B）。母体疾病妊高征、糖尿病、慢性肾病等亦可导致子宫动脉血流频谱异常。

2. 脐动脉（umbilical artery）

（1）脐动脉是连接胎盘与胎儿的唯一纽带，它的血流变化直接反映胎儿胎盘循环的血流变化。正常妊娠过程中，脐动脉血流收缩期峰值与舒张期最低值比值（S/D）随孕周的增大而逐渐减少，这是因为随妊娠进展胎盘体积逐渐增大，绒毛血管数量

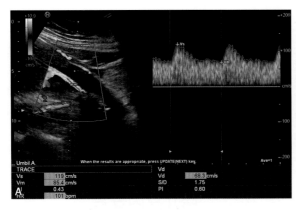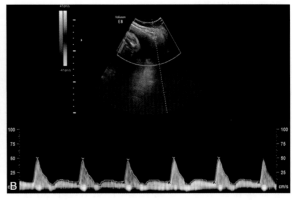

图 9-11-1 子宫动脉血流检测

A：孕妇正常子宫动脉血流频谱；B：孕妇子宫动脉血流阻力升高

增加，血流量增加，脐动脉舒张期流速随之增加，S/D 值、搏动指数（pulsatility index，PI）、阻力指数（resistance index，RI）也随之下降以保证胎儿发育所需的血流供应，故脐动脉检测可直接准确地估测胎盘功能，预示胎儿是否健康。检测脐动脉的 S/D 值、PI 值及 RI 值，可反映胎儿-胎盘循环的血流阻力状况。当胎盘循环阻力增大，直接影响到胎儿循环与母血之间营养与氧的交换，脐动脉的 S/D、PI、RI 皆可增高，严重时出现舒张期血流缺失或反向，反映胎儿不同程度宫内缺氧。检测胎儿脐动脉血流动力学变化对评价胎儿宫内生长发育有重要意义。但脐动脉在测量过程中又常会受到呼吸、胎动、取样位置等多种因素影响，因此需要动态观察，必要时应多次多部位取样，以避免假阳性出现，同时还需要结合胎儿监护及其他临床指标来综合判断。

（2）胎儿正常及缺氧时脐动脉超声多普勒的表现

1）在妊娠第 10 周，脐动脉血流频谱无舒张期血流；妊娠 11～16 周：出现舒张期血流；妊娠>16 周：舒张期血流明显增加；妊娠 20 周 PI 达 1.75；36 周 PI<1.0（图 9-11-2A）。

2）晚期妊娠游离段脐动脉 S/D>3.0 或 4.0（图 9-11-2B）是胎儿宫内窘迫的表现；晚期妊娠脐动脉舒张末期血流缺失（absent end-diastolic velocity，AEDV）或舒张期反向血流都应视为产科危急状态。脐动脉舒张末期血流缺失是脐动脉血流动力学改变的一种极端形式，反映了胎儿-胎盘循环血流量的严重不足，是血流阻力极度升高的状态，表明了胎儿严重宫内缺氧，围生儿发病率和死亡率极高。大多数情况下 AEDV 的出现提示胎儿循环已经进入或邻近失代偿阶段，警示胎儿预后不良。因此一旦出现 AEDV 且胎儿已经发育接近成熟，应立

即终止妊娠，以免不良的宫内环境进一步对胎儿造成损害，（图 9-11-2C、D）。

3）脐动脉血流动力学改变对胎儿宫内发育迟缓的诊断具有重要价值。以脐动脉血流 S/D>3.0 作为标准，其诊断胎儿宫内发育迟缓的敏感性为 45%～78%，特异性为 85%～94%，阳性预测值为 43%～84%，阴性预测值为 77%～96%。

4）脐动脉多普勒超声检测对胎儿宫内发育迟缓治疗的随访也有重要的临床价值。三分之一的孕妇在卧床休息后脐动脉的 PI 明显降低，其中卧床休息 24 小时内 PI 可降低达 27%，同时卧床休息能改善围生期结果。

3. 大脑中动脉

（1）大脑中动脉（middle cerebral artery，MCA）：胎儿 MCA 是大脑半球血供最丰富的血管，MCA 血流阻力指标变化可反映循环阻力和血管管径的改变，间接反映血流量的变化。当胎儿出现缺氧时，为保证脑、心等重要脏器的供血，胎儿体内血流动力学会发生改变，出现血流重新分布。脑血管阻力下降，血流速度提高，而体循环则处于收缩状态，即"脑保护效应"，表现为 MCA 的 S/D 值下降，收缩期峰值（VP）升高。正常妊娠胎儿 MCA 血流 S/D、RI、PI 均随孕龄增加而呈逐渐下降趋势，说明随着妊娠进展，胎儿脑血管逐渐发育，管径增粗，阻力减小，脑血流量增加，脑血氧需求量也逐渐增加。

（2）大脑中动脉血流的超声多普勒表现

1）大脑中动脉的血流频谱从妊娠 16 周至 36 周相对稳定，脑血管阻力较低，整个妊娠期间都可以出现舒张期血流。妊娠 36 周后，由于胎儿肺血管床的血管收缩，发生了血液的重新分布，使得 MCA 舒张期血流增加。但是，一般说来，妊娠期间的 MCA-PI>1.5（图 9-11-3A）。

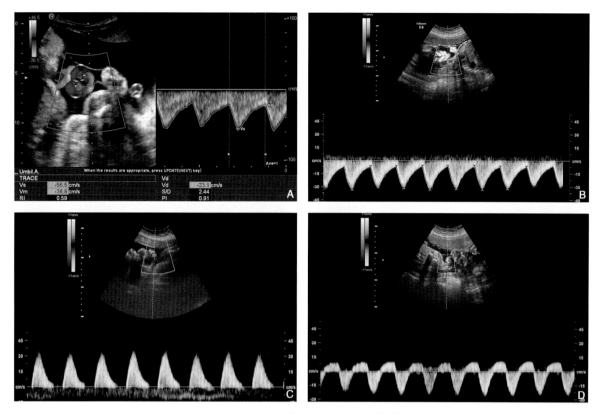

图 9-11-2 脐动脉正常和异常血流频谱

A:胎儿脐动脉正常血流频谱;B:胎儿脐动脉 S/D 升高;C:胎儿脐动脉舒张期血流缺失;D:胎儿脐动脉舒张期反向血流

2) MCA 舒张期血流增加,PI 降低,当 PI 值低于相同孕周胎儿平均 PI 值的两个标准值时,提示胎儿脑缺氧(图 9-11-3B)。

3) 当胎盘功能减退时,如胎儿宫内发育迟缓、胎盘阻力升高、脐动脉血流阻力升高,胎儿缺氧导致脑血流重新分布,MCA 扩张,导致脑循环阻力降低,因此大脑中动脉搏动指数(MCA-PI)/脐动脉搏动指数(UA-PI)或大脑中动脉阻力指数(MCA-RI)/脐动脉阻力指数(UA-RI)比值降低。研究证实,MCA-PI/UA-PI 是诊断胎儿宫内发育迟缓更敏感的指标。

4) 当 MCA-PI/UA-PI<1.08 或 MCA-RI/UA-RI<1.0 时,提示胎儿存在脑保护效应。此时必须加强胎儿多普勒超声检测,若胎儿孕龄合适,孕妇应及时分娩。

5) MCA-PI 下降而后升高,呈双相改变,提示胎儿严重脑缺氧,可能存在脑水肿。若胎儿 MCA-PI 连续数天未有明显改变,可提示脑自主调节功能

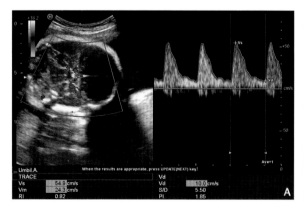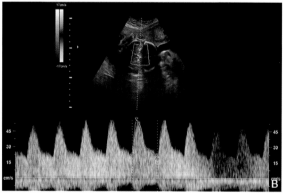

图 9-11-3 胎儿大脑中动脉血流频谱

A:胎儿大脑中动脉的测量及其正常频谱;B:胎儿大脑中动脉舒张期血流增多,搏动指数下降

丧失,是脑损害的主要表现指标。若 MCA-PI 下降后升高,右心输出量减少时,提示胎儿全心功能受损,围生儿死亡率高达 50%。

6) 中晚期妊娠胎儿出现 MCA 舒张期血流反向不都是胎儿严重缺氧的指标,可以是生理性的,也可以是病理性的。

7) MCA-PSV 升高达到 1.5 中位数倍数(MOM),是诊断胎儿贫血的重要指标。

4. 冠状动脉

（1）在胎儿体位合适的情况下,孕 31~32 周的胎儿采用彩色和脉冲多普勒超声可显示胎儿的冠状动脉。可在左室流出道长轴断面或心底短轴断面上显示,冠状动脉扩张提示胎儿出现心脏保护效应。

（2）若胎儿严重缺氧,在孕 31 周之前,甚至提早到孕 26 周左右,可以显示胎儿冠状动脉血流,提示冠状动脉畸形即肺动脉狭窄或闭锁伴室间隔完整所引起的右室壁窦状隙冠状动脉交通(图 9-11-4)。

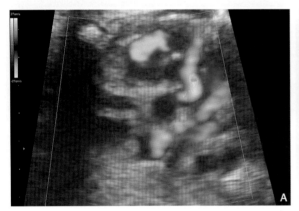
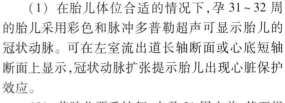
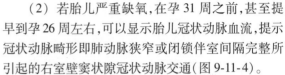
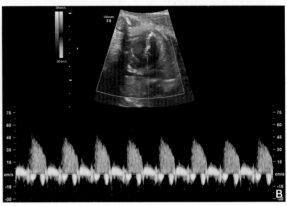

图 9-11-4　胎儿冠状动脉声像图
A:胎儿冠状动脉扩张;B:胎儿冠状动脉扩张血流频谱

（3）研究表明宫内发育迟缓胎儿伴有脐动脉舒张末期反向血流或血流中心化的危险状态下,冠状动脉显示相对容易。一般于静脉导管(DV)搏动指数升高后 24 小时可见冠状动脉扩张。这也提示胎儿出现心脏保护效应,是胎儿宫内处于高危状态,是围生期结局不良的表现。

（二）胎儿静脉血流的检测

1. 脐静脉

（1）正常脐静脉表现为平稳的血流频谱,无搏动,呼吸时可有波动,因为它不受胎儿心房和心室收缩和舒张的影响(图 9-11-5A)。

（2）当下腔静脉压力升高,如右心衰竭、各种原因所致的三尖瓣反流和完全性房室传导阻滞,脐静脉可出现切迹。

（3）胎儿宫内缺氧,出现脐静脉搏动性改变,提示胎儿宫内缺氧已经进入失代偿期(图 9-11-5B)。

2. 上腔或下腔静脉

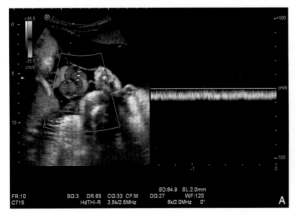
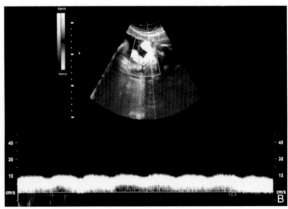

图 9-11-5　胎儿脐静脉正常和异常血流频谱
A:胎儿脐静脉正常血流频谱;B:胎儿脐静脉搏动

（1）上腔或下腔静脉（inferior vena cava，IVC）因为受到右心室和右心房收缩和舒张的影响较大，故表现为三相波，首先是心房收缩所致的后向血流（A波），其后是右室收缩的前向血流（V波）和心室舒张早期的前向血流（E波）（图9-11-6A）。

（2）胎儿宫内缺氧，出现脐静脉搏动性改变，肝静脉和上腔或下腔静脉前负荷指数增高，提示胎儿宫内缺氧已经进入失代偿期（图9-11-6B）。

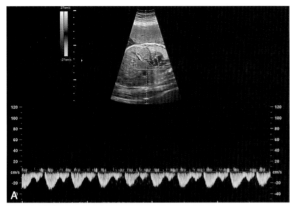
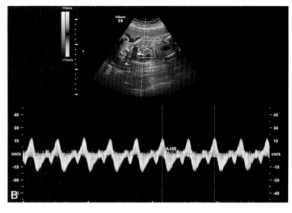

图9-11-6　胎儿下腔静脉正常和异常血流频谱
A：胎儿下腔静脉正常血流频谱；B：胎儿下腔静脉血流A波增高

3. 静脉导管血流的检测

（1）胎儿静脉导管的血流频谱早在孕8~10周左右就有可能被记录到，其具有特征性的频谱：心室收缩期峰值速度（S），心室舒张期峰值速度（D），心房收缩期峰值流速（a）（图9-11-7A）。

（2）静脉导管搏动指数不受声束与血流夹角影响，是反映压力阶差的良好指标。

（3）静脉导管PI增高、a波缺失或反向是最佳分娩时间的预测指标。其中后者是最晚出现的一个参数提示，距离胎儿死亡仅有几天的时间（图9-11-7B）。

（4）目前认为，孕龄>32孕周，脐动脉出现AEDV、静脉导管PI增高超过相同孕周胎儿PI平均值的2个标准差以上，可以考虑终止妊娠。

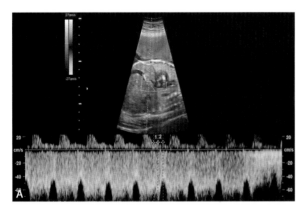
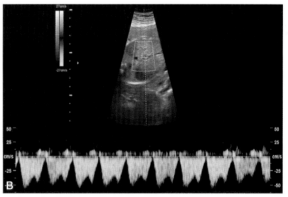

图9-11-7　胎儿静脉导管正常和异常血流频谱
A：胎儿静脉导管正常频谱；B：胎儿静脉导管出现舒张期血流缺失

（5）脐动脉出现舒张期反向血流，静脉导管出现a波的缺失和反向，胎儿有体外生存能力，也应尽早终止妊娠。

产科多普勒超声检查依然存在局限性：并非每个孕妇都能检查成功，肥胖和羊水过多容易影响检测结果；多普勒超声的检测在早期妊娠意义不如中晚期妊娠有意义。

三、诊断与鉴别诊断

多普勒超声检测胎儿宫内安危，常出现假阴性和假阳性，尤其是大脑中动脉和静脉导管的血流动力学更易受各种生理条件和环境因素的影响而出现假阳性。分析频谱时应注意几个原则：①注意局部与整体关系；②注意功能与结构改变关系;③注意具体问题具体分析;④注意结合临床与其他检查结果综合判断:⑤注意动态观察分析。

综合分析胎儿慢性缺氧血流频谱的改变与分期对于判断宫内胎儿的安危极其重要,也是诊断胎儿安危的基础(表9-11-1)。

表 9-11-1　胎儿慢性缺氧引起血流再分布的不同时期血流动力学特点

胎儿血管	多普勒静止期	血流动力学再分布早期	血流动力学再分布进展期	失代偿期
大脑中动脉 M2 段	=↓	↓	↓	↑
大脑中动脉 M1 段	=↓	↓	↓	↑
大脑前动脉	=↓	↓	↓	↑
大脑后动脉	=↓	↓	↓	↑
颈内动脉	=↓	↓	↓	↑
颈总动脉	=↓	↓	↓	↑
主动脉	=↑	↑	↑(ADF)	↑(RDF)
脐动脉	=↑	↑	↑(ADF)	↑(RDF)
肾动脉	=	↑	↑	↑
髂外动脉	=	↑	↑	↑
股动脉	=	↑	↑	↑
肺动脉瓣	=	↑	↑	↑
主动脉瓣	=	↓	↓	↑
二尖瓣	=	=	=	↑
三尖瓣	=	=	=	↑
下腔静脉	=	=	↑	↑
静脉导管	=	=	↑=	↑(RDF)
脐静脉	=	=	=	↑(搏动性改变)

=:阻力或搏动指数无改变;↑:升高;↓:降低;ADF:舒张期血流缺失;RDF:舒张期血流反向

根据胎儿慢性缺氧不同时期超声多普勒频谱的表现,慢性缺氧胎儿血流动力学改变可分为四个时期,即多普勒静止期(Doppler silent stage)、血流再分布早期(early stage of fetal blood flow redistribution)、血流动力学再分布进展期(advanced stage of fetal hemodynamic redistribution)、失代偿期(decompensatory phase)。每一个时期多普勒超声表现各不相同。

思考练习题

患者女性,35 岁,自然妊娠,单胎,孕 23 周,近两周出现血压升高(133/85mmHg)来我院就诊,临床诊断妊娠合并高血压。孕 24 周时出现蛋白尿阳性,明显水肿,伴头晕,血压升高,无头痛呕吐,无昏迷抽搐。体格检查:患者孕 24+2 周,T 36.5℃,P 90 次/min,R 20 次/min,BP 160/100mmHg。查体:水肿(+),皮肤巩膜无黄染,未见明显胃肠型,全腹软,无压痛反跳痛,未及包块,肝脾肋下未及,无肝肾区叩痛,肠鸣音正常,胎心胎动正常,无宫缩。实

验室检查:WBC $6.9×10^9$/L,RBC $4.55×10^{12}$/L,HB 141g/L,N 65.3%,尿蛋白(++)。超声检查所见:孕 24 周至孕 26 周,二维超声提示较大胎儿小于末次月经推算孕周三周,较小胎儿小于末次月经推算孕周五周,超声彩色多普勒提示胎儿游离段脐带脐血流时有舒张期血流缺失,缺失时间占心动周期的 50%;孕妇左侧子宫动脉 RI:0.54,右侧子宫动脉 RI:0.45;胎儿大脑中动脉 PI 正常范围。

至孕 28 周时超声提示发育迟缓的胎儿游离段脐带脐血流时有舒张期血流缺失,缺失时间占心动周期的 60%。

孕至 28+6 周时超声提示游离段脐动脉舒张期可探及反向血流信号;大脑中动脉 PI 减低,胎儿心胸比例增大,二尖瓣可见反流,可见少量心包积液;胎儿静脉导管 RI:0.7,PI:1.1,胎儿冠状动脉扩张。孕妇可见少量腹水(ER9-10-1)。

1. 根据患者临床表现及各阶段检查结果可考虑为何种疾病?

2. 该疾病超声评估时常包括哪些指标?

ER9-11-2 为参考答案。

ER9-11-1　思考练习题声像图

ER9-11-2　思考练习题参考答案

（姜立新）

参 考 文 献

1. 姜立新,吕国荣.产科多普勒超声检测的临床意义.中国医学影像技术,2002,18(9):954-956.
2. 吕国荣,姜立新.胎儿超声心动图学.北京:北京大学医学出版社,2003.

第十二节　回顾、现状与展望

　　妇产科急腹症在临床上较为常见。这类疾病为继发性,发病急且病情进展迅速,大多伴有腹腔病变或急性腹痛等症状,无特异性表征,容易误诊。研究表明,在非侵袭性检查技术中,血压、血红蛋白检测、经阴道超声检查是妇产科急诊检查的基础。

　　超声医学是伴随着超声影像诊断设备的出现、改进和发展而逐渐成长和壮大,并且随着新技术的出现,超声医学在妇产科急重症的诊断中得到更广泛的应用。最初的 A 超和早期 B 超,对疾病的诊断都存在局限性,不能直观显示或分辨率低是其缺陷。到 20 世纪 80 年代中后期彩色多普勒超声技术的出现及发展,使超声诊断有了飞跃性的发展,通过对病变组织血流信号的探查,为妇科急腹症的明确诊断和严重程度的评估提供指导作用。进入 21 世纪以来,超声医学发展更加突飞猛进,新技术应用层出不穷,其中具有代表性的有弹性超声成像、超声造影技术、三维超声容积成像和融合导航成像技术等。上述新技术弥补了二维超声冠状面显示不足、彩色多普勒微血管血流灌注显示能力有限等缺陷,并可通过多种影像手段融合成像,克服气体、肥胖、声窗限制等对超声图像的影响。

　　近年来,随着超声分子影像技术迅速发展,超声医学未来的发展中,除了获得组织器官解剖结构外,同时会向其功能变化方向发展。新型靶向造影剂的出现,使超声成像从解剖结构的显示进入分子水平观察疾病进程。目前,最广泛使用的超声造影剂是微米级的气泡。未来随着超声造影技术的不断发展,新型纳米级造影剂将会飞速发展,可用于检测和监测分子表达异常的脉管系统(如多种癌症和炎性疾病)。癌症或炎性疾病导致的急性腹腔和(或)盆腔疼痛,超声分子影像技术在其诊断和治疗中可能会起到决定性的作用。总之,随着科学技术的进步,观念的不断更新,超声医学将在妇产科急重症诊断中发挥更加重要的作用。

（姜立新）

参 考 文 献

1. Henrich W, Stupin JH. 3D volume contrast imaging (VCI) for the visualization of placenta previa increta and uterine wall thickness in a dichorionic twin pregnancy. Ultraschall Med, 2011, 32(4):406-411.
2. Saravelos SH, Jayaprakasan K, Ojha K, et al. Assessment of the uterus with three-dimensional ultrasound in women undergoing ART. Hum Reprod Update, 2017, 23(2):188-210.

第十章　儿科急重症超声

第一节　超声检查技术、方法与内容

儿童不是缩小版的成人,有自身的特点,其超声检查不可简单地套用成人模式。因此需要再次学习儿科超声的检查和诊断方法。

顺利地完成超声检查是诊断疾病的前提。儿童大多情绪不稳定,不能很好地配合医生,尤其3岁以下的患儿更是如此。因为他们心存恐惧而不能安静地躺在检查床上,给检查带来很大困难。因此,常需要儿科超声医生与家长及患儿沟通,必要时给患儿使用镇静药物,并建议使用加热过的耦合剂,以免刺激患儿。总之,在进行儿童超声检查时,需要耐心,确保患儿的配合才能保证检查的质量。

本章主要介绍儿科急腹症,肺部、心脏、颅脑急重症超声。

一、扫查技术

进行超声检查时,对待儿童不能和对待成人一样。成人对疾病的痛苦尚能耐受,而儿童的忍耐力极为有限,因此扫查时动作要轻,手法要柔,只有保证患儿的配合才能获得清晰的图像。

二、检查方法

成人的超声扫查中往往只用一个低频凸阵探头就可完成,而对于儿童而言,要善于利用高频探头。因为儿童体壁较薄,高频探头能观察到许多低频探头不能观察的细节,获得比成人清晰数倍的图像。

三、检查内容

儿童对疾病的感受、描述及定位都不很准确,大多情况下需要家长辅助描述。主诉症状往往不典型、非特异。检查时不能只关注某一方面,而是要进行全面检查,确保不遗漏疾病。

儿童的年龄段界定为从出生至18岁,但在这短短的18年中,一个人经历从新生儿、小婴儿到幼儿、学龄前再到大儿童、青少年的巨大变化,疾病的种类也在随着年龄段的变化而有所不同。儿童与成人有着完全不一样的疾病谱,儿童超声与成人超声有着完全不一样的诊断思路。因此儿科学的背景知识是进行儿科超声诊断的必备条件。

思　考　题

儿科超声检查有哪些特点?

（王晓曼）

第二节　儿童期急腹症

小儿急腹症中急性阑尾炎居首位约占58%,肠套叠位居第二位约占22%,嵌顿性腹股沟斜疝居第三位约占4%,其他疾病约占16%。资料统计显示,在我国儿科临床误诊率达30%,疑难病例误诊率高达40%。在北京儿童医院临床诊断的"阑尾炎"3411例,其中有846例(25%)曾经误诊为内科疾病。近年来超声检查广泛应用,其诊断准确率明显提高。目前超声已经成为小儿急腹症常规及首选的检查方法。

一、急性阑尾炎

(一)临床概况

急性阑尾炎(acute appendicitis)高发年龄段为5~10岁的儿童,婴幼儿少见,新生儿罕见。典型的阑尾炎临床表现为转移性右下腹痛,早期为上腹痛或脐周痛,数小时后转移至右下腹并固定。少部分病例腹部压痛并不明显。此外,还可有恶心、呕吐,形成粘连时可有肠梗阻症状,盆腔有脓肿时可出现刺激性腹泻。儿童腹痛常常不典型。实验室检查:白细胞计数及中性粒细胞增高,CRP增高。部分病例有发热。

(二)超声表现

1. 正常阑尾形态　3~6岁小儿正常阑尾显

示率为 94.2%。外径<0.6cm,壁厚度<0.2cm,阑尾腔或萎瘪,或充盈高回声的粪渣及少量积气。阑尾壁层次清晰,阑尾周围系膜无增厚(ER10-2-1)。

ER10-2-1　正常阑尾

2. 不同病理时期和不同年龄阑尾炎超声图像
阑尾炎的诊断绝不能单纯依靠阑尾外径的测值,还要根据阑尾周围情况、临床症状、相关化验检查综合判断。无论哪个病理时期的阑尾炎症都有一个共同的表现:阑尾周围系膜不同程度增厚,或有大网膜包裹。因此阑尾周围系膜增厚是炎症的重要诊断指标。

(1) 急性单纯性阑尾炎:阑尾外径多在 1cm以内,黏膜增厚 0.2~0.3cm,阑尾腔内无液性暗区。部分病例仅表现为盲端肿胀,因此要注意全程探查阑尾(ER10-2-2)。

ER10-2-2　急性单纯阑尾炎

(2) 化脓性阑尾炎:阑尾广泛增粗,阑尾外径多>1cm,阑尾壁增厚或被撑得很薄,黏膜结构已分辨不清。阑尾张力较高,阑尾周围未见脓肿包块形成。阑尾腔内有粪石嵌顿时,粪石近端阑尾腔萎瘪,粪石远端腔内积脓。粪石呈弧形强回声,伴声影。粪石多位于阑尾根部。阑尾周围常有高回声的大网膜包裹。此期仍可选择手术。但穿孔会随时发生(ER10-2-3)。

ER10-2-3　急性化脓阑尾炎

(3) 阑尾穿孔、阑尾脓肿:此时脓液已流出,阑尾腔多已萎瘪,黏膜仍增厚,阑尾周围及局部肠间隙可见不规则的条状或片状低回声,早期为脓液,后期为粘连。阑尾有时显示不清。系膜明显

肿胀增厚,有时可见形态不规则的脓肿形成。脓肿可位于肠间,可位于腹壁下,还可蔓延至盆腔膀胱直肠窝(图 10-2-1)。有时脓肿内的液体与肠腔积液相似,脓肿形态也与肠管形态类似,此时要注意鉴别,因而此期往往需要穿刺抽脓。早期穿孔偶尔可见到阑尾壁的破损处及脓液正向外流的影像(ER10-2-4)。小女孩可见卵巢粘连于包块边缘。

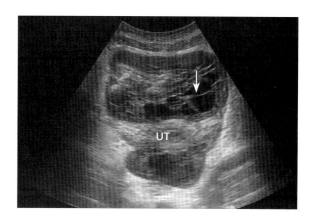

图 10-2-1　盆腔脓肿
女,13 岁。盆腔可见脓肿,围绕子宫分布,脓腔内有分隔(箭头)

UT:子宫

ER10-2-4　阑尾穿孔并见粪石

(4) 幼儿阑尾炎特点:婴幼儿因大网膜短而薄,发育差,穿孔后炎症不易局限,可扩散到腹腔形成多处脓肿(图 10-2-2),比如肠间脓肿、膀胱(子

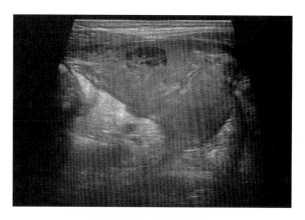

图 10-2-2　腹壁下脓肿
男,3 岁。图中低回声为紧贴腹壁下的积脓区

宫）直肠间脓肿（ER10-2-5）（可麻醉下经直肠穿刺）、膈下脓肿。此时要常规探查腹腔内有无蔓延的感染灶。

ER10-2-5 肠间脓肿

（5）新生儿阑尾炎特点：新生儿阑尾炎症状不典型，发现时均已穿孔或形成脓肿或炎性包块。

（6）肥胖患儿阑尾炎：因腹壁较厚，阑尾显示率大大降低，早期或轻度阑尾炎不易显示，故诊断困难。当阑尾化脓肿胀或穿孔形成脓肿包块时，超声较易显示。

（三）诊断与鉴别诊断

1. 阑尾炎诊断依据

（1）持续性腹痛，触诊压痛、反跳痛（+）。

（2）血常规检查：白细胞增高，C反应蛋白增高。

（3）超声检查显示阑尾肿胀增粗，周围系膜肿胀或有大网膜包裹，或有脓肿形成。

目前认为超声可以诊断儿童不同种病理时期的阑尾炎及显示正常阑尾。位置变异的阑尾也可在实时超声下反复寻找得以发现。超声检查阑尾简便易行、经济、准确、无创、无射线、完全可以取代其他影像学检查。

2. 与梅克尔憩室炎鉴别 部分梅克尔憩室位于右下腹，有炎症改变时也表现为系膜粘连增厚，另有个别憩室形状与阑尾相同，因此需要全程探查阑尾，尤其是起始部，观察是否从盲肠发出。笔者同期遇两个病例，梅克尔憩室与化脓肿胀的阑尾形态相同，术前均诊断为阑尾炎。

3. 不典型病例的诊断思路 部分病例可无明显腹痛，或不发热，或白细胞不高，此时要注意观察阑尾周围系膜情况，若有增厚仍可提示阑尾炎。还有部分病例初诊时，阑尾形态大致正常，或阑尾显示不清，但患儿局部压痛明显，此时一定要密切随诊，短期内复查超声。笔者曾遇两例首次超声未见到肿胀的阑尾，但患儿腹痛持续，次日复诊时未作超声检查，第三日腹痛无减轻，复查B超发现阑尾已然穿孔。所以阑尾炎进展很快，稍有疏忽，便会贻误诊疗时机。对于不典型的阑尾炎性包块，要注意鉴别，切勿盲目诊断为肿瘤（图10-2-3）。

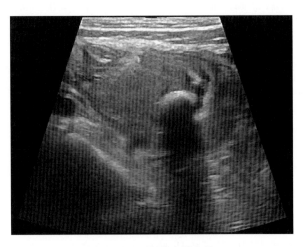

图 10-2-3 肠道炎性包块
女，8岁，腹痛半年，发热一周。图中低回声为炎性包块，其内弧形强回声为一枚粪石

二、急性肠套叠

肠套叠（intussusception）是指一部分肠管及其系膜套入邻近的一段肠腔内的一种肠梗阻，是婴幼儿时期常见的急腹症之一。套入部因肠蠕动继续向前推进，甚至达乙状结肠。目前多采用超声诊断，空气灌肠或水灌肠治疗。

（一）临床概况

1. 病因 分为原发性和继发性。与成人不同，小儿好发年龄段的套叠多数为特发性，占95%，套叠肠管及附近找不到器质性病变。5%患儿（多为儿童）肠套叠是继发于肠管的器质性病变，包括梅克尔憩室、肠重复畸形、肠管息肉、腹型紫癜。

2. 病理和类型 套叠肠管横断面有三个筒，外筒为鞘部，中筒、内筒为套入部。外筒与中筒以黏膜面相接触，中筒和内筒以浆膜面接触。由于鞘部肠管持续痉挛使套入部肠管出现血运障碍，表现为淤血性坏死，同时鞘部肠管因强烈痉挛及扩张而发生缺血性坏死，易穿孔。类型根据套入部最近端及鞘部最远端肠管命名，分为：回结型、回回结型、小肠型及多发套叠型。回结型最常见占85%，回回结型是复套，为小肠套入小肠再套入结肠，小肠型为小肠套。多发套叠为肠道不同区域有分开的两个以上的套叠。

3. 临床表现 发病年龄6个月～2岁，4～10个月是高峰。3岁以后发病者多存在原发病。典型症状为阵发性哭闹，呕吐，果酱样大便，腹部腊肠样包块。由于套叠是逐渐发展的过程，患儿就诊时间早晚不一,部分患儿缺乏典型的临床表现。患儿一般营养状况良好,典型者表现为每隔15分钟阵发腹痛而表现为突然哭闹,数分钟后安静,4~12小时后可出现果酱样血便,并可出现肠梗阻改变。少部分小婴儿无哭闹而表现为精神弱,表情淡漠。腊肠样包块多出现在右上腹,是回盲部套入升横结肠的表现。

（二）超声表现

1. "同心圆"征　是所有肠套叠超声图像特点,为套叠包块短轴切面图像,外径一般>3cm。外层为鞘部肠管,内层为套入部肠管,套入部肠管萎瘪。根据鞘部肠壁水肿的严重程度,有学者更形象的称为"炸面圈"征(ER10-2-6、图10-2-4)。

ER10-2-6　肠套叠横切

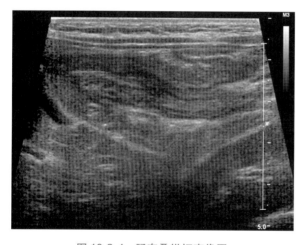

图10-2-4　肠套叠纵切声像图

2. 套入部内改变　大多数情况下套入部肠管周围可见到一枚或数枚大小不等的肠系膜淋巴结及周围高回声的肠系膜结构。有时阑尾可一同套入其内。

3. 小肠套叠　套叠包块直径<3cm,回盲部形态良好。小肠套叠多继发于肠管的器质性病变或为腹部手术后的一个术后并发症。

4. 继发性肠套叠　沿着同心圆包块扫查到套入头端可发现病理性诱发点即诱发肠套叠的肠管原发病。其中一部分为超声可明确探查到的异常,包括梅克尔憩室、肠重复畸形、肠道息肉、腹型紫癜、肠壁肿瘤,以及目前超声未能明确识别的异常

包括回盲部炎性浸润,小肠黏膜下异位胰腺、小肠肠壁慢性肉芽肿,还有一部分较小的肠壁肿瘤如炎性肌纤维母细胞瘤、管状腺瘤等在常规状态下相对容易检出而在套叠状态下则不易识别。下面将超声可发现的常见继发原因做一简要说明。

（1）梅克尔憩室:为胚胎发育过程中卵黄管肠端未闭合,好发于距回盲部40~60cm的回肠。常规状态下表现为黏膜增厚的一小段肠管,一端与回肠相通,一端为盲端。可继发肠套叠,套叠状态下丧失原有形态。本病在继发套叠因素中最常见(ER10-2-7)。

ER10-2-7　梅克尔憩室继发套叠

（2）消化道息肉:在儿童常见为幼年性息肉和PJ综合征。在套叠状态下均容易辨认,表现为套入头端的低回声结节,蒂部及息肉内部血流呈独特的树枝状(ER10-2-8)。

ER10-2-8　消化道息肉继发套叠

（3）过敏性紫癜:免疫复合物沉积在小动脉,小静脉,毛细血管而形成的小血管炎性改变。可累及消化道,致使肠壁肿胀,造成患儿腹痛,并可继发套叠。超声可见到除套叠包块外的典型黏膜为主的肠壁肿胀(ER10-2-9)。

ER10-2-9　过敏性紫癜继发套叠

（4）消化道重复畸形:继发套叠的重复畸形多为位于回盲部附近的囊肿型重复畸形,超声表现为套入头端见到具有消化道壁结构的囊性包块(ER10-2-10)。

（5）肠壁肿瘤:引起套叠的较常见为淋巴瘤,表现为套入头端的极低回声包块(ER10-2-11)。

ER10-2-10　肠重复畸形继发套叠

ER10-2-11　淋巴瘤继发套叠

（三）诊断和鉴别诊断

1. 同心圆包块与单纯的肠壁肿胀　单纯的肠壁肿胀较明显时（如腹型紫癜），形似面包圈样，在低频探头下容易与同心圆混淆。此时只需加用高频探头观察，二者区分并不困难（ER10-2-12、图10-2-5）。

ER10-2-12　肠套叠

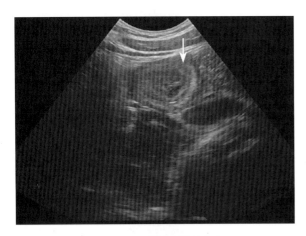

图 10-2-5　腹型过敏性紫癜
右上腹为腹型紫癜肠壁增厚的肠管（箭头）

2. 病理性小肠套叠与痉挛性小肠套叠　病理性小肠套鞘部肠管水肿，可发现病理性诱发点，且套叠持续存在。痉挛性套叠为小肠蠕动过快所致，为一过性，可多发，鞘部肠管无水肿。30～60分钟复查超声时可消失（ER10-2-13、图10-2-6）。

目前肠套叠的首诊及确诊检查为超声。超声不仅可以诊断原发套叠，也可以经过实时动态反复扫查发现继发因素。

ER10-2-13　病理性小肠套叠

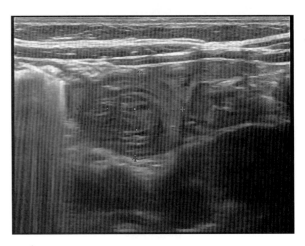

图 10-2-6　痉挛性肠套叠
小肠套叠，一过性，为肠管痉挛所致，鞘部无肿胀

三、儿童期肠梗阻

肠梗阻（intestinal obstruction）是部分小儿腹部疾病的共同表现，是临床常见而严重的外科急腹症之一。肠道可发生血运障碍而发展成绞窄性肠梗阻，治疗不及时则死亡率高。

（一）临床概况

典型的临床表现为腹痛、呕吐、腹胀、停止排气排便。腹部立位片显示积气扩张的肠管并可见多个气液平面，对诊断梗阻有一定的帮助。但仍有25%～52%的病例不能肯定，且平片不能提示梗阻部位及梗阻病因。

（二）超声表现

1. 粘连性梗阻　是儿童期后天性肠梗阻中最常见的。在梗阻点处可见到低回声的粘连带。分为手术后粘连及腹腔炎症粘连。可根据有无腹部手术史及有无腹腔内感染来判断。例如：阑尾炎、憩室炎可造成粘连梗阻，此时可探及腹腔内感染征象，阑尾炎可在右下腹探及肿胀的阑尾及炎性增厚并低回声粘连带，憩室炎可在下腹探及形态异常的肠管周围系膜增厚粘连（ER10-2-14）。

ER10-2-14　粘连性肠梗阻

2. **肠套叠** 为小婴儿肠梗阻原因之首,套叠包块显示清晰,无需鉴别。

3. **斜疝嵌顿** 也是小婴儿常见的梗阻原因,扩张肠管集中在下腹,追踪观察可见扩张肠管进入腹股沟管及阴囊内,并在内环口处变窄,形成嵌顿,梗阻点即在此处。腹股沟斜疝在查体时容易被忽略,患儿年幼又无法表述。因此对于小婴儿的肠梗阻,在探查腹部的同时,要注意扫查腹股沟区(ER10-2-15)。

ER10-2-15 嵌顿疝继发肠梗阻

4. **梅克尔憩室索带** 憩室顶端有残余索带与脐部连接或粘于某段肠壁或系膜上。索带压迫可导致梗阻,或肠袢穿入索带下方的孔隙可引起内疝。表现为梗阻点处肠管走行不规则,系膜增厚,有时可见到憩室的盲端结构。形成内疝时可见到积液扩张的闭袢,为两个梗阻点(ER10-2-16)。

ER10-2-16 梅克尔憩室继发肠梗阻

5. **囊肿型重复畸形** 位于回盲部的腔内型重复畸形可堵塞肠腔,造成低位小肠梗阻。一般在婴幼儿期发病。患儿梗阻症状不典型,腹腔肠管胀气明显,容易漏诊。梗阻点处可探及肠腔内囊性包块,具有消化道壁结构(ER10-2-17)。

ER10-2-17 肠重复畸形继发肠梗阻

6. **粪石性肠梗阻** 多有吃柿子、黑枣病史。肠腔内可探及粪石呈弧形强回声,伴声影,其近端肠管扩张,远端肠管萎瘪(ER10-2-18)。

ER10-2-18 粪石性肠梗阻

7. **异物性肠梗阻** 仅见于婴幼儿,扩张的肠腔内见异物回声,堵塞肠腔,远端肠管萎瘪。此时要注意仔细询问病史(图10-2-7)。

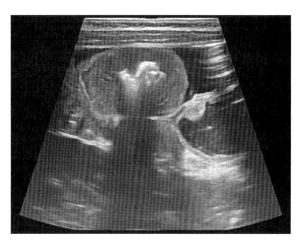

图 10-2-7 异物性肠梗阻
女,9个月,腹痛呕吐。肠腔内强回声为异物回声

8. **肠管炎性狭窄** 炎性肠病、肠结核,新生儿坏死性小肠结肠炎(NEC)后期等均可出现肠壁瘢痕狭窄,造成不全性肠梗阻。梗阻点处肠管肠壁增厚,管腔变窄、周围系膜增厚(图10-2-8)。

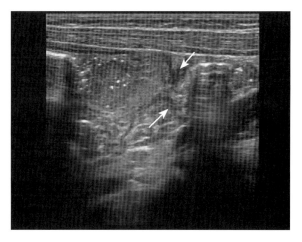

图 10-2-8 肠道炎性狭窄
女,1个月,腹胀。降结肠远端限局性狭窄处(箭头)

(三)诊断和鉴别诊断

1. **超声诊断步骤**

(1)明确肠梗阻的存在。

(2)寻找梗阻点即扩张与萎瘪肠管交界处即为梗阻点(ER10-2-19、ER10-2-20)。

(3)判断梗阻病因:在梗阻点附近反复扫查,根据病史及常见病特点判断梗阻原因。

2. **诊断思路与病因鉴别** 超声是诊断儿童肠

ER10-2-19　肠梗阻连续扩张的肠袢

ER10-2-20　肠梗阻的梗阻点

梗阻简便有效的方法,大大弥补了平片的不足。医学生对于肠梗阻的诊断只需掌握对肠梗阻判断及梗阻点的寻找。而梗阻病因的诊断需要在工作中不断丰富儿科医学知识,积累工作经验。

四、消化道穿孔

(一)临床概况

消化道穿孔(gastrointestinal perforation)在儿童也并不少见,可发生于任何年龄段。儿童期常见病因为炎性肠病、过敏性紫癜、回盲综合征、消化性溃疡、外伤等。临床表现为腹痛、肌紧张、腹部拒按。

(二)超声表现

1. 气腹是消化道穿孔的决定性指标。游离气腹可见到肝前缘气体回声,有腹水衬托时可见紧贴前腹壁下,腹水内的气体回声。穿孔后期,穿孔局部形成粘连包裹,见不到游离气腹征象,但包裹区内有时可见少量的肠外气体。

2. 此外,超声还可观察肠系膜及肠壁情况,肠间系膜增厚粘连,粘连表现为肠间的条状或片状低回声。局部肠壁可有不同程度增厚。

3. 混浊的游离或包裹腹水。

(三)诊断及鉴别诊断

诊断在于识别是否有穿孔,消化道穿孔的另一重要检查方法是X线检查,立位腹平片可见膈下游离气体,呈新月形低密度影。但形成包裹积气之后,从平片上不易觉察。做诊断时需要结合平片综合考虑。

五、腹股沟嵌顿疝

(一)临床概况

小儿腹股沟疝(inguinal hernia)几乎都是斜疝。婴幼儿期疝内容物多见小肠,并易发生嵌顿,且嵌顿后不易被及时发现。嵌顿时间长可引起急性肠梗阻,疝内容物坏死,后果严重,应引起足够重视。

临床表现为腹股沟区包块,嵌顿时患儿哭闹不安,包块质地硬,张力高,红肿,触痛明显。

(二)超声表现

1. 患侧腹股沟区及阴囊内可探及肠管回声。

2. 继发梗阻时,内环口处为梗阻点,腹腔内见连续扩张的肠管,疝囊内肠管可出现肠壁肿胀。

3. 手法复位后,要注意观察肠管有否肠壁损伤或穿孔迹象及睾丸血运情况(ER10-2-21、ER10-2-22)。

ER10-2-21　腹股沟疝无嵌顿

ER10-2-22　腹股沟嵌顿疝

(三)诊断及鉴别诊断

腹股沟斜疝的诊断并不困难,嵌顿疝的内容物多为肠管,一般为男孩,并易引起肠梗阻。诊断中需要注意的是斜疝是否嵌顿。有些以肠梗阻为首诊的患儿,要打开纸尿裤查看腹股沟情况。

六、卵巢或卵巢畸胎瘤扭转

(一)临床概况

卵巢扭转(ovarian torsion)、卵巢囊肿或畸胎瘤扭转多见于学龄女童。当卵巢肿物中等大小,蒂部较长,且与周围组织无粘连而活动度较大时,可发生蒂部扭转。临床主要表现为突然发生的急性剧烈腹痛,常伴有恶心呕吐,甚至可发生休克。查体时下腹甚至全腹都有压痛,多伴有腹肌紧张。

(二)超声表现

1. **直接征象**　动态观察时蒂部有旋转感(ER10-2-23)。

ER10-2-23　蒂部旋转

2. **间接征象**　卵巢扭转时表现为一侧卵巢肿

大,长径通常可达到6cm。盆腔可有少量腹水(图10-2-9、ER10-2-24)。

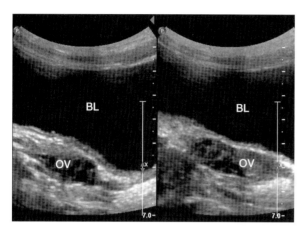

图 10-2-9　正常卵巢
图中显示两侧正常卵巢,无肿大,卵泡结构清晰

ER10-2-24　卵巢肿大

(三) 诊断及鉴别诊断

超声诊断的关键是判断是否扭转。直接征象可以明确诊断,观察不到直接征象时,可通过一侧卵巢肿大的间接征象提示诊断。卵巢扭转是急症中的急症,切不可掉以轻心。诊断后需尽早手术以保证卵巢存活。

七、急性胰腺炎

儿童原发急性胰腺炎(acute pancreatitis)较成人少见,可发生于任何年龄。

(一) 临床概况

儿童胰腺炎的病因有以下几种:

1. 细菌或病毒感染　流行性腮腺炎、败血症均可并发急性胰腺炎。

2. 胰腺外伤　可造成胰酶原外溢,被激活发生自身消化引起胰腺炎。

3. 先天性胆总管囊肿或胆胰管合流异常　可继发感染引起胰腺炎。

4. 高钙血症、高脂血症　可引起胰腺炎。

5. 药物直接损伤胰腺组织引起胰腺炎　临床常见的是白血病患儿门冬氨酸治疗期间,对胰腺的损害。

(二) 超声表现

1. 急性水肿性胰腺炎　表现为胰腺肿胀,体

厚可达1.5~2.0cm。但轮廓清晰,边缘光整。回声可无明显改变。小网膜囊肿胀。此时要常规探查胆总管及肝内胆管有无扩张(图10-2-10)。

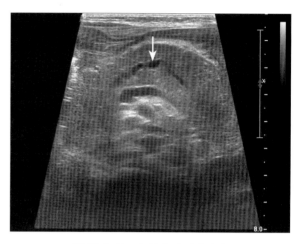

图 10-2-10　急性水肿型胰腺炎
胰腺肿胀,轮廓清晰,胰管(箭头)扩张

2. 急性重症胰腺炎　胰腺肿胀轮廓模糊,实质回声不均匀,周围系膜肿胀明显,胰周包裹渗液可聚积在小网膜囊、肾周间隙、结肠旁沟(图10-2-11)。

(三) 诊断与鉴别诊断

急性水肿型胰腺炎根据临床表现、实验室检查及超声图像诊断并不困难。部分重症胰腺炎有时上腹胀气明显,造成观察困难。儿童胰腺炎在寻找其病因时尤其要注意先天胆道畸形因素。

八、胆道穿孔

(一) 临床概况

儿童自发性胆道穿孔(spontaneous biliary tract perforation)是相对少见的儿童急腹症,临床表现为腹痛、呕吐、发热,亦可出现黄疸、白陶土样便、腹泻。很多患儿无特异性症状。本病是儿童腹膜炎的病因之一,也是除胆道闭锁外引起婴幼儿黄疸的第二大外科因素。由于起病隐匿、临床症状不典型,故早期诊断困难,临床多以腹腔穿刺及剖腹探查明确诊断。文献汇总最近22年国内报道的320例小儿自发性胆道穿孔病例,术前确诊仅75例,占23.4%,而其中71例通过腹腔穿刺术确诊。术前辅助检查确诊确实存在一定困难,在此提出一种更适用于儿科患者的检查方法:超声检查。

(二) 超声表现

超声提示胆道穿孔分为直接征象和间接征象。

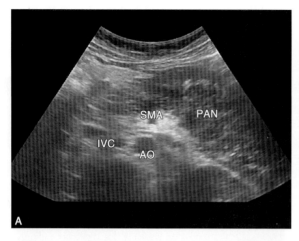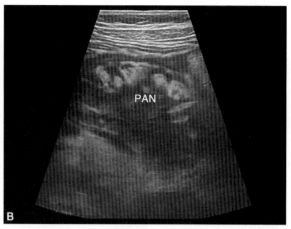

图 10-2-11 重症胰腺炎

A:重症胰腺炎低频探头声像图,胰腺肿胀;SMA:肠系膜上动脉;AO:腹主动脉;IVC:下腔静脉;PAN:胰腺;B:重症胰腺炎高频探头胰声像图,胰腺腺肿胀,回声不均匀,边界模糊不清;PAN:胰腺

多为胆总管穿孔。

1. 直接征象 胆总管管壁不连续,可见缺损破口,周围形成包裹。此类情况多发生在囊肿型胆总管扩张。管状扩张的胆总管穿孔后不易见到破损口。

2. 间接征象

(1)肝门区的软组织肿胀,层次不清,胆总管扩张。

(2)大量浑浊腹水或包裹积液(ER10-2-25)。

ER10-2-25 胆道穿孔

(三)诊断与鉴别诊断

首先掌握无穿孔时先天性胆道扩张的超声诊断。大量腹水时诊断性腹腔穿刺术可以辅助诊断。鉴别原因时需要重点观察肝门区及胆总管情况。患儿就诊不及时,陈旧性穿孔均会造成图像不典型,患儿哭闹也会影响图像质量,因此需要结合临床情况综合判断,并在镇静状态下观察。

九、肿瘤破裂

(一)临床概况

腹腔内恶性肿瘤,因生长迅速,可自发性破裂出血,或因小儿不慎跌倒,甚至轻微外力,如剧烈咳嗽,均可使腹压增加,使肿瘤发生破裂出血。也有不少患儿因为外伤后瘤体破裂引发腹痛症状才发现肿瘤。

肿瘤破裂(rupture of tumor)裂口小、出血少时,患儿仅感到腹痛,可于一周左右自行缓解。裂口较大时,出血量多,发病急,患儿腹痛剧烈,伴有血红蛋白下降,患儿口唇发绀,呼吸急促,脉速,严重者可休克。

(二)超声表现

1. 直接征象 高频探头观察可见肿瘤被膜断裂处。

2. 间接征象 腹腔大量浑浊腹水。腹腔穿刺为血性。陈旧破裂者可见瘤体边缘粘连包裹(ER10-2-26)。

ER10-2-26 腹部肿瘤破裂

(三)诊断与鉴别诊断

儿童腹部肿瘤常常瘤体巨大时才被发现。易破裂的肿瘤包括肝母细胞瘤、肾母细胞瘤、横纹肌肉瘤等。发现肿瘤并不困难,关键是诊断破裂,陈旧破裂并不危及患儿生命,急性破裂出血则病情危急,此时可通过腹腔穿刺辅助诊断。

思 考 题

儿童期最常见的急腹症有哪些?有何超声表现?

(王晓曼)

参 考 文 献

1. Ito Y, Kusakawa I, Murata Y, et al. Japanese guidelines for the management of intussusception in children, 2011. Pediatr Int, 2012, 54 (6): 948-958.

2. Malik HS, Cheema HA, Fayyaz Z, et al. Spontaneous perforation of bile duct, clinical presentation, laboratory work up, treatment and outcome. J Ayub Med Coll Abbottabad, 2016, 28 (3): 518-522.

3. Harnoss JM, Harnoss JC, Diener MK, et al. Portal annular pancreas: a systematic review of a clinical challenge. Pancreas, 2014, 43 (7): 981-986.

4. Gorter RR, Eker HH, Gorter-Stam MA, et al. Diagnosis and management of acute appendicitis. EAES consensus development conference 2015. Surg Endosc, 2016, 30 (11): 4668-4690.

5. Rey-Bellet Gasser C, Gehri M, Joseph JM, et al. Is it ovarian torsion a systematic literature review and evaluation of prediction signs. Pediatr Emerg Care, 2016, 32 (4): 256-261.

6. Chang SJ, Chen JY, Hsu CK, et al. The incidence of inguinal hernia and associated risk factors of incarceration in pediatric inguinal hernia: a nation-wide longitudinal population-based study. Hernia, 2016, 20 (4): 559-563.

7. Fukuzawa H, Shiima Y, Mishima Y, et al. Predictive factor for intraoperative tumor rupture of Wilms tumor. Pediatr Surg Int, 2017, 33 (1): 91-95.

8. Schooler GR, Davis JT, Lee EY. Gastrointestinal tract perforation in the newborn and child: imaging assessment. Semin Ultrasound CT MR, 2016, 37 (1): 54-65.

9. Pohl JF, Uc A. Paediatric pancreatitis. Curr Opin Gastroenterol, 2015, 31 (5): 380-386.

第三节　新生儿期急腹症

一、先天性肥厚性幽门狭窄

（一）临床概况

先天性肥厚性幽门狭窄（hypertrophic pyloric stenosis）为幽门环形肌增生肥厚，使幽门管狭窄延长，引起胃出口梗阻。为新生儿、小婴儿常见的消化道畸形之一。临床表现为喷射性呕吐，不含胆汁，生后2~3周出现，进行性加重。吐后食欲旺盛。症状持续数天后，患儿出现体重下降，脱水貌。查体可在右上腹肋缘下腹直肌外缘触及橄榄样肿块。

（二）超声表现

幽门肌层增厚呈低回声环，厚度>3mm，横断面似"面包圈"。纵切面可见幽门管腔狭窄，延长，长度1.5~2cm，幽门管宽度一般为0.1cm。胃内可见大量滞留液及气体。声像图具有特征性（图10-3-1），无需鉴别诊断。

（三）诊断与鉴别诊断

本病超声图像颇为典型，易于识别，一般不易与其他幽门病变混淆。以往曾用上消化道钡餐造影检查本病，但是存在放射线辐射。由于超声对本病的诊断准确率极高，目前已逐步替代造影检查。

二、十二指肠闭锁或狭窄

（一）临床概况

十二指肠闭锁或狭窄（duodenal atresia or stenosis）为新生儿常见的十二指肠梗阻原因之一。临床上以狭窄多见。十二指肠狭窄多为膜式狭窄，即肠

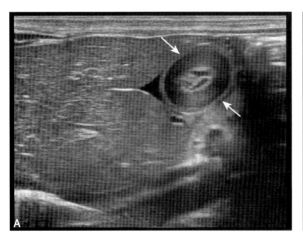
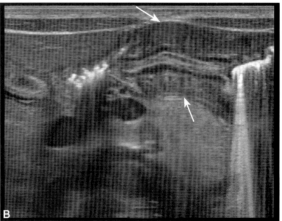

图 10-3-1　先天性肥厚性幽门狭窄
男，28天，间断呕吐7天。A:幽门横切声像图，幽门横断面，肌层明显增厚；箭头示增厚的幽门壁肌层；B:幽门纵切声像图，幽门长轴切面，肌层增厚；箭头示增厚的幽门壁肌层

腔内隔膜。膜可以发生在十二指肠降段与水平部交界处也可在空肠起始部,以前者居多。膜上有小孔,直径约2~3mm。临床表现为生后进奶后即出现呕吐,呕吐物含胆汁。

（二）超声表现

1. 根据膜的位置不同可表现为十二指肠降段扩张或降段与水平段均扩张,张力高。

2. 扩张的远端腔内可见高回声的膜状组织,在膜的远端肠腔内充盈液体时显示更加清楚(图10-3-2)。膜在肠腔内随肠管蠕动可来回摆动。观察隔膜需要耐心。

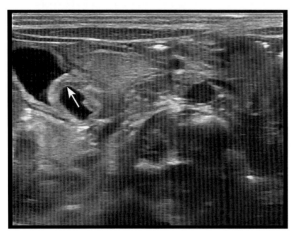

图 10-3-2　十二指肠膜式狭窄
女25天,呕吐16天。图中可见膜呈中等回声

（三）诊断与鉴别诊断

超声可以直接显示膜结构而做出诊断。对于膜结构显示不清者需要与环形胰腺鉴别。部分患儿产前就已发现梗阻改变。X线平片表现为经典的双泡征或三泡征。

三、肠旋转不良合并中肠扭转

（一）临床概况

原始十二指肠至横结肠中段称为中肠。胚胎第6周,中肠生长迅速,超过腹腔发育速度,以致被挤出腹腔挤到脐带基底部,第8~10周肠管退回腹腔并进行逆时针方向旋转。旋转过程中发生障碍即可发生肠旋转不良。小肠系膜可附着不全,仅在肠系膜上动脉根部附近有狭窄的系膜附着于后腹壁,易出现中肠扭转。肠旋转不良(malrotation)合并中肠扭转(midgut volvulus)是新生儿十二指肠梗阻的三大原因之一。临床症状表现为出生后有正常的胎便排出,生后3~5天突然发生大量的胆汁性呕吐。

（二）超声表现

1. 肠系膜上静脉围绕肠系膜上动脉旋转,并可见到系膜旋转时形成的一个中等回声的团块,上下移动探头时可见其有明显的旋转感,此征象为中肠扭转的特征性改变(ER10-3-1),无需与其他疾病鉴别。

ER10-3-1　肠旋转不良合并中肠扭转

2. 十二指肠降段积液扩张,张力高。

3. 追踪十二指肠水平部随系膜根部旋转,未行至屈氏韧带处。

（三）诊断与鉴别诊断

在新生儿十二指肠梗阻的病因中,本病的诊断符合率最高。旋转的征象较易识别并掌握,操作的关键是实时动态观察。是否存在梗阻也是需要明确给予提示。

四、环形胰腺

（一）临床概况

胚胎发生:胚胎第5周腹胰芽沿左右不同方向绕到十二指肠背侧与背胰融合,形成一个环绕十二指肠的胰腺,造成十二指肠梗阻,多为降段梗阻并在新生儿期即出现症状。临床表现为生后1~2天内或第一次喂奶后即出现呕吐,呕吐为持续性,呕吐物含胆汁。

（二）超声表现

1. 十二指肠积液扩张,张力高。

2. 梗阻位置偏高,位于降段的中部,并与胰头关系密切。

3. 典型者十二指肠边缘可见菲薄的胰腺组织环绕(ER10-3-2)。

ER10-3-2　环形胰腺

（三）诊断与鉴别诊断

需要指出的是,环形胰腺(annular pancreas)的超声图像并不像我们想象的那么清晰好看,大多数情况下环绕的胰腺组织并不能清晰显示,需要操作者仔细观察,并借助间接征象综合判断。但是对于十二指肠梗阻的判断还是比较容易的。

五、小肠闭锁

(一)临床概况

小肠闭锁(intestinal atresia)是新生儿肠梗阻的常见原因,占所有新生儿肠梗阻的85%~95%。随着对病因病理认识的提高,手术的革新,预后得到改善,目前小肠闭锁的存活率已超过90%。宫内肠扭转、穿孔、坏死、内疝、肠套叠、胎粪性腹膜炎均可成为小肠闭锁的原因。临床表现为生后呕吐,腹胀。高位空肠闭锁呕吐出现较早,多为第一次喂奶后或生后第一天出现。回肠闭锁则腹胀较明显。典型表现为无胎便排出,或仅有少量灰白色黏液排出。

病理上可分为5型:①Ⅰ型:肠管外形连续,肠腔内隔膜使肠管闭锁;②Ⅱ型:闭锁端之间有纤维索带连接,对应的系膜正常或有V型缺损;③Ⅲa型:闭锁近端及远端的两盲端间无索条连接,对应系膜V型缺损;④Ⅲb型:闭锁的两个盲端完全游离,广泛系膜缺损,小肠长度明显缩短;⑤Ⅳ型:多段闭锁,盲端间均以索条连接。

(二)超声表现

1. 高位或低位肠梗阻表现。高位梗阻多为空肠近端闭锁,低位梗阻为空肠远端或回肠闭锁。闭锁近端小肠不同程度积液、积气和扩张,右下腹见萎瘪的小肠为闭锁远端的肠管。

2. 结肠细小呈胎儿结肠。在两侧腹可看到萎瘪细小的升、降结肠,直径均<1cm。右下腹可见到萎瘪的蘑菇头样回盲部。有时患儿肠管明显积气且哭闹,对检查造成较大干扰,需要耐心观察。

3. 超声只能做肠闭锁诊断(ER10-3-3),不能分型。

ER10-3-3 小肠闭锁

(三)诊断与鉴别诊断

小肠扩张及胎儿型结肠是诊断的要点,结合临床表现诊断并不困难。此外还可行钡灌肠检查,显示细小结肠,但因有放射线,不建议首选。

六、先天性肛门闭锁

(一)临床概况

胚胎1个月时泄殖腔发育,尿囊、中肾管、苗氏管、后肠分别与泄殖腔连通,后肠沿泄殖腔下降,2个月时至会阴部,泄殖腔膜穿破形成肛门,3个月时会阴及生殖器发育完成。此过程中任何阶段停滞则出现肛门闭锁(anal atresia)或瘘道,形成一穴肛。肛门闭锁临床表现为生后腹胀,不排胎便。查体见肛门隐窝处无肛门口。有会阴瘘的患儿可见从会阴部排出少量胎便。

(二)超声表现

1. **方法** 将探头置于肛门隐窝处探查直肠盲端,测量直肠盲端距体表的长度。

2. **分为高位及低位** 直肠盲端在会阴肌群以上为高位,盲端距肛门隐窝>2cm。在会阴肌以下为低位,盲端距肛门隐窝<2cm。

3. **无肛会阴瘘** 直肠远端到会阴部体表存在纤细瘘道(图10-3-3)。

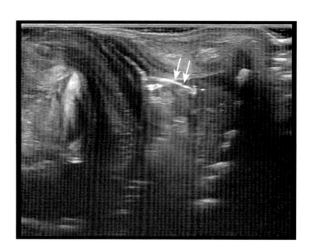

图10-3-3 肛门闭锁并会阴瘘
女,2天,发现无肛门36小时。图中显示自肛门隐窝处纵切,见扩张的直肠盲端,并向会阴部延伸一瘘道,内含气体

(三)诊断及鉴别诊断

肛门闭锁从体表外观即可诊断,超声的目的在于确认是高位或低位,这与手术方式的选择直接相关。此外临床常用的检查方法为倒立侧位X线片,但X线片有时可因直肠缺乏气体而显示不准确,实际工作中可将两种检查方法结合起来作出肛门闭锁的诊断。

七、新生儿坏死性小肠结肠炎

(一)临床概况

新生儿坏死性小肠结肠炎(neonatal necrotizing enterocolitis,NEC)是常见的新生儿急腹症之一,也是早产儿发病和死亡的主要原因之一。目前国内外学者一致认为早产及低体重儿的胃肠道功能不成熟,缺血再灌注损伤,喂养不当,炎症介质作用是引发 NEC 的重要因素。临床表现为腹胀、呕吐、便血、严重者会出现休克。如果坏死肠管过长,肠切除后剩余小肠<100cm,会出现短肠综合征,影响生存率。因此早期诊断至关重要。

（二）超声所见

1. 腹部生理积气减少,受累肠壁增厚,肠腔无狭窄。周围系膜可有增厚。

2. 部分病例在增厚的肠壁内可见到星点状的气体回声即肠壁积气。

3. 腹胀明显,肠壁无增厚改变。

4. 发生穿孔。早期穿孔,可见到腹腔游离积气和浑浊的腹水。穿孔时间较长者可见到穿孔部位肠管明显粘连,局部形成脓肿或包裹积液(ER10-3-4)。

ER10-3-4 坏死性小肠结肠炎

（三）诊断及鉴别诊断

当超声观察到肠壁有明确增厚或已有穿孔形成粘连包裹时,较容易提示 NEC。而对于仅表现为腹胀的 NEC 则超声诊断难度较大,需要根据临床表现及腹部触诊综合判断。NEC 超声表现多样化且病情进展迅速,因此对于便血新生儿,超声未发现阳性征象时,不能除外 NEC 的可能,应密切监测。

八、新生儿阑尾炎

（一）临床概况

新生儿阑尾炎非常少见,症状不典型,实验室检查中仅 27% 患儿存在白细胞或 CRP 增高,容易被临床忽视。一般是临床怀疑新生儿败血症要求除外腹腔感染灶时进行超声检查时发现的,发现时常已穿孔。新生儿阑尾炎病情进展迅速,临床表现为哭闹、吐奶、腹胀、或败血症症状。

（二）超声表现

1. 右下腹系膜增厚,见条状或片状低回声粘连。

2. 右下腹可见游离积脓。

3. 少部分病例可显示阑尾,阑尾壁增厚或有腔内积脓(ER10-3-5)。

ER10-3-5 新生儿阑尾炎

（三）诊断及鉴别诊断

新生儿往往生理积气较多,且不易镇静,炎症表现又不十分典型,因此超声诊断新生儿阑尾炎需要一定的经验积累。我院 2006—2017 年 28 例新生儿阑尾炎,超声准确诊断 22 例;误诊 5 例,分别误诊为坏死性小肠结肠炎 4 例,消化道穿孔 1 例;漏诊 1 例诊断为消化道胀气。如不能明确阑尾炎的诊断,而结合临床表现诊断为右下腹炎症或感染,对临床治疗方案的确定也是有帮助的。

九、胎粪性腹膜炎

（一）临床概况

胎粪性腹膜炎(meconium peritonitis)也是新生儿常见急腹症之一。一般认为是胎儿期(4~8 个月胎粪形成后)由于某种原因导致肠道穿孔,胎粪进入腹腔引起的一种无菌性化学性腹膜炎。腹膜大量纤维素渗出,使腹腔内肠管广泛粘连。由于胎粪内各种消化酶的作用可形成钙化斑块。粘连会导致粘连性肠梗阻。宫内套叠是常见的穿孔原因。胎粪性腹膜炎临床表现为生后出现腹胀、呕吐、腹膜炎改变或粘连梗阻。

（二）超声表现

1. 肠系膜增厚粘连,可见包裹积液,腹腔钙化(ER10-3-6)。

ER10-3-6 胎粪性腹膜炎

2. 粘连性肠梗阻改变。

3. 肠闭锁声像图改变。

（三）诊断及鉴别诊断

腹平片见到钙化可以辅助诊断。宫内出现的胎粪性腹膜炎可以是导致肠闭锁的因素,因此超声表现为肠闭锁的征象。

十、新生儿胃肠道穿孔

（一）临床概况

新生儿胃肠道穿孔多发生于胃及十二指肠,其次是小肠和结肠。早产儿占所有新生儿胃肠道穿孔的30%。临床常见穿孔部位及病因：①胃壁肌层缺损导致胃穿孔；②消化道畸形导致小肠穿孔；③NEC导致胎粪性腹膜炎；④肛门闭锁、先天性巨结肠导致结肠穿孔。胃肠穿孔多发生于早产儿、低体重儿。临床表现为生后突然出现进行性腹胀、呕吐、拒食、伴呼吸困难。病情迅速恶化，进入中毒性休克状态。

（二）超声表现

1. 胃穿孔会导致大量腹腔游离气体，影响肝脏的显示。

2. 肠穿孔游离气体相对少，可在肝前缘。

3. 穿孔后可有浑浊游离腹水。

4. NEC穿孔可见到系膜增厚粘连，或形成包裹性积液积气。

（三）诊断及鉴别诊断

消化道穿孔可结合腹立位片综合诊断，平片可显示膈下游离气体。超声的目的是进一步探查穿孔的原因，观察肠间系膜情况，有无粘连包裹，有无脓肿形成，但穿孔的具体位置往往较难显示。

思 考 题

1. 新生儿十二指肠梗阻的三大主要原因？

2. 新生儿阑尾炎与儿童期阑尾炎的表现有何不同？

（王晓曼）

参 考 文 献

1. Josef Neu，Neu J，Allan Walker W. Necrotizing enterocolitis. N Engl J Med，2011，364（3）：255-264.

2. Adams SD，Stanton MP. Malrotation and intestinal atresias，2014，90（12）：921-925.

3. Duran R，Inan M，Vatansever U，et al. Etiology of neonatal gastric perforations：review of 10 years' experience. Pediatr Int，2007，49（5）：626-630.

4. Peyvasteh M，Askarpour S，Javaherizadeh H，et al. Ileus and intestinal obstruction-comparison between children and adults. Pol Przegl Chir，2011，83（7）：367-371.

第四节 新生儿肺部急重症

一、概述

随着研究的深入和认识的提高，肺脏超声已成功应用于儿科肺脏疾病的诊断，与传统胸部X线检查相比，其结果具有更高的准确性和可靠性。近年来，在个别先进的新生儿监护病房，肺脏超声已替代胸部X线检查成为肺部疾病的首选检查手段，常规用于新生儿肺部急重症的诊断和鉴别诊断。

二、检查方法和常用术语

（一）探头选择

建议使用频率为9.0~10.0MHz以上的高频线阵探头，可以提供较高的分辨力，通常胎龄越小、体重越低、所需探头频率越高。没有合适线阵探头时，也可以使用8.0MHz以上的高频凸阵探头。

（二）检查方法

通常以腋前线、腋后线为界将肺脏分成前、侧、后3个区域，即两侧肺脏被分为6个区域；还可再以两乳头连线为界，将每侧肺脏分成上下两个肺野。检查时患儿可俯卧、仰卧或侧卧，对肺脏的每个区域分别进行扫查。扫查时探头须与肋骨垂直（纵向扫查）或平行（横向扫查），以纵向扫查最为重要和常用。当病变主要累积肺的下叶和膈面时，也可借助肝脏或脾脏为透声窗进行扫查，对病变性质以实变为主的肺疾病有一定意义。检查时要尽量减少对婴儿的不良刺激，注意消毒隔离、避免交叉感染；检查危重患儿时，最好有助手协助。

（三）常用术语

1. **胸膜线与肺滑动** 胸膜线（pleural line）是胸膜-肺表面的界面所形成的回声反射，在超声下呈光滑、规则、清晰的线性高回声；如胸膜线消失、粗糙模糊或不规则，则为异常。在实时超声下，可见胸膜线随着呼吸运动而呈现出上下往返、与胸壁之间的相对运动，称为肺滑动（lung sliding）。

2. **A线** A线（A-line）是由于胸膜与肺界面声阻抗的差异产生多重反射所形成的伪像，位于胸膜线下方，超声下呈一系列与之平行的光滑、清晰、规则的线性高回声，彼此间距相等、回声由浅入深逐渐减弱至消失。

3. **B线、融合B线与肺间质综合征** 起始于胸膜线并与之垂直、呈放射状发散至肺野深部的线性高回声称为B线（B-line）。在实时超声下，B-线随着胸膜线的滑动而运动。当探头与肋骨垂直扫描时，如整个肋间隙内表现为密集存在的B线（B-线相互融合难以区分计数）而肋骨声影仍清晰显示，这种密集的B线称为融合B线（confluent B-line）；当任一扫描区域内有连续2个以上肋间隙存在融合B线时称为肺泡-间质综合征（Alveolar-interstitial syndrome，AIS）。

4. **致密B线与白肺** 当探头与肋骨垂直扫描

时,由于密集B线的存在可使整个扫描区域内的肋骨声影均消失,这种能够导致整个扫描区域内肋骨声影均消失的B线称为致密B线(compact B-line);当两侧肺脏的每个扫描区域均表现为致密B线时则称为白肺(white lung)。肺间质综合征、致密B线与白肺均是肺水肿的表现。

5. 肺实变与碎片征　在超声影像上呈"肝样变"的肺组织称为肺实变(lung consolidation),可伴有支气管充气征(air bronchogram)或支气管充液征(fluid bronchogram),严重者在实时超声下可见动态支气管充气征(dynamic air bronchogram);如果实变肺组织的边缘与充气肺组织分界不明确,则此时所形成的超声征象称为碎片征(shred sign)。

6. 肺搏动　当肺实变范围较大、程度较重时,在实时超声下可见实变的肺组织随着心脏的搏动而搏动,称为肺搏动(lung pulse)。

7. 肺点　随着呼吸运动,在实时超声下所见肺滑动存在与肺滑动消失交替出现的分界点称为肺点(lung point)。肺点是气胸的特异性征象,可准确定位轻-中度气胸时气体边界所在的位置,但重度气胸时无肺点。

8. 双肺点　由于病变程度或性质的不同,在肺脏超声影像的上下肺野之间可形成一鲜明的分界点,称为双肺点(double lung point)。双肺点最常见于湿肺,也可见于呼吸窘迫综合征、胎粪吸入综合征、肺炎等疾病。

三、诊断与鉴别诊断

(一)正常肺脏超声影像学表现

新生儿正常肺组织在超声下呈低回声;胸膜线与A线均清晰显示,呈光滑、规则的线性高回声,彼此等间距平行排列,由肺野浅部入深A线回声逐渐减弱至消失;无(出生7天后)或可有少数几条B线(生后7天内),但无肺泡间质综合征(AIS)、胸腔积液和肺实变(图10-4-1)。

(二)常见肺部急重症超声诊断

1. 呼吸窘迫综合征　呼吸窘迫综合征(respiratory distress syndrome,RDS)是指由于各种原因引起肺表面活性物质的原发性(早产儿多见)或继发性(足月儿多见)缺乏,导致由肺泡壁至终末细支气管壁嗜伊红透明膜形成和肺不张,以致新生儿生后不久出现以进行性呼吸困难、青紫和呼吸衰竭为主要临床表现的严重肺部疾病,既往称为肺透明膜病(hyaline membrane disease,HMD),发病率与病死率均高。

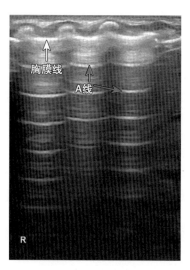

图 10-4-1　新生儿正常肺脏超声影像学表现
新生儿正常肺脏呈低回声;胸膜线呈高回声:光滑、清晰、规则;A-线清晰显示(蓝色箭头);也呈高回声,与胸膜线等间距平行排列;从肺野浅部到深部,回声逐渐减弱至消失(白色箭头)

超声的主要超声影像学特点是:

(1)肺实变伴支气管充气征是RDS最重要的超声影像学表现和诊断必备征象。

(2)在轻度RDS的急性期或重度RDS的恢复期,可有双肺点。

(3)15%~20%的患儿可有不同程度的单侧或双侧胸腔积液。

(4)其他如胸膜线异常、A线消失和肺间质综合征改变等。

需要注意的是,在RDS时不但双侧肺脏的病变程度与性质可不一致(如一侧肺脏有实变而另一侧无实变);而且同一侧肺脏不同肺野的病变程度与性质也可不同(如某一肺野表现为实变而另一肺野表现为水肿或胸腔积液等)(图10-4-2、图10-4-3)。

2. 暂时性呼吸增快症　暂时性呼吸增快症(transient tachypnea of the newborn,TTN)又称为湿肺(wet lung),系由于肺液吸收清除延迟至肺内液体积聚而引起的一种暂时性呼吸困难,是一种自限性疾病,预后良好。但在肺脏超声开展之前,TTN常被当作RDS而误诊误治,并由此而带来一系列严重不良后果;而肺脏超声则可非常容易的将二者区别开来。

TTN的主要超声特征是肺水肿,但无肺实变,主要声像图表现是:

(1)轻度TTN主要表现为AIS和双肺点;重度TTN在急性期主要表现为致密B线、白肺或程

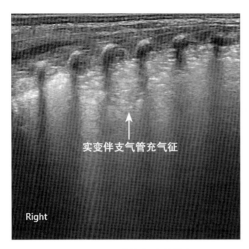

图 10-4-2　呼吸窘迫综合征
肺超声显示双肺实变伴支气管充气征、胸膜线与A-线消失；右肺实变范围大于左肺

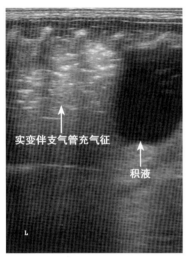

图 10-4-3　呼吸窘迫综合征
肺脏超声显示上肺野表现为肺实变伴支气管重启征、下肺野为胸腔积液

度较重的 AIS，随病情恢复亦可出现双肺点。

（2）轻度或重度 TTN 均可有胸膜线异常、A线消失和不同程度的胸腔积液等。

（3）无肺实变（图 10-4-4）。

3. 新生儿肺炎　新生儿肺炎（pneumonia of the newborn，PN）是新生儿常见肺部疾病之一，多为感染性（包括呼吸机相关性肺炎），也可为吸入性；可为先天性（宫内发生）或出生后发病，为新生儿死亡的常见原因之一。其主要超声影像学表现是：

（1）肺实变伴支气管充气征或支气管充液征：是肺炎最主要的超声影像学改变，主要声像图表现是：

1）重症肺炎时通常实变区范围较大、边界不规则或呈锯齿状，实变区边缘可见碎片征，在实时超声下可见动态支气管充气征。

2）实变可位于肺野的任何一个或多个部位、在同一肺野内可存在大小和形状不同的实变区。

（2）非实变区可见 B 线或呈 AIS 改变。

（3）胸膜线异常和 A 线消失。

（4）部分患儿可见不同程度的单侧或双侧胸腔积液。

（5）轻度肺炎或肺炎早期可以胸膜下局灶性小实变与 AIS 为主要表现（图 10-4-5）。

4. 胎粪吸入综合征　胎粪吸入综合征（meconium aspiration syndrome，MAS）是因胎儿在宫内缺氧，诱发胎儿排便及胎儿呼吸，导致在宫内和分娩过程中吸入了被胎粪污染的羊水，胎粪颗粒致气管-支气管-终末细支气管-肺泡机械性堵塞、化学性炎症及继发性肺表面活性物质缺乏，从而导致患儿严重呼吸困难和呼吸衰竭。

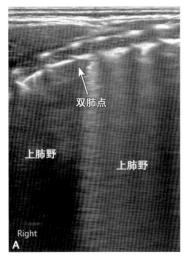
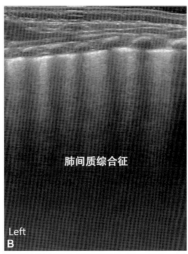
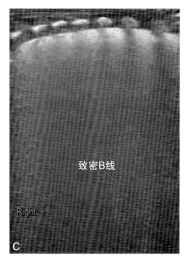

图 10-4-4　暂时性呼吸增快症
A：显示双肺点；B：显示肺间质综合征；C：显示致密 B 线，如每一扫描区域均呈致密 B 线则为白肺

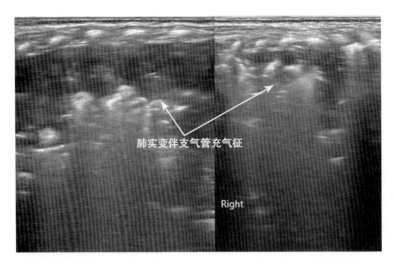

图 10-4-5 肺炎
肺脏超声显示两侧肺脏均见大面积实变区伴支气管充气征(左肺实变范围大于右肺),边缘不规则,胸膜线与 A-线消失

主要超声影像图表现是:

(1) 肺实变伴支气管充气征:是 MAS 最重要的声像图特点,实变范围与疾病程度有关,实变区边界不规则或呈锯齿状,可见碎片征;两侧肺脏实变程度可以不同、同一侧肺脏内也可存在大小不同的实变区。

(2) 胸膜线异常与 A-线消失。

(3) 非实变区可见 B-线或呈 AIS 改变。

(4) 部分患儿可有不同程度的单侧或双侧胸腔积液。需要注意的是:仅依据超声表现,MAS 与肺炎常难以区别,常需结合病史及其他实验室检查才能明确诊断(图 10-4-6)。

5. 新生儿肺出血 新生儿肺出血(pulmonary hemorrhage of the newborn,PHN)是导致新生儿死亡的最常见重症肺疾病之一,其发生率在活产婴儿中高达 1‰~12‰,而在有高危因素的新生儿中发生率可上升至 50‰。PHN 病因复杂、起病凶险、病情进展快,最常发生于生后最初几天,其中发生于生后数小时~24 小时之内者占 70% 以上,发生于生后 3 天以内者占 80% 以上,发生于生后 1 周之内者近 90%。

主要声像图表现是:

(1) 碎片征:是肺出血最常见超声征象。

(2) 肺实变伴支气管充气征:肺实变的程度和范围与原发病有关。

(3) 胸腔积液:80% 以上的患儿可有不同程度的单侧或双侧胸腔积液,穿刺可证实其为血性;出血严重者在积液内可见纤维蛋白变性形成的纤维条索状漂浮物,实时超声下可见此纤维条索状物随积液的运动而漂浮于积液中。

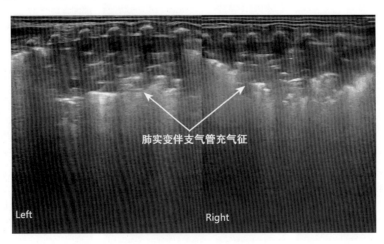

图 10-4-6 胎粪吸入综合征
肺脏超声显示双肺大小和范围不同的大面积实变伴支气管充气征,边界呈锯齿状

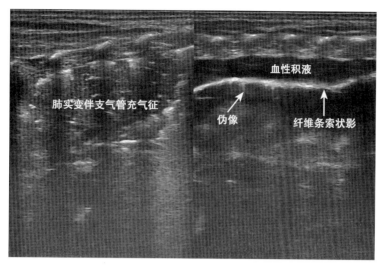

图 10-4-7　新生儿肺出血
肺脏超声显示左肺表现为碎片征、右肺大量胸腔积液和纤维素沉着变性形成的条索状影

（4）其他：如胸膜线异常、A 线消失和肺间质综合征等（图 10-4-7）。

6. 新生儿肺不张　新生儿肺不张（neonatal pulmonary atelectasis，NPA）不是一个独立的疾病，而是多种多种肺部疾病或呼吸道疾病的常见并发症，也是新生儿呼吸困难、病情迁延、撤机困难等的常见原因之一。

超声对肺不张有确切诊断价值，主要声像图表现是：

（1）肺实变伴支气管充气征，严重者可见平行排列的支气管充气征或支气管充液征。

（2）在程度较重的大面积肺不张，实变区边缘多较为清晰、规则，如为小范围局限性肺不张，则实变区边缘与周围肺组织可能界限不明显。

（3）实变区胸膜线异常及 A 线消失，而非实变区仍可正常。

（4）严重或大面积肺不张时，在实时超声下可见肺搏动和动态支气管充气征，肺滑动往往消失。

（5）多普勒超声于实变区可见肺血流（频谱），这是不张的肺组织能够恢复的生理基础。

（6）如已发展至晚期，则动态支气管征和肺血流均可消失（图 10-4-8）。

7. 气胸　气胸（pneumothorax）是肺部疾病常见的严重并发症和导致新生儿死亡的常见原因之一。

主要超声影像图表现是：

（1）实时超声下肺滑动消失：是气胸最具诊断价值的超声征象，如存在可基本除外气胸。

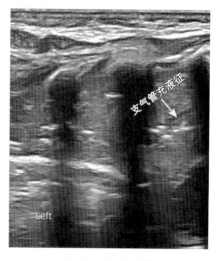

图 10-4-8　肺不张
肺脏超声（探头与肋骨平行扫描）显示左肺呈月牙形实变肺组织伴支气管充气征，实变区边界相对清晰，提示存在肺不张（白色亮线或点为支气管充气征）

（2）没有 B 线或彗星尾征：如存在，也可基本排除气胸。

（3）明确存在的肺点：是诊断轻-中度气胸的特异性征象，特异性为 100%（图 10-4-9、ER10-4-1、ER10-4-2）；但重度气胸时无肺点，故敏感性仅 70% 左右。

（4）M 型超声：可见正常的肺脏的颗粒状征象（沙滩征）被一系列平行线（平流征）所代替（图 10-4-10）。

（三）临床价值

超声诊断肺疾病准确、可靠、无创无害，可在床

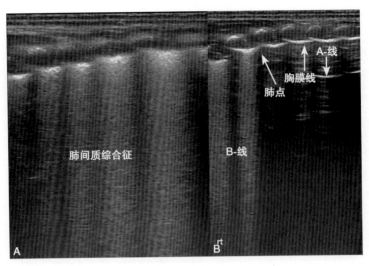

图 10-4-9　气胸
右肺气胸患儿,A:左肺呈 AIS 改变;B:右肺显示双肺点

ER10-4-1　气胸的超声诊断-肺滑动消失(左)

ER10-4-2　气胸的超声诊断-肺滑动消失(右)

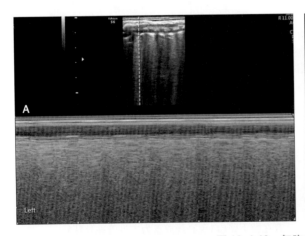
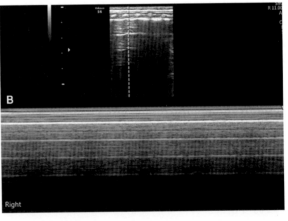

图 10-4-10　气胸的 M 型超声表现
A:左肺呈沙滩征;B:右肺为平行线征(右);提示右侧胸腔存在大量气胸

旁开展,便于动态观察并及时掌握患儿病情变化和临床信息,有助于早期诊断和指导治疗。其准确性与可靠性远远超过传统胸部 X 线检查,可作为新生儿肺部疾病的首选检查手段。

思考练习题

1. 常见肺部病的超声征象有哪些?
2. 何谓肺点与双肺点,二者有何区别?
ER10-4-3 为参考答案。

ER10-4-3　思考练习题参考答案

（刘　敬）

参 考 文 献

1. Touw HRW, Tuinman PR, Gelissen HPMM, et al. Lung

ultrasound:routine practice for the next generation of internists. Netherlands Journal of Medicine, 2015, 73(3): 100-107.

2. Liu J, Cao HY, Wang HW, et al. The role of lung ultrasound in diagnosis of respiratory distress syndrome in newborn infants. Iranian Journal of Pediatrics, 2014, 24 (2):147-154.

3. Liu J, Chen XX, Li XW, et al. Lung ultrasonography to diagnose transient tachypnea of the Newborn. Chest, 2016, 149(5):1269-1275.

4. Liu J, Liu F, Liu Y, et al. Lung ultrasonography for the diagnosis of severe pneumonia of the newborn. Chest, 2014, 146(2):483-488.

5. Liu J, Cao HY, Fu W. Lung ultrasonography to diagnose meconium aspiration syndrome of the newborn. Journal of International Medical Research, 2016, 44(6):1534-1542.

6. Ren XL, Fu W, Liu J, et al. Lung ultrasonography to diagnose pulmonary hemorrhage of the newborn. The Journal of Maternal-Fetal & Neonatal Medicine, 2017, 30(21):2601-2606.

7. Liu J, Chen SW, Liu F, et al. The diagnosis of neonatal pulmonary atelectasis using lung ultrasonography. Chest, 2015, 147(4):1013-1019.

8. Liu J, Chi JH, Ren XL, et al. Lung ultrasonography to diagnose pneumothorax of the newborn. American Journal of Emergency Medicine, 2017, 35(9):1298-1302.

第五节　新生儿心脏急重症

一、大动脉转位

新生儿心脏急重症主要包括大动脉转位、室间隔完整的肺动脉闭锁、先天性肺静脉异位引流、儿童心衰、肺动脉高压、原发性心内膜弹力增生症,分述如下。

(一)临床概况

1. 概述　大动脉转位的定义:Van Praaph 主张将大动脉转位(transposition)这一概念回归原始:即两条大动脉均跨越室间隔,发自非对应的心室,即主动脉与解剖右心室连接,肺动脉与解剖左心室连接。

大动脉转位可根据血流动力学是否得以矫正分为完全型大动脉转位(complete transposition of great artery,D-TGA)和矫正型大动脉转位(congenitally corrected transposition of the great artery, CCTGA)。D-TGA 是一种心房与心室连接一致,而心室与大动脉连接关系不一致的复杂先天性心血管畸形。即左心房连接左心室,然后发出肺动脉;右心房连接右心室,然后发出主动脉。由于 D-TGA 病情凶险,如果得不到及时治疗死亡率极高,属于新生儿急症,所以在此仅介绍完全型大动脉转位。

完全型大动脉转位占发绀型先天性心脏病的第 2 位,约占发绀先心病的 5%~10%,为新生儿期发绀型先天性心脏畸形的首位。出生后,由于体、肺循环形成两个独立的循环,如果两个循环之间没有交通就无法存活。交通口是体、肺循环交换血流的门户,对生命的维持至关重要。血流动力学异常主要取决于交通口(室间隔缺损、动脉导管、卵圆孔或 ASD)的数目和大小,如果交通良好,体肺循环的血流量均增加,由于肺阻力下降和分流的增加,肺循环血流量显著高于正常,易早期出现肺动脉高压和心力衰竭。如果交通不足,可产生严重缺氧、发绀和代谢性酸中毒,甚至死亡。

完全型大动脉转位患儿易早期发生肺动脉高压和心力衰竭,如不及时治疗,死亡率极高。单纯型(不合并室间隔缺损及肺动脉狭窄)D-TGA 一般要在出生后 2 周内进行外科手术治疗,死亡率已降至 3% 以下,冠状动脉畸形是独立的手术危险因素;合并复杂畸形的 D-TGA(合并室间隔缺损或轻度左室流出道狭窄,肺动脉瓣环发育良好者)通常在 3 个月内手术,手术死亡率低于 5%~8%。对于合并严重的肺动脉狭窄的患儿,只能行 Rastelli 手术或单心室矫治,预后较差。

超声心动图对该畸形无论在产前还是出生后的诊断都发挥着不可替代的作用,为首选的检查诊断方法。实时的超声心动图检查对手术适应证的选择、术中的监测、手术效果的评估及手术并发症的及时发现都非常重要。通常不需要其他影像学检查方法进行诊断,但怀疑合并冠脉畸形、主动脉弓畸形(COA、IAA)时应进行心血管 CTA 甚至心血管造影检查(图 10-5-1)。

2. 病理生理及治疗　在胎儿期,胎儿循环平行的特点使胎儿能够耐受许多复杂的心脏畸形。由于肺泡没有呼吸功能(通过胎盘进行氧气交换)及卵圆孔和动脉导管开放,且肺动脉、主动脉的血氧饱和度差别不大(主动脉为 65%,肺动脉为 55%)。大动脉转位时(主动脉为 55%,肺动脉为 65%),轻度血氧饱和度的变化对胎儿无明显影响。

诊断后首先纠正低氧血症和代谢性酸中毒等。患儿出生后一经确诊,即应静脉给予前列腺素,以使肺动脉压下降和保持动脉导管开放,发绀严重者

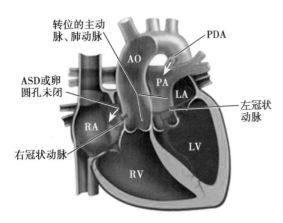

图 10-5-1 完整型大动脉转位模式图

应行球囊房间隔造孔术,以减轻缺氧症状。应在两周内行解剖矫治术(switch 手术)。单纯性 D-TGA 手术成功率高达 97% 以上。合并复合畸形(如室间隔缺损、左室流出道轻度狭窄-肺动脉瓣发育良好者)手术死亡率降至 5% 左右。如合并动脉导管未闭或室间隔缺损,可在生后 3 个月左右同期矫治。但要测定肺动脉压力,如左心室及肺动脉压力下降,应先在肺动脉行环缩术(Banding)同时加做无名动脉至右肺动脉的分流术,以训练左心室功能。环缩术后 1~2 周内尽快手术,手术延迟会使危险性增加。

(二)超声表现

由于该畸形属于复杂心脏畸形,应遵循先天性心脏病节段分析法则。

常用切面:左心室长轴切面、大血管短轴切面、四腔及五腔切面、右室流出道长轴切面等为常用切面。由于剑下透声窗能最佳展示大动脉与心室的

连接关系,应特别注意剑下透声窗的应用。

1. 二维超声心动图

(1)剑下上腹部横切面及四腔心切面显示心房正位(少数为反位),心室右襻(亦可为左襻),房室连接一致。

(2)大动脉短轴切面示两大动脉正常包绕关系多消失,呈平行关系,主动脉常位于右前,肺动脉位于左后。

(3)多切面可见主动脉发自右心室,肺动脉发自左心室;常合并左心室流出道狭窄或肺动脉狭窄,左心室流出道狭窄性质可为膜性、纤维组织或肌性;肺动脉狭窄时瓣环发育不良、瓣膜增厚、开放受限。

(4)房间隔、室间隔可完整或合并缺损(或卵圆孔未闭),PDA 可开放(图 10-5-2~图 10-5-4)。

2. 多普勒超声心动图

(1)彩色多普勒:显示合并室间隔缺损时的血流分流方向;合并肺动脉瓣下、肺动脉瓣或主肺动脉狭窄时,可呈高速五彩镶嵌血流信号;合并动脉导管未闭时,可显示自主动脉到肺动脉的红色血流交通。

(2)连续多普勒:根据血流速度评价动脉狭窄程度,同时可根据动脉导管的分流速度评估肺动脉的压力。

(三)诊断及鉴别诊断

当新生儿出现发绀(哭闹时明显),血氧饱和度减低,应考虑该畸形的可能性。检查时应依据先心病节段分析方法,超声多切面观察,注意观察心房与心室的连接,左右心室的判别,心室大动脉的连接,尤其注重剑下各流出道切面的检查,注意观察

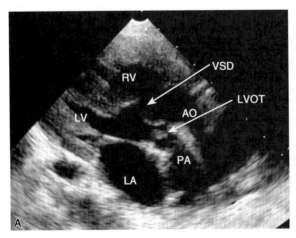
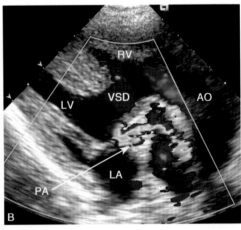

图 10-5-2 合并室间隔缺损的完全型大动脉转位声像图

A:心室长轴切面示两条大动脉起源位置异常,合并室间隔缺损及肺动脉瓣下左室流出道狭窄;B:彩色多普勒示大动脉转位及合并肺动脉瓣下流出道狭窄

RV:右心室;LV:左心室;LA:左心房;PA:肺动脉;AO:主动脉;LVOT:左室流出道;VSD:室间隔缺损

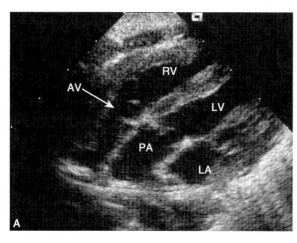
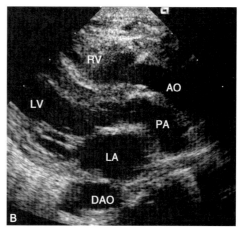

图 10-5-3　室间隔完整的大动脉转位声像图

A:胸骨旁五腔心切面示两条大动脉异常起源;B:心室流出道长轴示两大动脉并列走行,二尖瓣与肺动脉瓣有纤维连续

RV:右心室;LV:左心室;LA:左心房;PA:肺动脉;AO:主动脉;DAO:降主动脉;AV:主动脉瓣

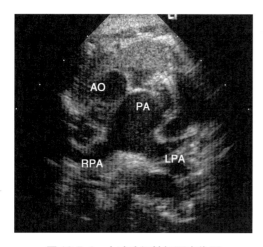

图 10-5-4　大动脉短轴切面声像图

显示两动脉空间位置异常,主动脉位于右前,肺动脉可见分支位于左后

PA:肺动脉;AO:主动脉;RPA:右肺动脉;LPA:左肺动脉

大动脉的空间关系,与心室的连接关系。多普勒超声显示瓣膜是否狭窄或关闭不全,是否合并房室间隔缺损及动脉导管未闭。由于其与手术方式的选择及成功率密切相关,应多切面观察冠状动脉的起源及走行。该畸形属于新生儿急症,所以在产前准确诊断十分重要,及时准确的产前诊断对围产期的处理和及时外科治疗非常有帮助,可显著降低死亡率。胎儿超声心动图表现与出生后基本一致(图10-5-5、ER10-5-1)。

合并室间隔缺损的完全型大动脉转位应注意与肺动脉下室间隔缺损的 DORV 相鉴别:DORV 时两条大动脉均(或大部分)发自右心室,当肺动脉骑

ER10-5-1　胎儿完全型大动脉转位的动态图

跨时,骑跨率要大于 50%;多切面显示 60% 以上患儿肺动脉瓣与二尖瓣无纤维连续(肺动脉下圆锥),完全型大动脉转位时,二尖瓣与肺动脉瓣存在纤维连续(肺动脉下无圆锥)。肺动脉在室间隔上的骑跨率及是否有完整的动脉下圆锥是鉴别的要点。但两者的治疗方法及预后无明显差别。

二、室间隔完整的肺动脉闭锁

(一)临床概况

肺动脉闭锁是一种少见的先天性心脏病,发病率占先天性心脏病的 2%,病理改变为主肺动脉、肺动脉瓣及肺动脉分叉部均可发生闭锁性变。

依据室间隔是否完整肺动脉闭锁可分为室间隔完整的肺动脉闭锁(pulmonary atresia with intact ventricular septum,PA/IVS)、合并室间隔缺损的肺动脉闭锁(PA/VSD)。室间隔完整的肺动脉闭锁为导管依赖型先天性心脏畸形,为新生儿急症,所以在此只介绍 PA/IVS。

1783 年 Hunter 首次报告室间隔完整的肺动脉闭锁病例。指右室与肺动脉之间无直接交通,且室间隔完整的一种先天性心血管畸形。占先天性心血管畸形的 1% 左右,占新生儿发绀先心病的 20%~30% 左右。

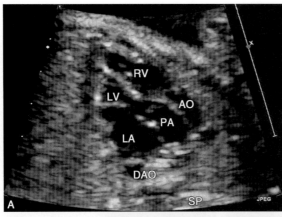
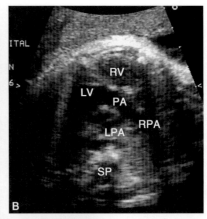
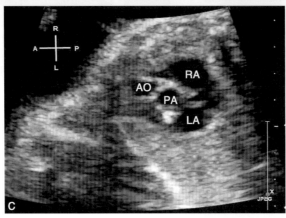

图 10-5-5　胎儿完全型大动脉转位声像图

A:胎儿双流出道切面示两条大动脉平行走形,主动脉发自右心室,肺动脉发自左心室;B:左室流出道长轴示连接左室的动脉发出左右分支,为肺动脉;C:大动脉短轴切面示主肺动脉位置异常,主动脉位右前,肺动脉位左后

RV:右心室;LV:左心室;PA:肺动脉;RPA:右肺动脉;LPA:左肺动脉;SP:脊柱;RA:右心房;LA:左心房;PA:肺动脉;AO:主动脉;DAO:降主动脉

该畸形是新生儿期危重先天性心脏病之一,属于 PDA 依赖的青紫型 CHD,总体预后不良,主要取决于右心室发育程度、体肺循环的血流交通以及心肌血流灌注对右心室-冠状动脉循环的依赖程度。如不干预治疗,绝大多数在生后 6 个月内死亡。

根据右心室的大小可分为两种类型:①右心室发育不良型:右心室缩小,发育不良,室壁心肌增厚,此型占多数(80%)。可伴有三尖瓣闭锁或发育不良,三尖瓣发育状态与右心室发育是一致的。②右心室正常或扩大型:右心室正常或接近正常,甚至扩张。三尖瓣的发育接近正常,心室扩大多伴有三尖瓣关闭不全。

多年来,许多学者试图对右心室的大小进行定量研究,包括许多种方法,如造影 Simpson's 方法。CHSS(congenital heart surgery study)应用三尖瓣环 Z 值方法对右心室进行研究表明,公式如下:

$$Z\ 值 = \frac{三尖瓣直径实测值 - 正常三尖瓣直径均值}{正常三尖瓣直径标准差}$$

CHSS 研究发现三尖瓣 Z 值与右心室容积(Ventricular cavity)呈显著正相关。

右心室由三部分组成:包括流入道、小梁部和流出道。部分右心室发育较好患者,三个部分都发育较成熟,而多数伴有右心室严重发育不良,甚至仅有流入道部分发育(图 10-5-6)。

1. 病理生理

(1)心房水平的分流:由于血流不能从肺动脉排出,只能从未闭的卵圆孔或房间隔缺损分流入左心房→左心室→主动脉,导致机体缺氧和发绀。

(2)肺循环血液供应:主要依靠动脉导管未闭,而来自降主动脉的体肺侧支循环则较少,肺循环血流量的多少与机体缺氧和青紫密切相关。动脉导管随着时间推移逐渐变细,甚至闭合,将导致严重后果。

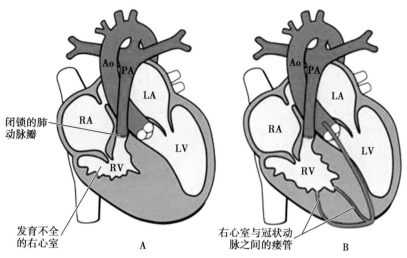

图 10-5-6 室间隔完整的肺动脉闭锁模式图
A:不合并右室-冠脉依赖循环(RVDCC);B:合并右室-冠脉依赖
RV:右心室;LV:左心室;PA:肺动脉;RA:右心房;LA:左心室;AO:主动脉

（3）右心功能衰竭:如果三尖瓣发育不良或狭窄,右心室腔发育很差,心腔内压力显著增高,右心室肥厚;如果三尖瓣发育较好,可伴有明显的三尖瓣反流。上述两种情况,均可导致右心功能衰竭,出现体静脉明显扩张、肝脏肿大、周围水肿等。

（4）右心室-依赖性冠状动脉循环:当存在右心室—冠状动脉交通时,冠状动脉易迂曲狭窄,主动脉舒张压不足以驱动血液维持冠脉的正向血流,这样,收缩期来自右心室的逆向血流对心肌灌注是非常必要的。冠脉血液供应部分或全部来自冠脉—右心室的交通,依靠右心室高压(等于或高于体循环的压力)进行逆向灌注,这一灌注方式被称之为右心室依赖的冠状动脉循环(Right ventricular-dependent coronary artery circulation)。不难想象,在右心室依赖的冠脉循环存在的情况下,如果进入右心室的血流减少或右心室收缩压降低(心动过速、应用前列腺素治疗、右室流出道疏通术等)都会导致心肌灌注障碍,从而引起心肌缺血、梗死,甚至死亡。

2. 治疗概况 PA/IVS 的肺血依赖动脉导管,生后早期即需要应用前列腺素 E 保持动脉导管开放以改善低氧。后续治疗的原则尽可能行双心室修复,如不可能,只能考虑一个半或单心室矫治。为了达到双心室矫治,可以通过外科手术或经导管肺动脉瓣射频打孔的方法建立右室与肺动脉之间的交通。但外科手术治疗病死率高(20%~40%),且需多次手术。在西方先进国家,虽然近期报道应用激光或射频导丝行经导管闭锁肺动脉瓣打孔术操作死亡率降至 3%~5%,但技术难度大,费用高,在国内不能普遍开展。近年来采用内外科镶嵌治疗,操作简单,显著提高了成功率,手术近期死亡率降至 10% 以下。

与其他影像学相比,超声心动图对瓣膜及血流的显示有显著的优越性,对该畸形产前及出生后的诊断、右室心功能的评价、预后评估、手术方案的制订及介入治疗术中的监测都非常重要,为首选的检查诊断方法。但怀疑右室依赖的冠脉循环时,应进行心导管及冠状动脉造影检查,明确冠脉是否合并狭窄和闭塞。

（二）超声表现

1. 生后超声心动图表现

（1）M 超声心动图:右室壁明显增厚,心腔多明显缩小,少部分正常或缩小不明显,右室流出道狭小,甚至闭塞;左心室内径正常,主动脉内径增宽。

（2）二维超声心动图

1）四腔心切面、左心室短轴切面显示:左、右心系统不对称,左心扩大,右心室明显缩小、发育不良(仅有一部分或两部分发育),少部分右心室发育接近正常(通常三尖瓣明显反流);右室壁明显肥厚,肌小梁增粗增多,内膜回声增强;右心室壁心肌内可出现多个无回声区,为扩张的窦状隙;右心房扩大,三尖瓣闭锁或明显狭窄,少数伴有三尖瓣下移,甚至瓣叶缺如。

2）左心室长轴切面、大动脉短轴切面及右室流出道长轴切面显示主动脉明显增宽,右室流出道狭小。

3）大动脉短轴切面、右心室长轴切面等显示肺动脉瓣呈条状强回声光带,无明显启闭活动。

4）大动脉短轴、左高位胸骨旁矢状切面及胸骨上窝动脉导管切面显示未闭的动脉导管(图 10-5-7~图 10-5-10)。

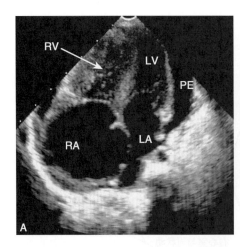
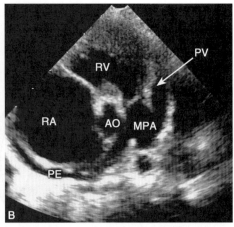

图 10-5-7　室间隔完整的肺动脉闭锁声像图

A:四腔心切面示右心室发育不良,三尖瓣狭小;B:大动脉短轴切面示大动脉短轴切面显示肺动脉
瓣膜性闭锁,未见启闭活动

RV:右心室;LV:左心室;RA:右心房;LA:左心房;PV:肺动脉瓣;AO:主动脉;MPA:肺动脉主干;
PE:心包积液

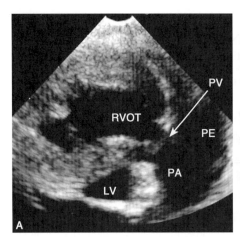
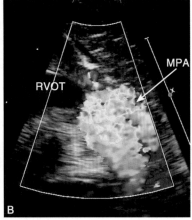

图 10-5-8　肺动脉膜性闭锁声像图

A:右室流出道长轴切面示肺动脉瓣膜性闭锁,未见明显启闭活动;B:彩色多普勒示右室流
出道未见血流信号,主肺动脉内血流源自动脉导管

RVOT:右室流出道;LV:左心室;PA:肺动脉;PV:肺动脉瓣;MPA:肺动脉主干;PE:心包积液

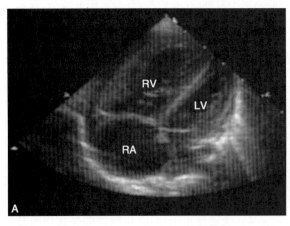
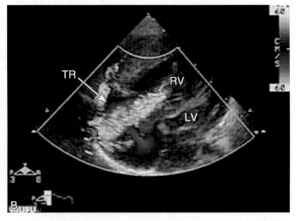

图 10-5-9　室间隔完整的肺动脉闭锁

A:四腔心切面显示右心室发育尚可;B:彩色多普勒显示三尖瓣反流

RV:右心室;LV:左心室;RA:右心房;TR:三尖瓣关闭不全

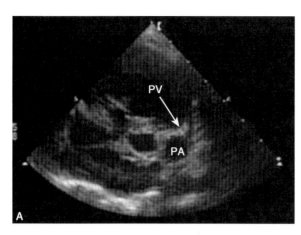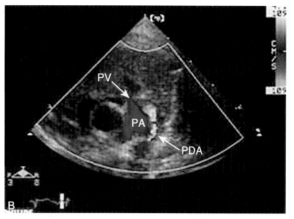

图 10-5-10　室间隔完整的肺动脉瓣闭锁

A：大动脉短轴切面显示肺动脉瓣膜性闭锁；B：彩色多普勒显示肺动脉血供来自未闭的动脉导管

PA：肺动脉；PV：肺动脉瓣；PDA：动脉导管未闭

（3）彩色多普勒超声心动图

1）多切面未能显示右室流出道通过肺动脉瓣的正向血流。

2）多切面显示主动脉通过动脉导管未闭分流入肺动脉的红色五彩血流信号。

3）少数患儿，可发现右心室心肌的窦状隙扩张，呈现五彩镶嵌血流，呈双期双向动脉频谱，收缩期逆灌入冠状动脉（右心室-依赖性冠脉循环）。

2. 胎儿期超声心动图表现　产前检出胎儿室间隔完整的肺动脉闭锁对围产期及出生后的正确处理意义十分重大。胎儿超声心动图表现与出生后 2DE 声像图基本一致。

（1）多切面显示右心室腔缩小（少数可接近正常），三尖瓣回声增强、增厚。

（2）多切面显示肺动脉瓣回声增强，整个心动周期不贴壁，无明显启闭活动（虽然随心动而摆动），右室流出道肥厚。

（3）CDFI：可显示三尖瓣不同程度的反流，肺动脉瓣无跨瓣正向血流。

（4）多切面 CDFI 显示动脉导管弓为逆向灌注（双弓及导管弓长轴切面），与主动脉弓血流相反。

（5）少数严重胎儿可以出现右室窦状隙开放，室间隔可见丰富冠脉侧支血流，并与窦状隙连接，形成右室依赖的冠脉循环（RVDCC）（图 10-5-11、图 10-5-12、ER10-5-2）。

（三）诊断与鉴别诊断

当新生儿出生后出现明显发绀（血氧饱和度明显下降）要考虑到该畸形的可能性，缺氧程度较完

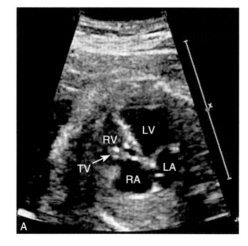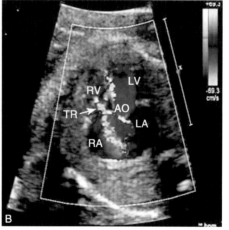

图 10-5-11　胎儿室间隔完整的肺动脉闭锁声像图

A：四腔心切面示右心室缩小，三尖瓣回声增强；B：彩色多普勒示三尖瓣明显反流

RV：右心室；LV：左心室；RA：右心房；LA：左心房；AO：主动脉；TR：三尖瓣关闭不全；TV：三尖瓣

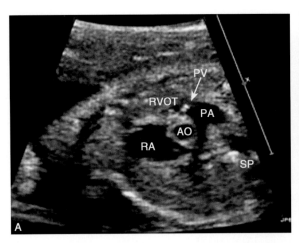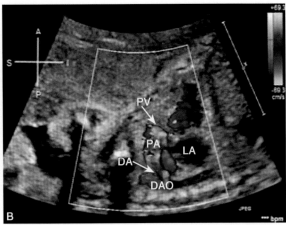

图 10-5-12　胎儿室间隔完整的肺动脉闭锁声像图

A:大动脉短轴切面示肺动脉瓣无启闭活动;B:主动脉弓长轴切面彩色多普勒示动脉导管血流为逆灌血流

RA:右心房;LA:左心房;AO:主动脉;RVOT:右室流出道;PA:肺动脉;DAO:降主动脉;DA:动脉导管;PV:肺动脉瓣;
SP:脊柱

ER10-5-2　胎儿室间隔完整的肺动脉闭锁-
动态图

全型大动脉转位及完全型肺静脉异位引流严重。

超声检查要注意观察右心室的发育程度(内径及室壁厚度),多切面(尤其是剑下透声窗)观察右室流出道是否肥厚、肺动脉瓣是否开放,仔细鉴别肺动脉瓣是否存在跨瓣正向血流(CDFI 及 CW)。大动脉短轴及胸骨上窝切面仔细观察动脉导管是否开放及血流方向。如果右心室发育小,三尖瓣存在高速的明显反流、动脉导管逆向灌注及缺乏右室流出道的正向血流,该畸形的诊断基本明确。

该畸形主要与重度肺动脉瓣狭窄相鉴别。肺动脉瓣狭窄虽然也可出现不同程度的三尖瓣反流,但右室发育良好,右室内径通常增大,多数不合并动脉导管未闭。多切面显示肺动脉瓣环发育不良,瓣膜增厚,可见启闭活动;CDFI 及 CW 显示跨瓣的高速血流信号,两者不难鉴别。

三、完全型肺静脉异位引流

(一)临床概况

1. 概述　肺静脉异位引流(anomalous pulmonary venous drainage,APUD)是指部分或全部肺静脉未直接与左心房相连,而与体静脉或右心房相连接。其发病率约占先天性心脏病的 5.8%,肺静脉异位引流分为部分型(PAPVC)和完全型(TAPVC),前者

占 60%~70%,后者占 30%~40%。由于 TAPVC 症状重,属于新生儿急症,在此仅介绍完全型。

完全型肺静脉异位引流大多在新生儿及小婴儿期就出现严重症状,如不手术干预,80%死于 1 岁内。本病诊断并不困难,但因患儿呼吸道症状突出,所以易被误诊为小婴儿肺炎而耽误诊治,导致严重后果。

2. 分类　完全性肺静脉连接异常的分类方法多采用 Darling 的分类方法,即根据肺静脉异常连接的解剖部位分为四型(图 10-5-13)。

(1) 心上型(55%):肺静脉在左心房后方汇合后经垂直静脉引流至左无名静脉,有时引流入上腔静脉或奇静脉。垂直静脉在左肺动脉和左总支气管前方进入无名静脉,在此处受压迫可造成静脉回流梗阻。

心上型完全型肺静脉异位引流,肺静脉经垂直静脉和头臂静脉引流至上腔静脉,在胸片中形成典型的"雪人"形:心脏构成"雪人"的身体,异常静脉在引流入上腔静脉的过程中构成了"雪人"的头部。

(2) 心内型(30%):全部肺静脉直接引流入右心房或经肺静脉总干引流至冠状静脉窦。在肺静脉总干和冠状静脉窦之间可能发生梗阻。

在常见的情况下,心内型中肺静脉是通过冠状窦直接引流至右心房的。但在右心耳异构的情况下,肺静脉不会经冠状窦而是直接引流至右心房。

(3) 心下型(13%):全部肺静脉在心脏后方汇合后经垂直静脉下行通过膈肌食管裂孔进入门静脉、下腔静脉或静脉导管等。因行程遥远,回流血液经过高阻力肝血管床到达右心房或垂直静脉下行途中受外界压迫的机会多,易导致引流部位梗阻

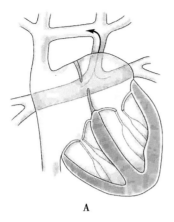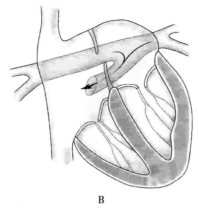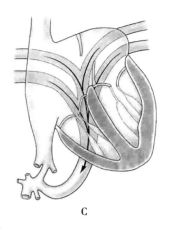

图 10-5-13　完全型肺静脉异位引流模式图
A：心上型；B：心内型；C：心下型

（常见梗阻部位：食管裂孔处、垂直静脉与门静脉相连处、出生后静脉导管关闭导致断流），从而发生严重的肺淤血及肺水肿，预后非常差。

心下型肺静脉异常连接多数是完全型的。通常情况下连接两侧肺静脉的共同干位于心包外左心房的后方。单根垂直静脉通过膈肌并引流入门静脉或静脉导管。在少见的情况下，垂直静脉可分成一系列的分支，与胃静脉连接。直接连接至下腔静脉较连接门静脉少见。

（4）混合型（2%）：双侧肺静脉分别通过不同的引流途径和部位引流至右房或体静脉（图 10-5-14）。

3. 病理生理　右心房接受体肺循环全部回心血液，血流量极度增多。左心房、左心室的血源完全由房间隔缺损而来，所以房间隔缺损（25%）或卵圆孔未闭（75%）为本病所必有。合并卵圆孔未闭

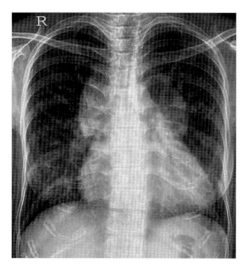

图 10-5-14　完全型肺静脉异位引流心上型正位胸片

的患儿，两侧心房之间的通道小，来自腔静脉与肺静脉的血液混合后仅少量流入左心房，导致左侧心腔发育小，体循环血流过少，临床上出现轻度发绀，但右侧心腔及肺循环血流量大，导致重度肺动脉高压，大多在出生后数月内即死于右心衰竭。如果合并较大房间隔缺损的患儿，从右心房进入左心房的血流量多，则发绀明显，而肺循环高压则延迟出现，多数患儿可生存 1 年以上。合并肺静脉回流梗阻者，则发绀程度重，严重肺淤血，肺水肿，大多在出生后数周亡。因此超声心动图观察肺静脉梗阻、左心发育情况及肺动脉高压情况对判断病情及预后非常重要。

完全性肺静脉异位回流病例由于肺循环压力显著升高，所有患儿不论年龄大小，肺小动脉均显示梗阻性病理改变。

4. 临床表现、治疗及预后　各型均有充血性心衰表现，且引起生长发育迟缓和反复肺炎。如出生数日内有严重青紫，呼吸窘迫及心血管功能衰退症状时，应考虑肺静脉回流有梗阻，内科的紧急治疗是纠正酸中毒，降低肺循环阻力。大多数患者是心脏和呼吸状况不稳定的新生儿。一旦发现肺静脉梗阻，手术应立即进行。梗阻不重者，可先采用球囊导管行房缺扩大操作，能延迟部分患者手术时间。手术死亡率低于 9%，一年存活率 78.9%，五年存活率 74.2%。首位致死因素：肺静脉系统的梗阻。不行外科手术 2/3 无肺静脉回流梗阻的患儿 1 岁左右死亡，通常死于反复重症肺炎。

心下型患儿最为严重，不经手术，大多数死于 2 月之内，有的仅存活几个星期，即使外科手术，死亡率也很高。几乎所有患者都存在不同程度的肺血

管阻力增高。

与其他影像诊断方法比较,超声心动图检查为首选无创检查方法。超声心动图不仅能测量心腔大小,实时准确评估心功能及肺动脉高压程度,指导治疗;还可显示共同肺静脉腔的位置和大小,左右心房交通口的大小、共同肺静脉血流的引流途径以及是否合并梗阻等。同时对适应证及手术时机的选择都有决定性意义。超声心动图对术后的疗效评估及并发症的及时发现均非常重要。但对混合型及引流途径不清者,应进行心血管CTA甚至心血管造影检查,以进一步明确诊断。但患儿通常病情危重,心血管造影等可能会加重病情,使病情进一步恶化,应权衡利弊。产前超声诊断十分重要,对手术治疗效果良好类型的TAPVC(心上型、心内型)应建立绿色通道,到有条件的医疗中心出生,为后续及时的治疗创造条件,可提高手术成功率。对治疗效果差(如心下型、伴有引流途径梗阻且共同静脉腔较小的类型),与家属充分沟通后,可选择终止妊娠。

（二）超声表现

1. 新生儿及小婴儿期超声心动图诊断特点

（1）M型显示右心室容量负荷增加,室间隔矛盾运动或低平。

（2）右心系统明显扩张(右心室、右心房)和显著发育不良的左心系统(左心室、左心房),室间隔及房间隔偏向左侧(图10-5-15)。

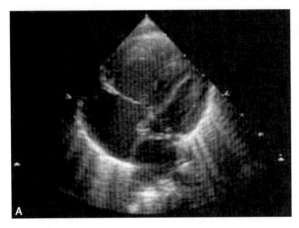
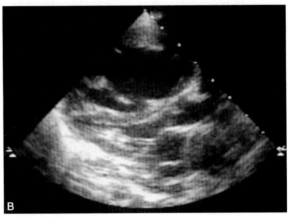

图 10-5-15　完全型肺动脉异位引流声像图
显示右心显著扩大,左心缩小。A:四腔心切面;B:左室长轴切面

（3）肺动脉明显扩张及心房内异常交通。

（4）共同肺静脉腔:多切面均能显示,尤其为胸骨旁(高位、右侧)及胸骨上窝切面显示清晰,心下型共同腔非常小。

（5）多普勒显示肺动脉血流增加,发现异常回流处血流速度增加;心房内交通为右向左分流。

（6）肺动脉压力升高表现。

2. 不同类型完全型肺静脉异位引流的特征

（1）心上型:超声心动图胸骨上窝、高位胸骨旁等短轴切面显示共同肺静脉腔位于右肺动脉的下方,肺静脉全部回流入共同腔,共同腔一般较大。引流途径:①左侧垂直静脉;②右侧奇静脉;③直接入上腔静脉。相应的静脉明显增粗,彩色多普勒显示血流丰富(图10-5-16)。

（2）心内型:超声心动图表现:多切面(心尖、胸骨旁、剑下四腔切面)见共同肺静脉腔开口于:①冠状静脉窦(左室长轴、右室流入道、及心尖或剑下四腔心切面可见冠状静脉窦明显扩张);②或直接

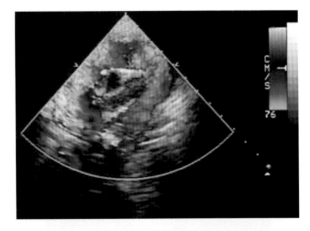

图 10-5-16　心上型完全型肺动脉异位引流彩色多普勒声像图
胸骨上窝切面 CDFI 显示左侧垂直静脉

接开口于右房顶部;③静脉回流一般无梗阻(图10-5-17)。

（3）心下型:常见异位引流至门静脉、静脉导

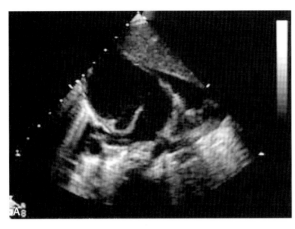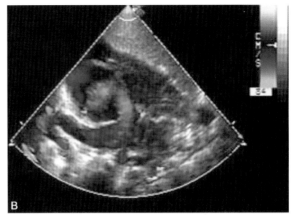

图 10-5-17　心内型完全型肺动脉异位引流声像图
A:二维显示四支肺静脉汇入扩张冠状静脉窦胸骨;B:彩色多普勒肺静脉进入冠状静脉窦

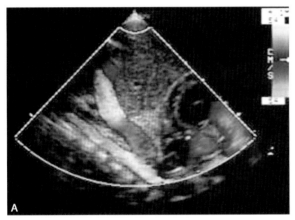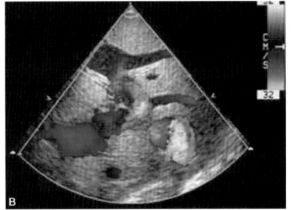

图 10-5-18　心下型完全型肺动脉异位引流声像图
A:长轴切面示共同肺静脉经下降的垂直静脉(与腹主动脉同向)进入门脉;B:彩色多普勒示扩张的门脉系统

管、肝静脉或下腔静脉。胸骨旁切面显示共同肺静脉腔较小(非常不明显),引流至下腔静脉者,下腔静脉异常增宽;肺静脉总干引流至门静脉者,门静脉明显扩张。可探及下腔静脉穿过膈肌走行,沿途静脉增宽或有梗阻,受血静脉显著扩张(图 10-5-18)。

(4)术后超声观察重点

1)肺动脉压力下降程度。

2)左心发育情况、右心回缩情况、左心功能。

3)吻合口有无梗阻。

4)常规观察项目:积液、房室瓣反流等。

3. 胎儿超声心动图诊断特点　在妊娠早、中期,由于胎儿没有建立呼吸,双肺未膨胀,肺循环只占7%,同时胎儿血氧交换通过母体胎盘而不是肺组织,即使存在完全型肺静脉异位回流至右心房,也不会引起明显的胎儿血流动力学异常。但在妊娠晚期,肺循环血流量逐渐增加,甚至占右心排心血量的40%~50%,可导致右心系统明显扩张,左右

心比例异常。

观察重点:

(1)正常左房形态消失,变得光滑,形态呈圆形或椭圆形,且左心房多变小。

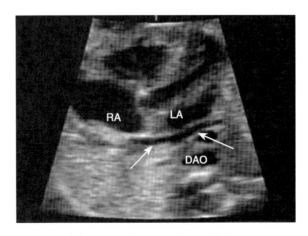

图 10-5-19　胎儿四腔心显示左心房(LA)与(DAO)间共同静脉腔(箭头)

（2）降主动脉与左房之间距离明显增大。

（3）引流入冠状静脉窦时，冠状静脉窦可有不同程度的扩张。

（4）共同静脉腔及垂直静脉为常见或唯一的征象。脊柱与左房间可见一异常腔隙，即共同静脉腔（图10-5-19～图10-5-21、ER10-5-3）。

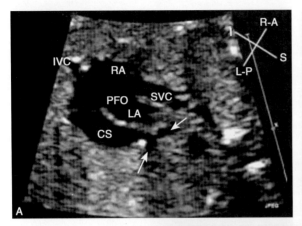
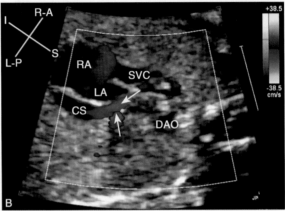
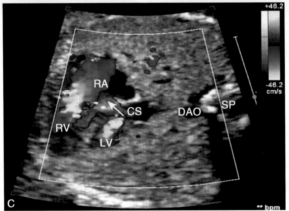

图10-5-20　胎儿心内型完全型肺静脉异位引流声像图

A：双房切面示冠状静脉窦（CS扩张），左右肺静脉与CS连接；B：双房切面彩色多普勒示左右肺静脉进入CS；C：四腔心切面彩色多普勒示扩张的CS及血流

RA：右心房；RV：右心室；LA：左心房；LV：左心室；SVC：上腔静脉；IVC：下腔静脉；PFO：卵圆孔未闭；DAO：降主动脉；SP：脊柱

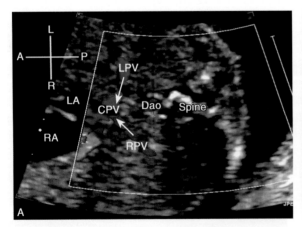
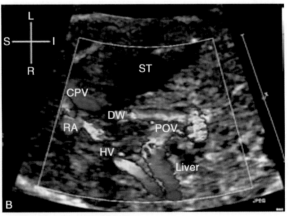

图10-5-21　胎儿心下型完全型肺静脉异位引流声像图

A：四腔心切面CDFI示共同肺静脉（CPV）；B：腹腔冠状切面CDFI示下降的垂直静脉进入门脉系统

ER10-5-3　胎儿完全型肺静脉异位引流的动态图

（三）诊断与鉴别诊断

当新生儿出生后出现明显发绀（哭闹时加重）需要考虑到该畸形的可能性，缺氧程度取决于肺静脉有无梗阻及心房内的交通情况。

超声检查时如果发现右心系统明显扩张，左心系统相对缩小，且心房内交通为右向左分流，就要高度怀疑该畸形。应多切面观察左房后是否存在共同静脉腔（CPV，心下型共同静脉腔非常小）、冠状静脉窦是否扩张；是否存在向上垂直静脉（左侧或右侧）及下降的垂直静脉、门脉是否扩张以及引流途径是否存在梗阻等。应用多切面二维及彩色多普勒检查技术，对该畸形不难做出准确诊断。

完全型肺静脉异位引流主要与完全性左侧三房心相鉴别。或者是指是左房内的异常隔膜将左房分为附房及真房，真房与左心耳及二尖瓣相通，附房与肺静脉相连。但是超声心动图上对是共同肺静脉腔（CPV）还是附房腔难以区别，如果共同腔或附房腔与左心房交通就诊断左侧三房心，如果与右心房交通（通过不同的途径）则为完全型肺静脉异位引流。

四、儿童心衰

（一）临床概况

1. 疾病的定义与内涵　心力衰竭（heart failure）为心功能障碍，心输出量不能满足机体需要。临床上心力衰竭是各种心脏病的严重阶段，是一个综合征，由 4 部分组成：心功能障碍，运动耐力减低，肺、体循环充血，以及后期出现心律失常。心功能障碍是构成心力衰竭的必备条件，左室功能一般用超声心动图测定左室射血分数（LVEF）表示，LVEF≤40%，为左心功能障碍。

小儿急性衰竭是常见的临床综合征，按发病的缓急可分为急性和慢性心力衰竭，也可根据左右心室发病的先后，可分为左心衰竭、右心衰竭和全心衰竭。婴幼儿起病多数急骤，以全心衰竭为主。心力衰竭严重危害儿童健康，为儿科常见急症。

2. 病因　诊断心力衰竭，首先应明确病因。心力衰竭在胎儿期即可发生，小儿时期心衰以 1 岁以内发病率最高。

婴儿期引起心力衰竭尤以先天性心血管畸形最多见。常见有室间隔缺损、完全性大血管转位、主动脉缩窄、动脉导管未闭及心内膜垫缺损。出生后即发生心力衰竭者以左室发育不良综合征、完全性大动脉转位最常见。病毒性心肌炎、川崎病、心肌病、心内膜弹力纤维增生症及阵发性室上性心动过速为婴儿期发生心力衰竭的主要病因。

（二）超声表现

1. 超声心动图检查　心脏超声技术用于观察心脏大小、心内结构、大血管位置、血流方向和速度、心包积液及心功能测定。具有无创、方便、重复性好的优点，可在病床旁进行。对于病因诊断及治疗前后心功能估计十分重要。通常用二维超声心动图技术测定心功能。

2. 左室收缩功能指标

（1）射血分数（ejection fraction，EF）：为心脏每次收缩时射出血量与心室舒张末期容量之比。其计算公式为：EF=（心室舒张末期容量−心室收缩末期容量）/心室舒张末期容量=心搏量/心室舒张末期容量，它反映心室泵功能（图 10-5-22）。心室收缩力愈强，则心搏量愈大，心室舒张末期残余血量愈小，即射血分数增高。正常值为 0.59～0.75（0.67±0.08）。如低于 0.50 提示心功能不全。

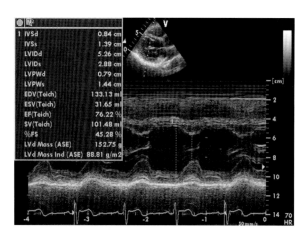

图 10-5-22　M 型超声测量左室收缩功能

（2）短轴缩短率（fractional shortening，FS）：为心室收缩时内径缩短数值与舒张末期内径之比。其计算公式为：FS=（心室舒张末期内径−心室收缩末期内径）/心室舒张末期内径，它反映心肌纤维收缩期缩短的能力、心肌收缩的强弱。正常值>30%，低于 30% 提示心功能不全。

（3）每搏输出量（SV）：$SV=Dd^3-Ds^3$，正常范围为（63.35±14.75）ml。

$SV = Vd - Vs$，$V = 8A^2 / 3\pi L = 0.85 A^2 / L$（二维—面积长度法，单平面）

$SV = Vd - Vs$，$V = Am \times L/3 + (Am + Ap) L/6 + Ap \times L/9$（二维—改良 Simpson 法）

Am 和 Ap 分别代表二尖瓣水平及乳头肌水平短轴切面面积，L 为左室长轴径，在心尖二腔图或四腔图上测得。

（4）每分钟输出量（CO）：CO = SV×HR，正常范围：4.23±0.90L/min。

（5）心脏指数（CI）：CI = CO/体表面积，正常范围：2.60±0.51。体表面积（BSA）= 0.0061 身高（cm）+0.0128 体重（kg）−0.1529

（6）室壁增厚率（△T%）：△T%=（收缩末期厚度−舒张末期厚度）/舒张末期厚度×100%，正常范围为>30%。

3. 左室舒张功能测定 应用多普勒超声心动图，检测经二尖瓣和三尖瓣血流频谱，可清晰显示心室舒张充盈。E 峰为快速充盈血流速度，A 峰为心房收缩期血流速度。通过心室主、被动充盈频谱 E 和心房充盈频谱 A，可测出其他充盈血流速度、速度-时间积分及相互间关系等。舒张性心衰频谱 E 波降低，而频谱 A 波可代偿升高，则 E/A<1。正常 E/A>1。如 EF、SF 正常，E/A<1 则为舒张功能障碍。对有心衰的患儿，射血分数<50%，多普勒超

声心动图心室充盈频谱 E/A<1，即可初步作出舒张性心衰的判断。

4. 左室舒张功能指标

（1）等容舒张时间（IVRT）：正常范围为 69±12ms。将取样容积放心尖五腔切面左室流出道靠近二尖瓣前叶，同时获取流入道与流出道血流频谱。IVRT 即从射血结束至二尖瓣血流开始。心肌顺应性减退、舒张功能障碍时，IVRT 延长。

（2）半加速时间（AHT）：常范围为 62±18ms。当左心室舒张功能障碍时>73ms。

（3）半减速时间（DHT）：正常范围为 73±24ms。当左心室舒张功能障碍时>100ms（图 10-5-23）。

（三）诊断与鉴别诊断

与心源性哮喘、心包积液、缩窄性心包炎等鉴别。

五、肺动脉高压

（一）临床概况

1. 疾病的定义与内涵 肺动脉高压（pulmonary arterial hypertension，PAH）是由多种心脏、肺脏或者肺血管本身疾病所引起的一类疾病，表现为肺循环的压力和阻力进行性增加，导致右心负荷增大、右心功能不全及肺血流减少，从而引起一系列临床表现。

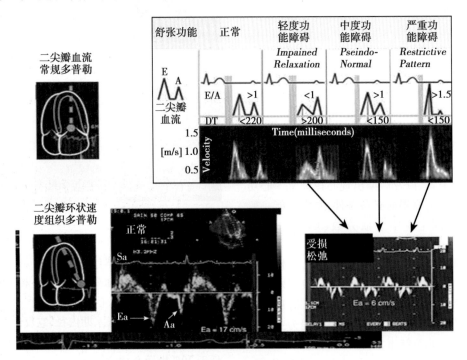

图 10-5-23 左室舒张功能测定

E:舒张早期流速峰值；A:舒张晚期流速峰值；Sa:收缩期运动速度峰值；Ea:舒张早期运动速度峰值；Aa:舒张晚期运动速度峰值

目前广泛采用的肺动脉高压血流动力学的定义为：在海平面静息状态下，右心导管检查测定肺动脉平均 ≥25mmHg，相应的肺毛细血管楔压≤15mmHg 并且肺小动脉阻力>3Wood units。

新生儿持续肺动脉高压是由多种因素所致的出生后肺循环阻力下降不良，合并动脉导管或卵圆孔部位右向左分流的临床综合征。其发病率在活产婴儿中约占 0.2%，足月儿中约占 0.2%~0.6%，是新生儿危重症之一，也是新生儿期重要的致死性疾病，死亡率高达 10%~20%。超声心动图是诊断 PPHN 的金标准，也是除外先心病的重要工具。

2. 病理机制 病理机制是肺部小血管的病变，主要累及肺动脉和右心。表现为右心室肥厚，右心房扩张，肺动脉主干扩张，周围肺小动脉稀疏。肺小动脉内皮细胞、平滑肌细胞增生肥大，血管内膜纤维化增厚，中膜肥厚，管腔狭窄，闭塞，扭曲变形，呈丛状改变。肺小静脉也可以出现内膜纤维增生和管腔阻塞。

3. 肺动脉高压的炎症发病机制 肺动脉高压是一种致残率和病死率均很高的临床综合征，呈进行性加重，以肺血管阻力升高为特征，其产生与血管收缩、血管壁重塑及原位血栓形成 3 种因素的综合作用有关。

肺动脉高压的其治疗相当困难或无法治疗，是一种极度恶性的疾病，可以说这种病就是心血管疾病中的癌症。肺动脉高压患者 75% 患儿死于诊断后的 5 年内，症状出现后平均生存期为 1.9 年；有右心衰表现者，平均生存时间小于 1 年。随着治疗手段的进步，患者生存时间在逐年增加。及时早期诊断治疗可使 20% 患儿的病情稳定，甚至痊愈。

4. 临床表现

（1）气急、乏力、呼吸困难，心绞痛或胸痛，晕厥，水肿等，发绀在早期常不严重，但在有右至左分流的情况下却可出现显著的发绀。

（2）三尖瓣反流的收缩期杂音，肺动脉瓣反流的舒张期杂音。

（3）右心衰：颈静脉扩张，肝大，水肿，腹水。

5. 辅助检查

（1）右心导管检查仍然是评价和诊断肺动脉高压的"金标准"。

（2）但是超声心动图因其无创、准确、重复性好的优点，已成为筛查、诊断、评估以及随访肺动脉高压患者最常用、最重要的影像学检查手段。

（3）经胸超声心动图可以评价肺动脉高压对心脏和血管的影响，并能通过连续多普勒估测肺动脉压力。

（4）诊断肺动脉高压：敏感性 90%，准确性 75%。

小儿肺动脉高压是一种临床综合征，超声心动图可通过多种方法实时测定肺动脉高压，但都存在一定的误差。且在病因确定、肺动脉高压药物治疗的疗效评估，心功能测定都非常重要，但不能替代心导管检查。

（二）超声声像图

1. 肺动脉高压二维超声声像图

（1）右心扩大、右室壁肥厚（图 10-5-24）。

（2）室间隔运动异常、左室"D"型（图 10-5-25）。

（3）肺动脉扩张（图 10-5-26）。

（4）三尖瓣关闭不全（图 10-5-27）。

（5）IVC 扩张（图 10-5-28）。

2. 肺动脉高压 M 型超声表现 室间隔与左室后壁呈同向运动，系右室容量负荷过重的超声表现（图 10-5-29）。

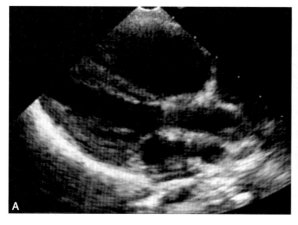
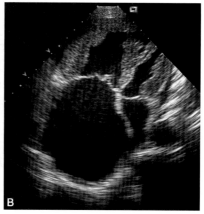

图 10-5-24 肺动脉高压声像图
A：左室长轴示右室扩大；B：四腔心切面示右室扩大

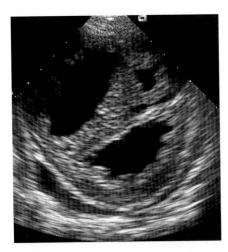

图 10-5-25 肺动脉高压右室扩大心室短轴切面声像图
左室"D"型

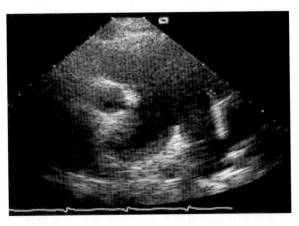

图 10-5-26 肺动脉高压肺动脉扩张大动脉短轴声像图
肺动脉扩张(星标测量所示)

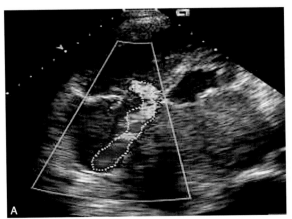

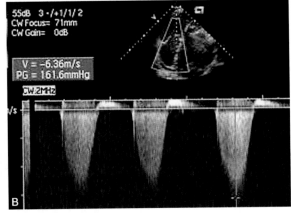

图 10-5-27 肺动脉高压多普勒声像图
A:彩色多普勒显示三尖瓣明显反流;B:连续多普勒测量高速反流频谱

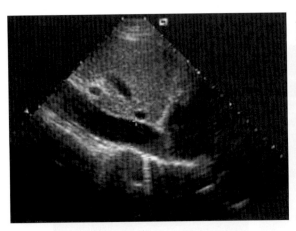

图 10-5-28 肺动脉高压时下腔静脉明显扩张
测量星标示下腔静脉

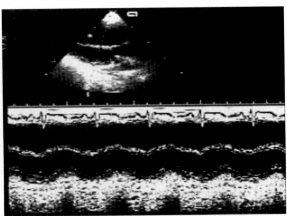

图 10-5-29 肺动脉高压 M 型超声声像图
室间隔与左室后壁呈同向运动,系右室容量负荷过重

3. 肺动脉高压的多普勒超声表现

（1）肺动脉频谱：呈匕首形，峰值降低，显著前移，提前减速（图10-5-30）。

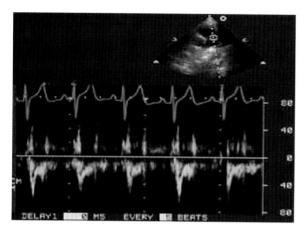

图10-5-30 肺动脉高压的多普勒超声表现
动脉频谱呈匕首形，右室射血前期时间延长

（2）频谱时间：右室射血前期时间延长。

表10-5-1 超声心动图评估肺动脉高压的间接指标

心室	肺动脉	下腔静脉和右房
右心室/左心室直径比>1.0	右心室流出多普勒加速时间<105ms或血流频谱收缩中期压痕	下腔静脉直径>21mm 下腔静脉塌陷率（<50%吸气时或<20%静息状态时）
室间隔[左室偏心指数>1.1 收缩期和（或）舒张期]	舒张早期肺动脉瓣反流速度>2.2m/s 肺动脉直径>25mm	右房面积（收缩末）>18cm²

通过评价下腔静脉内径及其呼吸改变，可较客观准确评估右房压。正常 IVC 塌陷>50%，提示右房压等于正常胸腔内压（5~10mmHg），如果吸气时 IVC 内径无变化，提示右房压增高（图10-5-31）。

4. 超声心动图评估血流动力学

（1）肺动脉收缩压：三尖瓣反流峰值流速估测。当不存在右室流出道狭窄时，右心室收缩压与 SPAP 相同。即 RVSP = SPAP = 4（TRVmax）² +右心房压力。（表10-5-1）

当存在动脉导管未闭或不合并右室流出道或肺动脉狭窄的室间隔缺损时 SPAP 还可以用以下公式估测：SPAP=经肱动脉测得的血压−过隔（VSD

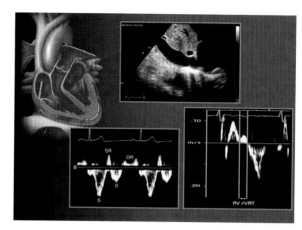

图10-5-31 右房压下腔静脉测定声像图

或 PDA）血流压差（左向右分流）或 SPAP = 经肱动脉测得的血压+过隔（VSD 或 PDA）血流压差（右向左分流）。

（2）肺动脉舒张压：按 PADP = 4V（end PVR Vmax）² +右心房压力估测。

（3）肺动脉阻力：关于超声心动图估测肺血管阻力的研究比较少，根据美国超声心动图协会关于超声心动图评估右心功能的指南，肺血管阻力可以通过三尖瓣最大反流流速与右室流出道流速比值的速度-时间积分来估测，但是该方法对于肺血管阻力非常高（>8Wood单位）的病例并不可靠，仍需要通过右心导管检查获得肺血管阻力（表10-5-2）。

表10-5-2 三尖瓣反流峰值流速估测肺动脉压

三尖瓣反流速度（m/s）	其他超声存在"PH标志"	超声心动图肺动脉高压概率
≤2.8 或无测值	无	低
≤2.8 或无测值	有	中间
2.9~3.4	无	无
2.9~3.4	无	高

5. 超声心动图评估右心功能 目前使用超声心动图评估右心室功能的方法主要集中在以下几个方面：

（1）Tei 指数：即心肌做功指数，又称心肌综合指数。Tei 指数与肺动脉压具有良好的相关性，可用于早期检测右心功能不全（图10-5-32）。右心功能不全的情况下，等容收缩、等容舒张时间延长而射血时间缩短，导致 Tei 指数增加。在 PAH 患者中，右室 Tei 指数高于正常值。Vonk 等研究发现，肺动脉平均压与右室 Tei 指数有较好的相关性(r=0.46,P=0.01),估测肺动脉收缩压≥35mmHg同时右室 Tei 指数>0.36 可增加超声心动图诊断肺高压的准确性。Tei 指数不受心率、体重指数、年龄的影响,与核素心室显像测得的 RVEF 相关性良好,而且 Tei 指数是肺动脉高压患者独立的预测因子。研究表明,当三尖瓣反流数据无法对肺动脉压力进行估测时,Tei 指数可以作为儿童肺动脉高压的随访检查指标。Tei 指数=[等容舒张时间(IRT)+等容收缩时间(ICT)]/射血时间(ET)。

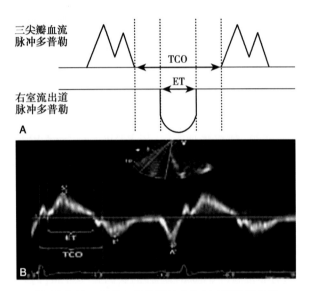

图 10-5-32　组织多普勒测量右室 Tei 指数声像图
ET:右室流出道射血时间;TCO=等容收缩时间+射血时间+等容舒张时间=ICT+ET+IRT

(2) 三尖瓣瓣环收缩期运动位移(TAPSE):TAPSE 是在标准四腔心切面测得的右室瓣环沿其纵向平面收缩期位移,当右心收缩功能受损,基底朝向心尖的运动减弱,表现为三尖瓣瓣环运动位移减小。研究显示,当成人肺动脉高压患者 TAPSE<18mm 时,是提示右心室收缩功能不全的重要指标(图 10-5-33)。

(3) 组织多普勒显像(TDI):TDI 是通过多普勒效应显示心肌运动特征的技术,心肌收缩波(S')表示右心室或者左心室纵向收缩波,心肌舒张波包括两个:舒张早期波(E')和舒张晚期波(A')。TDI 测量三尖瓣瓣环收缩期运动速度可以很准确地评估右心功能,三尖瓣瓣环收缩期运动速度低于 11.5cm/s 时提示心功能障碍的准确性为85%,敏感性为90%(图 10-5-34)。

(三) 诊断与鉴别诊断
应注意原发性和继发性肺动脉高压的鉴别。

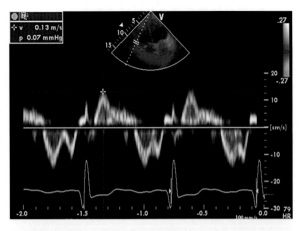

图 10-5-33　三尖瓣瓣环收缩期运动位移(TAPSE)声像图

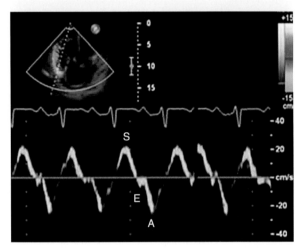

图 10-5-34　肺动脉高压是右室壁 TDI 声像图

六、原发性心内膜弹力增生症(左冠起源于肺动脉、严重 COA)

(一) 临床概况

1. **概述**　原发性心内膜弹力纤维增生症(primary endocardial fibroelastosis,PEFE)是一种少见的心脏病,常发生在 1 岁以内婴幼儿,多于出生后 3~6 个月起病。主要病理改变为心室腔心内膜下弹力纤维和胶原纤维显著增生,引起心内膜层的显著增厚,导致心室收缩和舒张功能下降,最终引起充血性心力衰竭。

EFE 分为原发性和继发性两种,二者不能截然分开,可能存在因果关系,也可能为同一疾病的不同阶段。原发性 EFE 在临床中较常见。继发性 EFE 指伴发于某些先天性畸形,如左心发育不良综合征、主动脉瓣狭窄、主动脉狭窄、闭锁或离断、冠状动脉起源异常等。

2. **临床症状及治疗**　PEFE 的典型临床表现为婴幼儿突然出现急性左心衰竭的症状,临床上根据心力衰竭进展程度的速度分为爆发型、急性型及慢性型。爆发型患儿病情进展迅速,可突然出现呼吸困难、面唇发绀、烦躁不安、心律失常等。心室颤动成为 EFE 患儿猝死的重要原因,部分则由于附壁血栓脱落而引起体循环或肺循环栓塞,导致心肌梗死,脑血管意外及肺梗死,危及生命。

超声心动图对 PEFE 的诊断有决定性价值,是首选的无创检查方法,且对病情的判断及治疗效果的评估也非常重要。可帮助实时准确测定左室心功能、房室瓣反流情况、是否合并肺动脉高压;对排查继发性 EFE(严重的主动脉瓣狭窄及主动脉缩窄),及与左冠状动脉异常起源于肺动脉(ALCA-PA)的鉴别诊断发挥着不可替代的作用。当 PEFE 与 ALCAPA 鉴别遇到困难时,可借助心血管 CTA 或冠状动脉造影进行鉴别。

(二)超声表现

EFE 的超声心动图特征(图 10-5-35、图 10-5-36)表现如下。

1. 心脏明显增大,尤以左心室为著,呈球形增大。

2. 心内膜弥漫性增厚、回声增强。EFE 患儿的心内膜增厚程度均超过 2mm 以上。

3. 二尖瓣及其腱索可出现增厚、回声增强;瓣膜可见挛缩、狭窄、关闭不全。

4. 部分继发性 EFE 患者可见主动脉缩窄、离断、冠状动脉异常起源等畸形。

5. 左心收缩及舒张功能减低。其中收缩功能减低表现为左室内径增大、射血分数、短轴缩短率、心室收缩间期、脉搏指数、心脏指数明显减低;舒张功能减低表现为二尖瓣舒张早期快速充盈峰值流速(E 峰)减低,二尖瓣舒张晚期快速充盈峰值流速(A 峰)升高,E/A 比值降低,等容舒张时间(IVRT)时间延长。但当心肌僵硬度增加、顺应性严重降低时,IVRT 可逐渐缩短达正常范围(即左室松弛性损伤时可出现 IVRT 时间延长,E 峰减低,E/A<1;左室顺应性异常时,IVRT 时间缩短,E 峰升高,E/A>1)。而这种看似正常的指标实质提示了疾病的进一步恶化。

6. 缩窄性 EFE 少见,但心内膜明显增厚,回声增强,心肌也可增厚,左心室内径缩小。

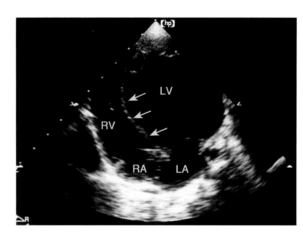

图 10-5-35　心内膜弹力增生症四腔心声像图
左心高度扩张、心内膜增厚

(三)诊断与鉴别诊断

1. **超声诊断**　当小婴儿出现呼吸困难、多汗、喂养困难时应该考虑本病的可能性。多切面显示左心室明显扩张(呈球形、可累及全心)、室壁变薄、室壁运动明显减低,心内膜回声有时可回声增强(不是必备条件),房室瓣虽有明显反流(以二尖瓣

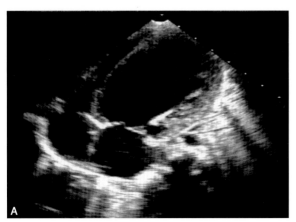
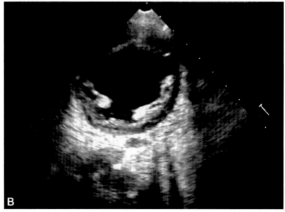

图 10-5-36　心内膜弹力增生症四腔心声像图
A:四腔心切面示左心高度扩张;B:心室短轴切面示心内膜增厚

为著)但二尖瓣腱索回声多正常(非常重要),冠状动脉血流及起源未见异常(非常重要),应首先考虑该畸形。在排查主动脉明显狭窄和主动脉缩窄的情况下,基本可以确诊(后二者相应狭窄部位血流明显增快,及室壁变薄不明显)。

2. 鉴别诊断 PEFE 的诊断需排除继发性心内膜弹力增生症及 ALCAPA 后才能诊断,后二者属于先天性心脏畸形,需要外科手术干预治疗,所以正确的鉴别诊断十分重要。

(1)ALCAPA 冠状动脉异位起源于肺动脉:ALCAPA 冠状动脉异位起源于肺动脉一种非常少见的是先天性心血管畸形,包括左冠状动脉异位起源于肺动脉(Anomalous origin of left coronary artery from pulmonary artery,ALCAPA)(图 10-5-37)、右冠状动脉异位起源于肺动脉(图 10-5-38),其中最常见的是左冠状动脉异位起源于肺动脉。1933 年,由 Bland、White 和 Garland 等首次报道本病的临床特征,故本病又称为婴儿 Bland-White-Garland 综合征;本病如不能尽早明确诊断和及时手术矫正,则预后凶险,多在一岁内死于心肌梗死。超声心动图表现与 PEFE 非常相似,所以很多的 ALCAPA 患儿被误诊为 PEFE。突出的超声表现为心室壁内可见丰富的冠脉侧支循环,左冠状动脉血流为逆向灌注,二尖瓣辅助装置回声显著增强,室壁可形成室壁瘤,左冠状动脉与肺动脉连接(起源于肺动脉)为其特征性改变(ER10-5-4)。

(2)继发性 EFE:主要是主动脉瓣重度狭窄或

ER10-5-4 左冠状动脉异常起源于肺动脉

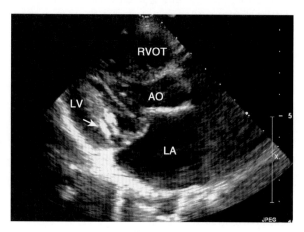

图 10-5-37 左冠状动脉起源于肺动脉声像图
胸骨旁左室长轴切面显示左心室高度扩大,二尖瓣腱索回声增强(箭头)
RVOT:右室流出道;AO:腹主动脉;LV:左心室;LA:左心房

主动脉缩窄所致。继发性 EFE 失代偿后会出现心力衰竭,心室扩张(一般不会呈球形扩张),但室壁厚度较 PEFE 变薄不明显,用二维及多普勒(CDFI 及 CW)超声可显示主动脉瓣或弓降部狭窄,流速显著增快,两者不难鉴别(表 10-5-3)。

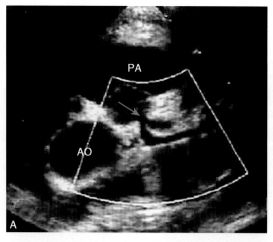
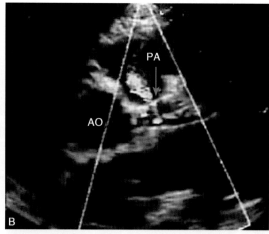

图 10-5-38 左冠状动脉起源于肺动脉声像图
A:左侧高位胸骨旁切面显示左冠状动脉主干起源于肺动脉左后窦(绿色箭头);B:彩色多普勒显示舒张期左冠状动脉逆灌入肺动脉的红色血流(绿色箭头)

表 10-5-3　原发性心内膜弹力增生症鉴别诊断

疾病	病因	超声心动图表现	鉴别要点	治疗及预后
心内膜弹力纤维增生症	心室腔心内膜下弹力纤维和胶原纤维显著增生，引起心内膜层的显著增厚	心脏明显增大，以左心室为著，呈球形增大，心内膜弥漫性增厚、回声增强；二尖瓣及其腱索可出现增厚、回声增强；瓣膜可见挛缩、狭窄、关闭不全	除外冠脉异常异常及心外大血管畸形	心内膜弹力纤维增生症的既往预后很差，病死率几乎百分之百。但最近 15 年以来，随着对该疾病的认识，多数患儿得以明确诊断，治愈率可达到 50% 左右
左冠状动脉起源异常	先天性冠状动脉异常	左心室高度扩张，室间隔和左室壁节段性运动障碍，左室收缩功能减低；左心室广泛纤维化，以心内膜下区域最为显著。多伴有二尖瓣腱索、乳头肌纤维化，回声显著增强，伴二尖瓣反流。CDFI：室壁内丰富冠状侧支循环，方向右冠到左冠，左冠为逆灌血流	①二尖瓣辅助装置回声显著增强 ②CDFI：室壁内丰富冠状侧支循环，方向为逆灌 ③左冠状动脉窦内无左冠状动脉主干开口，其主干直接与肺动脉连接	手术是根治的唯一方法。新生儿期冠状动脉间侧支血管发育差，症状严重，心肌收缩无力，常于早期因心力衰竭而夭折
重度孤立性主动脉缩窄	主动脉缩窄是主动脉局部管腔狭窄性病变。由于主动脉管腔狭窄，血流通过受阻，左室阻力负荷增加，使左室收缩力代偿增加。失代偿期可出现左室收缩力减弱，左室射血分数下降	左室扩大，室间隔及左室壁增厚，心内膜回声粗糙增厚，室间隔与左室壁运动幅度增强或减低。主动脉缩窄程度越重，心功能越低下，多伴有心内膜弹力纤维增生症的心内表现	仔细探查胸骨上窝切面，二维超声观察有无主动脉管腔狭窄，CDFI 探查主动脉走行区域有无高速花彩血流信号	主动脉球囊扩张或手术矫治。如若未及时治疗，自然预后不良，多死于心力衰竭

思 考 题

1. 新生儿及小婴儿期出现青紫（血氧饱和度下降）、呼吸困难，超声心动图应如何进行诊断及鉴别诊断？

2. 小婴儿心脏明显增大，收缩功能明显减低，超声应如何诊断及鉴别诊断？

3. 表现为新生儿期明显青紫，血氧饱和度降低，临床应如何思考，超声心动图如何诊断及鉴别诊断？

（耿斌　吴江）

参 考 文 献

1. 张兴, 闫军. 完全型大动脉转位的治疗进展. 心血管病学进展, 2015, 36(1), 11-15.

2. Roussin R, Belli E, Brnniaux J, et al. Surgery for transposition of the great arteries in neonates weighing less than 2000 grams: a consecutive series of 25 patients. Ann Thorac Surg, 2007, 83: 173-177.

3. Bull C, Kostelka M, Sorenseu K, et al. Outcomes measures for the meonatal management of pulmonary atresia with intact ventricular septum. J Thorac Cardiovasc Surg, 1994, 107: 359-366.

4. Alwi M, Geetha K, BilkisAA, et al. Pulmonary atresia with

intact ventricular septum percutaneous radiofrequncy-assisted valvotomy and balloon dilation versus surgical valvotomy and Blalock Taussig shunt. J Am Coll Cardiol, 2000,35:468-476.

5. 王智琪,莫绪明,孙剑,等.小婴儿室间隔完整性膜性肺动脉闭锁外科镶嵌治疗.中国循环杂志,2014,29(1),55-58.

6. Sridhar A,Subramanyan R,Premsekar R,et al. Hybrid intraoperative pulmonary artery stenting in redo congenital cardiac surgeries. Indian Heart Journal,2014,66:45-51.

7. 张志芳,张玉奇,陈树宝,等.肺动脉闭锁伴室间隔缺损的产前超声诊断价值分析.医学影像学杂志,2015,25(6):989-992.

8. 朱晓东.先天性心脏病外科学.北京:人民卫生出版社,2009.

9. 吴江,耿斌,崇梅,等.室间隔完整的肺动脉闭锁合并右室依赖冠状动脉循环胎儿超声心动图特征.中国循证儿科杂志,2014,9(2):136-139.

10. 谢万木,黄可,张泽宇,等.ESC/ERS《肺动脉高压诊断和治疗指南》解读之定义与分类.中华医学杂志,2016,96(10):827-829.

11. 张颖,刘双,杨京华.肺动脉高压诊断及分类.心肺血管病杂志,2008,27(3):191-192.

12. 李文秀,耿斌,崇梅,等.先天性左冠状动脉主干闭锁3例超声心动图特征及文献复习.中国循证儿科杂志,2012,7(5):331-335.

13. 杨思源,陈树宝.小儿心脏病学.第4版.北京:人民卫生出版社,2012.

第六节 新生儿颅脑急重症

一、临床概况

新生儿颅脑急重症是指新生儿颅内出血、缺血缺氧性脑病、脑室旁白质损伤、脑梗死、颅内感染等一系列脑病发展到一定阶段所造成严重脑损伤,常导致小儿终生残疾甚至死亡,严重影响生存和生活质量。新生儿颅脑病变的诊断主要依靠病史、临床表现和辅助检查,其中,影像学检查可以提供重要的诊断依据。尽管当今CT、MRI等影像学的发展引人注目,但由于进行CT或MRI检查都需搬运患儿,CT检查有一定的放射性,MRI检查噪声大、时间较长,新生儿难以配合等因素制约了它们在新生儿颅脑急危重症中的应用。经颅超声技术具有无创、简便、易行、可床边操作等突出优势,方便于新生儿颅内出血、缺血缺氧性脑病等急重症的初步诊断及动态观察病程转归,尤其适用于危重症监护病房。目前已成为新生儿颅脑急危重症的重要筛查手段。本章节重点阐述经颅超声检查在新生儿颅脑危重疾患中的诊断及应用。

二、检查方法和程序

(一) 检查方法

新生儿经颅超声可选择前囟、后囟、蝶囟、乳突囟、眼窗和枕大孔作为透声窗,通过扇形实时扫查,获得颅内结构的超声声像图表现。常规检查时探头选择 5.0～7.5MHz。首选前囟作为透声窗,探头置于前囟,进行矢状面和冠状面扫查(图 10-6-1～图 10-6-3),可根据需要通过蝶囟进行横断面扫查,通过乳突囟进行小脑及后颅窝池扫查。

(二) 检查内容

1. 颅内结构是否清晰。

2. 脑中线结构是否有移位。

3. 脑组织局部回声是否异常。

4. 脑室是否改变:重点观察侧脑室前角、中央部-后角、后角及第 3 脑室。

5. 脉络丛形态、回声是否有改变。

6. 大脑半球间裂及硬膜下腔、蛛网膜下腔是否增宽。

7. 脑血流检测。重点观察大脑前、中、后动脉的各项血流动力学参数。

(三) 注意事项

1. **探头要注意清洁,避免交叉感染** 先检查非感染的患儿,再检查患感染性疾病的患儿;对有特殊病原感染的患儿做检查时,探头应行相应处理。

2. **全面检查,重点突出** 早产儿和足月儿由于解剖、血管分布特点的不同,好发的头颅疾患和发生部位往往不同,如缺氧缺血性脑损伤足月儿最易累及矢状旁区,早产儿则发生在脑室周围的白质,检查时应有针对性,避免漏诊。

三、常见新生儿颅脑急重症的超声诊断

(一) 新生儿颅内出血

根据出血部位,主要分为脑室内出血(intraventricular hemorrhage,IVH)、硬脑膜下出血(subdural hemorrhage,SDH)、蛛网膜下腔出血(subarachnoid hemorrhage,SAH)以及小脑内出血(intracerebellar hemorrhage,ICEH)等四种类型,其中脑室内出血(IVH)发生率最高,危害亦最大。

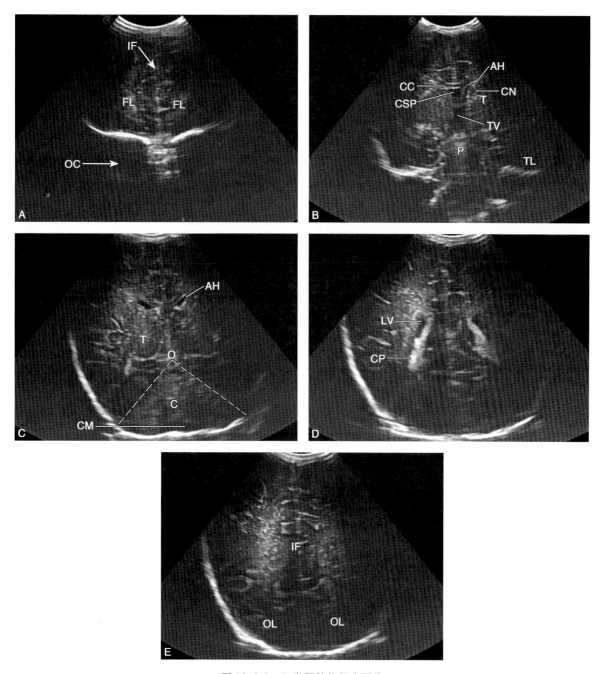

图 10-6-1　正常冠状位超声图像

A：额叶层面（0°）；B：侧脑室前角层面（20°）；C：第三脑室层面（40°）；D：侧脑室中央部—后角层面（70°）；E：枕叶层面（80°~90°）

CC：胼胝体；AH：侧脑室前角；CSP：透明膈腔；CN：尾状核头；T：丘脑；TV：第三脑室；P：脑桥；TL：颞叶；IF：大脑间裂；FL：额叶；OC：眼眶；LV：侧脑室；CP：脉络丛；AH：侧脑室前角；T：丘脑；Q：四叠体；C：小脑；CM：小脑颅后窝池；OL：枕叶

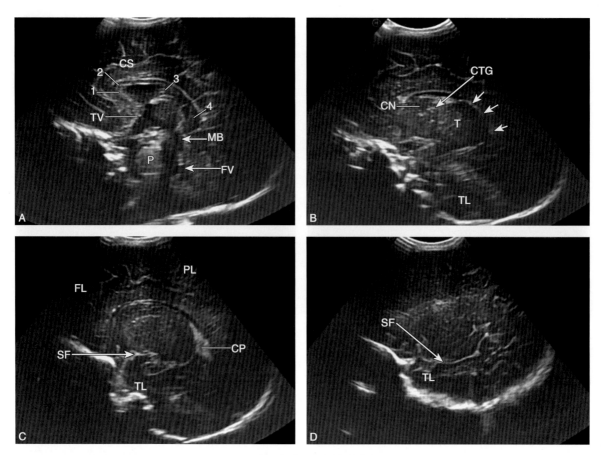

图 10-6-2 正常矢状位超声图像

A:正中矢状切面;B:矢状旁切面(左右各一)侧脑室前角层面(10°);C:侧脑室中央部-后角层面(30°);D:脑岛层面(40°~45°)

1:胼胝体嘴部;2:膝部;3:体部;4:压部;CS:高回声的扣带沟;P:脑桥;MB:低回声的中脑;CTG:尾状核-丘脑沟;CN:尾状核头;T:丘脑;SF:外侧裂;CP:脉络丛;FL:额叶;TL:颞叶;PL:顶叶;虚线标示的是第三、四脑室;短箭头标示的是逗号形的脑室内脉络丛

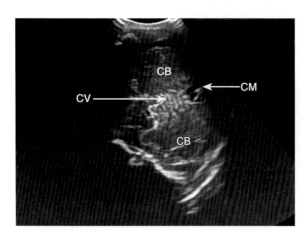

图 10-6-3 经乳突囟门显示小脑及后颅窝结构
CB:小脑半球;CM:后颅窝池;CV:小脑蚓部

1. 超声表现

(1)脑室内出血分四级

1)Ⅰ级,即室管膜下出血。在冠状面及矢状面超声表现为尾状核-丘脑沟室管膜下区椭圆形、三角形或梭形高回声。

2)Ⅱ级,即脑室内出血,出血穿破室管膜进入脑室腔。超声表现为侧脑室内回声增强,或表现为侧脑室后角部及三角区脉络丛形态不规则增粗、回声增强或见孤立的小块增强回声。

3)Ⅲ级,即脑室内出血伴脑室扩张。超声表现为扩张侧脑室内部分或完全由高回声积血填充。

4)Ⅳ级,即脑室内出血伴有邻近脑室周围白质髓静脉的出血性梗死。超声常表现为沿侧脑室外上方的球形或扇形高回声,严重者可涉及同侧额叶和顶叶,有时延及丘脑可致中线移位(图 10-6-4~图 10-6-7)。

(2)硬膜下出血、蛛网膜下腔出血、小脑内出血:超声诊断硬膜下出血、蛛网膜下腔出血、小脑内出血较为困难。硬脑膜下出血只有在邻近额、顶叶表面大量出血可探查;蛛网膜下腔出血偶可根据中脑裂隙或纵裂池增宽伴回声增强来诊断;小脑内出血常于后颅窝内见到呈不对称的小脑实质回声。

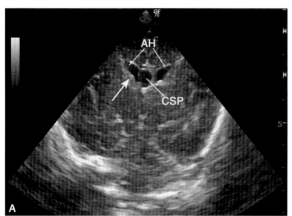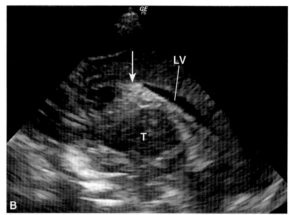

图 10-6-4　Ⅰ级脑室内出血（室管膜下出血）声像图

A：冠状面示侧脑室前角和体部下方团片状回声增强区；B：矢状面示室管膜下的增强回声区（箭头）

CSP：透明膈腔；AH：侧脑室前角；T：丘脑；LV：侧脑室

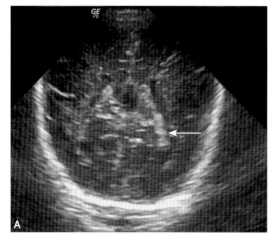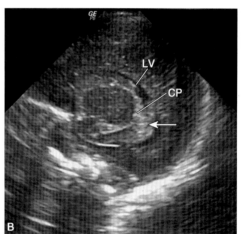

图 10-6-5　Ⅱ级脑室内出血声像图

A：冠状面声像图；B：矢状面声像图。脉络膜丛增宽及形态不规则（箭头），侧脑室未见扩张

LV：侧脑室；CP：脉络丛

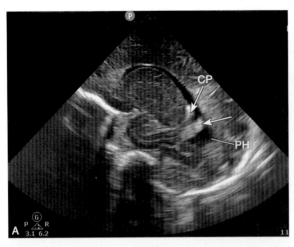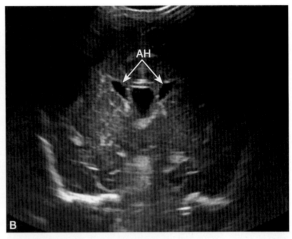

图 10-6-6 Ⅲ级脑室内出血声像图

A:矢状切面脑室内出血伴侧脑室扩张;B:冠状切面示侧脑室前角扩张

PH:侧脑室后角;CP:脉络丛;AH:侧脑室前角

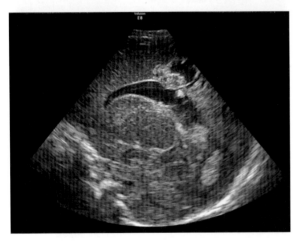

图 10-6-7 Ⅳ级脑室内出血声像图

2. 诊断与鉴别诊断 新生儿颅内出血是新生儿期最常见的重症疾病。临床可通过观察患儿的意识状态、肌张力、有无惊厥以及相关实验室检查(血常规、脑脊液)、功能学检查(脑电图)等来判断是否存在颅内出血。影像学检查在颅内出血诊断中起重要作用,可明确颅内出血部位和出血类型。其中超声对颅脑中央部位的出血诊断敏感性和特异性分别达 100%、52%,在临床上已作为筛查新生儿颅内出血的首选手段,但超声对硬膜下出血、蛛网膜下腔出血、小脑内出血分辨率较差,诊断比较困难。头颅 CT 可清晰诊断脑室内出血、脑实质出血、蛛网膜下腔出血,但对室管膜下、大脑顶部、后颅凹的硬膜下出血分辨率偏低,CT 对颅内出血诊断具有较强时间性(最佳时间在 7~10 天内)。MRI 可清晰辨认出血 3 天~2 个月的病灶,但对于 3 天内的新鲜出血及出血 2 个月后的病灶都不易辨认。

本病需注意与新生儿缺血缺氧性脑病、中枢神经系统感染、脑肿瘤相鉴别。

(二) 新生儿缺氧缺血性脑病

新生儿缺氧缺血性脑病(hypoxic-ischemic encephalopathy,HIE)是指围生期窒息而导致脑的缺氧缺血性损害,早期典型的病理改变是脑水肿,继而出现神经元坏死,直至脑组织萎缩或液化形成囊腔。

1. 超声表现

(1) 脑水肿:表 10-6-1、图 10-6-8~图 10-6-10 为脑水肿的分度及超声表现。

表 10-6-1 脑水肿的分度及颅内改变的超声表现

分度	颅内改变的超声表现			
	脑实质改变	灰白质分界	侧脑室改变	大脑前动脉、大脑中动脉血流动力学改变
轻度	局限性的小片状回声增强,低于脉络丛回声	分界清晰	大小正常	血流动力学各项参数未明显异常
中度	大片状回声增强,接近脉络丛回声	分界不清	受压变窄	血流阻力指数增高,其余各项血流参数可未见明显异常
重度	弥漫性回声增强,高于脉络丛回声	分界消失	窄如缝隙	血流速度减低,阻力指数增高;甚至舒张期血流反流或消失

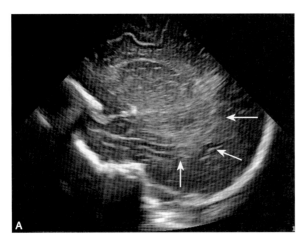
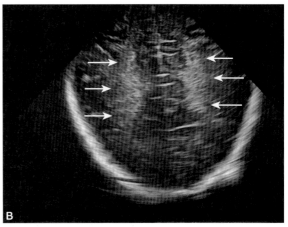

图 10-6-8　HIE 早期轻度脑水肿声像图

A:矢状切面声像图;B:冠状切面声像图。脑室旁局限性片状回声增强,低于脉络丛回声(箭头)

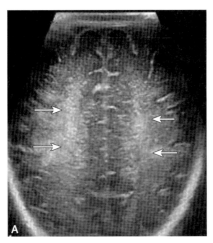
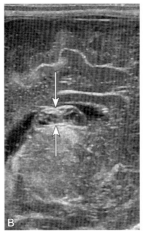

图 10-6-9　HIE 中度脑水肿声像图

A:冠状切面示脑实质大片状回声增强,接近脉络丛回声,灰白质分界
不清;B:矢状切面示室管膜下出血并部分液化(箭头)

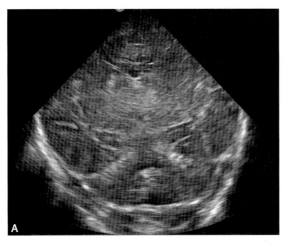
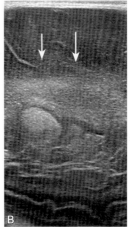

图 10-6-10　HIE 重度脑水肿超声表现

A:冠状面示脑实质弥漫性回声增强,高于脉络丛回声;B:矢状面高频探头示灰白
质分界消失

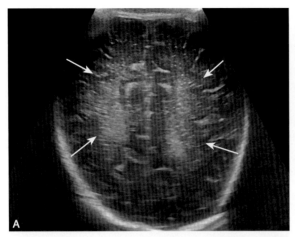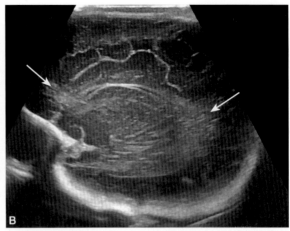

图 10-6-11 脑白质损伤超声表现
A:冠状切面;B:矢状切面

（2）神经元坏死:病理学研究表明,中、重度脑水肿持续1周左右如不能恢复,可继而发生神经元坏死(图 10-6-11)。

神经元坏死可有4种基本类型:弥漫型、皮层-深部神经核型、深部神经核-脑干型和脑桥下脚型。其中弥漫型最为严重,主要见于极其严重的长期缺氧。其特点是:①双侧脑半球回声不均增强,持续不退,甚至出现散在分布的粗大颗粒、点片状高回声,严重者呈"大理石纹样改变";②脑室重新出现,大小恢复正常。

（3）脑萎缩性改变:较为严重的神经元损伤,未达到集中的、大片完全坏死、液化的程度时往往表现为脑萎缩性改变。

1）全脑性萎缩:脑容积缩小,脑裂、脑外间隙变宽,脑回密集,脑沟加深;

2）中央性脑萎缩:是指脑萎缩发生在脑的中心部位,脑室轻~中度扩大,脑室双侧不对称、不规则变形。

（4）囊腔性改变:脑损伤后最严重的结局,是成片的神经元完全坏死液化的表现。

1）囊腔出现在严重的 HIE 不可逆的脑水肿后3~4周。

2）囊腔为多灶性,脑病越重,囊腔分布越广泛。

3）囊腔大小不等,回声不均。

4）随小儿脑的发育,脑容积增加,较小的囊腔可在3~4个月后因受脑组织的挤压而消失,超声检查难以发现原有病灶,液化灶则永存于脑中(图 10-6-12)。

2. 诊断与鉴别诊断 HIE 是新生儿死亡和婴幼儿神经系统功能障碍的主要原因,其中15%~20%患儿在新生儿期死亡,25%~30%患儿可能出现脑瘫等严重后遗症。HIE 的诊断主要根据以下

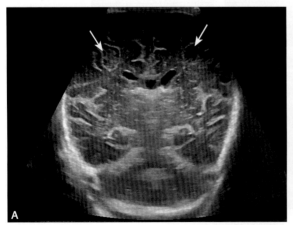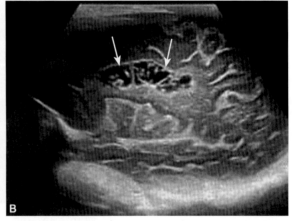

图 10-6-12 脑实质液化坏死、囊腔形成
A:冠状面;B:矢状面。双侧侧脑室前角周围脑实质软化形成囊腔样结构(箭头)

临床表现:

（1）有明显的胎儿宫内窘迫的异常产科病史或分娩过程中明显窒息史。

（2）出生时有重度窒息。

（3）出生后即出现神经系统症状（如意识改变、肌张力改变、原始反射异常、甚至惊厥、瞳孔改变等）持续 24 小时以上。

超声、CT、MRI 等影像学检查可直观显示病变的类型、部位、范围、程度及演变过程，但三者各有侧重。超声对局灶性或多灶性缺血性坏死、基底核和丘脑的坏死等疾病类型的诊断价值高，应用脑室旁白质灰度值变化诊断 HIE 的诊断灵敏性 100%，特异性 33.3%，准确度为 95.7%，但对脑干的神经元损伤、矢状旁区的损伤敏感性低。CT 对选择性神经元坏死、基底核和丘脑损伤、局灶性或多灶性脑坏死诊断敏感，却对矢状旁区和脑室周围白质损伤的诊断受限。MRI 对所有类型的脑损伤都能清晰显示，尤其弥散成像（DWI）比传统 MRI 更敏感，是诊断 HIE 最佳影像学方法。

本病需注意与脑出血、中枢神经系统感染相鉴别。

（三）早产儿脑室旁白质损伤

早产儿脑室旁白质损伤是早产儿特征性脑损伤表现之一，而早产儿脑室旁白质软化（periventricular leukomalacia，PVL）是白质损伤最严重的结局。多由于产妇分娩时循环异常导致胎儿脑室周围动脉边缘区缺血，形成数量不等的梗死灶，最终液化成为软化灶。

1. 超声表现

（1）缺血后数小时，侧脑室前角附近、后角三角区及侧脑室外侧白质损伤区回声异常增强，呈区域性，可有多个部位同时出现、对称性发生；

（2）当白质损伤广泛发生时，超声可见大范围的高回声，自脑室旁向外扩散，直至皮质下，冠状面扫查显示高回声范围多在半卵圆中心即侧脑室前角和体部周围，这与血管的发育、分布、走行有直接关系。亦可见在侧脑室前后角附近向外扩散。旁矢状面扫查示多层面出现脑室旁至皮质下的高回声，从内向外甚至达脑岛以外部位（图 10-6-13）。

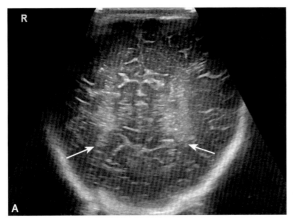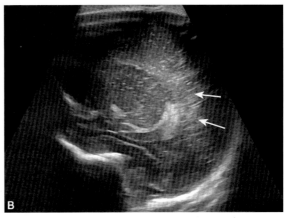

图 10-6-13　早产儿脑室旁脑白质损伤声像图
双侧侧脑室后角脑实质回声不均匀增强（箭头）

2. 诊断与鉴别诊断　对于早产儿，特别是疑有宫内感染或出生窒息史的早产儿出生后要特别注意是否存在 PVL。由于 PVL 在新生儿期往往无特异的临床表现和体征，所以根据临床表现早期诊断是很难的。随着超声技术的快速发展，经颅超声对新生儿脑白质病变诊断的准确率、灵敏度和特异度分别达到了 91%、100% 和 33%，其灵敏度高可以作为临床筛查的首选方法。MRI 检查特异性高（100%），对于超声筛查有脑白质病变的病例，联合 MRI 检查可提高新生儿脑白质病变的检出率和诊断准确率。MR 弥散加权成像（DWI）诊断早期 PVL 时一定要注意一次检查正常不能完全排除脑白质损伤，需要连续动态观察。

本病需注意与新生儿缺血缺氧性脑病、脑梗死、脑出血相鉴别。

（四）新生儿脑梗死

新生儿脑梗死又称围产期脑梗死，是指围产期由于各种原因引起的脑血管极度痉挛或完全闭塞所致脑缺血性坏死,是新生儿死亡与慢性神经系统损害的重要原因。

1. 超声表现

(1)梗死缺血早期,病变处于水肿阶段,主要表现为回声稍高的增强区,病变区到非病变区呈高回声逐渐缓慢过渡,分界不清。

(2)严重的缺血发生48小时后梗死灶开始坏死,7~10天会发生局灶性萎缩、瘢痕形成,"楔形"的梗死灶在超声检查中显而易见,回声强度明显高于周围正常脑组织,甚至在病灶上可见极高回声的点、片状钙化。

(3)更严重的表现为组织溶解后形成的广泛、多灶或单灶的囊腔。

(4)CDFI可从脑血流速度、阻力和血管分布等方面为脑梗死的存在提供诊断依据:当病变区的供血动脉发生不完全性梗阻时,患侧血流速度明显高于健侧;当梗死范围较大时,患侧代偿性侧支循环开放,CDFI可显示患侧较健侧脑半球数量明显增多的小血管分布(图10-6-14)。

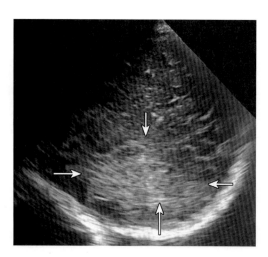

图10-6-14　新生儿脑梗死
梗死灶在超声检查中回声强度明显高于周围正常脑组织(箭头)

2. 诊断与鉴别诊断　围产期脑梗死病因复杂,因此明确诊断首先应该详细了解病史,包括母亲疾病史(家族中神经系统疾病史、年幼时发生的血管疾病史以及血液系统疾病史)、妊娠疾病史(先兆子痫、流产史、胎盘早剥史、出血史)、患儿出生史等。随后选择合理的影像检查对围产期脑梗死的诊断相当关键,据大样本资料分析95%新生儿缺血性脑梗死发生在大脑中动脉(middle cerebral artery, MCA)供血区,超声对MCA供血区梗死相当敏感,

多普勒脑血流测定有特异性表现可有效提高检出率。

需强调的是,超声对大脑前动脉、后动脉供血区梗死的显示欠佳,临床应积极结合其他影像检查协助诊断;关于明确是否存在脑血管畸形或栓塞,在新生儿尚需要MRA检查确诊。传统的T_1-加权和T_2-加权MRI结合弥散加权成像(DW-MRI)对那些超声难以确定的梗死早期病变有独特的敏感性,若患儿病情允许并无明显禁忌证,可考虑选择DW-MRI检查协助诊断。

本病需注意与脑肿瘤、脑出血相鉴别。

（五）新生儿中枢神经系统感染

新生儿中枢神经系统感染最常见类型是化脓性脑膜炎,常常因病原菌入侵诱发一系列炎症反应,可并发脑室炎、脑脓肿、感染性颅内出血,从而使脑组织受到严重损害。

1. 超声表现

(1)化脓性脑膜炎:严重感染时,超声表现为脑沟回声增强。但当分泌物不多或较稀薄时上述表现不明显。

(2)脑组织炎症性反应:根据炎症病变发生发展过程,分为3个阶段。

1)水肿阶段:在发病后1周内,超声表现为双侧脑半球出现不均匀的回声增强,大小不等,随着炎症进展,范围逐渐扩大,病灶中心回声最强,周边逐渐减弱淡薄。

2)坏死开始阶段:病程1周左右,原病灶回声增强区不再扩大,不断聚集,病灶周边淡薄回声逐渐消退,中心回声增强区相对稳定。

3)液化阶段:病程2周左右,病灶组织中的强回声逐渐减弱,形成明显的不规则液化灶。

(3)脑室炎:多继发于严重的脑膜炎。因炎症反应及脓性分泌物附着,脑室壁增厚,回声增强。当脑室内脑脊液混入脓性分泌物时,脑脊液回声不均,甚至可见絮状、颗粒状的高回声漂浮,其位置可随患儿呼吸、体位变动而变化。

(4)脑脓肿:常继发于严重的脑膜炎,超声可在脑内不同部位探及大小不一的高回声包裹的囊腔,囊壁完整,囊内因脓性分泌物含量多少不同而回声强度不同,其位置可随患儿体位变动而显示出界面(图10-6-15)。

(5)感染性颅内出血:中枢神经感染时,易引起小血管破裂而发生颅内出血。出血可发生在任

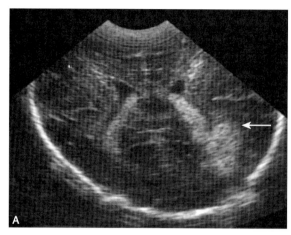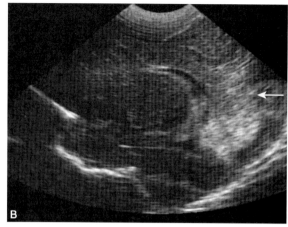

图 10-6-15　新生儿脑脓肿超声表现

A:冠状切面;B:矢状切面。脑室旁探及高回声包裹的囊腔,囊壁完整,囊内因脓性分泌物填充而呈强回声

何部位,一般为局灶性,也可多灶性,回声类型与其他原因所致的颅内出血无明显差异。

2. 诊断与鉴别诊断　由于新生儿特异性、非特异性免疫功能均不完善,患感染性疾病概率远高于其他任何年龄组,而中枢神经系统,尤其脑是易受感染损害的靶器官之一。新生儿中枢神经系统感染起病隐匿,常缺乏年长儿中枢神经系统感染的典型症状和体征。在临床上,新生儿中枢神经感染的确诊仍依赖于实验室检查。超声仅是辅助检查手段之一,有助于动态观察严重感染后脑的炎性反应过程和了解损伤后脑组织结构变化的最终结局。

本病需注意与脑肿瘤、新生儿缺血缺氧性脑病相鉴别。

思考练习题一

患儿,男,主因"孕 28^{+2} 周早产生后气促、呻吟 1 小时"入院。患儿系 G1P1,孕 28^{+2} 周于 2017.8.27 09:18 顺产娩出,出生体重 1.28kg,生后 Apgar 评分 8 分,羊水、胎盘、脐带情况不详,给予气管插管、球囊加压给氧等治疗后好转,产前使用 1 次激素促进胎肺成熟,生后即出现气促、呻吟,呼吸机辅助呼吸下血氧饱和度维持在 91% 左右。

体格检查:早产儿貌,神志清楚,精神反应稍差。全身皮肤红润,无皮疹及出血点。手足温,足跟毛细血管再充盈时间 1 秒。前囟平软,口周无发绀。气管插管中。呼吸急促,三四征阴性,双肺呼吸音低,未闻及干、湿啰音。心律齐,心音有力,未闻及病理性杂音。腹部平软,未见胃肠型及蠕动波,肝脾肋下未触及肿大,肠鸣音正常。四肢肌张力低。原始反射未引出。胎龄评估 = 27+0+0+0+1。

超声检查如 ER10-6-1 所示。

ER10-6-1　思考练习题一声像图

1. 结合临床资料和头颅超声检查表现,该患儿的可能诊断是什么?

2. 应该和哪些疾病鉴别?鉴别诊断要点是什么?

ER10-6-2 为参考答案。

ER10-6-2　思考练习题参考答案

思考练习题二

主诉:患儿,男,主因"出生窒息复苏后呻吟 3 小时"入院。患儿系 G1P1,母孕 38^{+1} 周于 2017-08-03,03:19 顺产娩出,出生体重 3290 克,羊水 Ⅲ°污染,脐带、胎盘无特殊。生后产院即予初步复苏,气管插管胎粪吸引(吸出约 5ml 胎粪),正压通气等处理后,5 分钟 Apgar 评分 7 分,生后患儿有呻吟、气促,无吐沫、发绀、发热、抽搐等。

体格检查:早产儿貌,神志清楚,易激惹。全身皮肤红润,无皮疹及出血点。手足温,足跟毛细血管再充盈时间 1 秒。右顶部可扪及 8cm×8cm 大小包块,界清,未越过骨缝,有波动感。前囟平软,口周无发绀。颈软无抵抗。呼吸稍急促,三四征阴性,双肺呼吸音粗,未闻及干、湿啰音。心律齐,心音有力,未闻及病理性杂音。腹部平软,未见胃肠型及蠕动波,肝脾肋下未触及肿大,肠鸣音正常。肛门前移、会阴体发育差,四肢肌张力稍减低。原始反射未引出。会阴口可见大便排出。超声检查如 ER 10-6-3 所示。

ER10-6-3　思考练习题二声像图

1. 结合临床资料和头颅超声检查表现,该患儿的可能诊断是什么?

2. 患儿出现该疾病的病因是什么?该疾病的超声诊断要点有哪些?

ER10-6-4 为参考答案。

ER10-6-4　思考练习题参考答案

（何韶铮　陈晓康）

参 考 文 献

1. 周丛乐,陈惠金,虞人杰,等. 新生儿颅脑超声诊断学. 北京:北京大学医学出版社,2007.

2. Jarunee Intrapiromkul,Frances Northington,Thierry AGM. Accuracy of head ultrasound for the detection of intracranial hemorrhage in preterm neonates:Comparison with brain MRI and susceptibility-weighted imaging. J Neuroradiol, 2013,40(2):81-88.

3. Patricia R,Mitchell A,Margery A,et al. Screening head ultrasound to detect intraventricular hemorrhage in premature infants. Pediatric Radiology,1997,27(4):305-308.

4. AmarnathC,Helen MT,Periakarupan A,et al. Neonatal parechovirus leucoencephalitis-radiological pattern mimicking hypoxic ischemic encephalopathy. Eur J Radiol, 2016,85(2):428-434.

5. 邹博,姜双全,于丹丹,等. 新生儿缺氧缺血性脑病的灰阶及 CDFI 参数定量研究. 中国超声医学杂志, 2016,32(5):385-388.

6. Wilczyńska M,Pustuła-Mańko E,Stefańczyk L,et al. Use-fulness of doppler ultrasound imaging in monitoring of hypoxic-ischemic encephalopathy in preterm infants. Pol Merkur Lekarski,2003,15(89):436-440.

7. Valkama AM,Päkö E,Vainionpää LK,et al. Magnetic resonance imaging at term and neuromotor outcome in preterm infants. Acta Paediatrica,2000,89(3):348-355.

8. Deeg KH. Sonographic and Doppler sonographic diagnosis of neonatal ischemic stroke. Ultraschall Med,2017,38 (4):360-376.

9. Küker W,Möhrle S,Mader I,et al. MRI for the management of neonatal cerebral infarctions:importance of timing. Childs Nerv Syst,2004,20(10):742-748.

10. Robertson RL,Robson CD,Zurakowski D,et al. CT versus MR in neonatal brain imaging at term. Pediatr Radiol,2003,33(7):442-449.

11. Cowan F,Mercuri E,Groenendaal F,et al. Does cranial ultrasound imaging identify arterial cerebral infarction in term neonates. Arch Dis Child Fetal Neonatal Ed,2005, 90(3):252-256.

12. 中国医师协会新生儿科医师分会神经专业委员会. 新生儿动脉缺血性脑卒中临床诊治专家共识. 中国当代儿科杂志,2017(6):611-613.

13. 汤泽中,周丛乐,王红梅,等. 新生儿脑梗死早期诊断方法的探讨. 中华围产医学杂志,2009,12(4):281-284.

14. Yikilmaz A,Taylor GA. Sonographic findings in bacterial meningitis in neonates and young infants. Pediatr Radiol,2008,38(2):129-137.

15. Eze KC,Enukegwu SU,Odike AI. Brain sonography in African infants with complicated sporadic bacterial meningitis. Niger Med J,2013,54(5):320-324.

第七节　回顾、现状与展望

一、回顾

儿科超声起步较晚,十几年前,从事儿科超声的人寥寥无几,儿科超声缺乏学组,缺乏交流平台,大家对儿科超声的认识也颇为肤浅。由于仪器清晰度的限制,超声能诊断的疾病也比较有限。

二、现状

随着儿科超声的发展,对儿科的关注度逐渐提升,越来越多的综合医院开始学习儿科超声,儿童专科医院也增至 110 余所。随着超声仪器分辨率的不断提高,超声在儿童疾病的诊断优势越来越明显,超声以其简便经济,无创无辐射逐渐成为很多儿科疾病的首选检查。而与此同时儿科超声人才的匮乏也日益凸显。随着二胎政策的开放,对儿科超声人才的培养也迫在眉睫。

三、展望

二维超声图像在儿科疾病的诊断中明显优于成人。但是和成人相比,由于起步较晚,儿童介入超声、儿童超声造影方面均处于起步阶段。由于越来越多的复杂疑难病例需要借助介入超声诊断或治疗,同时随着造影剂应用于儿童在美国 FDA 得到认证,超声造影也将在儿童疾病的诊断评估方面发挥重要作用。儿科超声将会进入一个崭新的阶段。

（王晓曼）

第十一章　创伤超声诊断

第一节　超声检查技术、方法与内容

胸腹部创伤容易发生失血性休克、张力性气胸、心脏压塞等，多数属于致死性创伤。在可救治伤中，各类出血占 90.9%，其中肢体出血的救治相对简单、有效的；除了出血和骨折之外，肢体创伤的最早病理改变是肌肉缺血，进而缺血再灌注后炎性渗出，局部肿胀，压力增高，最终引起筋膜间室综合征，进而加重肌肉坏死，释放大量毒素，产生以肾脏为主的多器官损害。目前，即使在医学较为发达的国家，创伤的院前诊断仍主要依赖传统的体格检查，将影像学技术用于创伤的"黄金 1 小时"救治尚局限于少数国家和地区。国内已有采用床旁超声在创伤现场、床旁进行超声诊断的探索，证实了超声的院前应用使更多伤者受益。近年，微型超声仪如"掌上超声"问世，其设备体积小、更机动灵活、功能更完备，便于院前救治，在胸腹和肢体伤的早期救治中必将发挥巨大作用。

一、检查方法

（一）肝脏创伤检查方法

患者常采取平卧位或侧卧位，右上腹肋缘下、剑突下和肋间隙多切面显示肝脏。每处均采用连续性扫查，观察肝实质、肝包膜及腹腔情况。超声造影多采用经肘部静脉团注法，观察肝实质灌注情况，确定肝脏是否存在创伤灶、测定创伤灶大小，判定是否存在活动性出血。

（二）脾脏创伤超声检查方法

患者可采取平卧或侧卧位，左上腹部肋缘下和肋间隙多切面扫查脾脏，观察包膜连续性、实质回声及腹腔有无积液。超声造影观察脾实质灌注及脾周造影剂溢出情况，确定脾脏是否存在创伤灶、测定创伤灶大小，判定是否存在活动性出血。

（三）肾脏创伤超声检查方法

患者常采取平卧、侧卧或俯卧位，在双侧腰部行肾脏及肾周多切面扫查。连续性观察肾包膜连续性、实质回声，以及腹膜后、腹腔有无积液。超声造影采用经浅静脉团注法，观察肾实质灌注及肾周是否有造影剂溢出，以确定肾脏创伤灶、测定创伤灶大小，判定是否存在活动性出血。

（四）胰腺创伤超声检查方法

患者常采取平卧位，经前腹壁显示胰腺长轴斜切面和短轴切面。通过连续性扫查，观察胰腺实质、周围血管和周围软组织结构。经外周浅静脉注射超声造影剂，观察胰腺创伤灶及活动性出血情况。

（五）胸部创伤超声检查方法

将线阵或凸阵探头（以前者为多）垂直于肋骨置于疑诊气胸的部位，图像呈现上下相邻肋骨、肋骨声影和胸膜线，胸膜线对应着肺表面，此即为"蝙蝠"征。

（六）肢体血管创伤超声检查方法

患者可取平卧位或俯卧位，关节可自然屈曲，肢体放松，充分暴露拟检查部位。

（七）肢体骨筋膜间室综合征超声检查方法

可采用平卧位、俯卧位或侧卧位，在病情允许的情况下，被检肢体外展、外旋，关节略屈曲，以充分暴露被检肢体为原则。

二、胸部创伤

（一）心包积血和心脏压塞

心脏或心包发生创伤后可导致心包积液（积血），超声表现为心包腔无回声区，少量积血仅出现在左室后壁、右室侧壁或右房顶部；中量以上积液时除了左室后壁外，右室前壁和左室侧壁处也可见无回声区；当心包积液伴心脏摇摆时，常提示大量心包积液；当大量心包积液伴右心腔随呼吸运动发生塌陷时，提示急性心脏压塞，需要即刻行心包腔减压，否则有心脏停搏危险。

在行拓展创伤超声重点评价法（extended focused assessment with sonography for trauma，eFAST）检查时，于剑突下斜切可快速显示心包腔积液情况,常规超声心动图最常于左室长轴、心尖四腔心切面准确显示心包腔积液并测量积液量。超声引导的心包腔穿刺抽液或置管术是解除心脏压迫,特别是治疗急性心脏压塞最有效的方法。

(二) 胸腔积血

胸部创伤后,肺及胸膜血管损伤易发生急性胸腔积血,在短时间内达到一定量时即会危及生命。超声技术可快速诊断胸腔积血,表现为胸腔内无回声区。一侧大量积液可致纵隔向对侧偏移,引起呼吸困难,纵隔摆动易导致休克。超声技术诊断胸腔积血或积液的准确率可达100%,胸腔积血时胸腔无回声区内呈密集点状回声。在创伤院前救治中,救治医生多采用体格检查法判定伤情,采用盲穿法进行胸腔穿刺引流,但并发症发生率较高,特别是误伤心脏和胸壁大血管时有发生,超声引导下穿刺抽液或置管引流准确、安全、有效。

(三) 张力性气胸

采用超声技术诊断气胸,可使用线阵或凸阵探头。气胸时,二维图像上"肺滑动征"和"彗星尾征"消失,M型图像"沙滩征"消失代之以"条码征",并出现"肺点"。反之,超声检查时若发现上述征象存在,可排除气胸。气胸是创伤中的急症之一,特别是张力性气胸会导致休克,危及生命。目前,超声诊断气胸的准确率与CT相当,甚至对于CT难以发现的极少量气胸,超声也可以做出诊断。超声能够敏感显示气胸部位,作出准确诊断。在创伤的抢救过程中,超声引导下行张力性气胸的穿刺置管引流救治,既有效避免盲穿并发症,又显著节省救治时间。

(四) 肋骨骨折

单纯肋骨骨折不是致命性创伤,但骨折断端一旦扎伤肋间或胸膜血管,尤其是肋间动脉,导致胸腔积血;或刺破胸膜引起气胸,特别是张力性气胸,即需要早期快速救治。一般情况下,肋骨骨折的诊断主要依赖X线和CT,而在院前救治时,大型影像设备难以发挥作用,便携超声可被用于肋骨骨折的诊断。肋骨骨折超声表现为,骨折断端骨皮质连续性中断,多伴局部软组织肿胀,回声不均匀;继发周围血管或软组织损伤时,出现血肿、胸膜腔积液和气胸表现。研究证实,超声诊断肋骨骨折的准确率与X线一致,由于超声对细小结构显示清晰,对细小骨折的诊断敏感性高于X线。对肋骨骨折的伤者,若胸痛症状明显,可在超声引导下实施肋间神经阻滞,以减轻疼痛。

三、腹部创伤

腹部实质脏器创伤主要是指肝、脾、肾和胰腺的损伤,是腹部创伤后内出血的主要原因,常出现腹腔或腹膜后积血,继而发生失血性休克,属于致死性创伤。肝破裂合并胆道损伤时,胆汁漏入腹腔引起胆汁性腹膜炎;胰腺创伤胰管损伤时,胰液外漏,引起创伤性胰腺炎(traumatic pancreatitis);泌尿系统创伤累及集合系统、输尿管或膀胱时,出现血尿和尿液外漏。

腹部FAST可在3~5分钟内确定腹腔及腹膜后积液及积血,并明确约50%的创伤脏器。采用超声造影诊断腹部实质脏器创伤灶及活动性出血的准确率可达97%以上,与增强CT具有较好的一致性。腹部实质脏器创伤出血的早期止血治疗可采用超声引导的经皮注射方法。随着超声治疗技术的发展,特别是止血材料及注射器材的进一步改进和完善,超声引导腹部实质脏器创伤微创治疗技术必将在创伤的院前救治中发挥巨大作用。

对于腹部创伤所致可疑胆道损伤、胃肠道破裂、泌尿系损伤,为明确积液性质,在紧急情况下,传统采用盲穿方法,但易出现并发症,可视下操作成为必然趋势。超声引导的穿刺抽液,也为明确诊断提供保障。因为超声对积液、积血的敏感性高,FAST技术对腹腔积液的诊断敏感性高达97%~100%,一旦发现积液,为明确积液性质,可即刻实施超声引导的穿刺抽液,是腹部创伤诊断性穿刺最快捷、方便、高效的方法。

四、肢体创伤

(一) 肢体血管损伤

肢体创伤累及较大动脉时,易发生失血性休克;而肢体软组织内出血时,除了失血性休克外,也可导致骨筋膜间室综合征,由于无法明确出血部位,会给治疗带来困难。超声技术可以在第一时间明确肢体血管损伤的部位和严重程度,鉴别动脉、静脉和毛细血管渗血,据此选择止血方法,如选择止血带或止血粉,选择止血带的压力和使用时间;在使用止血带期间,采用超声随时判断止血效果,避免止血带过度使用导致的并发症。

(二) 肌肉伤及骨筋膜间室综合征

在大规模伤亡事件中,肢体筋膜间室综合征的发生与致伤原因和致伤力的大小有关。在2008年我国汶川地震中,肢体筋膜间室综合征主要由挤压伤引起,皮损轻而深部肌肉损伤重,早期坏死组织分界不清，导致多次盲目切开清创，且截肢率高达77.1%。在此次地震中，虽然便携式超声被用于现场创伤评价（FAST技术），因常规超声对肢体筋膜间室综合征伤情的诊断价值有限，致使截肢的决定仍依赖权威和经验。

肢体肌肉肥厚处的软组织创伤，由于短时间内大量肌红蛋白进入血液，导致急性肾功能不全；局部软组织肿胀，损伤部位血液循环障碍，加重肌肉损伤，呈现恶性循环，进而导致肢体筋膜间室综合征，此时若不及时减压，将危及伤肢，甚至生命。超声技术可以评价肌肉损伤的部位，明确损伤程度；还可以评价局部血液循环障碍；由于超声可以准确显示骨筋膜间室的位置，从而评估局部软组织的压力，还可以诊断骨筋膜间室综合征。超声引导的肢体筋膜间室综合征的早期减压可有效减低和避免截肢率。

（三）骨折、肌腱和韧带断裂

X线检查是骨折最常用且快捷有效的影像学诊断方法，CT和MRI均可用于骨折的诊断，是X线检查重要的补充手段。平时，超声主要用于患者无法立即行X线检查时，或存在X线检查无法发现的隐匿性骨折，以及判断在出现影像学变化前骨的应激性损伤等。灾难现场应用超声诊断骨折的价值等得到有效证实，其诊断肋骨、肢体长短骨骨折的准确率与X线一致，由于超声对细小结构显示清晰，对细小骨折的诊断敏感性高于X线。在大规模伤亡事件中，超声可在现场快速检出骨折，为伤员的快速救治提供影像学诊断依据。

磁共振具有多平面成像的能力，较CT具有更好的组织分辨率，适用于肌肉、肌腱、韧带等肢体软组织的外伤和缺血性损伤，而MR和CT无法进行实时动态检查，由于体积巨大，更无法在创伤现场救治中使用。随着超声在运动医学中的应用，肢体肌腱、韧带急性损伤的超声成像具有特征性表现，诊断准确率高，并已在临床得到广泛应用和认可。大量临床研究显示，超声诊断肢体肌腱和韧带断裂的准确率与MR有较好的一致性。而便携式超声可方便地用于创伤院前救治，在肢体骨折、肌腱和韧带断裂诊断、治疗效果评价及随访中将发挥重要作用。

（四）肢体异物

肢体异物可以是金属、木片、玻璃、塑料等，异物性疼痛、感染是主要困扰。超声是诊断异物最有效的手段，对于木质异物，超声优于X线。在突发灾难事件群体伤中，应用超声检测软组织异物，其识别不同类型包括金属、玻璃、沙石、木屑等异物的准确性分别为100%、86.4%、85.4%、64.6%。对于浅表软组织的异物，高频超声的定位准确率可达98.8%。超声在散弹伤的诊断和定位中发挥较大作用，由于其诊断准确，临床上常用超声行术中跟踪定位及引导下异物取出。

（五）神经阻滞麻醉或镇痛

近年来，区域阻滞成为多模式镇痛治疗方案被广泛认可并应用于临床，其原因之一是超声技术的引入。目前，超声可较清晰、准确显示周围神经主干及其主要分支，如下肢的坐骨神经、胫神经、股神经、腓总神经，上肢的臂丛神经、尺神经、桡神经、正中神经等；通过血管神经束的结构定位，可以确定更细小的神经位置，如肋间神经、肩胛上神经等。临床上，超声引导区域阻滞麻醉已广泛用于神经支配区相关部位的手术，麻醉准确，药物用量少，特别是对于麻醉要求高的部位，超声引导的神经阻滞发挥关键作用，如胸椎旁神经阻滞、颈神经节阻滞等。在各类创伤的早期损伤控制中，可采用超声引导下神经阻滞，减轻伤员痛苦。对各种原因所致创伤后疼痛，超声引导的神经阻滞可有效减轻疼痛症状。

思 考 题

何谓肢体筋膜间室综合征？超声有何价值？

（吕发勤　胡剑秋）

参 考 文 献

1. Kelly JF, Ritenhour AE, McLaughlin DF, et al. Injury severity and causes of death from operation Iraqi freedom and operation enduring freedom: 2003-2004 versus 2006. J Trauma, 2008, 64(2S): S21-27.

2. Heiner JD, McArthur TJ. The Ultrasound Identification of Simulated Long Bone Fractures by Prehospital Providers. Wilderness Environ Med, 2010, 21(2): 137-140.

3. Eastridge BJ, Jenkins D, Flaherty S, et al. Trauma system development in a theater of war: experiences from Operation Iraqi Freedom and Peration Enduring Freedom. J Trauma, 2006, 61(6): 1366-1373.

4. Frederiksen CA, JuhlOlsen P, Sloth E. Advances in imaging: ultrasound in every physician's pocket. Expert Opin Med Diagn, 2012, 6(3): 167-170.

5. Lv F, Tang J, Luo Y, et al. Emergency contrast-enhanced ultrasonography for pancreatic injuries in blunt. Radiol Med, 2014, 119(12): 920-927.

6. Lv F, Ning Y, Zhou X, et al. Effectiveness of contrast enhanced ultrasound in classification emergency treatment

of abdominal parenchymal organ trauma. Eur Radiol, 2014,4(10):2640-2648.

7. Islam NB,Levy PD. Emergency bedside ultrasound to detect pneumothorax. Acad Emerg Med,2003,10(7):819-820.

8. Kirkpatrick AW,Ng AK,Dulchavsky SA,et al. Sonographic diagnosis of a pneumothorax inapparent on plain radiography:confirmation by computed tomography. J Trauma,2001,50(4):750-752.

9. McBeth PB,Crawford I,Blaivas M,et al. Simple,almost anywhere,with almost anyone:remote low-cost telementored resuscitative lung ultrasound. J Trauma,2011,71(6):1528-1535.

10. Stengel D,Rademacher G,Ekkernkamp A,et al. Emergency ultrasound-based algorithms for diagnosing blunt abdominal trauma. Cochrane Database Syst Rev,2015,14,9:CD004446.

11. Catalano O,Lobianco R,Raso MM,et al. Blunt hepatic trauma:evaluation with contrast-enhanced sonography:sonographic findings and clinical application. J Ultrasound Med,2005,24(3):299-310.

12. Tang J,Li W,Lv F,et al. Comparison of gray scale contrast-enhanced ultrasonography with contrast-enhanced CT in different grading blunt hepatic and splenic trauma:an animal experiment. Ultrasound Med Biol,2009,35(4):566-575.

13. 张惠琴,梁峭嵘,唐杰,等. 肝外伤超声分级与CT、手术结果对照的初步研究. 中华超声影像学杂志,2007,16(10):875-877.

14. 赵景宏,张静波,王卫东,等. 地震挤压综合征所致急性肾功能衰竭的临床特点及救治方案. 第三军医大学学报,2009,31(18):1802-1805.

15. 刘照宏,梁峭嵘,石星,等. 彩色多普勒超声多指标评价小腿急性骨筋膜室综合征的临床研究. 中国超声医学杂志,2009,12,25(12).

16. Becciolini M,Bonacchi G. Fracture of the sesamoid bones of the thumb associated with volar plate injury:ultrasound diagnosis. J Ultrasound,2015,18(4):395-398.

17. Medero Colon R,Chilstrom ML. Diagnosis of an occult hip fracture by point-of-care ultrasound. J Emerg Med,2015,49(6):916-919.

18. 于德江,江朝光,李众利,等. 超声在汶川地震骨折诊断中的应用. 中华医学超声杂志(电子版),2008,5(5):782-788.

19. 王金锐,刘吉斌. 肌肉骨骼系统超声影像学. 北京:科学技术文献出版社,2007:86-87.

20. Tran DQ,Dugani S,Dyachenko A,et al. Minimum effective volume of lidocaine for ultrasound-guided infracla-vicular block. Reg Anesth Pain Med,2011,36(2):190-194.

21. Sinha SK,Abrams JH,Barnett JT,et al. Decreasing the Local Anesthetic Volume From 20 to 10 ml for Ultrasound-Guided Interscalene Block at the Cricoid Level Does Not Reduce the Incidence of Hemidiaphragmatic Paresis. Reg Anesth Pain Med,2011,36(1):17-20.

22. Haleem S,Siddiqui AK,Mowafi,et al. HA,nerve stimulator evoked motor response predicting a successful supraclavicular brachial plexue block. Anesth Analg,2010,110(6):1745-1746.

23. BenAri AY,Joshi R,Uskova A,et al. Ultrasound localization of the sacral plexus using a parasacral approach. Anesth Analg,2009,108(6):1977-1980.

第二节　腹部创伤

一、肝脏创伤

(一)概述

肝脏创伤占腹部创伤的 15%~20%,以钝器伤多见。临床上较常见的致伤因素是撞击伤和坠落伤,也可见刀刺伤、挤压伤和爆炸伤等。已存在病变的肝脏在受到外力打击后,更容易损伤。

累及肝包膜的肝脏创伤常出现腹腔内出血,出血量大时引起失血性休克,不及时救治将威胁患者生命。另外,肝破裂时胆道的损伤可导致胆汁漏入腹腔引起胆汁性腹膜炎,出血可破入胆道,自胆道进入十二指肠引起呕血或黑便。

(二)超声表现

1. 常规超声　包膜下血肿表现为肝表面与实质间新月形或不规则无回声区。创伤早期实质回声均匀或不均,可见片状偏强回声区或回声强弱不等,部分可见片状无回声区,且边界不清晰(图11-2-1)。肝周可见积血和(或)积液形成的无回声区,腹腔常可探及游离液体(积血)。肝创伤后血肿呈无回声结构,内透声性好或欠佳。

2. 超声造影　超声造影可清晰显示肝内创伤灶,在动脉期、门脉期和延迟期均为无增强和(或)低增强,而周围正常肝组织在注入超声造影剂后逐渐增强,持续 5~6min,两者界限清晰(图11-2-2)。创伤累及包膜时,超声造影显示包膜破裂口形状及大小。

肝创伤活动性出血表现为:

(1) 创伤灶内部或周边的异常增强区,回声高于周围正常组织,呈"条状""结节状"或"梅花状"

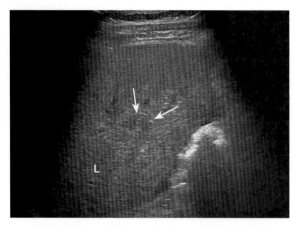

图 11-2-1 肝脏创伤的常规超声图像
二维超声图像显示肝创伤早期实质回声不均,可见片状偏强回声区(箭头),边界不清楚
L:肝脏

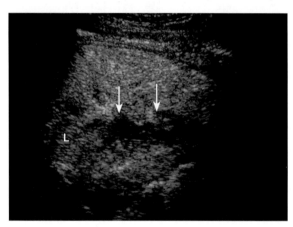

图 11-2-2 肝创伤的超声造影图像
经外周静脉注射超声造影剂后,肝右叶实质内见无和低增强区,为创伤灶,其外形不规则,与周围正常肝组织界限清楚(箭头)
L:肝脏

(图 11-2-3)。

(2)累及包膜的创伤活动性出血,在肝周积液的衬托下表现为"喷泉""涌泉"状,缓慢的渗血表现为"滴水"状。

(3)在无肝周积液时,累及包膜的活动性出血表现为浓聚的造影剂自包膜破口流向包膜外,并在肝周形成增强结构。

(三)诊断与鉴别诊断

1. 诊断 结合病史,参照上述超声表现,诊断肝脏创伤并不难。

2. 鉴别诊断 超声造影能够清晰显示肝创伤的部位、形态、范围及程度,显著改善了常规超声在肝创伤中的诊断价值,其在肝创伤诊断中的优势还在于能显示活动性出血,从而更准确地判断伤情。主要鉴别诊断包括肝创伤灶与肝内其他局灶性病

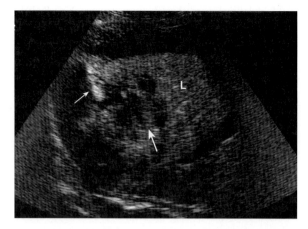

图 11-2-3 肝创伤伴活动性出血的超声造影图像
肝脏创伤灶(大箭头)内的活动性出血表现为异常增强的结节状或梅花状,回声高于周围正常肝组织,动态观察其形态发生改变(小箭头)
L:肝脏

变的鉴别,活动性出血灶与残存正常组织的鉴别。

(1)肝内囊性病变:肝内囊性病变在常规超声图像上表现为边界清楚的无回声区,常有侧方声影,后方回声增强。超声造影时肝内囊性病变的各时相均为无增强,但其形态相对规则。而肝创伤灶早期常规超声表现为偏强回声或未见明显异常,血肿形成后显示为无回声区,超声造影时创伤灶多呈不规则形,结合创伤病史可予鉴别。

(2)血管瘤:超声造影显示动脉期病灶周边多呈结节状增强,部分呈均匀增强,门脉期和延迟期可呈全瘤增强或不完全增强,瘤体内可见无增强区,但形态相对规则。

(3)肝内坏死性结节:常规超声多呈低回声,超声造影后出现三期无增强,但多数边界规则,且没有创伤史及临床症状。

(4)创伤灶内残存正常肝组织:超声造影显示肝创伤后活动性出血为异常高增强区,与肝破裂残存正常肝组织的增强区容易混淆,但前者系血管损伤后造影剂外溢(extravasation 或 leakage)、浓聚(pooling)所致,仔细观察其增强区强度略高,且不均匀,消退缓慢;而创伤后残存正常肝组织与周围正常肝实质同步增强、同步消退。

3. 临床价值 肝脏创伤的传统影像学诊断主要包括增强 CT 和常规超声等,特别是多平面螺旋增强 CT 是诊断的金标准,可判定肝脏创伤的部位、创伤灶范围及有无活动性出血,并能够确定腹腔及腹膜后的积血。常规超声是肝脏创伤的首选检查方法,对肝脏创伤后腹腔积液的检出率可达 97%~100%,而对创伤灶的诊断准确率仅为 46%,且难以确定肝脏创伤的程度及有无活动性出血。超声造影

可在急诊床旁评价肝创伤的部位、范围及有无活动性出血,从而判定创伤程度,其诊断价值与增强CT一致。

二、脾脏创伤

(一)概述

脾脏是最容易遭受创伤的腹部实质脏器,脾脏创伤发生率占腹部闭合性伤的20%~40%,致伤原因多样,以撞击伤和坠落伤多见。脾脏可发生自发性破裂,常见于已存在病变者。脾脏破裂后出现腹腔内出血,出血量大时引起失血性休克。

(二)超声表现

1. 常规超声 二维超声显示脾脏外形正常或不规则,脾包膜下血肿时表现为扁长形、半月形或不规则形的无回声区(图11-2-4A)。创伤早期,实质回声不均匀或未见明显异常,有时见片状偏强回声区或回声强弱不等,或伴有点状或片状无回声区,与周围正常组织界限不清晰。脾周可见出血形成的无回声区,腹腔常可探及游离液体(图11-2-4B)。脾创伤后血肿可呈规则或不规则无回声区。

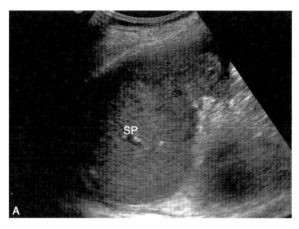
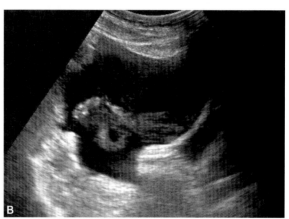

图11-2-4 脾脏创伤的二维超声图像
A:脾脏创伤后外形稍饱满,实质回声欠均匀,与周围组织界限不清;B:腹腔探及游离液体,最大深度7cm
SP:脾脏

2. 超声造影 脾脏创伤灶呈无和(或)低增强的灌注缺损区,与周围正常脾组织分界清楚,以静脉期明显。钝器伤边界不规则,可呈星芒状(图11-2-5),锐器伤的创伤灶边缘较整齐。创伤累及包膜时,可见包膜连续性中断。脾创伤活动性出血超声造影表现为:

(1)累及包膜的创伤活动性出血,在脾周积液的衬托下表现为"喷泉""涌泉"状,缓慢的出血表现为"小溪"状(图11-2-6)。

(2)在无脾周积液时,累及包膜的活动性出血

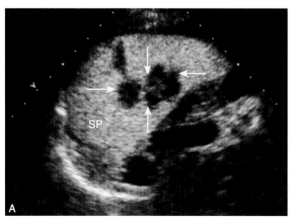
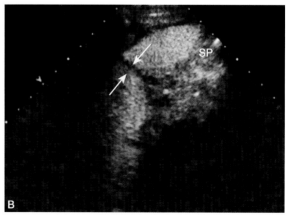

图11-2-5 脾脏钝器伤与锐器伤的超声造影图像
A:摩托车事故导致脾破裂,超声造影显示脾脏中下部实质内创伤灶呈低和无增强区,边界不规则(箭头);B:刀刺伤所致脾破裂,超声造影显示脾脏中下部实质内的创伤灶呈条带状低和无增强区(箭头),边缘较整齐、规则
SP:脾脏

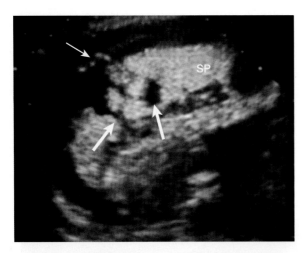

图 11-2-6　脾脏创伤伴活动性出血超声造影图像
脾创伤灶内的缓慢出血,动态观察呈"小溪"样蜿蜒流
动(细箭头),粗箭头所示为多处创伤灶
SP:脾脏

表现为浓聚的造影剂流向包膜外,并在脾周形成强的带状结构,动态观察呈流动状。

（3）血肿内的活动性出血表现为异常增强区,以条状、梅花状多见(图 11-2-7)。

（三）诊断与鉴别诊断

1. 诊断　单纯依靠实时二维超声诊断脾脏外伤,其敏感性并不高,但若结合 CEUS,诊断价值可与 CT 相媲美。

2. 鉴别诊断　常规超声诊断脾创伤后腹腔游离液体的准确率高,而对创伤的定位及程度等诊断准确率常与检查医生水平及临床经验有很大关系,所以在诊断脾创伤的敏感性和特异性方面各家报道差异较大。超声造影对脾创伤灶的诊断准确率

高,但需与脾脏造影的"花斑期"、正常脾切迹、脾血管瘤及坏死结节等相鉴别。脾创伤活动性出血需与创伤灶内残存正常组织相鉴别。

（1）脾脏造影的"花斑期":在超声造影的动脉期,正常脾实质内见弥漫分布的低增强区,使整个脾脏呈"花斑样"改变,易误认为脾脏弥漫性创伤。至实质期和延迟期正常组织灌注均匀,"花斑样"改变消失。而脾创伤灶在造影的各期均呈无和(或)低增强区,且至实质期和延迟期与周围组织界限更清楚。

（2）正常脾脏切迹:正常脾脏的前缘可有 2~3个切迹,系胚胎发育时的残留结构,当有分叶畸形时切迹可深达脏面。正常情况下分叶紧贴在一起,脾脏包膜完整。当脾脏创伤后,脾周围或腹腔积血时,分叶间被液体充填,形成整齐的线状低及无增强带,容易误诊为脾脏破裂。脾脏分叶畸形时,实质内的裂隙状低或无增强带较整齐,其周围的脾实质灌注均匀;而脾破裂时包膜中断处的充盈缺损区边界杂乱、不整齐,结合创伤史较容易鉴别。

（3）脾血管瘤:典型的脾血管瘤在注射超声造影剂后,呈快速或慢速进之后缓慢退出,病灶边界相对规则,而创伤灶于造影过程呈无和(或)低增强区,结合创伤病史不难鉴别。

（4）脾坏死性结节:注射超声造影剂后全程无增强,但多数边界较规则,且没有创伤史,临床上多无症状,超声显示腹腔及脾周无积液,可资鉴别。

（5）创伤灶内残存正常组织:创伤后活动性出血与残存正常脾组织在超声造影成像上均显示高增强区,前者为造影剂自损伤的血管外溢(extravasation 或 leakage)、浓聚(pooling)所致,动态观察活

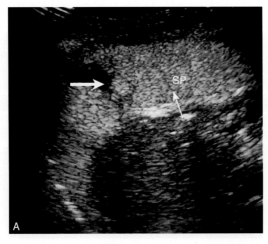

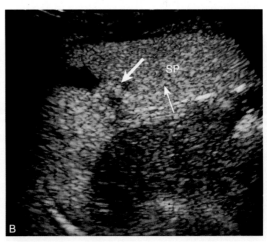

图 11-2-7　脾脏创伤伴活动性出血超声造影图像
A:脾创伤后血肿内的活动性出血呈条状,动态观察其形态发生改变,粗箭头示出血灶,细箭头示残存正
常脾脏组织;B:粗箭头示同一出血灶,细箭头示残存正常脾脏组织
SP:脾脏

动性出血的异常增强区的形态发生改变,而创伤后残存正常脾组织的形态无变化。

3. 临床价值 临床上,增强 CT 作为诊断脾脏创伤的标准,是因其能准确判定脾脏创伤的部位、范围及有无活动性出血,确定腹腔及腹膜后的积血等。常规超声是脾脏创伤的首选检查方法,对腹腔积液诊断敏感性高,对疑诊脾脏创伤者,常在其定位下行诊断性穿刺,但不能显示创伤程度和活动性出血。脾脏超声造影可在急诊床旁评价脾创伤部位、范围及有无活动性出血,从而判定创伤程度,其诊断价值与增强 CT 一致。

三、肾脏创伤

(一) 概述

肾脏创伤占腹部创伤的 12%~16%,以钝器伤多见。医源性损伤如体外碎石术、肾脏穿刺活检等所致肾损伤不容忽视,也可见刀刺伤、挤压伤和爆炸伤等。肾脏肿瘤可发生自发性破裂出血。

肾创伤后可引起腹膜后出血、血尿和(或)尿液外渗,严重出血导致出血性休克;血块堵塞尿路时可影响肾功能;血肿和尿液外渗可继发感染,严重者引起全身中毒;晚期还会发生尿道狭窄或尿瘘。

(二) 超声表现

1. 常规超声 损伤轻者,肾脏形态、大小无异常,重者形态失常。常见肾内回声较杂乱,呈偏高回声区或偏低回声区或无回声区混杂,无明显边界(图 11-2-8A),肾被膜下及肾周可见弧形无回声区。

2. 超声造影 经外周静脉注射造影剂后,肾内创伤灶可被清楚显示,呈低和(或)无增强区,外形多不规则,但边界较清楚。肾被膜破裂时,表现为被膜连续性中断,呈低或无增强结构。集合系统受损时,可见累及其内的低和无增强区(图 11-2-8B)。

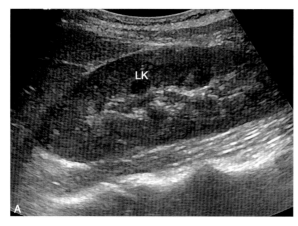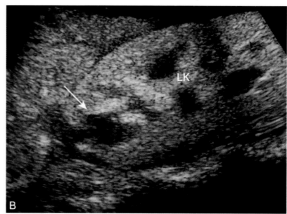

图 11-2-8 肾创伤的常规超声及超声造影图像
A:二维超声显示创伤后肾形态饱满,体积增大,肾内回声较杂乱,可见偏强回声及偏低回声混杂,无明显边界;B:经外周静脉注射超声造影剂后,左肾上部创伤灶呈无增强灌注缺损区,外形不规则,与周围正常肾组织界限清楚,创伤灶(箭头)累及集合系统

LK:左肾

肾创伤活动性出血表现为:当肾叶间动脉以下破裂时,常见偏高回声区自破损处呈"树枝状"溢出;当肾被膜破裂时,造影剂微泡自肾被膜破口向肾外呈条形涌出;当肾集合系统受累时,出血常与尿液混杂,延迟观察以判断集合系统内活动性出血形成偏高回声。

(三) 诊断与鉴别诊断

肾脏创伤程度轻微时,常规超声容易漏诊。随着超声造影的临床应用,即使较小的肾脏创伤灶也可以被检出。2006 年梁彤等使用常规超声和超声造影比较分析了 25 例可疑肾创伤的患者,认为常规超声对较重的肾损伤有较高的检出率,但难以确定裂伤程度,容易导致小创伤的漏误诊。

1. 漏诊和误诊 肾脏血供非常丰富,超声造影有快速增强、快速退出的特点,适当的造影剂用量是避免漏误诊的关键,因为当造影剂使用过多时可造成实质过度增强,掩盖小的创伤灶,从而造成漏诊;而造影剂用量过少时,由于实质灌注不完全,误以为是无灌注增强的创伤灶,导致误诊。

2. 活动性出血 与其他脏器如肝、脾创伤后的活动性出血诊断比较,肾创伤活动性出血的诊断相对困难,这与肾本身的解剖和生理特点有关。建议采用造影的延迟期观察更有利于诊断活动性出血;其次,仔细观察活动性出血灶所形成的异常增强区的形态变化有助于鉴别诊断。

3. 临床价值 肾脏创伤的影像学诊断可采用 CT、磁共振、数字减影血管造影(DSA)、超声等影像学诊断方法。创伤属于临床急症,多平面螺旋增强

CT 和超声是早期诊断方法,增强 CT 备受推崇,它可以准确判定肾脏创伤的部位、创伤灶范围及有无活动性出血,确定腹膜后及腹腔的积血,以及合并伤和复合伤等情况。常规超声是肾脏创伤首选的检查方法,对腹膜后及腹腔积液诊断敏感性高,可在床旁行超声引导的诊断性穿刺,但常规超声不利于显示肾脏创伤灶的边界和活动性出血。肾脏超声造影可在急诊床旁即刻评价肾脏创伤的部位、范围及有无活动性出血,从而判定创伤程度,其诊断价值与增强 CT 一致。

四、胰腺创伤

(一) 概述

胰腺创伤相对少见,发生率仅占腹部伤患者的0.2%。国内胰腺创伤以钝性腹部伤为主,多为方向盘、飞轮、车把等突然撞击上腹部所致。胰腺创伤危害极大,死亡率高。当伴发大血管或周围脏器损伤时,其死亡率高达 70%~80%。胰腺挫裂伤病情隐匿,因短时间内生命体征平稳,未能采取积极

的治疗措施,可导致在幸存者中有 20%~30% 出现因创伤性胰腺炎(traumatic pancreatitis)的大出血、胰瘘、脓肿等严重并发症。

(二) 超声表现

1. 常规超声 二维超声显示胰腺外形正常或饱满,胰腺与周围组织结构界限欠清晰或模糊(图11-2-9A),周围可见积液或假性胰腺囊肿形成。创伤早期,实质回声欠均匀或未见明显异常,有时仅见片状偏强回声区或回声强弱不等,或伴有点状或片状无回声区,与正常组织界限不清晰。腹膜后或腹腔常可探及游离液体,以出血为主时积液呈无回声,以胰瘘为主时无声区内可见点状或絮状回声。创伤早期彩色多普勒无明显异常,随着胰液外漏并对自身和周围组织消化,创伤区周围血流信号会增加。

2. 超声造影 胰腺创伤灶在超声造影的动脉期及静脉期表现为边界不规则的无灌注和(或)低灌注区域(anechoic and/or hypo-enhanced defect region),与周围正常胰腺组织分界清楚,以静脉期明

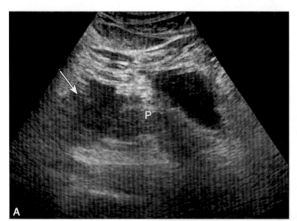
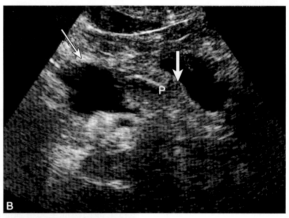
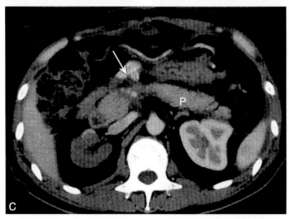

图 11-2-9 胰腺外伤超声、CEUS 及 CECT 图像

A:常规超声显示胰腺肿大及边界不规则的不均质结构;B:超声造影显示胰腺创伤灶为胰体部不规则无增强和低增强(细箭头),胰体肿大(粗箭头);C:CECT 显示创伤区域为胰体部不均质或低密度区(箭头)

P:胰腺

显,创伤灶多累及包膜,显示包膜连续性中断(图11-2-9B、C)。当创伤灶深度超过胰腺厚度的50%时,可提示主胰管损伤。胰腺创伤后快速的活动性出血在积液的衬托下表现为"喷泉"或"涌泉"状,缓慢的活动性出血表现为条状、带状或梅花状的高增强结构。

(三)诊断与鉴别诊断

1. 诊断　参照上述超声表现和造影检查,可较明确诊断胰腺外伤,但需与以下疾病相鉴别。

2. 鉴别诊断

(1)胰腺囊肿:胰腺囊肿或胰管局限性扩张时,多数常规超声为边界清楚、形态规则的无回声结构,与胰腺创伤灶易于鉴别,因为后者在常规超声上呈偏高或不均质回声区。部分内部有回声的囊肿,超声造影在动脉期、静脉期均呈无增强区,易误认为胰腺创伤灶。但胰腺囊肿的边界锐利、规则,再结合临床易于鉴别。

(2)囊腺瘤或囊腺癌:胰腺囊腺瘤在注射超声造影剂后,实性部分于动脉期有造影剂快速或慢速进入,静脉期缓慢或快速退出,而创伤灶在造影的各期均呈无和(或)低增强区,结合创伤病史易于鉴别。

3. 临床价值　常规超声可以明确胰腺创伤后腹膜后和腹腔游离液体。胰腺挫裂伤早期胰腺回声可无异常,随着胰液外漏,以及对自身和周围组织的消化,胰腺肿胀,且与周围结构界限不清。超声造影提高了创伤灶与周围正常组织的对比强度,可以显示活动性出血的造影剂溢出及浓聚。不管是胰腺完全断裂还是部分损伤,在超声造影的动脉期和静脉期均表现为无增强和(或)低增强,创伤灶边界清楚。当创伤灶深度超过胰腺厚度50%时,提示主胰管损伤。

思考练习题

李某某,男,57岁,5小时前驾驶摩托车与一三轮车相撞,左季肋部受伤,当时疼痛剧烈,来院就诊。初诊:左胸肋骨骨折。1小时前全腹疼痛发胀,伴头晕、心悸、口渴、烦躁。查体:体温37℃,心率110次/min,血压92/60mmHg;神志清楚,面色苍白,左季肋部皮下瘀斑,全腹压痛,以左上腹明显,移动性浊音(+)。

1. 请根据上述内容,写出初步诊断及依据。

2. 超声检查提示:脾包膜下可见不规则形的无回声区,脾脏实质回声欠均匀,腹腔可见积液。为了确诊,遂在床旁行超声造影,请描述上述患者

最可能出现的超声造影表现。

ER11-2-1为参考答案。

ER11-2-1　思考练习题参考答案

（吕发勤　胡剑秋）

参 考 文 献

1. 裘法祖. 外科学. 第4版. 北京:人民卫生出版社. 1996,409.

2. Ochsner MG. Factors of failure for nonoperative management of blunt liver and splenic injuries. World J Surg, 2001,25(11):1393-1396.

3. 王一镗. 创伤救治的现状和未来. 中国急救医学, 2004,24(6):443-444.

4. Nast Kolb D, Bail HJ, Taeger G. Current diagnostics for intra-abdominal trauma. Chirurg,2005,76(10):919-926.

5. Shanmuganathan K, Mirvis SE, Sherbourne CD, et al. Hemoperitoneum as the sole indicator of abdominal visceral injuries:a potential limitation of screening abdominal US for trauma. Radiology,1999,212(2):423-430.

6. 王月香,唐杰,杨兴国,等. 灰阶超声造影对肝外伤活动性出血的诊断研究. 中国超声医学杂志,2005,21(12):887-889.

7. Carrillo EH, Wohltmann C, Richardson JD, et al. Evolution in the treatment of complex blunt liver injuries. Curr Probl Surg,2001,38(1):1-60.

8. Moore EE, Cogbill TH, Jurkovich GJ, et al. Organ injury scaling:spleen and liver(1994 revision). J Trauma, 1995,38(3):323-324.

9. Becker CD, Metha G, Terrier F. Blunt abdominal trauma in adults:role of CT in the diagnosis and management of visceral injuries. Part 1:liver and spleen. Eur Radiol, 1998,8(4):553-562.

10. Buntain WL, Gould HR, Maull KI. Predictability of splenic salvage by computed tomography. J Trauma, 1988,28(1):24-34.

11. 梁彤,梁峭嵘,石星,等. 超声造影对肾脏外伤诊断价值的探讨. 中国医学影像技术,2006,22(2):193-195.

12. Diederichs W, Mutze S. Renal trauma:is open surgery still up to date? Uroloɡe A,2003,42(3):322-327.

13. Nast KolbD, Bail HJ, Taeger G. Current diagnostics for intra-abdominal trauma. Chirurg,2005,76(10):919-926.

14. Porter RS, Nester BA, Dalsey WC, et al. Use of ultra-

sound to determine need for laparotomy in trauma patients. Ann Emerg Med,1997,29(3):323-330.

15. Miele V, Buffa V, Stasolla A, et al. Contrast enhanced ultrasound with second generation contrast agent in traumatic liver lesions. Radiol Med (Torino),2004,108(1-2):82-91.

16. Catalano O, Lobianco R, Raso MM, et al. Blunt hepatic trauma:evaluation with contrast-enhanced sonography: sonographic findings and clinical application. J Ultrasound Med,2005,24(3):299-310.

17. Catalano O, Cusati B, Nunziata A, et,al. Active abdominal bleeding:contrast-enhanced sonography. Abdom Imaging,2006,31(1):9-16.

18. Liu JB, Merton DA, Goldberg BB, et al. Contrast-enhanced two- and three-dimensional sonography for evaluation of intra-abdominal hemorrhage. J Ultrasound Med,2002,21:161-169.

19. 李文秀,唐杰,吕发勤,等.灰阶超声造影评价不同程度脾锐器伤的实验研究.临床超声医学杂志,2008,10(2):73-75.

20. 张惠琴,梁峭嵘,唐杰,等.肝外伤的超声造影分级及与CT、手术结果对照研究.中华超声影像学杂志,2007,16(10):875-877.

21. 卢灿荣,黄志强,董家鸿,等.闭合性肝创伤的治疗决策.解放军医学杂.2006,31(8):815-817.

第三节　胸部创伤——急性张力性气胸

一、概述

气胸可由外伤、自发性、人工或医源性原因所致,也可发生在原有慢性阻塞性肺气肿、肺结核、肺癌、脓肿、子宫内膜异位、肺发育不良等基础上,称为继发性气胸。临床上分为闭合性气胸、张力性气胸和交通性气胸,张力性气胸是临床急症。

张力性气胸时肺和脏层胸膜的破裂口形成活瓣,空气漏出胸腔后不能由此口出胸膜腔,胸腔内压力随呼吸逐渐升高,抽气后内压暂时下降,随后又恢复到高压状态,导致肺脏严重受压,纵隔移位,引起呼吸循环功能障碍。临床除了胸闷、气急、呼吸困难外,尚可能出现心率快、血压下降,甚至休克。

二、声像图表现

1. 二维超声　获得蝙蝠征(bat sign)图像,其结构由浅到深分别是胸壁、壁层胸膜、胸膜腔、脏层

胸膜和肺实质。当使用高频探头时,胸壁由外到内分别是皮肤、皮下脂肪、肋间外肌、肋间内肌和最内肌的结构均能清晰显示(图11-3-1);在没有肺压缩或塌陷的情况下,脏层胸膜和肺无明显分界,壁层胸膜与脏层胸膜之间的胸膜腔仅表现为细线状低回声带,但可清晰显示随呼吸运动,脏层胸膜和肺的滑动,与胸壁之间呈明显的交错运动,此为"肺滑动"征(ER11-3-1、ER11-3-2)。肺滑动时,表面的点状强回声后伴"彗星尾"征,深方可见多条平行线状高回声。气胸时,上述"肺滑动"征、"彗星尾"征和深方平行线状高回声均消失(图11-3-2)。

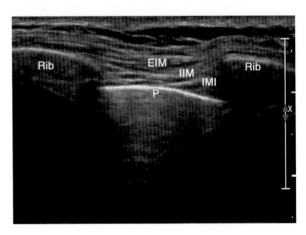

图 11-3-1　肺超声检查及超声图像
右侧正常胸壁至肺的二维超声图像,呈"蝙蝠"征
Rib:肋骨;EIM:肋间外肌;IIM:肋间内肌;IMI:肋间最内肌;P:胸膜及肺组织

ER11-3-1　张力性气胸——健侧肺滑动征

ER11-3-2　张力性气胸——气胸侧

2. M 型超声　正常胸壁及肺 M 型超声表现为浅方的胸壁和深方的肺,称为"海岸"征。动态图像上,以胸膜为界,胸膜线近侧相当于大海,远侧沙砾状图像相当于海岸。气胸时,上述"海岸"征消失;在 M 型图像上同时出现两种图像模式,即交替出现的"海岸"征区和"海岸"征消失区,此为肺点(lung point),该处深方为塌陷的肺。

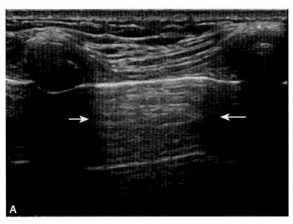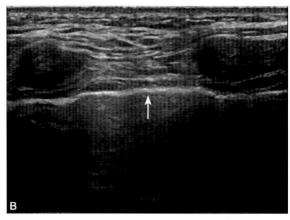

图 11-3-2 气胸的超声图像

A：气胸侧壁层胸膜与脏层胸膜之间的胸膜腔、脏层胸膜的结构模糊，其深方高回声平行线状结构消失（箭头）；B：健侧经胸壁二维超声示壁层胸膜与脏层胸膜之间的胸膜腔仅表现为细线状低回声带，与呈线状强回声的脏层胸膜相贴近（箭头）

3. 液气胸（hydropneumothorax） 当发生液气胸时，显示"肺滑动"征和深方平行线状高回声结构均消失，同时显示气-液界面形成的"帷幕"征，此"帷幕"征随体位的改变其液体和浅层的混响强回声发生改变。

三、诊断与鉴别诊断

（一）诊断

参照上述超声表现易作出诊断，但要注意分析气胸的严重程度以及是否合并心脏压塞、张力性血气胸等相关严重情况。

（二）鉴别诊断

1. 肺大疱 慢性起病，未破裂时超声仍可见正常"肺滑动"征、"彗星尾"征和"海岸"征，破裂后形成气胸，上述征象消失，易于鉴别。

2. 肺栓塞 临床表现与急性气胸难以区别，但超声鉴别不难，前者在超声上表现为直接和间接征象，在肺动脉及其分支发现血栓为直接征象，而肺动脉压升高、右心系统增大为间接征象。气胸时心脏形态结构无异常。

3. 急性心肌梗死 急性发病过程的临床表现与气胸有类似表现，但除了心电图和心肌酶改变外，超声心动图多数表现为室壁运动异常，可鉴别。

4. 慢性阻塞性肺疾病 慢性起病过程，逐年加重，以冬季为著，若突发呼吸困难、胸疼、心率加快、血压下降等，应考虑合并急性气胸，结合病史和超声检查较易鉴别。

（三）临床价值

超声可以诊断气胸，以二维图像上"肺滑动"征、"彗星尾"征消失，M型图像"海岸"征消失等为典型表现。反之，超声检查时若发现上述征象存在，可排除气胸。张力性气胸是临床急症，会导致休克，甚至危及患者生命。随着床旁超声技术的快速发展，在床旁气胸鉴别诊断方面已取得了丰富经验。研究显示，采用超声技术诊断气胸的准确率与CT有较高一致性，甚至对于CT难以发现的极少量气胸，也可以做出诊断。

思 考 题

简述张力性气胸主要的超声表现。

（吕发勤 胡剑秋）

参 考 文 献

1. Islam NB, Levy PD. Emergency bedside ultrasound to etect pneumothorax. Acad Emerg Med, 2003, 10 (7):819-820.

2. Zanforlin A, Giannuzzi R, Nardini S, et al. The role of chest ultrasonography in the management of respiratory diseases:document I. Multidiscip Respir Med, 2013, 8 (1):54.

3. Kirkpatrick AW, Ng AK, Dulchavsky SA, et al. Sono-graphic diagnosis of a pneumothorax inapparent on plain radiography:confirmation by computed tomography. J Trauma, 2001, 50 (4):750-752.

4. Cunningham J, Kirkpatrick AW, Nicolaou S, et al. Enhanced recognition of "lung sliding" with power color Doppler imaging in the diagnosis of pneumothorax. J Trauma, 2002, 52 (4):769-771.

5. Oveland NP, Lossius HM, Wemmelund K, et al. Using thoracic ultrasonography to accurately assess pneumothorax progression during positive pressure ventilation:a comparison with CT scanning. Chest, 2013, 143 (2):415-422.

6. JeanVivien S, Pierre P, Alexandre S, et al. Ultrasound: easy and reliable technique in diagnosis of occult traumatic pneumothorax. Injury, 2013, 44(11): 1666-1667.

7. Husain LF, Hagopian L, Wayman D, et al. Sonographic diagnosis of pneumothorax. J Emerg Trauma Shock, 2012, 5(1): 76-81.

8. McBeth PB, Crawford I, Blaivas M, et al. Simple, almost anywhere, with almost anyone: remote low-cost telementored resuscitative lung ultrasound. J Trauma, 2011, 71(6): 1528-1535.

9. Kreuter M, Eberhardt R, Wenz H, et al. Diagnostic value of transthoracic ultrasound compared to chest radiography in the detection of a post-interventional pneumothorax. Ultraschall Med, 2011, 32 Suppl 2: E20-23.

第四节 肢体创伤

一、肢体血管创伤

(一)创伤性动静脉瘘

1. 概述 肢体创伤性动静脉瘘是由于创伤所致的动静脉之间的异常交通。锐器伤和钝器伤均可发生,以前者多见,且发生于下肢者占肢体动静脉瘘的1/2~2/3左右。随着临床介入性操作的增多,医源性肢体动静脉瘘发生率有上升趋势。

当动脉血分流入静脉后,静脉侧压力增高;供血动脉血流减少,局部发生营养性改变,可引起指(趾)坏死。肢体动静脉瘘不但对局部产生影响,对全身循环造成不同程度的损害,肢体动静脉瘘较大时,大量动脉血进入静脉,回心血流增加,可导致心力衰竭。

2. 超声表现

(1)二维超声:病变处动静脉之间可见破口或管样结构相通,其动脉侧动脉内径增宽或呈瘤样扩张(图11-4-1),其远端动脉内径正常或变细;瘘口处静脉侧静脉内径增宽,并见随心动周期搏动。病程长者,静脉管壁增厚,回声增强,管腔内可有血栓形成。

(2)彩色多普勒:动静脉瘘口处可见动脉血流由动脉经瘘口进入静脉内,瘘口处血流速度较快,彩色血流紊乱,呈"五彩花色"(图11-4-2),局部静脉出现随心动周期变化的搏动血流。

(3)多普勒超声:在瘘口处常可检测到高速湍流频谱,在瘘口的静脉腔内可检测到动脉样血流频谱(图11-4-3),当压迫供血动脉端,其静脉内动脉样血流减少,速度减低。

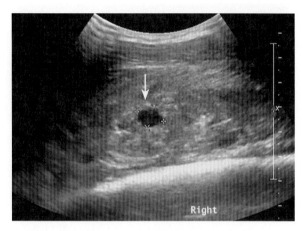

图 11-4-1 股四头肌部分断裂所致动静脉瘘
二维超声显示股四头肌内无回声结构(箭头)

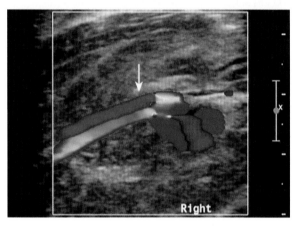

图 11-4-2 股四头肌部分断裂所致动静脉瘘的彩色多普勒图像
彩色多普勒显示动脉血流经连通(箭头)处瘘口进入静脉,瘘口处血流紊乱

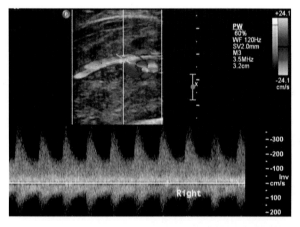

图 11-4-3 股四头肌部分断裂所致动静脉瘘的频谱多普勒图像
频谱多普勒显示动静脉瘘口处异常血流频谱

3. 诊断与鉴别诊断

（1）诊断：参照二维和彩色多普勒超声表现，即可容易的诊断创伤性动静脉瘘。

（2）鉴别诊断

1）外伤性假性动脉瘤：动脉全层连续性中断，在其旁形成囊状结构，瘤体与动脉相通，与静脉之间无交通。彩色多普勒显示囊状结构内漩涡状血流，频谱多普勒于瘤颈处可见交替出现的红蓝血流，并可检测到双向血流频谱。

2）下肢静脉曲张：可见静脉迂曲扩张，但没有动静脉之间的交通，静脉内无动脉样血流。

（3）临床价值：CT 三维血管重建、DSA 和超声均可以诊断肢体动静脉瘘，尤其结合外伤或临床手术操作史较容易明确创伤性肢体动静脉瘘的存在。超声的优势是，通过二维、彩色多普勒和频谱多普勒成像可以简便、快捷、无创和实时地显示动静脉瘘的位置、瘘口大小以及动静脉瘘的程度，具有较大的临床应用价值。

（二）创伤性假性动脉瘤

1. 概述　假性动脉瘤是由于各种原因导致的局部动脉壁全层破坏，引起局限性出血，形成动脉旁血肿，血肿内常见血栓形成。除了创伤外，临床上医源性假性动脉瘤也较常见。

当动脉壁损伤后，血液进入动脉周围的软组织，形成搏动性包块，常有明显压痛，为避免破裂、压迫或感染，可采用超声引导的介入治疗，以闭合瘤体。

2. 超声表现

（1）二维超声：肢体动脉壁连续性中断，其旁可见囊性结构，多呈类圆形，为假性动脉瘤的瘤体，

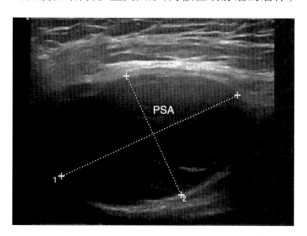

图 11-4-4　股浅动脉假性动脉瘤彩色多普勒图像
女，86岁，右侧腹股沟下缘搏动性肿块。二维超声显示囊性结构，呈类圆形，为假性动脉瘤的瘤体
PSA：假性动脉瘤

动脉壁与瘤体之间的交通为瘤颈（图 11-4-4）。瘤体内壁可见厚薄不均的低或中等回声，系血栓形成所致。瘤腔内多见血流自显影的"云雾"状流动。

（2）彩色多普勒：瘤体内血流紊乱，多呈涡流状，附壁血栓处可见彩色血流充盈缺损。于瘤颈处可见紊乱的五彩血流，血流收缩期自动脉侧经瘤颈进入瘤体，舒张期自瘤体内经瘤颈返回到动脉，呈"来回状"（图 11-4-5）。

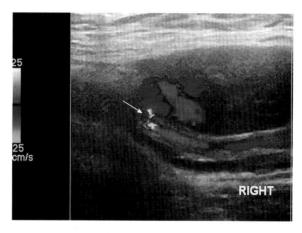

图 11-4-5　股浅动脉假性动脉瘤彩色多普勒图像
彩色多普勒示桡动脉浅层一不均匀回声结构，为假性动脉瘤；瘤颈处可见"来回状"血流（箭头）
PSA：假性动脉瘤

（3）脉冲多普勒：于瘤颈处可记录到双期双向血流频谱（图 11-4-6），即收缩期由动脉进入瘤体的高速射流频谱，舒张期瘤体内的血流返回动脉腔的相对低速血流频谱。瘤体内血流频谱紊乱。

3. 诊断与鉴别诊断

（1）诊断：参照上述超声表现作出诊断。

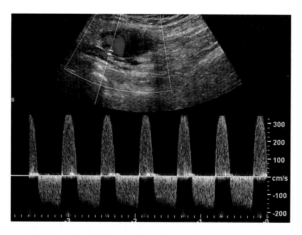

图 11-4-6　股浅动脉假性动脉瘤频谱多普勒图像
脉冲多普勒示瘤颈处可见收缩期高速血流由动脉进入瘤体，舒张期瘤体内的血液流回动脉腔，呈"来回状"血流频谱

（2）鉴别诊断

1）肢体动-静脉瘘：动静脉瘘是动静脉之间的异常交通，而假性动脉瘤是动脉壁破裂后局部形成血肿结构，前者静脉扩张，静脉腔内可见动脉样血流频谱。

2）肢体动脉的真性动脉瘤（true aneurysm）：与假性动脉瘤一样，可触及搏动性包块，多数为无痛性包块。使用超声容易鉴别，前者动脉壁完整，动脉管腔呈梭形扩张，多无外伤史；后者动脉壁全层破裂，形成动脉旁血肿，破裂口处为相对细的瘤颈。

（3）临床价值：对于肢体创伤性假性动脉瘤，超声是首选的诊断技术，便携式超声在院前和床旁可以做出较准确的诊断和鉴别诊断。鉴于超声能较清晰显示瘤体和瘤颈，采用超声引导的经皮凝血酶注射治疗，可以有效封闭瘤体，是创伤性假性动脉瘤方便、快捷的治疗方法。

二、肢体骨筋膜间室综合征

（一）概述

是由于骨、骨间膜、肌间隔以及深筋膜形成的密闭骨筋膜间室内压力升高而产生肌肉神经缺血的系列症状和体征。多种原因可以导致急性或慢性骨筋膜间室综合征，如血管损伤、急性挤压伤、肌病、高渗性液体渗入组织间隙等。在突发灾难现场，肢体筋膜间室综合征的发生与致伤原因和致伤力大小有关。在2008年我国汶川地震中，肢体筋膜间室综合征主要由挤压伤引起，皮损轻而深部肌肉损伤重，早期坏死组织分界不清，导致多次盲目切开清创，且截肢率高达77.1%。

当肢体骨筋膜室的压力增高，血液、淋巴回流受阻，静脉压增高，从而毛细血管内压力增高，渗出增多，进一步增加了骨筋膜间室内容物的体积，使之内压更加增高。筋膜间室内压增高到一定程度会造成组织血流量减少，维持血供的小动脉闭合，组织缺血，甚至坏死。肌肉损伤后，短时间内大量肌红蛋白进入血液，可导致急性肾功能不全。

（二）超声表现

1. **二维超声**　典型者尤其是挤压伤时，超声表现为局部软组织层增厚，以肌肉层为著，肌肉层回声不均匀，正常羽毛状肌纹理结构消失，代之以边界模糊的不均质偏高回声区；肌内或肌间可见积液或血肿无回声。

2. **多普勒超声**　当筋膜间室内压增高到一定程度时，局部动脉（常见者如胫前动脉或桡动脉）内径变细，血流减少，频谱形态异常（图11-4-7）。

3. **原发病的超声表现**　当由骨折、肢体血管损伤或肌病引起时，出现各自的超声表现。

（三）诊断与鉴别诊断

1. **诊断**　按照上述超声表现诊断肢体筋膜间室综合征有一定困难，应结合临床和其他影像学诊断方法综合分析。

2. **鉴别诊断**

（1）肢体肌肉拉伤：多见于创伤性肌纤维断裂和血肿，以腱腹连接处多见，超声表现为肌组织局部肿胀，肌肉回声不均匀，早期呈偏高回声区，边界不清，形态不规则，损伤处可见血肿无回声区。

（2）肢体淋巴水肿：系淋巴液流通受阻或淋巴液反流所引起的肢体软组织内体液积聚，随着疾病进展可产生组织的纤维增生、脂肪硬化、筋膜增厚，表现为患肢肿胀、变粗。超声显示浅层软组织，主要是皮肤及皮下软组织回声异常，深筋膜层包括肌

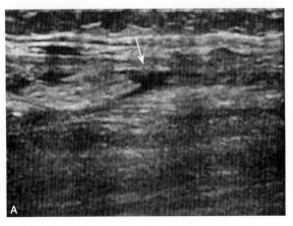
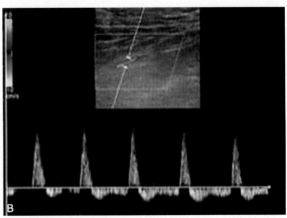

图11-4-7　肢体骨筋膜间室综合征及其超声图像

女，28岁，疾走路5km后双小腿肿胀伴水疱。A：超声显示肌间积液（箭头）；B：频谱多普勒显示胫后动脉频谱形态异常

肉回声多无异常。

3. 临床价值　临床上，肢体骨筋膜间室综合征最快可以在创伤发生 30min 后出现，以经典的"5P"征为诊断依据。"5P"征包括感觉异常（paresthesia）、剧痛（pain）、皮肤苍白（pallor）、麻痹（paralysis）和无脉（pulselessness）。这些临床表现多具有明显主观性，敏感性尚可，但缺乏可靠的特异性，特别是已存在意识障碍的患者，"5P"征的诊断受到很大限制。超声是诊断肢体骨筋膜间室综合征首选和有效的方法，超声引导的骨筋膜间室综合征的测压和减压都是有价值的临床诊治技术。

思考练习题

任某，女，60 岁，20 天前不慎被玻璃划伤右前臂，即刻出现鲜血喷涌，破口大小约 2cm，给予破口缝合后包扎，同时给予抗感染、消肿治疗，出血停止。3 天后发现缝合处皮下出现搏动性包块，质软，伴胀痛不适，此后包块逐渐增大，疼痛加重，再次来诊。

1. 根据临床表现，上述患者考虑为什么？
2. 通常有什么超声表现？
3. 请写出至少两个鉴别诊断。

ER11-4-1 为参考答案。

ER11-4-1　思考练习题参考答案

（吕发勤　胡剑秋）

参 考 文 献

1. Eastridge BJ, Mabry RL, Seguin P, et al. Death on the battlefield（2001-2011）：implications for the future of combat casualty care. J Trauma Acute Care Surg, 2012, 73（6S5）：S431-437.

2. Kelly JF, Ritenhour AE, McLaughlin DF, et al. Injury severity and causes of death from operation Iraqi freedom and operation enduring freedom：2003-2004 versus 2006. J Trauma, 2008, 64（2S）：S21-27.

3. Heiner JD, McArthur TJ. The Ultrasound identification of simulated long bone fractures by prehospital providers. Wilderness Environ Med, 2010, 21（2）：137-140.

4. Eastridge BJ, Jenkins D, Flaherty S, et al. Trauma system development in a theater of war：experiences from operation iraqi freedom and peration enduring freedom. J Trau-ma, 2006, 61（6）：1366-1373.

5. 权毅, 潘显明, 邓冰, 等. 汶川地震 1070 例伤员救治报告. 中华创伤骨科杂志, 2008, 10（6）：510-512.

6. 赵景宏, 张静波, 王卫东, 等. 地震挤压综合征所致急性肾功能衰竭的临床特点及救治方案. 第三军医大学学报, 2009, 31（18）：1802-1805.

7. 刘照宏, 梁峭嵘, 石星, 等. 彩色多普勒超声多指标评价小腿急性骨筋膜室综合征的临床研究. 中国超声医学杂志, 2009, 25（12）.

8. Becciolini M, Bonacchi G. Fracture of the sesamoid bones of the thumb associated with volar plate injury：ultrasound diagnosis. J Ultrasound, 2015, 18（4）：395-398.

9. Medero Colon R, Chilstrom ML. Diagnosis of an occult hip fracture by point-of-care ultrasound. J Emerg Med, 2015, 49（6）：916-919.

10. 于德江, 江朝光, 李众利, 等. 超声在汶川地震骨折诊断中的应用. 中华医学超声杂志（电子版）, 2008, 5（5）：782-788.

11. Recondo JA, Salvador E, Villanúa JA, et al. Lateral stabilizing structures of the knee：functional anatomy and injuries assessed with MR imaging. Radiographics, 2000, 20：S91-S102.

12. 王金锐, 刘吉斌. 肌肉骨骼系统超声影像学. 北京：科学技术文献出版社, 2007.

13. 陈红燕, 龚新环, 蔡振林, 等. 超声诊断非金属微小异物嵌入伤的临床研究. 中国超声诊断杂志, 2006, 7（9）：685-687.

14. Tran DQ, Dugani S, Dyachenko A, et al. Minimum effective volume of lidocaine forultrasound-guided infraclavicular block. Reg Anesth Pain Med, 2011, 36（2）：190-194.

15. Sinha SK, Abrams JH, Barnett JT, et al. Decreasing the local anesthetic volume From 20 to 10 ml for ultrasound-guided interscalene block at the cricoid level does not reduce the Incidence of hemidiaphragmatic paresis. Reg Anesth Pain Med, 2011, 36（1）：17-20.

16. Haleem S, Siddiqui AK, Mowafi, et al. HA, Nerve stimulator evoked motor response predicting a successful supraclavicular brachial plex usblock. Anesth Analg, 2010, 110（6）：1745-1746.

17. Ben Ari AY, Joshi R, Uskova A, et al. Ultrasound localization of the sacral plexus using a parasacral approach. Anesth Analg, 2009, 108（6）：1977-1980.

18. Flores S, Herring AA. Ultrasound-guided dorsal penile nerve block for ED paraphimosis reduction. Am J Emerg Med, 2015, 33（6）：863. e3-5.

19. Fernández Martín MT, López Álvarez S, Mozo Herrera G, et al. Ultrasound-guided cutaneous intercostal branches

nerves block:A good analgesic alternative for gallbladder open surgery. Rev Esp Anestesiol Reanim,2015,62(10):580-584.

第五节 回顾、现状与展望

随着超声技术的迅速发展和广泛应用,在急救医学较发达的国家或地区,"holistic approach ultrasound"的概念在急危重症医学中的应用已深入人心,并形成标准和规范——对于每一位急危重症患者,快速从头到脚(head to toe)超声成像,可及时准确掌握病情。在此过程中,超声的应用被分成初级和高级两个阶段和水平,在内容上涵盖了超声对病情的评价和超声引导的介入治疗。在急危重症救治中的应用为微型超声在创伤院前救治中的应用奠定了基础。

在腹部创伤方面,采用超声创伤超声重点评估(focused assessment with sonography for trauma,FAST)技术可以快速明确腹腔积血,其诊断准确率可达97%~100%。常规超声是腹部实质脏器创伤的首选诊断方法,其诊断创伤灶的准确仅为46.7%,但超声造影诊断肝、脾、肾、胰创伤灶和活动性出血的准确率均可到97%以上,与增强CT的诊断准确率一致,而超声更机动灵活,在院前检伤分类(triage)中价值更大。超声引导的经皮注射治疗可实现肝、脾、肾、胰创伤灶的黏合封闭和活动性出血的准确止血,使80%以上的腹部实质脏器创伤患者免于开腹手术,该技术已在临床得到推广应用。在院前创伤救治中,可用于腹部实质脏器创伤的损伤控制(damage control),以便后送到有条件的医疗机构行确定性手术。

在肢体创伤方面,包括血管损伤、肌肉伤及骨筋膜间室综合征、骨折和肌腱韧带损伤、肢体异物伤等,常规超声可以确定血管损伤的部位、损伤血管类型,超声引导下的肢体血管损伤的结扎止血更有的放矢。常规超声可以诊断肌肉拉伤、血肿,超声造影可以准确评估肌肉挤压伤后缺血再灌注情况,可以早期识别骨筋膜间室综合征,并在超声引导下行骨筋膜间室综合征的微创减压治疗。超声可以诊断肢体骨折,并引导骨折的固定,以便于骨折患者的转运。腱韧带损伤的诊断和超声引导的微创治疗,以及肢体异物伤的超声定位和超声实时引导异物取出均已在临床得到广泛应用。

在胸心创伤方面,超声诊断血胸、血气胸、气胸准确、可靠。多数情况下,超声明确诊断后即可在患者床旁实施超声引导胸腔穿刺置管引流和气胸减压治疗。超声FAST技术可迅速识别心包积液或心脏压塞,超声引导的心包穿刺置管引流便捷、有效。在心脏破裂的救治方面,采用介入性超声技术,维持心包腔内压力的稳定性,已有成功救治的病例报道。

在颅脑创伤方面,超声术中引导血肿清除术是较为成熟的技术,超声的实时引导,使血肿清除更准确、有效,术后即刻评估效果,避免传统CT术后评估的费时和辐射性损伤。在创伤的院前救治中,为实现有效的损伤控制,可以依据意识障碍和一侧瞳孔异常,采用微型开颅器1分钟内开颅窗,进行脑出血的快速诊断和早期微创治疗。

创伤后,现场救治和过后救治就意味着生与死的差别,所以强调严重创伤的救治理念"白金10分钟"和"黄金1小时"。并重视实施创伤院前的"检伤分类"和"损伤控制"。在战争和非战争军事行动中,我军自"卫勤使命-2014演习"开始纳入创伤救治时效的理念,在战创伤救治中,加强分阶段的有效救治,如战创伤的损伤控制分为损伤控制手术和损伤控制复苏,损伤控制手术就是临时处置威胁生命的损伤,之后进行重症医学监护和复苏,以保证其后确定性外科救治的实施;损伤控制复苏由机动医疗机构来实施,目的是预防由低体温、酸中毒、凝血障碍形成的"创伤死亡三角"的出现。

微型超声是方便、实时、可重复和操作简单的影像技术,在急危重症救治应用中证实了其在创伤救治的巨大潜力,主要表现在:①掌上设备(hand held ultrasound devices),体积小,人能到的地方,仪器就能到;②省时,完成一次创伤现场的FAST检查仅需3~5min;③超声新技术的优势使诊断准确性高,如超声造影可以诊断创伤活动性出血,介入性超声技术的成熟可以准确实施创伤院前的损伤控制,容积导航、弹性成像和靶向超声等都为创伤的救治提供了准确诊断和微创治疗保障;④现代微型超声设备操作更简便,有的已实现了"一键式操作",不需要专业超声医生,急诊医生经过简单培训即可掌握;⑤超声可随时检测病情变化,无创、无辐射损伤;⑥在创伤抢救过程中,超声定位引导的置管、穿刺引流等操作准确、有效、省时。因此,随着高端微型超声设备的出现和应用,超声技术在创伤救治中的应用具有较大的应用前景。

思 考 题

高端微型超声在创伤救治有哪些优势?

(吕发勤 胡剑秋)

参 考 文 献

1. Lv F, Tang J, Li W, et al. Hemostatic agents injected directly into hepatic injury sites for liver trauma hemorrhage by the guidance of contrast-enhanced ultrasound: an animal experiment. Ultrasound Med Biol, 2008, 34 (10): 1604-1609.

2. Tang J, Lv F, Li W, et al. Contrast-enhanced sonographic guidance for local injection of a hemostatic agent for management of blunt hepatic hemorrhage: a canine study. Am J Roentgenol, 2008, 191 (3): W107-111.

3. Tang J, Lv F, Li W, et al. Percutaneous injection of hemostatic agents for severe blunt hepatic trauma: an experimental study. Eur Radiol, 2008, 1604-1609.

4. Tang J, Zhang H, Lv F, et al. Percutaneous injection treatment for blunt splenic trauma guided by contrast-enhanced ultrasound. J Ultras Med, 2008, 27: 925-933.

5. Lv FQ, Tang J, Luo YK, et al. Percutaneous treatment of blunt hepatic and splenic trauma under contrast-enhanced ultrasound guidance. Clin Imaging, 2012, 36 (3): 191-198.

6. Lichtenstein D, van Hooland S, Elbers P, et al. Ten good reasons to practice ultrasound in critical care. Anaesthesiol Intensive Ther, 2014, 46 (5): 323-335.

第三篇　急重症救治中的介入性超声技术

本篇主要介绍急重症超声常用介入技术及其新技术在急重症救治中的应用。

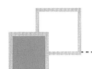

第十二章　常用介入性超声技术

第一节　超声引导浆膜腔穿刺术

一、心包腔

（一）概述

心包积液可由多种原因引起,根据积液的性质大体分为漏出性和渗出性心包积液,前者多数形成速度慢且量相对少,以治疗原发病为主;后者多数形成速度快,有时量不大也容易导致急性心脏压塞;创伤所致心包血管损伤或心脏破裂均可出现心包积血。大量心包积液或短时间内快速出现的积液或积血容易出现心包填塞,需紧急进行穿刺抽液或置管引流,由于病情紧急,多数需在现场或急诊床旁进行。

（二）适应证

1. 心包、肺和胸膜肿瘤所致急性心包腔积液,或结核、结缔组织病等所致心包积液,积液量为中~大量时,患者胸闷、心悸和气急。

2. 急性心肌梗死合并心壁破裂,心包腔积血。

3. 感染性心包积液或积脓。

4. 肺部、胸膜或心脏手术后的包裹性积液或积血。

5. 对不明原因心包积液可行超声引导下诊断性穿刺抽液;对明确诊断的心包源性肿瘤,穿刺置管可经引流管注射治疗药物。

（三）禁忌证

1. 凝血功能异常。凝血酶原时间>30s,凝血酶原活度<40%,血小板计数<50×10⁹/L;紧急情况下可边纠正凝血功能,边行超声引导穿刺抽液或置管,以解除心包填塞。

2. 无安全进针路径或积液量少。穿刺易损伤心肌、大血管或肺。

3. 对于患者不能配合但临床需要穿刺抽液者可给予镇静或浅的静脉麻醉后再行操作。

4. 近期使用抗凝药物。紧急情况下作为相对禁忌证,非紧急情况下可待停药后再处理。

5. 存在较严重心包粘连。

（四）术前准备

1. 仪器及物品

（1）超声设备:彩色多普勒超声仪,凸阵或线阵探头,徒手或用穿刺引导装置。

（2）穿刺置管物品:最常用18G PTC穿刺针,多数需要置管引流,可备单腔或双腔中心静脉导管、导丝、扩皮器,破皮用小尖刀和敷料等,培养瓶,5~20ml注射器,抗反流引流袋。

（3）消毒用物品:超声介入穿刺包(内含弯盘1个、止血钳2把、组织钳1把、消毒杯1个、无菌巾3块、消毒棉球3个、纱布4块、无菌试管2个),碘伏消毒液。

（4）药品:局麻药主要为2%盐酸利多卡因,可备生理盐水,其他临床需要注入的药物等。

（5）急救仪器及药物:如生理监护仪,电除颤仪以及常规急救药物。

2. 患者准备

（1）携带必要的CT或X线片资料。

（2）术前检查血常规、血清四项、凝血四项等指标,了解心电图、血压情况。

（3）术前与患者及其家属谈话,重点说明治疗目的、简要过程、风险和可能的并发症、费用等,并签署知情同意书。

（五）操作步骤及方法

1. 体位　患者半坐卧位、平卧位或左前斜位,以患者能够耐受的体位为宜。左臂上举或抱头,以便于拉开肋间隙,病情较重的患者可由助手协助将左臂抬起,也可采用靠垫协助固定体位。

2. 选择穿刺路径 首先采用常规经胸超声心动图检查,观察心包积液量以及心脏摆动的范围,确定积液透声性、心包是否增厚,测量体表至壁层心包的距离,并测定心功能。彩色多普勒协助选择穿刺路径,避开肋间血管神经束,并将选择好的穿刺点在体表做标记。

3. 穿刺点消毒及麻醉 对穿刺部位进行常规皮肤消毒,铺巾。采用无菌消毒膜包裹超声探头,使用穿刺引导架时,正确安装穿刺引导架。启动超声再次确定进针路径,在进针点皮肤处采用2%盐酸利多卡因行局部麻醉,超声实时引导下将局麻浸润至心包壁层,在皮肤进针点处用小尖刀破皮约2mm。

4. 超声引导穿刺抽液及置管引流 在实时超声引导下用18G PTC针进行穿刺,穿刺针经皮、胸壁及心包壁层缓慢进至积液处(图12-1-1 A);当超声显示强回声针尖刚刚通过壁层心包时应停止进针,并固定。拔除针芯,见液体流出,或空针抽出积液,留取检验或培养标本;需要置管引流,可送入导丝,退出PTC穿刺针,沿导丝扩皮,退出扩皮器后将中心静脉导管沿导丝放入积液处(图12-1-1 B),确认引流是否通畅后采用无菌透明贴膜固定,外接一次性抗反流引流袋。局部压迫穿刺点10min左右以避免穿刺针眼出血。

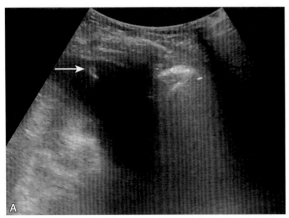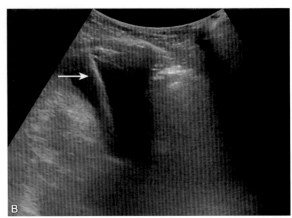

图 12-1-1 超声引导下心包积液穿刺置管引流术
A:所示穿刺针(箭头)进入积液区;B:所示导丝(箭头)沿穿刺针进入积液区

5. 术后观察 术后即刻观察穿刺部位,并留图。嘱患者静卧休息24小时,并避免引流管脱出,观察有无不适反应。记录每日引流量和形状。

6. 拔管时机 若引流后患者体温和炎性指标恢复正常或临床症状明显改善,或引流液少于10ml/24h,或常规超声显示积液量明显缩小或消失,可根据病情需要拔管。

（六）操作注意事项

1. 选择穿刺路径时,以最短路径、最安全为原则,并要求:①穿刺点应选在积液较深且前方无肺遮挡处,多在锁骨中线第五肋间及其附近,也可以选择剑突下和胸骨旁;②穿刺点选在下位肋骨的上缘。

2. 穿刺过程中,采用平静呼吸状态下清楚显示靶目标,彩色多普勒引导浅方避开肋间动静脉和神经,深方避开肺、心脏和大血管;在剑突下穿刺时应避免误伤肝脏。

3. 沿导丝放入中心静脉管时保持导丝一定活动度,遇有阻力时不能用力过猛,以免导丝打弯,置管失败。

4. 嘱患者及家属注意保护外引流管,避免脱出,若发现引流管位置异常,应及时处理。

5. 注意观察引流液的量及性状,以及患者临床表现,初次抽液不宜过多、过快,一般不超过80ml,之后根据患者的反应,缓慢放液。可夹闭与引流交替进行,一般放液量控制在200ml/d;感染性积液多需连续性引流,但要密切注意患者的病情变化。

6. 引流黏稠脓液时,可用生理盐水或含敏感抗生素的冲洗液经引流管冲洗,2次/d。

7. 皮肤处敷料每周消毒更换1次,视引流液的性质定期更换引流袋。

（七）并发症及预防

1. 心包积液量相对少或包裹性积液位置较深时,穿刺时有损伤冠状动脉、心肌、心底大血管的风险,始终采用超声实时引导,其发生率相对低。

2. 在局麻或穿刺过程中,偶尔会出现心率加快、头晕、气短、心律失常等迷走神经兴奋反应的表现,若出现此情况应暂停穿刺,做好抢救准备。

3. 胸骨旁穿刺路径气胸的发生率相对高,剑突下路径易损伤肝脏,但超声实时引导下,可避免这些并发症发生。

4. 引流不畅。积液黏稠或积液分隔较多,而所选引流管较细时,均可以出现引流不畅,可根据实际情况及时调整或冲洗。

（八）临床价值

心包积液的穿刺置管引流可采用传统盲穿法、影像学定位后徒手穿刺法以及超声实时引导法。资料显示,前两种方法经验依赖性强,且严重并发症发生率高达 10% 以上。超声引导心包穿刺置管引流术快捷、安全、有效,特别是在急危重症抢救时,快速、准确的穿刺抽液和置管引流是挽救患者生命的关键手段。对于创伤性或缺血性心壁破裂所致心脏压塞,超声引导置管并维持一定心包腔压力,可挽救患者生命,并有利于破裂心壁的恢复。对于炎性积液或积脓时,通过引流管冲洗并注药可以有效提高局部血药浓度,提高治疗效果。

二、胸膜腔

（一）概述

临床上,各种原因导致的胸腔积液,需要明确诊断或解除压迫,特别是对于外伤后血气胸、急性乳糜胸、炎症和肿瘤性所致急性积液。超声引导的穿刺抽液或置管引流是诊断性穿刺和置管引流的便捷、有效方法。

（二）适应证

1. 外伤后血气胸,为避免急性呼吸衰竭和纵隔摆动导致的休克。

2. 中~大量胸腔积液,呼吸功能障碍。

3. 炎症性胸腔积液或脓胸时,超声引导穿刺抽液或置管引流可有效控制和治疗感染。

4. 肺部、胸膜或心脏手术后的包裹性积液或积血。

5. 对不明原因胸腔积液可行超声引导下诊断性穿刺抽液,对明确诊断的胸膜或肺肿瘤患者,胸腔穿刺置管可经引流管注射治疗药物。

（三）禁忌证

1. **凝血功能异常** 凝血酶原时间>30s,凝血酶原活动度<40%,或血小板计数<50×10^9/L;紧急情况下可边纠正凝血功能,边行此项操作。

2. **无安全进针路径或积液量少** 穿刺易损伤大血管、肺或心脏。

3. **对于患者不能配合但临床需要穿刺抽液者** 可给予镇静或浅的静脉麻醉后再行操作。

4. **近期使用抗凝药物** 紧急情况下作为相对禁忌证,非紧急情况下可待停药后再处理。

（四）术前准备

1. **仪器及物品**

（1）超声设备:彩色多普勒超声仪,线阵或凸阵探头,徒手或使用穿刺引导架。

（2）穿刺置管器具:最常用 18G PTC 穿刺针,需要引流时备一次性多孔引流管(8~10F)、导丝、扩皮器,单腔或双腔中心静脉导管,破皮用小尖刀和敷料等,培养瓶,5~20ml 注射器,抗反流引流袋。

（3）消毒用物品:同上。

（4）药品:局麻药主要为 2% 盐酸利多卡因,可备生理盐水,其他临床需要注入的药物等。

（5）急救仪器及药物:如生理监护仪,电除颤仪,以及常规急救药物。

2. **患者准备**

（1）较小的包裹性积液或邻近心脏大血管部位的包裹性积液穿刺置管前,阅读 X 线片或 CT 扫描。

（2）术前检查血常规、血清四项、凝血四项等指标,必要时查心电图、相关肿瘤标志物。

（3）术前与患者及其家属谈话,重点说明治疗目的、简要过程、风险和可能的并发症、费用等,并签署知情同意书。

（五）操作步骤及方法

1. **体位** 患者多取坐位,背对操作者,双臂平放于桌面上或双臂环抱双肩,病情较重的患者可取半坐卧位或侧卧位,必要时采用靠垫协助固定体位。

2. **选择穿刺路径** 常规超声检查测定胸腔积液范围,观察胸膜厚度,积液透声性,以及絮状物或分隔等,以确定使用穿刺针和引流管的型号。彩色多普勒协助选择穿刺路径,并在体表做标记。

3. **穿刺点消毒及麻醉** 对穿刺部位进行常规皮肤消毒,铺巾。采用无菌消毒膜包裹超声探头,使用穿刺引导架时,正确安装穿刺引导架。启动超声再次确定进针路径(图 12-1-2A),在进针点处采用 2% 盐酸利多卡因行局部麻醉,局麻深度应达胸膜,在皮肤进针点处用小尖刀破口 2mm 左右。

4. **超声引导穿刺抽液及置管引流** 在彩色实时超声引导下用 PTC 穿刺针进行穿刺,穿刺针缓慢经皮进入积液中心(图 12-1-2B),拔除针芯,显示液体流出,或空针抽出积液,留取标本。若需要置管引流,可送入导丝,退出 PTC 穿刺针,沿导丝扩皮,将引流管沿导丝放入积液处,确认引流通畅。局部敷料固定,连接一次性抗反流引流袋,压迫穿刺部位 10min 左右。

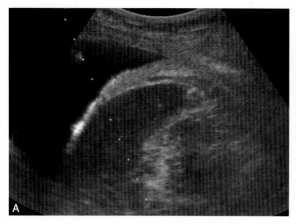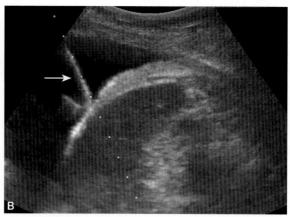

图 12-1-2 超声引导下胸腔积液穿刺置管引流术
A:穿刺针进入胸腔积液区;B:导丝沿穿刺针进入积液区(箭头)

5. **术后观察** 术后即刻观察穿刺部位,嘱患者静卧休息 24h,避免引流管脱出,观察有无不适反应,记录每日引流量和性状。

6. **拔管时机** 若引流后患者体温和炎性指标恢复正常或临床症状明显改善,或引流液少于 10ml/24h,或常规超声显示积液量明显缩小或消失,可根据病情需要拔管。

（六）操作注意事项

1. 选择穿刺路径时,以最短路径、最安全为原则,并要求:①穿刺点应选在积液较深且前方无重要结构处;②穿刺进针点选在下位肋骨的上缘。

2. 穿刺过程中,采用平静呼吸状态下清楚显示靶目标,彩色多普勒引导浅方避开肋间动静脉和神经,深方避开肺、大血管、心脏等重要结构。

3. 沿导丝放入中心静脉管时保持导丝一定活动度,遇有阻力时不能用力过猛,以免导丝打弯,置管失败。

4. 嘱患者及家属注意保护外引流管,避免脱出,若发现引流管位置异常,应及时处理。

5. 注意观察引流液的量及性状,以及患者临床表现,初次抽液不宜过多、过快,一般不超过 500ml,之后根据患者的反应,缓慢放液。可夹闭与引流交替进行;感染性积液多需连续性引流,但要密切注意患者的病情变化。

6. 引流黏稠脓液时,可用生理盐水或含敏感抗生素的冲洗液经引流管冲洗,2 次/d。

7. 皮肤处敷料每周消毒更换 1 次,视引流液的性质定期更换引流袋。

（七）并发症及预防

1. **胸腔积液** 积液较少或邻近心脏、大血管的包裹性积液穿刺时,有刺伤周围重要结构的风险,但在超声实时引导下,其发生率极低。

2. **急性胸膜反应** 在局麻或穿刺至胸膜时,个别患者会出现急性胸膜反应(acute pleura reaction),表现为头晕、面色苍白、出冷汗、脉弱等,若出现此情况应暂停穿刺,让患者平卧休息,多数无需处理,必要时注射 0.1% 肾上腺素 0.3~0.5ml。

3. **引流不畅** 积液黏稠或积液分隔较多,而所选引流管较细时,均可以出现引流不畅,可根据实际情况及时调整或冲洗。

（八）临床价值

胸腔积液的穿刺置管引流可采用传统盲穿法、影像学定位后徒手穿刺法以及超声实时引导法。前两种方法经验依赖性强,易发生伤及肋间血管、肺和周围重要结构的并发症。超声引导胸腔积液的穿刺置管引流术快捷、安全、有效,特别是在急危重症抢救时,快速、准确的穿刺抽液和置管引流是挽救患者生命的关键手段。

三、腹腔

（一）概述

各种原因引起的腹腔积液,如外伤后积血、炎症性腹水、肿瘤性腹水等,穿刺抽液或置管引流不仅可迅速缓解患者症状,还可提供病因诊断。在急危重症救治过程中,超声引导的腹腔积液诊断性穿刺或穿刺置管引流是快捷、安全、有效的方法。

（二）适应证

1. 大量腹腔积液,患者腹腔内压力高,影响呼吸功能,或腹腔和腹膜后器官血液循环障碍。

2. 炎症性腹水,如急性胰腺炎、胆汁性腹膜炎、腹盆腔脓肿。

3. 腹腔或腹膜后器官手术后,包裹性积液或积血。

4. 腹部外伤或急腹症时,疑诊腹腔积血或消化液漏出,需诊断性穿刺。

5. 明确诊断的腹膜或腹腔内器官的肿瘤,腹腔置管便于经引流管注射化疗药物。

6. 需要明确腹水的性质,寻找内出血的证据或查找炎症、肿瘤细胞。

(三) 禁忌证

1. 疑诊肝包虫病伴感染者,作为相对禁忌证,需明确诊断后再做处理。

2. 凝血功能异常。凝血酶原时间 > 30s,凝血酶原活动度 < 40%,或血小板计数 < 50×10^9/L;紧急情况下可边纠正凝血功能,边行此项操作。

3. 无安全进针路径或积液量少,穿刺易损伤大血管、腹腔内重要器官。

4. 对于患者不能配合但临床需要穿刺抽液者,可给予镇静或浅的静脉麻醉后再行操作。

5. 近期使用抗凝药物,在紧急情况下作为相对禁忌证,非紧急情况下可待停药后再处理。

(四) 术前准备

1. 仪器及物品

(1) 超声设备:彩色多普勒超声仪,凸阵或线阵探头,徒手或使用穿刺引导架。

(2) 穿刺置管器具:可选用 18G 或 16G PTC 穿刺针,需要引流时备一次性多侧孔引流管(根据积液黏稠度和治疗目的选用不同型号,如 8～14F)、导丝、扩皮器,单腔中心静脉导管,破皮用小尖刀、蝴蝶贴或包扎敷料,培养瓶,5～20ml 注射器,碘伏消毒液,抗反流引流袋。

(3) 消毒用物品:同上。

(4) 药品:局麻药主要为 2% 盐酸利多卡因,可备生理盐水,其他临床需要注入的药物等。

(5) 急救仪器及药物:如生理监护仪,电除颤仪以及常规急救药物。

2. 患者准备

(1) 阅读腹部 CT 或 MRI 检查资料。

(2) 术前检查血常规、血清四项、凝血四项等指标,必要时查心电图、相关肿瘤标志物。

(3) 术前与患者及其家属谈话,重点说明治疗目的、简要过程、风险和可能的并发症、费用等,并签署知情同意书。

(五) 操作步骤及方法

1. 体位　患者取平卧位或侧卧位,或半坐卧位,必要时采用靠垫协助固定体位。

2. 选择穿刺路径　常规超声检查测定腹腔积液范围,观察透声性,确定使用穿刺针和引流管的型号,必要时超声造影排除血管性病变。彩色多普勒协助选择穿刺路径,将选择好的穿刺点在体表做标记。

3. 穿刺点消毒及麻醉　对穿刺部位进行常规皮肤消毒,铺巾。采用无菌消毒膜包裹超声探头,使用穿刺引导架时,正确安装穿刺引导架。启动超声再次确定进针路径(图 12-1-3A),在进针点处采用 2% 盐酸利多卡因行局部麻醉,局麻深度应达壁腹膜,在皮肤进针点处用小尖刀破口 2～3mm。

4. 超声引导穿刺抽液及置管引流　在彩超实时引导下用 18G 或 16G PTC 针进行穿刺,当穿刺针针尖抵达积液中心(图 12-1-3B);拔除针芯,显示液体流出,留取标本送检;需要置管引流时,送入导丝,退出 PTC 穿刺针,沿导丝扩皮,沿导丝放入引流管,退出导丝,确认引流通畅,局部采用配套的蝴蝶贴固定,外接一次性抗反流引流袋,压迫穿刺点 10min 左右,并观察病情。

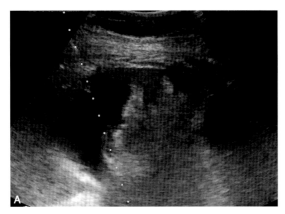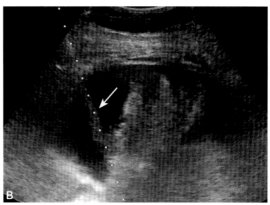

图 12-1-3　超声引导下腹腔积液穿刺置管引流术
A:引导线确定进针路径;B:穿刺针(箭头)针尖抵达积液

5. 术后观察 术后即刻观察穿刺部位,嘱患者静卧休息24h,避免引流管脱出,观察有无不适反应,记录每日引流量和性状。

6. 拔管时机 若引流后患者体温和炎性指标恢复正常或临床症状明显改善,或引流液少于10ml/24h,或常规超声显示积液量明显缩小或消失,可根据病情需要拔管。

(六)操作注意事项

1. 选择穿刺路径时,于患者平静呼吸状态下清楚显示靶目标,彩色多普勒引导避开腹腔内脏器及较大血管。

2. 沿导丝放入引流管时勿用力过猛,以免导丝打弯,置管失败。

3. 嘱患者及家属注意保护外引流管,避免脱出,若发现引流管位置异常,应及时处理。

4. 注意引流液的量及性状,以及患者临床症状,大量积液时引流速度及量不宜过快、过大。

5. 积液较黏稠时,可用生理盐水或含敏感抗生素的冲洗液经引流管冲洗,2次/d。

6. 皮肤处敷料每周消毒更换1次,定期更换引流袋。

(七)并发症及预防

1. 在对腹腔少量积液或邻近腹部重要脏器、大血管的包裹性积液进行穿刺时,有刺伤周围重要结构的风险,但超声实时引导,多可以有效避免。

2. 存在肠管病变、扩张时,穿刺针易伤及肠管引起肠漏,应重视超声实时引导,使之有效避免。

3. 急性腹膜反应(acute peritoneum reaction)。在局麻或穿刺至壁腹膜时,极少部分患者出现急性腹膜反应,表现为头晕、恶心、面色苍白、出冷汗等,若出现此情况应暂停穿刺,平卧休息,多数无需处理。

4. 引流不畅。引流管的位置异常或引流管选择偏细所致者,可随时调整;其他因积液黏稠、分隔多等所致者,可考虑及时冲洗。

(八)临床价值

对需要诊断性腹腔积液穿刺的患者,超声引导穿刺抽液准确、便捷,尤其是在创伤和急危重病患者的抢救时,可在患者床旁进行,有效赢得救治时机。炎症性腹腔积液通过抽液或置管引流后,感染症状多数会在24h内得到有效缓解,疗效确切。超声引导下及时引流腹腔积液,还可有效避免腹腔间隙综合征的发生,另外,自引流管对腹腔进行冲洗和注药,目前成为临床认可的治疗措施。

思考练习题

病例一

邹某,男,71岁,临床诊断:肾病综合征,肺部感染,多浆膜腔积液。患者自诉胸闷、气短,尿量少。查体:眼睑水肿,双肺呼吸音低,有干湿啰音,下肢轻度凹陷性水肿。超声检查提示:双侧大量胸腔积液。

上述患者应行什么超声介入术? 穿刺过程中,需要注意什么?(ER12-1-1)

ER12-1-1 思考练习题参考答案1

病例二

陈某,男,61岁,临床诊断:急性心肌梗死。收入院第三天,心率由110次/min升高至130次/min,血压90/50mmHg,氧饱和度95%,呼吸频率28次/min,患者诉胸闷、喘憋,查体:双肺呼吸音粗,双下肺可闻及少量湿啰音,左下肺较右下肺明显,心脏听诊未见明显杂音及心包摩擦音。患者心率快、血压低,临床疑诊心包填塞。心脏超声检查提示:心脏破裂,心包填塞可能性大。

上述患者应急行什么超声介入术? 选择穿刺路径时,需要注意什么?(ER12-1-2)

ER12-1-2 思考练习题参考答案2

(吕发勤 胡剑秋)

参 考 文 献

1. 吴孟超,吴在德.黄家驷外科学.第7版.北京:人民卫生出版社,2008.

2. 吕发勤,黎檀实,唐杰.超声微创介入治疗在急救医学中的应用(述评).临床急诊杂志,2014,15(1):1-4.

3. Kristensen MS,Teoh WH,Graumann O,et al. Ultrasonography for clinical decision-making and intervention in airway management:from the mouth to the lungs and pleurae. Insights Imaging,2014,5(2):253-79.

4. Tang H,Pan T,Qin X,et al. A portable thoracic closed

drainage instrument for hemopneumothorax. J Trauma Acute Care Surg,2012,72(3):671-675.

5. Vegas A,Denault A,Royse C. A bedside clinical and ultrasound-based approach to hemodynamic instability-Part Ⅱ:bedsideultrasound in hemodynamic shock:continuing professional development. Can J Anaesth,2014,61(11):1008-1027.

6. Jones PW,Moyers JP,Rogers JT,et al. Ultrasound-guided thoracentesis:is it a safer method? Chest,2003,123(2):418-423.

7. Egan AM,McPhillips D,Sarkar S,et al. Malignant pleural effusion. QJM,2014,107(3):179-184.

8. Tsang TS,Enriquez-Sarano M,Freeman WK,et al. Consecutive 1,127 therapeutic echocardiographically guided pericardiocenteses:clinical profile,practice patterns,and outcomes spanning 21 years. Mayo ClinProc,2002,77:429-436.

9. Cornily JC,Pennec PY,Castellant P,et al. Cardiac tamponade in medical patients:a 10-year follow-up survey. Cardiology,2008,111:197-120.

10. Vayre F,Lardoux H,Pezzano M,et al. Subxiphoidpericardiocentesis guided by contrast two-dimensional echocardiography in cardiac tamponade:experience of 110 consecutive patients. Eur J Echocardiography,2000,1:66-71.

11. Rousseau-Bussac G,Crequit P,Alifano M,et al. Management of malignant pericardial effusion in lung cancer. Rev Mal Respir,2014,31(8):746-853.

12. Shakti D,Hehn R,Gauvreau K,et al. Idiopathic pericarditis and pericardial effusion in children:contemporary epidemiology and management. J Am Heart Assoc,2014,3(6):e001483.

13. Patel N,Rafique AM,Eshaghian S,et al. Retrospective comparison of outcomes,diagnostic value,and complications of percutaneous prolonged drainage versus surgical pericardiotomy of pericardial effusion associated with malignancy. Am J Cardiol,2013,112(8):1235-1239.

14. Jama GM,Scarci M,Bowden J,et al. Palliative treatment for symptomatic malignant pericardial effusion. Interact Cardiovasc Thorac Surg,2014,19(6):1019-1026.

15. Saltzman AJ,Paz YE,Rene AG,et al. Comparison of surgical pericardial drainage with percutaneous catheter drainage for pericardial effusion. J Invasive Cardiol,2012,24(11):590-593.

16. Inglis R,King AJ,Gleave M,et al. Pericardiocentesis in contemporary practice. J Invasive Cardiol,2011,23(6):234-239.

17. Lv F,Ning Y,Zhou X,et al. Effectiveness of contrast enhanced ultrasound in classification emergency treatment of abdominal parenchymal organ trauma. Eur Radiol,2014,24(10):2640-2648.

18. Yamaguchi H,Ito M,Toyoda N. Real-time ultrasonographically guided transvaginal instillation for intraperitoneal chemotherapy ofovarian carcinoma. GynecolOncol,2000,79(2):332-335.

19. Wroński M,Cebulski W,Karkocha D,et al. Ultrasound-guided percutaneous drainage of infected pancreatic necrosis. SurgEndosc,2013,27(11):4397-4398.

20. Blaivas M. Emergency diagnostic paracentesis to determine intraperitoneal fluid identity discovered on bedside ultrasound of unstable patients. J Emerg Med,2005,29(4):461-465.

21. Laganà D,Carrafiello G,Mangini M,et al. Image-guided percutaneous treatment of abdominal-pelvic abscesses:a 5-year experience. Radiol Med,2008,113(7):999-1007.

22. Ba MC,Long H,Wu YB. Treatment of gestational choriocarcinoma and massive ascites by hypothermic intraperitonealperfusion chemotherapy guided by ultrasound followed by cytoreductive surgery. Pak J Med Sci,2013,29(2):663-665.

23. McBeth P,Crawford I,Tiruta C,et al. Help is in your pocket:the potential accuracy of smartphone and laptopbased remotely guided resuscitative telesonography. Telemed J E Health,2013,19(12):924-930.

第二节 超声引导穿刺引流术

一、急性梗阻性化脓性胆管炎

(一)概述

急性梗阻性化脓性胆管炎又称为重症急性胆管炎,常发生于全身抵抗力弱患者,如老年人和晚期肿瘤患者,也可发生于主要肝胆管梗阻伴感染者。急性梗阻性化脓性胆管炎是良性胆道疾病的主要死亡原因,其病死率可达25%,多数由于严重感染所致多脏器功能衰竭。经皮经肝肝内胆管穿刺置管引流(percutaneous transhepatic biliary drainage,PTBD)是治疗急性梗阻性化脓性胆管炎的有效方法,同时,还是其他原因所致梗阻性黄疸术前减低血清胆红素、改善肝功能的确切技术,而且对于产生梗阻性黄疸的晚期肿瘤患者还是姑息治疗措施之一。

(二)适应证

1. 急性梗阻性化脓性胆管炎。患者表现为上腹痛、寒战、高热、黄疸等,及时 PTBD 可降低炎症反应,缓解临床症状。

2. 肝内胆管扩张,内径≥5mm,穿刺置管成功率高;若肝内胆管内径3～4mm,穿刺难度大,有失败风险,可在短期内复查超声,以确定置管引流时机。

(三) 禁忌证

1. 凝血功能异常。凝血酶原时间>30s,凝血酶原活动度<40%,血小板计数<50×10⁹/L。重症感染常导致骨髓抑制,出现凝血功能异常和血小板计数降低,而充分引流是控制感染唯一方法,紧急情况下,边引流边纠正凝血功能。

2. 全身衰竭不能耐受穿刺,或患者不能配合,可给予镇静或浅的静脉麻醉后再行操作。

3. 大量腹腔积液。尤其是肝前有腹腔积液,穿刺或置管容易出血者。

4. 近期使用抗凝药物,需停药后再行此项治疗,停药期间采用内科常规治疗。

5. 无安全进针路径。

6. 肝内胆管无明显扩张,其内径<3mm,需短期内复查,再确定是否穿刺置管。

(四) 术前准备

1. 仪器及物品

(1) 超声设备:彩色多普勒超声仪,腹部或浅表探头,徒手或使用穿刺引导架。

(2) 穿刺置管器具:最常用18G PTC 针穿刺针,一次性多侧孔猪尾型引流导管(8～10F)、导丝、扩皮器,单腔中心静脉导管,破皮用小尖刀、蝴蝶贴或包扎敷料。

(3) 消毒用物品:超声介入穿刺包,培养瓶,5～20ml 注射器,碘伏消毒液,抗反流引流袋。

(4) 药品:局麻药主要为2%盐酸利多卡因,生理盐水,其他临床需要局部注入的抗生素等。

(5) 急救仪器及药物:如生理监护仪,电除颤仪,以及常规急救药物。

2. 患者准备

(1) 超声引导穿刺前可结合其他影像学进行分析。

(2) 术前禁食4～8 小时。

(3) 术前检查血常规、血清四项、凝血四项、肝功能等指标,必要时查心电图、相关肿瘤标志物。

(4) 术前与患者及其家属谈话,重点说明治疗目的、简要过程、风险和可能的并发症、费用等,并签署知情同意书。

(五) 操作步骤及方法

1. 体位

患者取平卧位、侧卧位或半坐卧位,必要时采用靠垫协助固定体位。

2. 选择穿刺路径

常规超声显示左右肝管是否相通,测量左右叶肝内胆管宽度及较平直段的长度,观察肝周及腹腔是否有积液,存图记录。

彩色多普勒协助选择穿刺路径及目标胆管,并推荐:

(1) 尽量选择远离肝门的三、四级以上肝内胆管,禁止直接穿刺左右肝管和胆总管。

(2) 若左右叶胆管相通,可选左叶肝内胆管,也可选右叶肝内胆管,但优先选择右叶肝内胆管;若左右叶肝内胆管不相通,可分别穿刺左右叶肝内胆管;右前叶下支、左外叶下支相对表浅,是较常用的穿刺胆管,左叶矢状部胆管也可选择。

(3) 穿刺路径上避开肝实质内的较大血管。

(4) 将选择好的穿刺点在体表做标记(图 12-2-1A)。

3. 穿刺点消毒及麻醉

对穿刺部位进行常规皮肤消毒,铺巾。采用无菌消毒膜包裹超声探头,使用穿刺引导架时,正确安装穿刺引导架。启动超声再次确定进针路径,在进针点处采用2%盐酸利多卡因行局部麻醉,局麻深度应达肝被膜处,在皮肤进针点处用尖刀破口2～3mm。

4. 超声引导穿刺置管引流

在彩色实时超声引导下用18G PTC 针以与目标胆管呈锐角或平行的角度穿刺胆管,针尖斜面朝向肝门;拔除针芯,显示胆汁流出或使用注射器抽出少量胆汁,送入导丝,退出PTC 穿刺针,沿导丝扩皮,退出扩皮器后将引流导管沿导丝放入胆管腔内(图 12-2-1B、C),超声确认引流管完全进入需引流的胆管内,并确认引流是否通畅,如不通畅可进行调整,必要时重新置管。局部采用配套的蝴蝶贴固定,压迫穿刺点10min 左右,沿引流管抽出5ml 左右胆汁做细菌培养+药敏,之后外接一次性抗反流引流袋。

5. 术后观察

术后即刻观察穿刺部位及腹腔是否有积液。嘱患者静卧24 小时,避免引流管脱出,观察有无不适反应。记录每日引流量和颜色。

(六) 操作注意事项

1. 选择穿刺路径时,于患者平静呼吸状态下清楚显示靶目标,彩色多普勒引导避开肝内较大血管和重要结构,争取一次穿刺成功。

2. 沿导丝放入引流管时勿用力过猛,以免导丝打弯,放置失败。

3. 引流管放置尽量深,避免部分侧孔在肝外,导致胆汁漏。

4. 嘱患者及家属注意保护外引流管,避免拖出,若发现引流管位置异常,应及时处理。

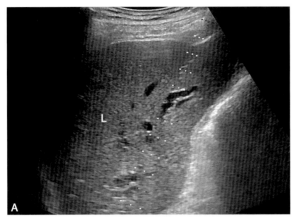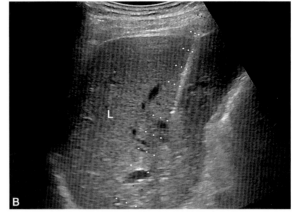
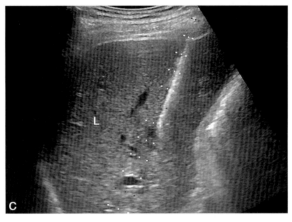

图 12-2-1 梗阻性黄疸肝的超声引导经皮经肝胆管置管引流术

女,56 岁,梗阻性黄疸。A:常规超声显示肝内胆管扩张;B:超声引导 PTC 穿刺针进入靶胆管腔内;C:沿穿刺针置入到导丝

L:肝脏

5. 注意引流液的量及颜色,以及患者临床症状,防止出血和脓液外漏入腹腔。

6. 引流液较黏稠时,可用生理盐水或含敏感抗生素的冲洗液经引流管冲洗,早晚各冲洗 1 次。

7. 抗反流引流袋每日更换 1 次。

8. 需长期留置外引流管者,应 2~3 个月更换 1 次引流管。

9. 术后 2 周左右造瘘窦道形成,可考虑拔管。

（七）并发症及预防

1. 胆道出血

（1）穿刺过程中伤及肝内门静脉或肝动脉。

（2）穿刺或置管过程中术者用力过猛可导致肝损伤。

（3）患者凝血功能异常、血小板过低等。轻者使用止血剂后出血逐渐减少,最后消失;重者需行超声造影或血管造影确定出血位置,进行止血,或手术止血。

2. 菌血症 穿刺时及稍后患者出现寒战,随后高热,多数系一过性菌血症。穿刺时进针缓慢,进入化脓性胆管炎的胆管后抽出部分含脓液胆汁再进行置管,可减少高压脓液入血。其次,一旦发生给予镇静、补液+抗生素、退热等对症处理可好转。

3. 胆汁漏 反复多次穿刺,或胆管内压力过大,未能及时减压,或引流管固定不牢,部分侧孔脱出肝实质,使胆汁漏入腹腔,引起化学性腹膜炎。

4. 引流不畅 感染性胆汁或胆汁淤积时间较长,使用的引流管偏细均可引起引流不畅,可根据实际情况及时冲洗或调整。

5. 腹痛 穿刺针进入扩张明显张力较高的胆管后,拔出针芯可见胆汁流出,此时若急于置入导丝并拔出穿刺针时,高压胆汁快速溢出至腹腔,引起瞬间剧烈腹痛,或右叶胆管穿刺时,溢出胆汁刺激肝被膜和膈肌引起局部剧烈疼痛及放射痛。

6. 其他 腹腔出血、气胸、恶心呕吐、过敏反应等,发生率相对低,但术前要做到心中有数。

（八）临床价值

超声引导 PTBD 方法相对简单,创伤小,可在患者床旁进行,更适用于病情较重的监护室患者;置管引流后,急性梗阻性化脓性胆管炎的感染症状会在24小时内得到缓解,疗效确切;引流后胆道系统的高张力、高压力状态解除,为择期根治手术提供保障,或实施有效的肿瘤晚期的姑息治疗。

二、急性化脓性胆囊炎

(一) 概述

急性化脓性胆囊炎的传统治疗方法是手术,但对于低风险的老年患者,胆囊手术切除的死亡率为10%,高风险的老年患者胆囊切除的死亡率上升到20%~40%。对于合并重要器官疾病患者急诊手术的并发症和死亡率同样较高。超声引导经皮经肝胆囊穿刺引流(percutaneous transhepatic gallbladder drainage,PTGD)属于微创治疗技术,使用此技术可使手术风险高的患者缓解症状,以择期手术。

(二) 适应证

1. 急性化脓性胆囊炎 老年、合并重要器官疾病、妊娠期患者急诊手术风险高,临床上出现寒战、高热,白细胞计数升高,可达$20×10^9/L$以上,胆囊张力高,局部出现腹膜刺激征等。

2. 胆囊出血伴感染 各种原因导致胆囊出血合并感染后,出现上述症状和体征。

3. 梗阻性黄疸 胆囊管以下部位梗阻性黄疸,行超声引导经皮经肝胆管穿刺置管术(PTCD)困难者,采用PTGD可用于胆汁引流,降低胆红素,减轻黄疸。

(三) 禁忌证

1. 凝血功能异常。凝血酶原时间>30s,凝血酶原活动度<40%,血小板计数<$50×10^9/L$),重症感染导致骨髓抑制,出现凝血功能异常和血小板计数降低,充分引流是控制感染唯一方法,所以紧急情况下,边引流边纠正凝血功能。

2. 全身衰竭,不能耐受介入性超声治疗。

3. 腹腔积液较多,胆囊颈体部与肝脏分离。

4. 患者不能配合,可给予镇静或浅的静脉麻醉后再行操作。

5. 近期使用抗凝药物,需停药后再行此项治疗。

6. 无安全进针路径。

(四) 介入前准备

1. 仪器及物品

(1) 超声设备:彩色多普勒超声仪,腹部或浅表探头,徒手或使用穿刺引导架。

(2) 穿刺置管器具:最常用18G PTC针穿刺针,多侧孔猪尾型引流导管、导丝、扩皮器、单腔中心静脉导管,破皮用小尖刀、蝴蝶贴或包扎敷料。

(3) 消毒用物品:同上。

(4) 药品:局麻药主要为2%盐酸利多卡因,生理盐水,其他临床需要注入的药物。

(5) 急救仪器及药物:如生理监护仪,电除颤仪,以及常规急救药物。

2. 患者准备

(1) 术前检查血常规、血清四项、凝血四项等指标。

(2) 必要时查心电图、相关肿瘤标志物。

(3) 签署知情同意书。

(五) 操作步骤与方法

1. 体位 患者取平卧位、左侧卧位或半坐左侧卧位,必要时采用靠垫协助固定体位。

2. 选择穿刺路径 常规超声检查测定胆囊大小,壁厚度,观察腔内透声性,显示胆囊窝、其他部位腹腔是否有积液,并做记录。

彩色多普勒协助选择穿刺路径,同时注意:

(1) 经过正常肝脏深度大于1.5cm。

(2) 胆囊的穿刺点选择在胆囊体部中心偏颈部侧,进针路径尽量与胆囊壁垂直。

(3) 穿刺路径上避开肝实质内的大血管。

(4) 将选择好的穿刺点在体表做标记(图12-2-2A)。

3. 穿刺点消毒及麻醉 对穿刺部位进行常规皮肤消毒,铺巾。采用无菌消毒膜包裹超声探头,使用穿刺引导架时,正确安装穿刺引导架。启动超声再次确定进针路径,在进针点处采用2%盐酸利多卡因行局部麻醉,局麻深度应达肝被膜处,在皮肤进针点处用尖刀破口2~3mm。

4. 超声引导穿刺及置管引流 在彩色实时超声引导下用18G PTC针进行穿刺,进入胆囊腔预定部位;拔除针芯,显示胆汁流出或使用注射器抽出部分胆汁,送入导丝后退出PTC穿刺针,进行扩皮,退出扩皮器后将引流导管沿导丝放入胆囊腔(图12-2-2B、C),确认引流是否通畅,如不通畅可进行调整,必要时重新置管。局部采用配套的蝴蝶贴固定,压迫穿刺点10min左右,抽出5ml左右脓性胆汁做细菌培养+药敏,最后外接一次性抗反流引流袋。

5. 术后观察 术后即刻观察胆囊窝、其他部位腹腔是否有积液。嘱患者静卧24小时,避免大幅度活动,观察有无不适反应。记录每日引流量和颜色。

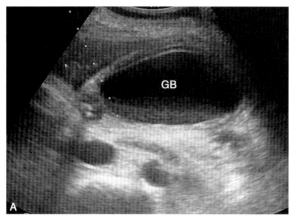
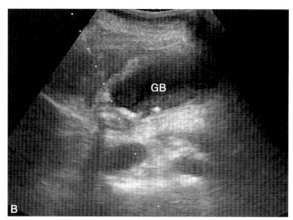
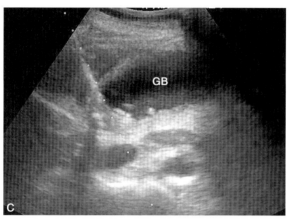

图 12-2-2 化脓性胆囊炎的经皮经肝胆囊置管引流

女,81 岁,急性右上腹疼痛伴发热。A:常规超声显示胆囊肿大;B:超声引导 PTC 穿刺针进入胆囊腔内;C:沿穿刺针置入到导丝

GB:胆囊

（六）操作注意事项

1. 选择穿刺路径时,在平静呼吸状态下清楚显示靶目标;遇到系膜胆囊时,要正确调整进针角度,争取一次成功。

2. 沿导丝放入引流管时勿用力过猛,以免导丝打弯,放置失败。

3. 嘱患者及家属注意保护外引流管,避免拖出,若发现引流管位置异常,应及时处理。

4. 注意引流液的量及颜色,以及患者临床症状,防止出血和胆汁漏。

5. 待患者症状解除,可考虑择期手术;术后 2 周左右造瘘窦道形成,在试行闭管后考虑拔管。

6. 引流液较黏稠时,可用生理盐水或含抗生素的冲洗液经引流管冲洗,1~2 次/d。

7. 抗反流引流袋每周更换 1 次。

8. 需长期留置外引流管者,应 2~3 个月更换 1 次引流管。

（七）并发症及预防

1. 胆心反射 穿刺过程中或穿刺后出现心前区疼痛、心律失常或心电图改变,系胆囊受到刺激后通过神经和（或）体液内分泌反射所致的心脏改变,多见于原有冠心病患者。做好术前预防和术中及时处理是避免严重并发症的关键。

2. 出血 穿刺时刺伤肝内或胆囊壁血管,或患者凝血功能异常、血小板过低等造成。轻者使用止血剂后出血逐渐减少,最后消失;重者需行超声造影或血管造影确定出血位置,进行止血,或手术止血。

3. 菌血症 穿刺后患者出现寒战,随后高热,多数系一过性菌血症。穿刺时进针缓慢,进入胆囊后抽出部分含脓液的胆汁再进行下一步操作,可减少高压感染液入血。其次,一旦发生给予镇静、补液+抗生素、退热等对症处理可好转。

4. 胆汁漏 未经过一段正常肝组织,或选择了胆囊游离缘,或穿过胆囊腹腔面壁等,易引起胆汁漏入腹腔,引起化学性腹膜炎。穿刺过程中,正确选择进针路径和始终实时监视下完成操作,可有效避免胆汁漏发生。

5. 其他 气胸、恶心呕吐、过敏反应等,发生率相对低,但术前要做到心中有数。

（八）临床价值

首先,超声引导 PTGD 方法相对简单,创伤小,适用于不能耐受急性手术的高危患者;其次,含脓液的胆汁引流后,感染症状得到迅速缓解,患者临床症状明显减少;再次,引流后,胆囊的高张力、高压力状态解除,胆囊壁的血液循环和淋巴循环得到及时改善,避免胆囊坏疽及穿孔;然后,自外引流管对胆囊腔的冲洗和注药,治疗急性化脓性胆囊炎显效更快;最后,对胆囊管以下胆管梗阻者,通过胆囊内胆汁引流,降低血胆红素水平,改善肝功能。

超声引导 PTGD 技术不管对结石性胆囊炎还是非结石性胆囊病变,均不是最终治疗方法,多数情况下是为了暂时控制炎症,降低高血清胆红素,缓解临床症状,以降低急诊手术风险,为择期手术赢得最佳时机,降低并发症和死亡率。

三、急性上尿路梗阻

（一）概述

超声引导穿刺肾盂置管引流是治疗输尿管或肾盂梗阻的有效方法,特别是对于急性梗阻者,可及时解除梗阻,挽救肾脏功能。由于操作简便、成功率高,超声引导的肾盂置管引流在急诊科患者床旁已得到应用。

（二）适应证

1. 急性上尿路梗阻 患者表现为尿少或尿闭、腰疼。

2. 肾盂积脓 患者腰疼,伴发热,甚至出现全身中毒症状。

3. 输尿管损伤后狭窄 输尿管瘘合并肾盂积水,置管后可缓解尿瘘,并保护肾功能。

（三）禁忌证

1. 凝血功能异常。凝血酶原时间 >30s,凝血酶原活动度 <40%,血小板计数 <50×10⁹/L。泌尿系阴性菌感染易导致骨髓抑制,出现凝血功能异常和血小板计数降低,充分引流是控制感染关键方法,在紧急情况下,可边引流边纠正凝血功能。

2. 全身衰竭,不能耐受超声引导穿刺,或患者不能配合,可给予镇静或浅的静脉麻醉后再行操作。

3. 近期使用抗凝药物,需停药后再行此项治疗,停药期间采用内科常规治疗。

4. 无安全进针路径。

5. 肾盂无明显扩张作为相对禁忌证,可采用

短时间内大量饮水加下腹部加压法,使肾盂扩张其前后径大于 1cm 后再行置管,主要用于输尿管损伤伴尿瘘的患者。

6. 严重高血压、糖尿病者,需边纠正边行置管。

7. 穿刺部位皮损或有感染者。

8. 合并严重的代谢失调、高钾血症等时,需边纠正边行置管。

（四）术前准备

1. 仪器及物品

（1）超声设备:彩色多普勒超声仪,腹部或浅表探头,徒手或使用穿刺引导架。

（2）穿刺置管器具:最常用 18G PTC 针穿刺针,一次性多侧孔猪尾型引流导管（8~10F 常用）、导丝、扩皮器、单腔中心静脉导管,破皮用小尖刀、蝴蝶贴或包扎敷料。

（3）消毒用物品:同上。

（4）药品:局麻药主要为 2% 盐酸利多卡因,生理盐水,其他临床需要局部注入的抗生素等。

（5）急救仪器及药物:如生理监护仪,电除颤仪,以及常规急救药物。

2. 患者准备

（1）超声引导穿刺前可结合 CT 或 MR 检查等进行分析。

（2）术前检查血常规、血清四项、凝血四项、肾功能等指标。

（3）必要时查心电图。

（4）术前与患者及其家属谈话,重点说明治疗目的、简要过程、风险和可能的并发症、费用等,并签署知情同意书。

（五）操作步骤及方法

1. 体位 患者取侧卧位,腰下垫靠垫以垫高对侧腹部并协助固定体位。

2. 选择穿刺路径 常规超声显示双侧肾脏,测量积水侧肾盂前后径,观察肾周、腹膜后及腹腔是否有积液。穿刺点的体表位置多选择在后外侧,相当于腋后线与腋中线之间,彩色多普勒协助选择穿刺路径,并推荐选择肾盂扩张的中下盏且少血管区（图 12-2-3A）。

3. 穿刺点消毒及麻醉 对穿刺部位进行常规皮肤消毒,铺巾。采用无菌消毒膜包裹超声探头,使用穿刺引导架时,正确安装穿刺引导架。启动超声再次确定进针路径,在进针点处采用 2% 盐酸利多卡因行局部麻醉,局麻深度应达肾被膜处,在皮肤进针点处用尖刀破口 2~3mm。

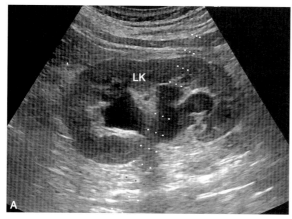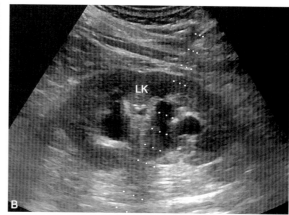
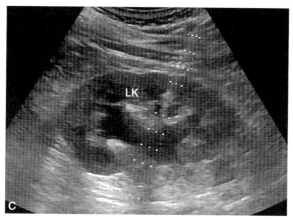

图 12-2-3 超声引导经皮肾盂置管引流

女,56 岁,急性左侧腰部疼痛伴发热。A:常规超声显示左肾积水;B:超声引导 PTC 穿刺针进入左肾盂内;C:沿穿刺针置入导丝

LK:左肾

4. 超声引导穿刺置管引流 在彩色实时超声引导下用 18G PTC 针穿刺进入目标肾盂;拔除针芯,显示尿液流出,送入导丝,退出 PTC 穿刺针,沿导丝扩皮,退出扩皮器后将引流导管沿导丝放入肾盂内(图 12-2-3B、C),超声确认引流管位于肾盂内,并确认引流是否通畅,如不通畅可进行调整,必要时重新置管。局部采用配套的蝴蝶贴固定,压迫穿刺点 10min 左右,随后外接一次性抗反流引流袋。

5. 术后观察 术后即刻观察穿刺部位、肾脏周围、腹腔及腹膜后是否有积液。嘱患者静卧 24 小时,避免引流管脱出,观察有无不适反应。记录每日引流量和性状。

(六) 操作注意事项

1. 选择穿刺路径时,于患者平静呼吸状态下清楚显示靶目标,彩色多普勒引导避开肾脏较大血管和重要结构,争取一次穿刺成功。

2. 沿导丝放入引流管时勿用力过猛,以免导丝打弯,放置失败。

3. 嘱患者及家属注意保护外引流管,避免拖出,若发现引流管位置异常,应及时处理。

4. 注意引流液的量及性状,以及患者临床症状,防止出血和脓液外漏。

5. 引流液较黏稠时,可用生理盐水或含敏感抗生素的冲洗液经引流管冲洗,特别是肾盂积脓引流后,可早晚各冲洗 1 次。

6. 若无局部渗出,皮肤处敷料和抗反流引流袋每周更换 1 次。

7. 需长期留置外引流管者,应 2~3 个月更换 1 次引流管。

8. 术后 2 周左右造瘘窦道形成,可考虑拔管。

(七) 并发症及预防

1. 出血

(1) 置管后引流液呈淡粉色,少量出血多可自行缓解。

(2) 穿刺或置管过程中术者用力过猛可导致肾实质损伤或肾周血肿。

(3) 患者凝血功能异常、血小板过低等轻者使用止血剂后出血逐渐减少,最后消失;重者需行超声造影或血管造影确定出血位置,进行止血,或手术止血。

2. 菌血症　对肾盂积脓穿刺后患者出现寒战,随后高热,多数系一过性菌血症。穿刺时进针缓慢,进入肾盂后抽出部分脓液再进行置管,可减少高压脓液入血。其次,一旦发生给予镇静、补液+抗生素、退热等对症处理可好转。

3. 引流不畅　肾盂积液黏稠或合并结石或使用的引流管偏细均可引起引流不畅,可根据实际情况及时冲洗或调整。

4. 其他　肺、脾及胸膜损伤等并发症发生率相对低,但术前要做到心中有数。

（八）临床价值

超声引导经皮肾盂造瘘方法相对简单,创伤小,可在患者床旁进行,更适用于急性上尿路梗阻的急诊患者;肾盂积脓者置管引流后,感染症状会在 24 小时内得到迅速缓解,疗效确切;输尿管损伤所致尿液外漏者,可避免尿瘘,为择期手术提供保障。对于多种原因导致的上尿路梗阻者,超声引导经皮肾盂造瘘可即刻解除梗阻,挽救肾脏功能,从而有效降低急诊手术风险,为择期手术赢得时机,降低并发症和死亡率。需要长期留置外引流管者,应 2~3 个月更换 1 次引流管。

四、重症脓肿

（一）肝脓肿

1. 概述　肝脓肿(hepatic abscess)属于继发性疾病,糖尿病血糖未得到有效控制者易患,近年肺炎克雷伯杆菌感染呈上升趋势。多数患者表现为寒战、高热,乏力、食欲缺乏、恶心和呕吐等,部分患者起病急骤,就诊时即出现低蛋白血症和血三系降低。超声引导经皮经肝肝脓肿穿刺抽液和置管引流术是早期微创治疗方法,使死亡率从 70% 显著降低至 0%~15%,且使用此技术多数患者有望治愈,避免开腹手术。

2. 适应证

（1）肝脓肿局限、液化完全:超声能清晰显示肝脓肿病灶,常规超声显示液化区,或超声造影明确病灶局限且出现明显液化灶。

（2）肝脓肿合并产气菌感染:肝内显示脓肿病灶,病灶内见气体,患者临床症状和体征较重,需早期引流。

（3）肝脓肿直径<5cm 或多发时:可采用超声引导穿刺抽液、冲洗和注药的方法;较大的肝脓肿需置管引流。

3. 禁忌证

（1）疑诊肝包虫病伴感染者:需明确诊断后再做处理;肝脓肿液化不全时,可先使用内科治疗,待时机成熟再行穿刺或置管引流。

（2）凝血功能异常:凝血酶原时间>30s,凝血酶原活动度<40%,血小板计数<50×10⁹/L。产气菌性脓肿常导致骨髓抑制,出现凝血功能异常和血小板计数降低,充分引流是控制感染关键方法,可边引流边纠正凝血功能。

（3）全身衰竭,不能耐受超声引导穿刺。

（4）大量腹腔积液,穿刺或置管容易出血者。

（5）患者不能配合,可给予镇静或浅的静脉麻醉后再行操作。

（6）近期使用抗凝药物,需停药后再行此项治疗,停药期间采用内科常规治疗。

（7）无安全进针路径。

4. 术前准备

（1）仪器及物品

1）超声设备:彩色多普勒超声仪,腹部或浅表探头,徒手或使用穿刺引导架。

2）穿刺置管器具:最常用 18G PTC 针穿刺针,一次性多侧孔猪尾型引流导管(10~12F 常用)、导丝、扩皮器、单腔中心静脉导管,破皮用小尖刀、蝴蝶贴或包扎敷料。

3）消毒用物品:同上。

4）药品:局麻药主要为 2% 盐酸利多卡因,生理盐水 100ml,其他临床需要注入的抗生素等。

5）急救仪器及药物:如生理监护仪,电除颤仪,以及常规急救药物。

（2）患者准备

1）复习 CT 或 MR 检查。

2）术前检查血常规、血清四项、凝血四项等指标,必要时查心电图、相关肿瘤标志物。

3）术前与患者及其家属谈话,重点说明治疗目的、简要过程、风险和可能的并发症、费用等,并签署知情同意书。

5. 操作步骤及方法

（1）体位:患者取平卧位、侧卧位或半坐卧位,必要时采用靠垫协助固定体位。

（2）选择穿刺路径:常规超声检查测定肝脓肿大小,评价腔内透声性,观察腹腔是否有积液,必要时超声造影确定脓腔液化程度。

彩色多普勒协助选择穿刺路径,以最短路径、最安全为原则,并要求:①经过一段正常肝组织,其厚度大于 1cm;②穿刺路径上避开肝实质内的较大血管、胆管；③将选择好的穿刺点在体表做标记（图12-2-4A）。

（3）穿刺点消毒及麻醉：对穿刺部位进行常规皮肤消毒，铺巾。采用无菌消毒膜包裹超声探头，使用穿刺引导架时，正确安装穿刺引导架。启动超声再次确定进针路径，在进针点处采用2%盐酸利多卡因行局部麻醉，局麻深度应达肝被膜处，在皮肤进针点处用小尖刀破口2～3mm。

（4）超声引导穿刺抽液冲洗及置管引流：在彩色实时超声引导下用18G PTC针进行穿刺，进入肝脓肿液腔的液化区；拔除针芯，显示脓液流出或使用注射器抽出脓液，留取标本待送检；将脓液完全抽出后，注入生理盐水或甲硝唑注射液反复冲洗后可拔针。若脓腔较大，可在使用注射器抽出部分脓液后送入导丝，退出PTC穿刺针，沿导丝扩皮，退出扩张器后将引流导管沿导丝放入脓腔内（图12-2-4B、C），确认引流是否通畅，如不通畅可进行调整，必要时重新置管。局部采用配套的蝴蝶贴固定，压迫穿刺点10min左右，沿引流管抽出5ml左右脓液做细菌培养+药敏，最后外接一次性抗反流引流袋。

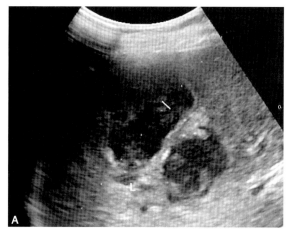
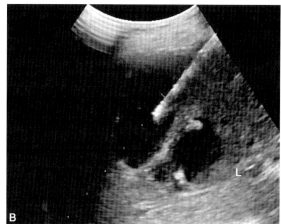
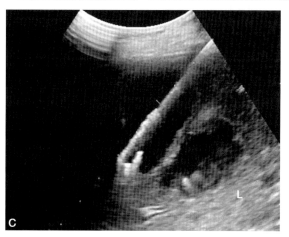

图 12-2-4　肝脓肿的经皮经肝脓肿置管引流

女，71岁，糖尿病20年，发热后血三系降低。A：常规超声显示肝内异常回声；B：超声引导PTC穿刺针进入肝脓肿腔内；C：沿穿刺针置入到导丝

L：肝脏

（5）术后观察：术后即刻观察穿刺部位及腹腔是否有积液。嘱患者静卧24小时，避免引流管脱出，观察有无不适反应。记录每日引流量和颜色。

（6）拔管时机：①患者体温和炎性指标恢复正常，临床症状明显改善；②引流液少于10ml/24小时；③常规超声或超声造影显示脓腔明显缩小或消失。

6. 操作注意事项

（1）选择穿刺路径时，于患者平静呼吸状态下清楚显示靶目标，彩色多普勒引导避开肝内较大血管和重要结构，争取一次穿刺成功。

（2）沿导丝放入引流管时勿用力过猛，以免导丝打弯，放置失败。

（3）嘱患者及家属注意保护外引流管，避免拖出,若发现引流管位置异常,应及时处理。

（4）注意引流液的量及颜色,以及患者临床症状,防止出血和脓液外漏入腹腔。

（5）引流脓液较黏稠时,可用生理盐水或含敏感抗生素的冲洗液经引流管冲洗,2 次/d;冲洗脓腔时,压力不要过大以及注入量不要超过抽出量,以避免脓肿壁破裂而发生感染播散。

（6）皮肤处敷料及引流袋按时消毒更换。

7. 并发症及预防

（1）肝脏损伤及出血

1）局麻或穿刺针进过肝被膜时患者不能有效屏气,易划伤肝被膜。

2）穿刺或置管过程中术者用力过猛可导致肝损伤。

3）患者原有肝脏基础病如肿瘤,穿刺或置管可加重损伤。

4）穿刺时刺伤肝内血管,或患者凝血功能异常、血小板过低等。

事先做好术前准备和术中及时处理是避免严重并发症的关键;轻者使用止血剂后出血逐渐减少,最后消失;重者需行超声造影或血管造影确定出血位置,进行止血,或手术止血。

（2）菌血症:穿刺后患者出现寒战,随后高热,多数系一过性菌血症(bacteriemia)。穿刺时进针缓慢,进入脓肿腔后抽出部分含脓液再进行置管,可减少高压脓液入血。其次,一旦发生给予镇静、补液+抗生素、退热等对症处理可好转。

（3）胆汁漏:未经过一段正常肝组织,或穿刺过程中损伤胆管,并使胆汁漏入腹腔,引起化学性腹膜炎。穿刺过程中,正确选择进针路径和始终实时监视下完成操作,可有效避免胆汁漏发生。

（4）引流不畅:肝脓肿早期液化不全时置入导管后引流出的脓液较少,或脓肿分隔较多,小腔间互相不通,或脓液较黏稠而所选引流管较细时,均属于引流不畅,可根据实际情况及时调整或冲洗。

（5）其他:气胸、恶心呕吐、过敏反应等,发生率相对低,但术前要做到心中有数。

8. 临床价值
超声引导肝脓肿穿刺抽液冲洗或置管引流方法相对简单,创伤小,可在患者床旁进行,更适用于病情重的监护室患者;脓液抽液冲洗或置管引流后,感染症状会在 24 小时内得到迅速缓解,疗效确切;引流后脓腔的高张力、高压力状态解除,可有效避免穿孔后腹腔感染;可自外引流管对脓腔进行冲洗和注药,疗效更明显。

超声引导肝脓肿穿刺抽液冲洗或置管引流可使多数肝脓肿得到治愈,然而,影像学引导的肝脓肿穿刺抽液冲洗或置管引流并不能完全替代开腹手术治疗,对于脓肿大,引流不畅,中毒症状严重者仍需积极剖腹探查并脓肿切开引流。

（二）纵隔脓肿

1. 概述
急性纵隔炎主要由外伤、手术和感染等引起。临床上发病率低,但死亡率高。多为继发性,常见的病因是贯通性胸部外伤、食管或气管破裂、咽下异物所致食管穿孔、食管手术后吻合口瘘、食管镜检查时外伤穿孔和食管癌溃疡外穿等。也可由邻近组织感染直接蔓延而来。若脓肿形成压迫气管可产生高音调性质的咳嗽、呼吸困难、心动过速和发绀,严重时出现休克可危及生命。死亡率可达 $25\% \sim 40\%$,影像学引导的穿刺抽液或置管引流是可有效降低死亡率。

2. 适应证

（1）纵隔脓肿局限液化灶:超声能清晰显示脓肿灶。

（2）纵隔脓肿以小灶、多灶型多见,可采用超声引导穿刺抽液、冲洗,较大的肝脓肿需置管引流。

3. 禁忌证

（1）心脏或大血管深方脓肿,无安全进针路径者。

（2）凝血功能异常:凝血酶原时间 $>30s$,凝血酶原活动度 $<40\%$,血小板计数 $<50\times10^9/L$。重症脓肿常导致骨髓抑制,出现凝血功能异常和血小板计数降低,充分引流是控制感染关键方法,可边引流边纠正凝血功能。

（3）全身衰竭,不能耐受超声引导穿刺。

（4）患者不能配合,可给予镇静或浅的静脉麻醉后再行操作时。

（5）近期使用抗凝药物,需停药后再行此项治疗,停药期间采用内科常规治疗。

4. 术前准备

（1）仪器及物品

1）超声设备:彩色多普勒超声仪,腹部或浅表探头,徒手或使用穿刺引导架。

2）穿刺置管器具:最常用 18G PTC 针穿刺针,一次性多侧孔猪尾型引流导管(8~10F 常用)、导丝、扩皮器、单腔中心静脉导管,破皮用小尖刀、蝴蝶贴或包扎敷料。

3）消毒用物品:同上。

4）药品:局麻药主要为 2% 盐酸利多卡因,生理盐水 100ml,其他临床需要注入的抗生素等。

5）急救仪器及药物：如生理监护仪，电除颤仪，以及常规急救药物。

（2）患者准备

1）复习 CT 或 MR 检查。

2）术前检查血常规、血清四项、凝血四项等指标，必要时查心电图、相关肿瘤标志物。

3）术前与患者及其家属谈话，重点说明治疗目的、简要过程、风险和可能的并发症、费用等，并签署知情同意书。

5. 操作步骤及方法

（1）体位：患者取平卧位、侧卧位或半坐卧位，必要时采用靠垫协助固定体位。

（2）选择穿刺路径：常规超声检查测定纵隔脓肿大小，评价腔内透声性，观察胸腔是否有积液。彩色多普勒协助选择穿刺路径，以最短路径、最安全为原则，穿刺路径上避开心脏、大血管、肺；将选择好的穿刺点在体表做标记（图 12-2-5A）。

（3）穿刺点消毒及麻醉：对穿刺部位进行常规皮肤消毒，铺巾。采用无菌消毒膜包裹超声探头，使用穿刺引导架时，正确安装穿刺引导架。启动超声再次确定进针路径，在进针点处采用 2% 盐酸利多卡因行局部麻醉，在皮肤进针点处用小尖刀破口 2~3mm。

（4）超声引导穿刺抽液冲洗及置管引流：在彩色实时超声引导下用 18G PTC 针进行穿刺，进入脓肿液腔的液化区；拔除针芯，显示脓液流出或使用注射器抽出脓液，留取标本送检；将脓液完全抽出后，注入生理盐水或甲硝唑注射液反复冲洗后可拔针。若脓腔较大，可在使用注射器抽出部分脓液后送入导丝，退出 PTC 穿刺针，沿导丝扩皮，将引流导管沿导丝放入脓腔内（图 12-2-5），确认引流通畅。局部采用配套的蝴蝶贴固定，压迫穿刺点 10min 左右，沿引流管抽出脓液做细菌培养+药敏，最后外接一次性抗反流引流袋。

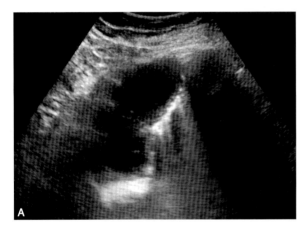
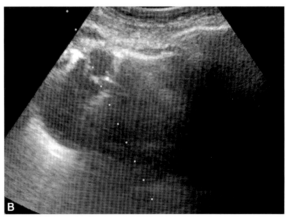

图 12-2-5 超声引导经皮纵隔脓肿置管引流

男，43 岁，急性牙龈炎下行感染。A：常规超声显示纵隔内异常回声；B：超声引导 PTC 穿刺针进入纵隔脓腔内

（5）术后观察：术后即刻观察穿刺部位是否积液增加。嘱患者静卧 24 小时，避免引流管脱出，观察有无不适反应。记录每日引流量和颜色。

（6）拔管时机：①患者体温和炎性指标恢复正常，临床症状明显改善；②引流管液少于 10ml/24 小时；③影像学检查显示脓腔明显缩小或消失。

6. 操作注意事项

（1）选择穿刺路径时，于患者平静呼吸状态下清楚显示靶目标，彩色多普勒引导避开纵隔内较大血管和重要结构。

（2）沿导丝放入引流管时勿用力过猛，以免导丝打弯，放置失败。

（3）嘱患者及家属注意保护外引流管，避免拖出，若发现引流管位置异常，应及时处理。

（4）注意引流液的量及颜色，以及患者临床症状，防止出血和脓液外漏。

（5）引流脓液较黏稠时，可用生理盐水或含敏感抗生素的冲洗液经引流管冲洗，2 次/d；冲洗脓腔时，压力不要过大以及注入量不要超过抽出量，以避免脓肿壁破裂而发生感染播散。

（6）皮肤处敷料及引流袋按时消毒更换。

7. 并发症及预防

（1）出血：①局麻或穿刺针损伤纵隔内的心脏、大血管，出血量大；②穿刺或置管过程中术者用力过猛可导致纵隔内软组织及血管损伤；③患者凝血功能异常、血小板过低等。操作过程始终采用彩色多普勒引导，严格遵守"不见针尖，不进针"的原则，事先做好术前准备和术中及时处理，可有效避免此类并发症。

（2）菌血症：穿刺后患者出现寒战，随后高热，多数系一过性菌血症。穿刺时进针缓慢，进入脓肿腔后抽出部分脓液再进行置管，可减少高压脓液入血。一旦发生给予镇静、补液+抗生素、退热等对症处理可好转。

（3）引流不畅：脓肿早期液化不全时置入导管后引流出的脓液较少，或脓肿分隔较多，小腔间互相不通，或脓液较黏稠而所选引流管较细时，均属于引流不畅，可根据实际情况及时调整或冲洗。

（4）其他：气胸、过敏反应等，发生率相对低，但术前要做到心中有数。

8. 临床价值 急性纵隔炎起病急骤，早期诊断困难，而超过 48 小时后，炎症蔓延，治疗棘手，死亡率高。部分患者就诊时病情较重，加之使用呼吸机和血滤，床旁超声常常是首选影像学检查和介入治疗方法。超声在诊断纵隔蜂窝织炎或脓肿，以及明确存在胸腔和心包积液时，可在床旁进行超声引导穿刺抽液或置管引流，从而控制感染，减低死亡率。

由于受胸骨和肺气影响，超声无法显示后纵隔，尽管超声评价急性纵隔炎作为临床首先的检查方法，待病情允许，尚需其他影像学（如胸部 X 线及 CT）检查，或在其他影像学引导下行纵隔脓肿的置管引流。

（三）其他软组织感染伴脓肿形成

1. 阑尾周围脓肿

（1）概述：急性阑尾炎阑尾穿孔的早期，感染由阑尾扩展至其周围腹腔，或仅在浆膜处有脓性渗出，若炎症不能得到有效控制，积存的脓液常由大网膜或周围肠袢包围而局限，若未能及时处理，转化为阑尾周围脓肿，一旦脓肿形成多需手术切开引流。为避免手术创伤和炎症进一步扩散，近年来，多采用超声引导下脓肿穿刺置管引流，待炎症得到有效控制后再行阑尾切除。

（2）适应证

1）阑尾周围脓肿：98% 患者表现右下腹压痛和反跳痛，并出现发热，炎症指标升高。

2）急性阑尾炎发病 48～72h 后，形成肿块，一期手术切除会导致炎症扩散，超声观察存在液化区。

3）年老体弱或伴有重要器官疾病或各种原因不能耐受麻醉、手术的急性阑尾炎患者，超声显示阑尾区有积液。

（3）禁忌证

1）凝血功能异常：凝血酶原时间>30s，凝血酶原活动度<40%，血小板计数<50×10⁹/L。

1）凝血功能异常：凝血酶原时间>30s，凝血酶原活动度<40%，血小板计数<50×10^9/L。

2）患者不能耐受超声引导穿刺，或完全不能配合。

3）近期使用抗凝药物：需停药后再行此项治疗。

4）无安全进针路径：穿刺置管易损伤周围肠管或大血管者。

（4）术前准备

1）仪器及物品：①超声设备：彩色多普勒超声仪，腹部或浅表探头，徒手或使用穿刺引导架。②穿刺置管器具：最常用 18G PTC 针穿刺针，一次性多侧孔猪尾型引流导管（12～14F）、导丝、扩皮器，单腔中心静脉导管，破皮用小尖刀、蝴蝶贴或包扎敷料。③消毒用物品：同上。④药品：局麻药主要为 2% 盐酸利多卡因，生理盐水，其他临床需要局部注入的抗生素等。⑤急救仪器及药物：如生理监护仪，电除颤仪，以及常规急救药物。

2）患者准备：①术前 CT 检查，超声引导穿刺前应结合其他影像学进行分析，便于避开肠管；②术前检查血常规、血清四项、凝血四项等指标，必要时查心电图；③术前与患者及其家属谈话，重点说明治疗目的、简要过程、风险和可能的并发症、费用等，并签署知情同意书。

（5）操作步骤及方法

1）体位：患者平卧位或左侧卧位，必要时用靠垫协助固定体位。

2）选择穿刺路径：常规超声显示右下腹阑尾区，测量脓肿大小及距前腹壁的距离，观察穿刺路径上是否有肠管、大血管及女性卵巢等重要结构。观察腹腔是否存在游离液体，存图记录。在彩色多普勒协助下选择穿刺路径，避开前方肠管尤为重要（图 12-2-6A）。

3）穿刺点消毒及麻醉：对穿刺部位进行常规皮肤消毒，铺巾。采用无菌消毒膜包裹超声探头，使用穿刺引导架时，正确安装穿刺引导架。启动超声再次确定进针路径，在进针点处采用 2% 盐酸利多卡因行局部麻醉，局麻深度应达脓肿壁处，在皮肤进针点处用尖刀破口 2～3mm。

4）超声引导穿刺置管引流：在彩色实时超声引导下用 18G PTC 针穿刺进入脓肿区（图 12-2-6B）；拔除针芯，显示脓液流出或抽吸出脓液，送入导丝，退出 PTC 穿刺针，沿导丝扩皮，退出扩皮器后置入 12～14F 猪尾型引流管（图 12-2-6C），超声确认引流管位于脓腔内,并确认引流是否通畅,如不通畅可进行调整。局部采用配套的蝴蝶贴固定,压迫穿刺点 10min 左右,随后外接一次性抗反流引流袋。

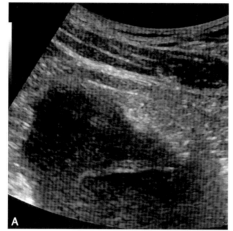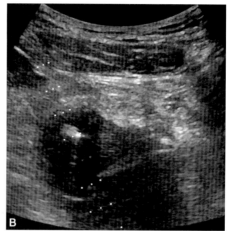

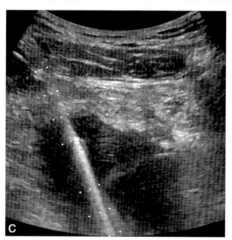

图 12-2-6　超声引导经皮阑尾周围脓肿置管引流
女,41 岁,转移性右下腹疼痛伴高热 5 天。A:常规超声显示右下腹阑尾周围脓肿;B:超声引导
PTC 穿刺针进入脓肿腔内;C:沿穿刺针置入到导丝并引流管

5) 术后观察:术后即刻观察穿刺部位、腹腔是否有积液,并留图。嘱患者静卧 24h,避免引流管脱出,观察有无不适反应。记录每日引流量和颜色。

(6) 操作注意事项

1) 选择穿刺路径时,于患者平静呼吸状态下清楚显示靶目标,彩色多普勒引导避开肠管和大血管等结构;穿刺前可结合 CT 图像,以有效避开肠管。

2) 沿导丝放入引流管时勿用力过猛,以免导丝打弯,放置失败。

3) 嘱患者及家属注意保护外引流管,避免拖出,若发现引流管位置异常,应及时处理。

4) 注意观察引流液的量及颜色,以及患者临床症状和体征。

5) 当引流液较黏稠时,可用生理盐水或含敏感抗生素的冲洗液经引流管冲洗,压力适中,避免炎症扩散。

6) 穿刺置管处的敷料和引流袋按时更换。

7) 脓液完全引流出后,患者的临床症状完全改善,结合炎症因子的检测可考虑拔除引流管。

(7) 并发症及预防

1) 肠管损伤:①阑尾周围脓肿时,其周围的肠管壁炎症、水肿,可出现蠕动减弱,可与脓肿壁粘连,加之周围网膜的包裹,局部回声较杂乱,此时区别脓肿壁与肠管结构极为重要,是避免损伤肠管的关键;②脓肿位置较深,穿刺前方易有肠管遮挡,超声难以确定是否存在麻痹的肠管结构时盲目进针,易导致肠管损伤。

2) 出血:操作过程中损伤周围较大血管,或局部炎症侵蚀血管,穿刺操作时脓肿内出血;部分年老体弱患者因病情延误导致凝血功能异常、血小板降低时穿刺置管引流亦易出血。少量出血多数可自行停止。

3）菌血症：较大的阑尾周围脓肿，张力高，穿刺置管过程中出现寒战，随后高热，多数系一过性菌血症。穿刺时进针缓慢，进入脓腔后抽出部分脓液再进行置管，可减少高压脓液入血。其次，一旦发生给予镇静、补液+抗生素、退热等对症处理可好转。

4）引流不畅：脓液黏稠或引流管偏细均可引起引流不畅，可根据实际情况及时冲洗或调整。

（8）临床价值：对于临床不能实施一期手术的急性阑尾炎伴阑尾穿孔、脓肿形成者，采用超声引导的穿刺置管引流可迅速缓解患者的临床症状，可达到局部切开引流的效果，且方法简便易行，创伤小，尤其适用于年老体弱或伴有重要器官疾病或各种原因不能耐受麻醉、手术的急性阑尾炎患者。阑尾周围脓肿彻底引流后可根据临床需要再行择期阑尾残端切除。

多数阑尾周围脓肿可采用超声引导的经皮穿刺置管引流来缓解早期炎症症状，可在患者床旁完成上述操作，但部分患者阑尾位置深在，受前方肠管内肠气影响超声置管较困难，需要采用 CT 引导的经皮穿刺置管引流。

2. 腰大肌脓肿穿刺置管引流术

（1）概述：腰大肌脓肿是脓液积聚在腰大肌筋膜室，原发性和继发性腰大肌脓肿分别占 30% 和70%。临床上患者表现为腰背疼痛和功能障碍，发热、全身炎症反应等。部分患者通过单纯内科治疗恢复，多数患者需要穿刺或切开引流。随着影像学引导的经皮穿刺置管引流技术的发展与成熟，已被写进指南，成为便捷、有效的常规方法，使外科切开引流的应用相对减少。

（2）适应证

1）结合 MR 或 CT 检查，超声显示腰大肌脓肿；患者表现腰背疼痛，炎症指标升高。

2）超声引导下能较清晰显示病灶，且有安全的穿刺路径。

（3）禁忌证

1）对于结核性冷脓肿（tuberculous cold abscess），穿刺置管易形成迁延不愈的窦道，确需穿刺置管者需临床充分论证且联合抗结核治疗。

2）凝血功能异常：凝血酶原时间>30s，凝血酶原活动度<40%，血小板计数<50×10⁹/L，感染所致凝血功能异常时，引流的同时纠正凝血功能降低。

3）患者不能耐受超声引导穿刺，或完全不能配合。

4）近期使用抗凝药物：需停药或使用低分子肝素行替代再行穿刺置管引流。

5）无安全进针路径：穿刺置管易损伤周围肠管或大血管者。

（4）术前准备

1）仪器及物品：①超声设备：彩色多普勒超声仪，腹部或浅表探头，徒手或使用穿刺引导架。②穿刺置管器具：最常用 18G PTC 针穿刺针，一次性多侧孔猪尾型引流导管（12~14F）、导丝、扩皮器，单腔中心静脉导管，破皮用小尖刀、蝴蝶贴或包扎敷料。③消毒用物品：同上。④药品：局麻药主要为 2% 盐酸利多卡因，生理盐水 100ml，其他临床需要局部注入的抗生素等。⑤急救仪器及药物：如生理监护仪，电除颤仪，以及常规急救药物。

2）患者准备：①术前行 CT 或 MR 检查，超声引导穿刺前应结合其他影像学进行分析，便于避开肠管、大血管、肝、脾和肾等重要结构；②术前检查血常规、血清四项、凝血四项等指标，必要时查心电图；③术前与患者及其家属谈话，重点说明治疗目的、简要过程、风险和可能的并发症、费用等，并签署知情同意书。

（5）操作步骤及方法

1）体位：患者取俯卧位、侧卧位或平卧位，必要时垫软枕以协助固定体位。

2）选择穿刺路径：常规超声显示脓肿结构，测量脓肿大小及距皮肤的距离，观察穿刺路径上是否有肠管、大血管、肝、脾和肾等重要结构。观察腹腔和腹膜后是否存在游离液体。在彩色多普勒协助下选择穿刺路径（图 12-2-7A）。

3）穿刺点消毒及麻醉：对穿刺部位进行常规皮肤消毒，铺巾。采用无菌消毒膜包裹超声探头，使用穿刺引导架时，正确安装穿刺引导架。启动超声再次确定进针路径，在进针点处采用 2% 盐酸利多卡因行局部麻醉，局麻深度近脓肿壁处，在皮肤进针点处用尖刀破口 2~3mm。

4）超声引导穿刺置管引流：在彩色多普勒实时引导下用 18G PTC 针穿刺进入脓肿中心（图 12-2-7B）；拔除针芯，显示脓液流出或抽吸出脓液，送入导丝，退出 PTC 穿刺针，沿导丝扩皮，置入猪尾型引流管（图 12-2-7C），超声确认引流管位于脓腔内。局部采用配套的蝴蝶贴固定，压迫穿刺点 10min 左右，随后外接一次性抗反流引流袋。

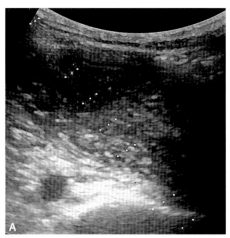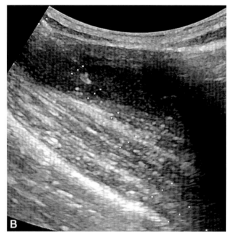

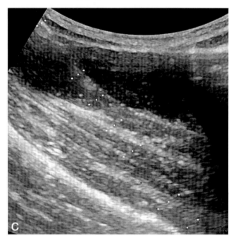

图 12-2-7　超声引导经皮腰大肌脓肿置管引流

男,67 岁,腰背部疼痛伴低热。A:常规超声显示右侧腰大肌内无回声病灶;B:超声引导 PTC 穿刺针进入脓肿腔内;C:沿穿刺针置入到导丝并引流管

5) 术后观察:术后即刻观察穿刺部位、腹腔、腹膜后是否有积液,并留图。嘱患者静卧 24h,避免引流管脱出,观察有无不适反应。记录每日引流量和性状。

(6) 操作注意事项

1) 选择穿刺路径时,于患者平静呼吸状态下清楚显示靶目标,彩色多普勒引导避开大血管、腹腔及腹膜内的重要脏器;穿刺前应结合 MR 或 CT 图像,以有效避开穿刺路径上的重要结构。

2) 沿导丝放入引流管时勿用力过猛,以免导丝打弯,放置失败。

3) 嘱患者及家属注意保护外引流管,避免拖出,若发现引流管位置异常,应及时处理。

4) 注意观察引流液的量及颜色,以及患者临床症状和体征。

5) 当引流液较黏稠时,可用生理盐水或含敏感抗生素的冲洗液经引流管冲洗,压力适中,避免

炎症扩散次。

6) 及时更换穿刺置管处的敷料和引流袋。

7) 脓液完全引流出后,患者的临床症状完全改善,结合炎症因子的检测可考虑拔除引流管。

(7) 并发症及预防

1) 出血:局部炎症侵蚀血管,穿刺操作时脓肿内出血;部分年老、体弱患者因病情延误导致凝血功能异常、血小板降低时穿刺置管引流亦易出血;少量出血可自行停止。采用彩色多普勒实时引导,误伤周围大血管的可能性相对小。

2) 菌血症:张力较高的脓肿,穿刺置管过程会引起部分细菌入血,出现寒战,随后高热,多数系一过性菌血症。穿刺时进针缓慢,进入脓腔后抽出部分脓液再进行置管,可减少高压脓液入血。其次,一旦发生给予镇静、补液+抗生素、退热等对症处理可好转。

3) 引流不畅:脓液黏稠或引流管偏细均可引

起引流不畅,可根据实际情况及时冲洗或调整。

4)肠管损伤:超声引导穿刺前行 MR 或 CT 检查,结合其他影像学图像,在超声的实时引导下可有效避免肠管损伤。

(8)临床价值:通过超声引导的穿刺置管引流,腰大肌脓肿患者的急性期临床症状可得到迅速缓解,结合抗结核或其他抗生素治疗可实现完全治愈。此方法简便易行,创伤小,更适用于年老体弱或伴有重要器官疾病或各种原因不能耐受麻醉、手术的患者。

由于部分腰大肌脓肿系结核性寒性脓肿,外科切开引流创伤相对大,切开难以愈合,因此影像学引导穿刺置管引流被作为首选的治疗方法。在超声引流前结合其他影像图像进行分析,便于操作过程中安全有效选择穿刺路径。对于少部分影像学引导经皮穿刺置管引流不彻底的患者,尚需外科切开引流方能彻底治愈。

思考练习题

病例(一)

黎某,男,65 岁,临床诊断:梗阻性黄疸,胰头癌伴肝内多发转移。查体:全身皮肤巩膜黄染。化验提示:丙氨酸氨基转移酶 81.9U/L↑、天冬氨酸氨基转移酶 92.4U/L↑、血清白蛋白 27.3g/L↓、总胆红素 551.6μmol/L↑、直接胆红素 447.86μmol/L↑、γ-谷氨酰基转移酶 435U/L↑、钾 3.35mmol/L↓。超声检查提示:1. 肝内胆管增宽,2. 肝内多发实性占位性病变。

1. 患者需要首先减黄治疗以恢复和保护肝功能,减黄的方法主要有哪些?

2. 左右叶胆管相通与否,选择穿刺路径有什么不一样?

ER12-2-1 为参考答案。

ER12-2-1 思考练习题参考答案

病例(二)

黄某某,男,40 岁。临床诊断:双肾结石,肾功能不全。4 日前患者无明显诱因出现左腰部疼痛,于当地诊所就诊,给予输液治疗,症状无明显缓解,左腰部疼痛加重,后有腹胀、无尿,今日急诊查肌酐 1331μmol/L、白细胞计数 10.18×10⁹/L、中性粒细胞 0.812。超声检查提示:双肾结石,左肾积水。

1. 上述患者应行什么超声介入治疗?

2. 若术后出血,应该怎么处理?

ER12-2-2 为参考答案。

ER12-2-2 思考练习题参考答案

病例(三)

刘某,男,66 岁,患者于 2 周前因着凉后出现发热,伴寒战,体温最高 38℃,伴头痛、心悸、四肢酸痛,给予抗病毒等对症治疗后症状缓解。1 周前再次出现上述症状,体温最高 39.5℃,给予抗感染等对症治疗后仍反复出现寒战、高热,出现肝区疼痛并进行性加重。化验提示:白细胞计数 12.78×10⁹/L、中性粒细胞 0.828,淋巴细胞 0.109,丙氨酸氨基转移酶 59.3U/L,天冬氨酸氨基转移酶 43.4U/L。

1. 上述患者考虑为什么?什么检查作为首选?哪些检查可提高诊断准确性?

2. 超声检查表现:肝右叶偏低回声区,范围约 7.9cm×7.3cm×7.4cm,边界欠清,形态欠规则,内回声不均匀,可见液化区,内透声差,CDFI 示其周边可见血流信号。上述患者处于疾病的什么期?可行超声介入术吗?

ER12-2-3 为参考答案。

ER12-2-3 思考练习题参考答案

(吕发勤 胡剑秋)

参 考 文 献

1. 吴孟超,吴在德. 黄家驷外科学. 第 7 版. 北京:人民卫生出版社,2008.

2. 董宝玮,朱世亮,刘英棣. 临床介入性超声学. 北京:中国科学技术出版社,1990.

3. 刘吉斌. 现代介入性超声诊断与治疗. 北京:科学技术文献出版社,2004.

4. Hayashi N, Sakai T, Kitagawa M, et al. US-guided left-sided biliary drainage: nine-year experience. Radiology, 1997,204(1):119-122.

5. Torzilli G, Makuuchi M, Komatsu Y, et al. US guided biliary drainage during hepatopancreatico-jejunostomy for diffuse bile duct carcinoma. Hepatogastroenterology, 1999, 46(26):863-866.

6. Bednarek M, Budzyński P, Poźniczek M, et al. Percutaneous ultrasound-guided drainage of the biliary tree in palliative treatment of mechanical jaundice: 17 years of experience. WideochirInne Tech MaloInwazyjne, 2012, 7(3):193-196.

7. Covey AM, Brown KT. Palliative percutaneous drainage in malignant biliary obstruction. Part 1: indications and pre-procedureevaluation. J Support Oncol, 2006, 4:269-273.

8. Covey AM, Brown KT. Palliative percutaneous drainage in malignant biliary obstruction. Part 2: mechanisms and postproceduremanagement. J Support Oncol, 2006, 4: 329-335.

9. Covey AM, Brown KT. Percutaneous transhepatic biliary drainage. Tech VascIntervRadiol, 2008, 11:14-20.

10. Liu FL, Li H, Wang XF, et al. Acute acalculous cholecystitis immediately after gastric operation: case report and literatures review. World J Gastroenterol, 2014, 20 (30):10642-10650.

11. 吕海龙,姜玉峰,彭心宇,等.经皮经肝胆囊穿刺置管引流术后并发症的防治.中国普通外科杂志,2012,2 (21):235-237.

12. Shibasaki S, Takahashi N, Toi H, et al. Percutaneous transhepatic gallbladder drainage followed by elective laparoscopic cholecystectomy in patients with moderate acute cholecystitis under antithrombotic therapy. J Hepatobiliary Pancreat Sci, 2014, 21(5):335-342.

13. Ihama Y, Fukazawa M, Ninomiya K, et al. Peritoneal bleeding due to percutaneous transhepatic gallbladder drainage: An autopsy report. World J Hepatol, 2012, 4 (10):288-290.

14. Kim IG, Kim JS, Jeon JY, et al. Percutaneous transhepatic gallbladder drainage changes emergency laparoscopic cholecystectomy to an elective operation in patients with acute cholecystitis. J LaparoendoscAdvSurg Tech A, 2011, 21(10):941-946.

15. Huang CC, Lo HC, Tzeng YM, et al. Percutaneous transhepatic gall bladder drainage: a better initial therapeutic choice for patients with gall bladder perforation in the emergency department. Emerg Med J, 2007, 24(12): 836-840.

16. Kinoshita H, Hashimoto M, Nishimura K, et al. Two cases of acute cholecystitis in which percutaneous transhepatic gallbladder aspiration (PTGBA) was useful. Kurume Med J, 2002, 49(3):161-165.

17. Zerem E, Omerovic S, Kunosic S. Sonographically guided percutaneous treatment of liver abscesses in critically Ill patients. J Clin Ultrasound, 2014, 42(9):527-533.

18. Kachare MB, Desai NS, Patki VK, et al. Gas-forming liver abscess in a patient with multi-organ failure: role of imaging and management. ActaClin Belg, 2014, 69(3): 226-228.

19. Ang TL, Seewald S, Teo EK, et al. EUS-guided drainage of ruptured liver abscess. Endoscopy, 2009, 41 Suppl 2: E21-22.

20. Laganà D, Carrafiello G, Mangini M, et al. Image-guided percutaneous treatment of abdominal-pelvic abscesses: a 5-year experience. Radiol Med, 2008, 113(7): 999-1007.

21. 金秋龙,黄敏,邓学东,等.超声引导下经皮肝穿刺置管引流治疗肝脓肿并发症分析与防治.中国介入影像与治疗学,2008,5(3):180-182.

22. Lee SH, Tomlinson C, Temple M, et al. Imaging-guided percutaneous needle aspiration or catheter drainage of neonatal liver abscesses: 14-year experience. AJR Am J Roentgenol, 2008, 190(3):616-622.

23. Zerem E, Hadzic A. Sonographically guided percutaneous catheter drainage versus needle aspiration in the management of pyogenic liver abscess. AJR Am J Roentgenol, 2007, 189(3):W138-142.

24. Nei T, Inai S, Mikami I, et al. Descending necrotizing mediastinitis associated with lactobacillus plantarum. BMC Infect Dis, 2013;13(1):1-5.

25. Ridder GJ, Maier W, Kinzer S, et al. Descending necrotizingmediastinitis: contemporary trends in etiology, diagnosis, management, and outcome. Ann Surg, 2010, 251:528-534.

26. Young Ann J, Kwon JC, Eun Song J, et al. Sternal osteomyelitis with a mediastinal abscess caused by gemella morbillorum following blunt force trauma. Intern Med, 2013, 52(4):511-514.

27. Millán Guilarte MT, Osés Munárriz MI, García Garayoa JM. Abscessed pneumonia with abscess secondary to infected mediastinic teratoma. Med Intensiva, 2011, 35 (7):455.

28. Maroldi R, Farina D, Ravanelli M, et al. Emergency imaging assessment of deep neck space infections. Semin Ultrasound CT MR, 2012, 33(5):432-442.

29. Lichtenstein DA, Mauriat P. Lung ultrasound in the critically Ill neonate. Curr Pediatr Rev, 2012, 8(3): 217-223.

30. Elsahy TG, Alotair HA, Alzeer AH, et al. Descending necrotizing mediastinitis. Saudi Med J, 2014, 35(9):1123-1126.

31. Jabłoński S1, Brocki M, Kordiak J, et al. Acute mediastini-

tis:evaluation of clinical risk factors for death in surgically treated patients. ANZ J Surg,2013,83(9):657-663.

32. Bohanes T, Neoral C. Acute mediastinitis. RozhlChir, 2011,90(11):604-611.

33. Zerem E, Salkic N, Imamovic G, et al. Comparison of therapeutic effectiveness of percutaneous drainage with antibiotics versus antibiotics alone in the treatment of periappendiceal abscess:is appendectomy always necessary after perforation of appendix? SurgEndosc,2007,21(3):461-466.

34. Marin D, Ho LM, Barnhart H, et al. Percutaneous abscess drainage in patients with perforated acute appendicitis:effectiveness, safety, and prediction of outcome. AJR Am J Roentgenol,2010,194(2):422-429.

35. Keckler SJ,Tsao K,Sharp SW,et al. Resource utilization and outcomes from percutaneous drainage and interval appendectomy for perforated appendicitis with abscess. J Pediatr Surg,2008,43(6):977-980.

36. Dave BR,Kurupati RB,Shah D,et al. Outcome of percutaneous continuous drainage of psoas abscess:A clinically guided technique. Indian J Orthop, 2014, 48(1):67-73.

37. Chawla K, D'Souza A, N SB, et al. Primary tubercular psoas abscess:a rare presentation. J Infect Dev Ctries, 2012,6:86-88.

38. Dinç H, Ahmetoğlu A, Baykal S, et al. Image-guided percutaneous drainage of tuberculous iliopsoas and spondylodiskitic abscesses:midterm results. Radiology, 2002,225(2):353-358.

39. Yacoub WN,Sohn HJ,Chan S,et al. Psoas abscess rarely requires surgical intervention. Am J Surg, 2008, 196(2):223-227.

40. Pieri S,Agresti P,Altieri AM,et al. Percutaneous management of complications of tuberculousspondylodiscitis:Short-to medium-term results. Radiol Med, 2009, 114:984-995.

41. Cantasdemir M, Kara B, Cebi D, et al. Computed tomography-guided percutaneous catheter drainage of primary and secondary iliopsoas abscesses. Clin Radiol, 2003, 58:811-815.

第三节　急重症救治过程中的可视化操作

一、外周静脉置管

(一) 概述

外周静脉穿刺置管或经外周静脉穿刺中心静脉置管(peripherally inserted central catheter,PICC)是将特制导管置入外周静脉或中心静脉的方法,是急重症救治中必不可少的技术。传统主要采用头皮针进行盲穿,而对于循环功能差、血容量不足、肥胖、穿刺部位血管畸形、水肿及小儿等患者,穿刺失败率高。特别是在急重症救治时,盲穿并发症如假性动脉瘤、动静脉瘘、脏器损伤、气胸、局部出血时有发生。采用便携式超声引导的外周静脉穿刺置管,操作快捷、准确、高效,可有效避免穿刺并发症。

(二) 适应证

临床需要行外周静脉穿刺置管或 PICC 者。特别是循环功能差、血容量不足、肥胖、穿刺部位血管畸形、水肿及小儿等外周静脉穿刺困难者。

(三) 禁忌证

没有绝对禁忌证,相对禁忌证主要是患者不能配合和穿刺部位感染,前者可予镇静后再穿刺,后者需避开感染部位穿刺。

(四) 术前准备

1. 仪器及物品

(1) 超声设备:便携式或移动式彩色多普勒超声仪,多采用浅表探头,软组织水肿重者可以采用凸阵探头;徒手或使用穿刺引导架。

(2) 穿刺置管器具:特制外周静脉套管针或 PICC 穿刺针,也可使用 18G PTC 针穿刺针,可备破皮小尖刀。

(3) 消毒用物品:PICC 置管时,需备超声介入穿刺包,5~20ml 注射器,消毒液,PICC 导管及配套装置。普通外周静脉置管时,备止血带、套管针、消毒物品、输液贴等。

(4) 药品:多数无需局麻,PICC 置管时采用局麻药主要为 2%盐酸利多卡因,生理盐水,肝素等。

2. 患者准备

(1) 行 PICC 置管前可行检查血常规、血清四项、凝血四项等指标。

(2) 术前与患者或其家属谈话,重点说明穿刺操作的目的、简要过程、风险和可能的并发症、费用等,PICC 置管前需签署知情同意书。

(五) 操作步骤及方法

1. 体位　患者取舒适体位,必要时采用靠垫协助固定体位。

2. 选择穿刺路径　常规超声显示目标外周静脉,使穿刺路径上避开重要结构,在彩色多普勒协助下确定穿刺路径。

3. 穿刺点消毒及麻醉　对穿刺部位进行常规

皮肤消毒,铺巾。采用无菌消毒膜包裹超声探头,使用穿刺引导架时,正确安装穿刺引导架。启动超声再次确定进针路径,PICC置管时在进针点皮肤处采用2%盐酸利多卡因行局部麻醉。

4. 超声引导穿刺置管

(1) PICC置管时,在彩色多普勒实时引导下将18G PTC针穿刺进入目标静脉腔内;拔除针芯,显示静脉血流出,送入导丝,退出PTC穿刺针,沿导丝扩皮,将PICC管沿导丝放入静脉腔内,超声确认

导管完全进入管腔内,并保持通畅,如不通畅可进行调整。局部贴膜固定,并观察穿刺部位是否有血肿。

(2) 普通浅静脉穿刺置管时,止血带扎紧目标静脉近心端,在彩色多普勒实时引导下,将特制静脉穿刺套管针刺入目标静脉腔内,边退针芯边前送入套管,超声确认导管完全进入静脉管腔内(图12-3-1),并保持通畅,局部贴膜固定,观察穿刺部位是否有血肿。

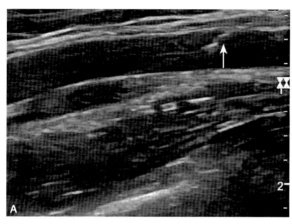 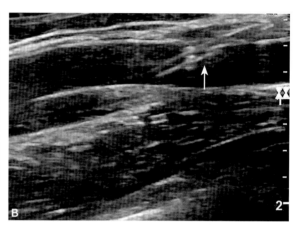

图 12-3-1 超声引导下肘部浅静脉穿刺置管术
A:超声引导下穿刺针进入目标静脉腔内(箭头);B:超声引导下静脉导管进入静脉腔(箭头)

(六) 操作注意事项

1. 超声引导的外周静脉穿刺多采用徒手操作法,不需要超声引导装置。

2. 穿刺进针方向与声束方向要有角度,避免平行,以便于清晰显示针体,而且穿刺全过程始终采用超声实时引导。

3. 经右侧锁骨下静脉穿刺时,应注意避开肺尖、锁骨下动脉和臂丛神经;经右侧颈内静脉穿刺时要避开颈总动脉和迷走神经;经股静脉穿刺时需避开股动脉及股神经。

4. 肢体浅静脉穿刺时需要避开相应伴行动脉。

(七) 并发症及预防

1. 超声引导外周静脉穿刺成功率可达100%,有效避免盲穿反复进针导致的假性动脉瘤、动静脉瘘、气胸及误伤周围重要结构,并发症极低。

2. 置管静脉血栓形成。PICC置管后,管周可有血栓形成,部分可造成拔管困难;置管后生理盐水冲管1次/周,配合局部肌肉活动,可有效避免此并发症。

(八) 临床价值

超声引导的外周静脉穿刺置管准确、安全、高

效,是在急重症救治过程中的关键技术之一,采用超声引导可有效避免传统盲穿置管的并发症;超声在外周静脉或PICC置管后血栓监测及拔管时机选择中也发挥着重要作用。

二、中心静脉置管

(一) 概述

经外周中心静脉置管(peripherally inserted central catheter,PICC)和中心静脉置管(central venous catheter,CVC)是将特制导管置入中心静脉腔的方法。应用几乎涉及临床所有科室,是急救复苏、急危重症和大中手术中不可或缺的技术。传统主要采用盲穿法进行,对临床医生经验依赖性高,对于血管畸形、肥胖、水肿等患者,穿刺失败率高。尤其是盲穿并发症如脏器损伤、气胸、局部出血时有发生。随着便携式超声设备的临床应用,超声引导的大静脉穿刺置管方便、准确,特别是在急危重病患者的抢救中快捷、高效。

(二) 适应证

临床需要行PICC和CVC者。特别是肥胖、穿刺部位血管畸形、水肿及小儿等外周静脉穿刺困难者。

（三）禁忌证

没有绝对禁忌证。相对禁忌证主要包括患者不能配合时可适当使用镇静药,局麻药和肝素过敏者,严重感染和糖尿病等。

（四）术前准备

同外周静脉置管。

（五）操作步骤及方法

1. **体位** 患者取仰卧位或半坐卧位,必要时采用靠垫协助固定体位。

2. **选择穿刺路径** 常规超声显示目标血管,使穿刺路径上避开重要结构,在彩色多普勒协助下确定穿刺路径。

3. **穿刺点消毒及麻醉** 对穿刺部位进行常规皮肤消毒,铺巾。采用无菌消毒膜包裹超声探头,使用穿刺引导架时,正确安装穿刺引导架。启动超声再次确定进针路径,在进针点皮肤处采用2%盐酸利多卡因行局部麻醉。

4. **超声引导穿刺置管** 在彩色多普勒实时引导下用18G PTC针穿刺进入目标静脉腔中心(图12-3-2A);拔除针芯,显示静脉血流出,送入导丝,退出PTC穿刺针,沿导丝扩皮,退出扩皮器后将CVC管或PICC管沿导丝放入静脉腔内(图12-3-2B),超声确认导管完全进入静脉管腔内,并保持通畅,如不通畅可进行调整。局部使用敷料固定,压迫穿刺点10min左右。术后即刻超声观察穿刺部位是否有血肿。

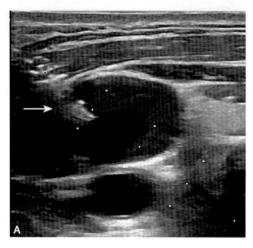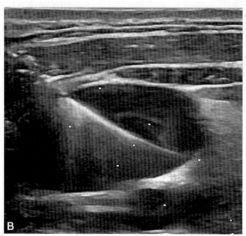

图12-3-2 超声引导下颈内静脉置管术
A:超声引导下穿刺针进入目标静脉(箭头);B:超声引导进入导丝及中心静脉管

（六）操作注意事项

1. 右侧锁骨下静脉穿刺时,注意避开肺尖、右侧锁骨下动脉和臂丛神经;颈内静脉穿刺时要避开颈总动脉和迷走神经;股静脉穿刺时需避开股动脉。

2. 上臂浅静脉穿刺时需要避开相应伴行动脉。

（七）并发症及预防

1. 超声引导外周静脉穿刺成功率可达100%,有效避免传统盲穿反复进针导致的假性动脉瘤、气胸及误伤周围重要结构(图12-3-3),并发症发生率极低。

2. 置管静脉血栓形成。置管1周后静脉管腔或PICC、CVC管周可有血栓形成,部分可造成拔管困难,注意超声随访和使用抗凝药物。

（八）临床价值

超声引导外周静脉穿刺置管准确、安全,对穿刺医生的经验依赖性相对低,减少反复多次穿刺,更适用于创伤和急危重病的抢救时,并可有效避免传统盲穿并发症。超声在CVC或PICC置管后血栓监测及拔管时机选择中也发挥着重要作用。

三、外周神经阻滞术

（一）概述

随着超声技术的发展,许多外周神经可被超声清晰显示,从而可在超声引导下方便地行外周神经阻滞术(peripheral nerves block),以用于神经阻滞麻醉、镇痛,以及外周神经炎的治疗等。

（二）适应证

1. 创伤的损伤控制手术中外周神经阻滞麻醉。

2. 外周神经卡压后水肿、疼痛、麻木等。

3. 外周神经性疼痛。

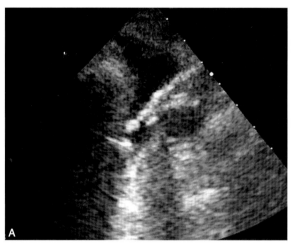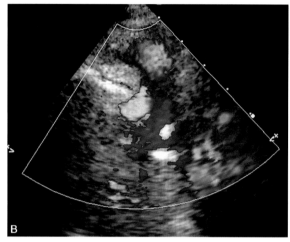

图 12-3-3 非影像引导的左侧锁骨下穿刺置管导致上腔静脉损伤

女,56 岁,车祸伤导致肝脏破裂,临床拟行左侧锁骨下静脉穿刺置管,引起上腔静脉损伤。A:穿刺引流管进入上腔静脉右侧壁;B:彩色多普勒显示上腔静脉右侧壁内异物性充盈缺损

4. 外周神经支配区的阻滞麻醉。

5. 颈交感性头痛、头晕。

6. 所有能被超声显示的外周神经,根据临床需要均可以采用超声引导进行局部治疗或神经阻滞麻醉。

（三）禁忌证

1. 凝血功能异常。凝血酶原时间>30s,凝血酶原活动度<40%,血小板计数<50×10⁹/L。

2. 近期使用抗凝、抗聚药物,需停用后再行此治疗。

3. 局部皮肤破溃,无安全进针路径。

4. 患者不能配合。

（四）术前准备

1. 仪器及物品

（1）超声设备:彩色多普勒超声仪,徒手或使用穿刺引导装置。

（2）穿刺针:最常用 21G 的 PTC 穿刺注射针。

（3）消毒用物品:超声介入穿刺包,注射器,碘伏消毒液。

（4）药品

1）局麻药:2%盐酸利多卡因注射液,或其他阻滞麻醉药物,如布比卡因、罗哌卡因等;

2）糖皮质激素:抗炎和免疫抑制作用。

（5）急救仪器及药物:如生理监护仪,电除颤仪,以及常规急救药物。

2. 患者准备

（1）治疗前可行其他影像学检查,并注意结合其他影像学结果进行分析。

（2）术前检查血常规、凝血功能和血清四项等

指标。

（3）术前与患者和（或）其家属谈话,重点说明治疗目的、简要过程、风险和可能的并发症、费用等,并签署知情同意书。

（五）操作步骤及方法

1. 体位 可灵活采取治疗体位,如平卧位、侧卧位、俯卧位或坐位,必要时采用靠垫协助固定。

2. 选择穿刺路径 二维超声观察目标神经,确定卡压原因。彩色多普勒显示外周神经病变及其周围的血流变化,必要时采用能量多普勒观察血供,进行综合判定,对适合超声介入治疗者,选择穿刺路径,避开周围较大血管、重要器官等重要结构,避免对外周神经束干直接穿刺,选择穿刺点,并在体表做标记。

3. 穿刺点消毒及麻醉 对穿刺部位进行常规皮肤消毒、铺巾。采用无菌消毒膜包裹超声探头。若使用穿刺引导装置者,需正确安装穿刺引导架;浅表部位多可采用徒手穿刺。再次用彩色多普勒确定进针路径的安全性,在进针点处采用 2%盐酸利多卡因行局部麻醉。

4. 介入治疗或阻滞麻醉术 在超声引导下,用 PTC 针进行穿刺,进入靶神经干侧旁（图 12-3-4A）,拔除针芯,注射 0.2ml 左右 2%盐酸利多卡因注射液,观察液体对神经干的包绕及推挤情况,必要时调整针尖位置,以便于将药物准确注射到靶神经侧旁并形成包绕（图 12-3-4B）,避免药物注射到神经干内。对于囊肿、积液或脓肿引起导致神经卡压者,应先抽出液体,使用生理盐水反复冲洗,全部抽出,再注入相应的治疗药物。注射完毕,放入针芯、拔针。

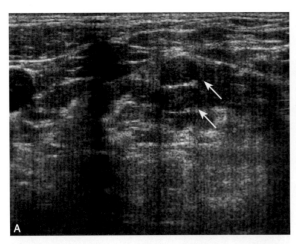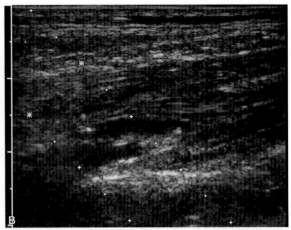

图 12-3-4 超声引导下臂丛神经阻滞治疗术
A:超声引导下穿刺针进入增粗的臂丛神经旁(箭头);B:超声引导将药物准确注射到靶神经侧旁并形成包绕

5. 术后观察及随访 对于外周神经性疼痛者,治疗后局部按压 30min,观察无特殊不适后患者可离开。建议于治疗后第 1 周、1 个月和 3 个月分别进行常规超声检查随访,同时行疼痛评分。

(六)操作注意事项

1. 正确识别外周神经与其他结构,如肌腱、韧带等,避免药物误注。

2. 对于超声不能直接显示的外周神经,如肩胛上神经、肋间神经等可借助其走行在血管神经束这一结构在彩色多普勒引导下,准确将药物注射到血管旁;颈交感神经节和脊神经节后支阻滞需要借助周围的解剖结构,避免药物注入或流入椎管导致严重并发症。

3. 臂丛神经阻滞时,彩色引导避开椎动脉,并边观察边缓慢注药,避免药物流入椎管;锁骨上穿刺时避开锁骨下动脉和右肺尖。

4. 神经性疼痛在超声介入治疗后,可配合使用康复理疗技术以巩固疗效。

5. 肿瘤所致神经痛阻滞时,不适用激素类药物。

(七)并发症及预防

1. **脊髓麻痹** 非麻醉需要的臂丛神经根、颈神经节或其他脊神经根阻滞时,可引起注射平面的脊髓麻痹,高位者呼吸肌受累,导致窒息。与药物沿神经鞘膜进入椎管有关,预防措施:一是超声引导准确识别靶目标;二是缓慢推药,边观察患者的反应,避免推药速度过快。

2. **气胸** 对肩部、胸部治疗时可出现,但多数情况下气体量少,可自行吸收。

3. **误穿** 血肿或药物入血是穿刺过程中误伤血管所致,采用彩色引导和注射前回抽可以有效避免。

(八)临床价值

超声引导的周围神经阻滞技术准确、微创、快捷,且效果确切,在急重症救治过程中,如创伤的损伤控制手术麻醉、顽固性疼痛的应用价值更大。

(吕发勤)

参 考 文 献

1. Suzuki T. Ultrasound and venipuncture. Masui, 2014, 63 (9):988-1001.

2. Meyer P, Cronier P, Rousseau H, et al. Difficult peripheral venous access:clinical evaluation of a catheter inserted with the Seldinger method under ultrasound guidance. J Crit Care, 2014, 29(5):823-827.

3. Perbet S, Pereira B, Grimaldi F, et al. Guidance and examination by ultrasound versus landmark and radiographic method for placement of subclavian central venous catheters:study protocol for a randomized controlled trial. Trials, 2014, 15:175.

4. Rando K, Castelli J, Pratt JP, et al. Ultrasound-guided internal jugular vein catheterization:a randomized controlled trial. Heart Lung Vessel, 2014, 6(1):13-23.

5. Kelly LJ. Getting the most from ultrasound guidance for CVC insertion. Br J Nurs, 2014, 23(2):S24, S26-8, S30.

6. Gaballah M, Krishnamurthy G, Keller MS, et al. US-guided placement and tip position confirmation for lower-extremity central venous access in neonates and infants with comparison versus conventional insertion. J Vasc Interv Radiol, 2014, 25(4):548-555.

7. Meyer P, Cronier P, Rousseau H, et al. Difficult peripheral venous access:clinical evaluation of a catheter inserted

with the Seldinger method under ultrasound guidance. J Crit Care,2014,29(5):823-827.

8. Perbet S,Pereira B,Grimaldi F,et al. Guidance and examination by ultrasound versus landmark and radiographic method for placement of subclavian central venous catheters:study protocol for a randomized controlled trial. Trials,2014,15:175.

9. Rando K,Castelli J,Pratt JP,et al. Ultrasound-guided internal jugular vein catheterization:a randomized controlled trial. Heart Lung Vessel,2014,6(1):13-23.

10. Gaballah M,Krishnamurthy G,Keller MS,et al. US-guided placement and tip position confirmation for lower-extremity central venous access in neonates and infants with comparison versus conventional insertion. J VascInterv Radiol,2014,25(4):548-555.

11. Deutsch GB,Sathyanarayana SA,Singh N,et al. Ultrasound-guided placement of midline catheters in the surgical intensive care unit:a cost-effective proposal for timely central line removal. J Surg Res,2014,191(1):1-5.

12. Kelly LJ. Getting the most from ultrasound guidance for CVC insertion. Br J Nurs, 2014, 23 (2): S24, S26-8,S30.

13. Zochios VA,Wilkinson J,Dasgupta K. The role of ultrasound as an adjunct to arterial catheterization in critically ill surgical and intensive care unit patients. J Vasc Access,2014,15(1):1-4.

14. Barrington MJ,Viero LP,Kluger R,et al. Determining the learning curve for acquiring core sonographic skills for ultrasound-guided axillary brachial plexus block. Reg Anesth Pain Med,2016,41(6):667-670.

15. Hurdle MF. Ultrasound-guided spinal procedures for pain:a review. Phys Med Rehabil Clin N Am,2016,27(3):673-686.

16. Nwawka OK, Miller TT. Ultrasound-guided peripheral nerve injection techniques. AJR Am J Roentgenol,2016,207(3):507-516.

17. Germanovich A,Ferrante FM. Multi-modal treatment approach to painful rib syndrome:case series and review of the literature. Pain Physician,2016,19(3):E465-471

18. Re M,Blanco J,Gómez de Segura IA. Ultrasound-guided nerve block anesthesia. Vet Clin North Am Food Anim Pract,2016,32(1):133-147.

19. Dickman E,Pushkar I,Likourezos A,et al. Ultrasound-guided nerve blocks for intracapsular and extracapsular hip fractures. Am J Emerg Med,2016,34(3):586-589.

20. Siegenthaler A,Haug M,Eichenberger U,et al. Block of the superior cervical ganglion, description of a novel ultrasound-guided technique in human cadavers. Pain Med,2013,14(5):646-649.

21. Thallaj AK,Al Harbi MK,Alzahrani TA,et al. Ultrasound imaging accurately identifies the intercostobrachial nerve. Saudi Med J,2015,36(10):1241-1244.

第四节 超声引导困难气道插管术

气道管理在急重症抢救时极其重要,为保证气道通畅,常常需要行气管插管,但是在临床实际却时常出现部分困难气道患者插管困难甚至失败的情况。插管失败影响抢救实施,可能导致严重后果,包括脑缺氧、二氧化碳蓄积所诱发的心室纤颤或骤停等。

一、困难气道的定义

困难气道(difficult airway)是指具有5年以上临床麻醉经验的麻醉医师在面罩通气时遇到了困难(上呼吸道梗阻),或气管插管时遇到了困难,或两者兼有的一种临床情况。困难气道根据有无困难通气又分为非急症气道和急症气道。

非急症气道:仅有气管插管困难而无面罩通气困难的情况下,患者可维持满意的通气和氧合,能有充分的时间考虑其他方法建立气道,即为非急症气道。

急症气道:面罩通气困难兼有气管插管困难,患者呼吸窘迫、严重缺氧,必须紧急建立气道,这类不能正压通气同时可能合并气管插管困难的气道即为急症气道。急症气道可导致气管切开、脑损伤、甚至死亡等严重后果。急重症患者更多见的是急症气道。

二、呼吸道的超声解剖基础

超声可以显示呼吸道大部分的解剖结构,因而在气道管理中有着广泛的应用。随着超声诊断仪的不断改进,其分辨力和便携性不断提高,使得超声技术在引导气管插管特别是困难气道插管中发挥独到的作用。

临床上通常把鼻、咽、喉称为上呼吸道,把气管、支气管及其在肺内各级分支称为下呼吸道。下面具体介绍与气道管理相关的重要结构的超声影像特点。

(一)舌骨

舌骨将上气道分为舌骨上区和舌骨下区。超声横切面扫查舌骨宜选用高频线阵探头,其声像图为倒 U 形强回声,后方伴声影(图 12-4-1)。而矢状面和旁矢状面扫查舌骨短轴切面则宜选用低频凸阵探头,超声表现为狭窄弯曲的强回声,后方伴声影。

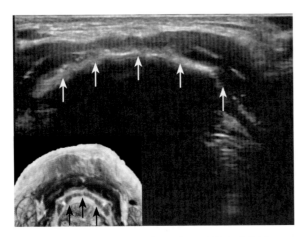

图 12-4-1 舌骨水平横断面解剖结构和声像图
图示舌骨水平解剖横断面图和超声横切面声像图,箭头示舌骨

(二)甲状舌骨膜

甲状舌骨膜位于舌骨足侧和甲状软骨头侧间它为会厌的超声检查提供了一个良好的观察窗口。

(三)会厌

超声在甲状舌骨膜浅方行横切面与纵切面扫查均可观察到会厌,表现为线状低回声。其前方为高回声的会厌前间隙,后方为空气黏膜界面形成的线状高回声(图 12-4-2)。上呼吸道空气-黏膜交界面全程呈高回声线状结构,采用高频线阵探头通过

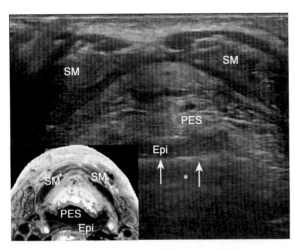

图 12-4-2 会厌横断面解剖结构和声像图
图示会厌解剖横断面图及超声横切面声像图,通过甲状舌骨膜横切观察会厌,箭头示会厌后方空气黏膜界面形成的强回声,星号所示为混响伪像
SM:带状肌;PES:会厌前间隙;Epi:会厌

甲状舌骨膜横切从头侧向足侧平移可观察全部会厌结构,但纵切因舌骨影响不易观察到完整的会厌线状低回声结构。

(四)甲状软骨

超声检查在矢状面和旁矢状面可看到甲状软骨在其深方气体黏膜面强回声的衬托下呈线状低回声结构,它在横切面呈倒 V 字形。在此处可清晰辨别真假声带。

(五)声带

观察声带宜选用高频线阵探头,可以分别在甲状软骨膜、甲状软骨及环甲膜三个地方的横切面显示,但是甲状软骨水平为超声观察声带的最好声窗。左、右真声带形成等腰三角形结构,中央为气体强回声伴后方声影,声带内缘为声韧带,呈高回声。假声带位于头侧,与真声带平行排列,比真声带回声稍高。两侧真声带在发音时震荡并向中线移动,而假声带则形状保持相对稳定(图 12-4-3)。

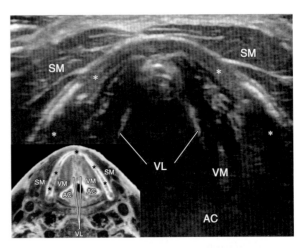

图 12-4-3 声带横断面解剖结构和声像图
图示声带解剖横断面图和超声横切面声像图,透过甲状软骨观察声带,呈等腰三角形,内缘高回声为声韧带,星号所示为甲状软骨
SM:带状肌;VL:声韧带;VM:声带肌;AC:杓状软骨

(六)环状软骨和环甲膜

环状软骨的横切面为拱形低回声,其深方为气管内气体与气管黏膜间声界面形成的强回声,并可见腔内多重反射伪像(图 12-4-4)。环状软骨的旁矢状面声像图表现为圆形低回声。

环甲膜位于甲状软骨足侧和环状软骨头侧间,在矢状和旁矢状面均可清晰显像,表现为强回声,位于低回声的甲状软骨和环状软骨之间。

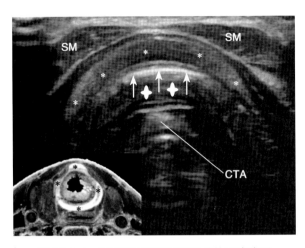

图 12-4-4　环状软骨横断面解剖结构和声像图
图示环状软骨解剖横断面图和超声横切面声像图，星号所示为环状软骨，四角星号所示为混响伪像，箭头所指为环状软骨后方气体黏膜界面形成的高回声，并可见后方多重反射伪像
SM：带状肌；CTA：彗星尾伪像

（七）气管及邻近结构

气管环和其他软骨结构一样呈低回声。在矢状面和旁矢状面呈类似"串珠"样结构，在横切面类似于一个倒 U 形线状强回声，后方伴彗星尾征。

食管位于气管的右后方或左后方，呈类圆形低回声，在胸骨上切迹横切时可显示。检查时嘱被检者做吞咽动作，可见圆形低回声随吞咽动作而上下移动，此即为食管，可与其他结构鉴别。

三、困难气道评估及超声在困难气道的应用

（一）困难气道的评估

评估气道是气管插管前一个很关键的步骤，关系到患者安危。气道评估的方法很多，最常用的有六种：咽部结构分级、张口度、甲颏距离、下颚前伸幅度、头颈运动幅度、喉镜显露分级。

1. 咽部结构分级　即改良的 Mallampati 分级或称"马氏分级"。患者坐在麻醉医师的面前，用力张口伸舌至最大限度（不发音），根据能否看到悬雍垂以及咽部的其他结构给患者分级（表 12-4-1）。

表 12-4-1　咽部结构分级

分级	观察到的结构
Ⅰ级	可见软腭、咽腔、悬雍垂、咽腭弓
Ⅱ级	可见软腭、咽腔、悬雍垂
Ⅲ级	仅见软腭、悬雍垂基底部
Ⅳ级	看不见软腭

2. 张口度　患者尽量张口，但上下门齿间距仍小于 3cm，无法置入喉镜。

3. 甲颏距离　头为伸展位时，测量甲状软骨切迹至下颚尖端的距离。如果该距离小于 6cm 或小于检查者三横指的宽度，提示气管插管可能遇到困难。

4. 下颚前伸幅度　是下颚骨活动性的指标，能反映上下门齿间的关系。下颚前伸幅度越小，越可能发生前位喉（喉头高）而致气管插管困难。

5. 头颈运动幅度　寰椎关节的伸展度反映头颈运动的幅度，伸展幅度越大就越能使口轴接近咽轴和喉轴，在颈部屈曲和寰椎关节伸展的体位下最易实施喉镜检查。检查方法：让患者头部向前向下使颈部弯曲并保持此体位不动，然后请患者试着向上扬起脸来以测试寰椎关节的伸展运动。寰椎关节伸展运动的减少与困难插管有关。

6. 喉镜显露分级　Cormack 和 Lehane 把喉镜显露声门的难易程度分为四级（表 12-4-2）。该分级可作为判断是否插管困难的参考指标，Ⅲ级以上提示插管困难。

表 12-4-2　喉镜显露分级

分级	观察到的结构
Ⅰ级	可见大部分声门
Ⅱ级	仅见声门的后缘
Ⅲ级	仅见会厌
Ⅳ级	看不见会厌

其他提示困难气道的因素还很多，例如：上门齿过长，小下颌，上颚高度拱起变窄，下颚空间顺应性降低，颈短粗，肥胖，肢端肥大症等。在临床上要综合应用各种方法以增加评估准确性。

（二）超声在困难气道的应用

1. 插管前气道评估　近来，随着超声技术的不断进步，超声也广泛应用于困难气道的评估。超声技术测量颈前软组织厚度可以较好地预测肥胖患者采用喉镜插管的困难度。有研究表明，超声测量颈前软组织厚度与上述甲颏间距、张口度、马氏分级等常规筛查方法相比，前者预测困难气道更准确。

颈前软组织厚度可以分别在声带、甲状腺峡部及胸骨上切迹这三个不同位置的颈前中轴线左右 15mm 处测量气管前壁表面到皮肤距离的平均值来估算。但一般认为声带水平位置估算最合适。有学者研究表明，在声带水平这一位置，如果气管前

软组织厚度超过28mm而且颈部周长超过50cm时较难以插管。此外,超声对上呼吸道及周边肿瘤、脓肿或炎症的检测对于气道插管前的评估也有重要的意义。

2. 预测气管导管型号 环状软骨是上呼吸道最狭窄的部位,超声可测量其横径。超声测量声门下上呼吸道直径有助于预测儿童选用带或不带气囊的气管导管型号。也有研究表明,超声在胸锁关节上方行横断面扫查可以测量气管直径,指导选择气管导管型号的准确性与MRI一致,但超声更廉价、方便、快捷,适用于急重症患者。此外,超声测量左支气管直径也有助于选择左侧双腔气管导管型号。

3. 帮助确定气管导管位置 临床上最常用于判断气管导管位置是否正常的方法包括:胸部听诊法、呼气末二氧化碳法及食管置管吸引法,但这些方法均不能准确判断导管位置。超声检查则可以通过观察双侧膈肌运动及"肺滑动"来判断导管位置是否准确。若双侧膈肌随通气向腹部来回均匀运动,且左侧胸部尤其是双侧胸部探及"肺滑动",表明气管位置是正确的。超声引导气管插管在儿童患者尤为适用,因为超声能够辨别气道和气管环,可以看到声门运动,当导管通过时,声门处于开放状态,气管导管处于隆凸上且机械通气时可以看到"肺滑动"特征。也有研究表明,超声可以较为准确判断成人患者气管导管末端的位置范围,从而为临床危重患者的气道管理提供一种实时、便利、无创、无辐射的新型检查手段。

4. 超声引导局部神经阻滞有助于清醒气管插管 超声可以很容易地显示甲状软骨与舌骨之间的喉上神经走行区域,经超声引导行喉上神经局部麻醉阻滞,既方便又实用,适用于清醒气管插管术。

总之,超声在气道管理方面的应用已经渐渐显露出特有的优势,尤其是床旁超声引导能帮助临床医生行精准气管插管,为抢救急危重症患者赢得更多的宝贵时间。有理由相信随着超声技术的不断进步,它在临床气道管理方面将发挥越来越重要的作用。

思 考 题

1. 什么是困难气道?急症气道和非急症气道要怎么区分?

2. 评估困难气道常用的方法有哪些?

3. 超声在困难气道方面的应用主要包含哪些方面?

（林惠通 吕国荣）

参 考 文 献

1. Singh M, Chin K J, Chan V W, et al. Use of sonography for airway assessment: an observational study. J Ultrasound Med, 2010, 29(1): 79-85.
2. Tsui P H, Wan Y L, Chen C K. Ultrasound imaging of the larynx and vocal folds: recent applications and developments. Curr Opin Otolaryngol Head Neck Surg, 2012, 20(6): 437-442.
3. Kundra P, Mishra S K, Ramesh A. Ultrasound of the airway. Indian J Anaesth, 2011, 55(5): 456-462.
4. 中华医学会麻醉学分会. 困难气道管理专家共识. 临床麻醉学杂志, 2009, 25(3): 200-203.
5. Pinto J, Cordeiro L, Pereira C, et al. Predicting difficult laryngoscopy using ultrasound measurement of distance from skin to epiglottis. J Crit Care, 2016, 33: 26-31.
6. Wojtczak J A, Cattano D. Laryngo-tracheal ultrasonography to confirm correct endotracheal tube and laryngeal mask airway placement. J Ultrason, 2014, 14(59): 362-366.
7. Das S K, Choupoo N S, Haldar R, et al. Transtracheal ultrasound for verification of endotracheal tube placement: a systematic review and meta-analysis. Can J Anaesth, 2015, 62(4): 413-423.
8. Gottlieb M, Bailitz J M, Christian E, et al. Accuracy of a novel ultrasound technique for confirmation of endotracheal intubation by expert and novice emergency physicians. West J Emerg Med, 2014, 15(7): 834-839.
9. Kim E J, Kim S Y, Kim W O, et al. Ultrasound measurement of subglottic diameter and an empirical formula for proper endotracheal tube fitting in children. Acta Anaesthesiol Scand, 2013, 57(9): 1124-1130.

第五节 呼吸机相关肺炎及超声预测机械通气患者拔管时机

呼吸衰竭是急重症患者致死的常见原因,机械通气是救治各种原因导致呼吸衰竭的有效手段,它可以改善肺通气、换气功能,纠正低氧血症,从而为治疗原发病争取宝贵时间和创造有利条件,是重症监护室最基本的抢救手段。但是呼吸机相关性肺炎(ventilator-associated pneumonia, VAP)是机械通气常见的并发症,因此必须严格规范使用机械通气。

一、机械通气的应用指征

严重呼吸功能障碍时,应尽早使用机械通气。

如果延迟使用机械通气,患者可因严重缺氧和二氧化碳潴留而出现多器官功能受损,使机械通气的疗效显著降低。

符合下述条件应实施机械通气:

1. 经积极治疗后病情仍继续恶化。

2. 意识障碍。

3. 呼吸形式严重异常,如呼吸频率>40 次/min 或<6 次/min,节律异常,自主呼吸微弱或消失。

4. 血气分析提示严重通气和氧合障碍:$PaO_2<50mmHg$,尤其是充分氧疗后仍<50mmHg。

5. $PaCO_2$ 进行性升高,pH 动态下降。

下述情况行机械通气时可能使病情加重:如气胸及纵隔气肿未行引流,肺大疱和肺囊肿,低血容量性休克未补充血容量,严重肺出血,气管食管瘘等。但在出现致命性通气和氧合障碍时,应积极处理原发病(如尽快行胸腔闭式引流,积极补充血容量等),同时不失时机地应用机械通气。

二、VAP 的定义及超声表现

(一) VAP 的定义及诊断

根据中华医学会重症医学分会发表的《呼吸机相关性肺炎诊断、预防和治疗指南(2013)》定义VAP:"气管插管或气管切开患者在接受机械通气48h 后发生的肺炎。撤机、拔管48h 内出现的肺炎,仍属 VAP"。VAP 在医院感染中极为常见,是危重症患者机械通气过程中最常见而又最严重的并发症之一,其发生率和病死率均较高,延长机械通气和住院时间,增加医疗服务的成本,严重影响患者预后。

VAP 的诊断困难,争议较大。临床表现和影像学的改变均缺乏特异性。组织培养被认为是肺炎诊断的"金标准"。因其是有创检查,临床取材存在困难,早期不常进行,不利于早期初始的经验用药。目前,VAP 的诊断主要依据临床表现、影像学改变和病原学诊断。其中影像学改变是指胸部 X 线影像可见新发生的或进展性的浸润阴影。近来,随着超声医学的快速发展,超声检查在肺脏疾病包括呼吸机相关性肺炎的应用越来越受到重视。

(二) VAP 声像图表现

1. 胸腔积液 胸腔积液时超声表现为无回声区。超声易于发现肋膈角处及肺叶间极少量积液,而且可根据透声情况初步判断积液性质,并鉴别包裹性和游离性积液。

2. B 线征 VAP 累及肺周边时,表现为局灶性低回声区,伴异常 B 线征。有研究显示,依据 B 线征的数量和密度可判定呼吸机相关性肺炎时肺

通气损失程度,肺部超声异常 B 线征与 CT 的磨玻璃影、小叶间隔增厚具有相关性。肺泡间质综合征临床多为局部肺炎,如超声显示不同程度的异常 B 线征有助于诊断。

3. 肺实变 超声在实变肺内显示气管、支气管结构时有助于 VAP 的诊断(图 12-5-1)。

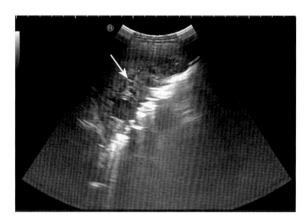

图 12-5-1 肺实变超声声像图
患者男性,48 岁,尿毒症伴多脏器功能衰竭入院,气管插管 6 天出现发热,临床考虑呼吸机相关性肺炎,予行超声检查。二维超声显示胸膜下局灶性实变,实变区内可见支气管充气征(箭头)

有研究认为超声诊断 VAP 的准确性接近于CT。超声可在床旁进行,方便快捷,不需移动患者,也无辐射,更便于呼吸机相关性肺炎治疗期间的实时监测和随访。如果患者有胸腔积液,可进行超声引导下穿刺抽液或置管引流,解除积液对肺脏的压迫,还可对抽出液进行生化检测或细菌培养,有助于诊断治疗。对局灶性肺实变患者,可进行超声引导下穿刺活检,进行病理学检查。当然,超声在肺部应用为新领域,有一定的局限性。

三、超声预测机械通气患者拔管时机

机械通气的撤离时机是一个重要的临床问题。当导致呼吸衰竭的病因好转后,应尽快撤机。延迟撤机将增加医疗费用和机械通气并发症的发生;过早撤机又可导致撤机失败,增加再插管率和病死率。近年来,随着超声在肺脏检查的应用,撤机时机的选择将有可能更为精准,撤机失败率有望明显降低。

(一) 呼吸机撤离的条件

1. 客观测定

(1) 适当的氧合(如 $PaO_2 \geqslant 60mmHg$,吸入气中的氧浓度分数(fraction of inspiration O_2,FiO_2)≤0.4,呼气末正压通气(positive end expiratory pressure,PEEP)≤$5cmH_2O$,$PaO_2/FiO_2 \geqslant 300mmHg$)。

（2）稳定的心血管功能[如 HR≤140 次/min，血压稳定，没有或小量血管活性药/多巴胺<5μg/（kg·min）]。

（3）轻度发热或不发热（如 T<38℃）。

（4）没有明显代谢性酸中毒。

（5）适当的血红蛋白（如 Hb≥10g/dl）。

（6）良好的精神状态（如能觉醒，格拉斯哥昏迷指数（GCS）≥13，没有镇静药输注）。

（7）稳定的代谢状态（如电解质正常）。

2. 主观临床评价

（1）疼痛急性期缓解。

（2）ICU 医师认为中断呼吸机是可能的。

（3）足够咳嗽能力。

（二）超声监测引导呼吸机撤离初探

虽然呼吸机撤离的条件很具体，可能也很实用，但是在临床实践中，还是可能出现患者完全符合上述条件和标准，且复查胸部 X 线亦无异常发现，但呼吸机撤离后马上出现呼吸困难，患者仍需要再次甚至多次上机。借助肺脏超声检查可以发现肺脏或胸腔一些常规手段难以发现的隐匿病变。在临床实际工作中，对撤机困难的患儿行肺脏超声检查，常可发现异常，其中包括局限性、隐匿性肺不张，肺水肿，甚至肺不张伴肺水肿（图12-5-2）。可见，原有的一些撤机指征可能并不可靠，肺脏超声监测指导下撤机有望成为撤机指征的一个重要组成部分，从而使撤机更安全。对于撤机困难患儿，经超声查明病因后，给予气管内灌洗及加强肺部物理治疗，待其肺不张恢复或炎症消退、肺水肿吸收后，可顺利撤机且不再出现呼吸困难。

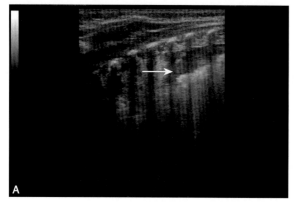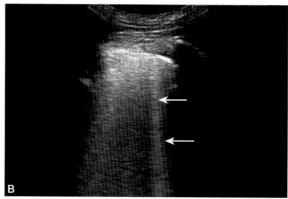

图 12-5-2 隐匿性肺不张及肺水肿

A：足月分娩新生儿，出生后因呼吸窘迫综合征给予机械通气治疗 7 天，经监测达撤机指征，但撤机后仍呼吸困难。行肺脏超声检查，发现一侧肺野约两个肋间肺实变（箭头），提示存在局限性、隐匿性肺不张；B：孕 38 周新生儿，出生后因胎粪吸入综合征给予机械通气 6 天，临床各指标达撤机标准后撤机。患儿撤机后仍呼吸困难，行床旁胸部 X 线检查未见异常，床旁肺脏超声检查显示小部分肺野可见明显的 B 线（箭头），提示患儿仍有肺水肿

思 考 题

1. 机械通气的应用指征就要有哪些？

2. 什么是呼吸相关性肺炎？

3. 呼吸相关性肺炎的超声表现主要有哪些？

（林惠通 吕国荣）

参 考 文 献

1. Esteban A，Frutos-Vivar F，Ferguson ND，et al. Noninvasive positive-pressure ventilation for respiratory failure after extubation. N Engl J Med，2004，350（24）：2452-2460.

2. Ferrer M，Esquinas A，Arancibia F，et al. Noninvasive ventilation during persistent weaning failure：a randomized controlled trial. Am J Respir Crit Care Med，2003，168

（1）：70-76.

3. McKim DA，Road J，Avendano M，et al. Home mechanical ventilation：a Canadian thoracic society clinical practice guideline. Can Respir J，2011，18（4）：197-215.

4. Sweet DG，Carnielli V，Greisen G，et al. European consensus guidelines on the management of neonatal respiratory distress syndrome in preterm infants-2013 update. Neonatology，2013，103（4）：353-368.

5. 中华医学会重症医学分会. 机械通气临床应用指南（2006）.中国危重病急救医学，2007，19（2）：65-72.

6. 中华医学会呼吸病学分会呼吸危重症医学学组. 急性呼吸窘迫综合征患者机械通气指南（试行）.中华医学杂志，2016，96（6）：404-424.

7. 中华医学会重症医学分会. 呼吸机相关性肺炎预防、诊断和治疗指南（2013）.中华内科杂志，2013，52（6）：

1-20.

8. 任柳琼,吕发勤,冯聪,等.床旁超声在呼吸机相关性肺炎诊断中的临床应用研究.中华医学杂志(电子版),2016,13(7):542-546.

9. 刘敬,曹海英,程秀永.新生儿肺脏疾病超声诊断学.郑州:河南科学技术出版社,2013.

第六节　超声引导穿刺活检术

一、淋巴结及结外淋巴组织穿刺活检

(一)概述

临床上,发热、乏力、体重减轻伴随淋巴结肿大或结外淋巴组织增生时,常以急症救治。超声引导的淋巴结或结外淋巴组织(脾脏、胸腺、肠系膜等)的穿刺活检已成为良恶性肿瘤鉴别诊断的重要方法之一,不但有利于淋巴结本身病变的鉴别诊断,如淋巴瘤、淋巴结核、Castleman 病(Castleman disease)等;而且通过活检组织的免疫组化检测,更利于明确转移性淋巴的组织来源,对肿瘤的分级、分期及治疗方案的制定价值更大。

(二)适应证

1. 浅表或胸腹腔淋巴结肿大,不能用特异性或非特异性炎症解释,或抗炎治疗无效者。

2. 疑诊淋巴瘤,未取得病理结果的支持者。

3. 原有恶性肿瘤,治疗前或治疗后发现远隔部位的淋巴结肿大,对肿大淋巴结穿刺活检有助于对肿瘤的分级、分期及制定合理的治疗方案。

4. 一些特殊类型的淋巴结病,如 Castleman病,在疾病的发展过程中发生淋巴瘤的风险明显增高,需要定期超声检测,必要时行穿刺活检。

(三)禁忌证

1. 凝血功能异常。凝血酶原时间>30s,凝血酶原活动度<40%,血小板计数<50×10^9/L。

2. 无安全进针路径或病灶较小,邻近心脏、周围大血管者。

3. 患者不能配合但临床需要时,可给予镇静或浅的静脉麻醉后再行操作。

4. 近期使用抗凝药物,多数需停药 7~10 天;低分子肝素停药 24 小时。

5. 频繁咳嗽,深部穿刺易损伤周围重要结构者。

(四)术前准备

1. **仪器及物品**

(1) 超声设备:彩色多普勒超声仪,凸阵或线阵探头,徒手或使用穿刺引导架。

(2) 穿刺活检器具:最常用 20G、18G 或 16G活检针,破皮用小尖刀和包扎敷料。

(3) 消毒用物品:超声介入穿刺包,培养瓶,5~20ml 注射器,碘伏消毒液。

(4) 局部药等:局麻药主要为 2%盐酸利多卡因、75%酒精、10%福尔马林溶液等。

(5) 急救仪器及药物:如生理监护仪,电除颤仪,以及常规急救药物。

2. **患者准备**

(1) 部分穿刺前需有 X 线片或 CT 或 MR 扫描检查。

(2) 术前常规检查血常规、血清四项、凝血四项等指标,必要时检查心、肺、肾和肝功能。

(3) 术前与患者及其家属谈话,重点说明治疗目的、简要过程、风险和可能的并发症、费用等,并签署知情同意书。

(五)操作步骤及方法

1. **体位**　采用充分暴露拟穿刺部位的体位,且患者能足够耐受,可采用靠垫协助固定体位。

2. **选择穿刺路径**　首先采用常规超声显示异常淋巴结或结外淋巴组织异常部位,观察与周围重要脏器和大血管的关系。

彩色多普勒检测病灶内和周围的血供;选择穿刺路径,以最短路径、最安全为原则,并要求:①浅表部位穿刺要注意避开周围重要结构,深部穿刺时注意结合其他影像学,估测超声引导穿刺点的深方能够足够避开内脏、大血管等重要结构(图 12-6-1 A);②将选择好的穿刺点在体表做标记。

3. **穿刺点消毒及麻醉**　对穿刺部位进行常规皮肤消毒,铺巾。采用无菌消毒膜包裹超声探头,使用穿刺引导架时,正确安装穿刺引导架。启动超声再次确定进针路径,在进针点处采用 2%盐酸利多卡因行局部麻醉,超声实时观察下将局麻浸润逐层浸润,在皮肤进针点处用尖刀破口 2mm 左右。

4. **超声引导组织穿刺活检**　在彩色实时超声引导下用 20G、18G 或 16G 组织活检针,进针至病灶前沿或病灶内(图 12-6-1 B),击发活检针后沿针道方向快速出针,重复上述操作 2~3 次,必要时多取材。局部压迫穿刺点并敷料包扎。将获的组织条轻轻置于无菌滤纸上,避免挤压,再放入 10%福尔马林溶液标本瓶,贴好患者信息条形码送检。

5. **术后观察**　术后压迫穿刺点处约 10~15min,超声观察穿刺部位。穿刺后嘱患者静卧休息 24 小时,注意观察有无不适反应。

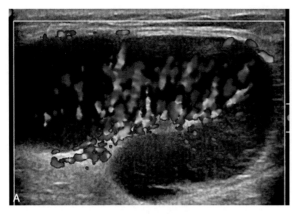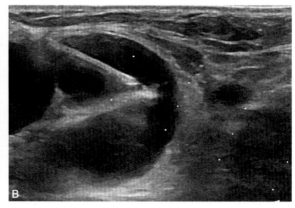

图 12-6-1 超声引导腹股沟淋巴结活检

男,23岁,发热20余天,血三系降低。A:常规超声显示腹股沟区淋巴结,皮质增厚,血流信号增多;B:超声引导下采用切割式穿刺枪,获取活检组织

（六）操作注意事项

1. 疑诊淋巴结结核或局部皮肤有皮损（破溃或放疗后损伤等）,穿刺需谨慎,尽量在正常皮肤处进针,且穿刺活检时宜选用20G或18G穿刺针,避免穿刺针眼迁延不愈。

2. 深部淋巴结穿刺前注意复习X线、CT或MR的扫描图像,对病灶周围的重要脏器、大血管等做到心中有数;穿刺前要用彩色多普勒排除病灶是肿大淋巴结还是血管源性病灶,尤其是深部病变。

3. 选择穿刺路径时,于患者平静呼吸状态下清楚显示靶目标,彩色多普勒引导避开周围大血管。

4. 多角度取材,避免在同一针道处反复取材,以保证组织标本的满意度。

5. 肿块直径大于5cm或疑有液化坏死的病灶,建议在超声造影引导下取活检,以保证取材的成功率。

（七）并发症及预防

1. **出血** 病灶血供丰富时,穿刺后即刻可见少量出血,凝血功能正常时少量出血无需处理,穿刺要避免伤及较大血管,从而避免大出血。

2. **针道种植** 超声引导经皮穿刺活检针道种植发生率低,对取样器（穿刺活检针）的正确处理可大幅度降低针道种植。

3. **取材失败** 病灶内大片液化坏死或病灶较小时穿刺活检易失败,对疑有液化坏死的较大肿块可采用超声造影引导进行穿刺活检,以保证取材的成功率。

4. **穿刺部位疼痛** 穿刺后患者会感到局部疼痛,多数能忍受,且能自行消失;部分疼痛较重,在排除出血、气胸等并发症时可给予止痛药对症处理。

（八）临床价值

超声引导的淋巴结或结外淋巴组织穿刺活检术是鉴别良恶性淋巴病变,以及明确转移性淋巴的组织来源的有效方法,已被临床广泛采用。与其他影像学方法引导的穿刺活检相比,超声引导穿刺具有实时、方便、快捷的特点。取材的成功率还与操作者的熟练程度、使用活检针的粗细以及病灶的生物学特性有关,对于病灶内存在液化坏死者,建议在超声造影引导下取材,以确保成功率。个别病例通过超声引导下穿刺活检取材仍不满意者需采用传统淋巴结完整切除术,以利于正确的病理诊断。

二、胸膜穿刺活检

（一）概述

临床上,一些胸膜病变或肺癌呈现胸腔积液,且以急症就诊。穿刺抽液行生化或细胞学检测同时,为明确诊断对增厚的胸膜或周围型肺结节进行组织学活检是必要。目前,胸膜病变、肺及纵隔病变的病理诊断主要依赖CT引导的穿刺活检、胸腔镜或纵隔镜、气管内超声引导穿刺活检（EBUS）和超声引导的经皮穿刺活检。超声引导的经皮穿刺活检创伤小,全程实时监控下进行,对胸膜和外周型肺结节的穿刺相对简便、安全、有效,广受临床重视。

（二）适应证

1. 胸膜局限性或弥漫性增厚,伴胸腔积液。

2. 外周型肺占位性病变,需明确性质者。

3. 不明原因的胸腔积液,经影像学检查、肿瘤标志物和胸腔积液细胞学等一系列检查后,仍未能找到确切病因或难以鉴别良恶性,有时虽高度怀疑某种疾病,但找不到确切的病理学证据而无法最终确诊者。

（三）禁忌证

1. 凝血功能异常。凝血酶原时间>30s,凝血酶原活动度<40%,血小板计数<50×10⁹/L。

2. 无安全进针路径或病灶较小，邻近心脏、周围大血管者。

3. 患者不能配合但临床需要时，可给予镇静或浅的静脉麻醉后再行操作。

4. 近期使用抗凝药物。多数需停药 7~10 天；低分子肝素停药 24 小时。

5. 频繁咳嗽，穿刺易损伤周围重要结构者。

6. 合并有肺大疱者，穿刺作为相对禁忌证。

（四）术前准备

1. 仪器及物品

（1）超声设备：彩色多普勒超声仪，深部低频或浅表高频探头，徒手或使用穿刺引导架。

（2）穿刺置管器具：最常用 20G 或 18G 活检针，胸腔积液较多时，可先置管引流再行穿刺活检，可备多孔引流导管、导丝、扩皮器，破皮用小尖刀和包扎敷料。

（3）消毒用物品：同上。

（4）药品：局麻药主要为 2% 盐酸利多卡因，生理盐水等。

（5）急救仪器及药物：如生理监护仪，电除颤仪，以及常规急救药物。

2. 患者准备

（1）穿刺前应有 X 线片或 CT 扫描检查。

（2）术前检查心功能、血常规、血清四项、凝血四项等指标。

（3）术前与患者及其家属谈话，重点说明治疗目的、简要过程、风险和可能的并发症、费用等，并签署知情同意书。

（五）操作步骤及方法

1. 体位　患者可取侧卧位、俯卧位或仰卧位，以能够耐受的体位为宜，可采用靠垫协助固定体位。

2. 选择穿刺路径　首先采用常规超声显示胸膜增厚处、外周型肺病变及胸腔积液，明确胸膜增厚的范围，与周围重要脏器和大血管的关系。

彩色多普勒检测病灶内和周围的血供；选择穿刺路径，以最短路径、最安全为原则，并要求：①对照 X 线胸片和 CT 扫描图像，估测超声引导穿刺点的深方能够足够避开心脏、大血管和肺大疱；②皮肤穿刺点在下位肋骨的上缘，以免伤及肋间血管神经束（图 12-6-2A）；③将选择好的穿刺点在体表做标记。

3. 穿刺点消毒及麻醉　对穿刺部位进行常规皮肤消毒，铺巾。采用无菌消毒膜包裹超声探头，使用穿刺引导架时，正确安装穿刺引导架。启动超声再次确定进针路径，在进针点处采用 2% 盐酸利多卡因行局部麻醉，超声实时观察下将局麻浸润至胸膜壁层，且避免刺破肺组织导致气胸，在皮肤进针点处用尖刀破口 2mm 左右。

4. 超声引导组织穿刺活检　在彩色实时超声引导下用 20G、18G 组织活检针，进针至病灶前沿或病灶内（图 12-6-2B），击发活检针后沿针道方向快速出针，重复上述操作 2~3 次，尽量避免原针道处重复取组织，以保证组织标本的满意率。部分胸腔积液量较多的患者需先放掉一定量胸液，后行组织活检。超声引导穿刺抽胸腔积液或置管引流的方法详见相关章节。局部压迫穿刺点并敷料包扎。将获得的组织条轻轻置于无菌滤纸上，避免挤压，再放入 10% 福尔马林溶液标本瓶，贴好患者信息条形码送检。

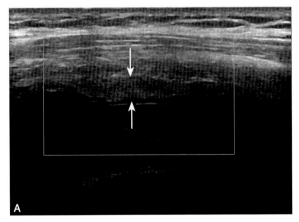
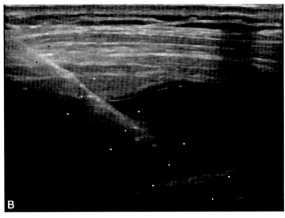

图 12-6-2　超声引导胸膜活检术

男，55 岁，胸膜增厚伴低热。A：常规超声显示胸膜增厚（箭头），设置超声引导穿刺线；B：超声引导下采用切割式穿刺枪，获取活检组织

5. 术后观察　术后压迫穿刺点处约 10~15 分钟,超声观察穿刺部位。穿刺后嘱患者静卧休息 24 小时,注意观察有无不适反应。

（六）操作注意事项

1. 穿刺前必须充分复习 X 线和 CT 扫描图像,存在肺大疱者,应避开心脏、大血管、肋间血管及肺大疱。

2. 对超声显示血供丰富的病灶,穿刺前肌内注射止血药,以预防出血。

3. 选择穿刺路径时,于患者平静呼吸状态下清楚显示靶目标,彩色多普勒引导避开肋间血管神经束。

4. 多角度取材,避免在同一针道处反复取材,以保证组织标本的满意度。

5. 肿块直径大于 5cm 或疑有液化坏死的病灶,建议在超声造影引导下取活检,以保证取材的成功率。

（七）并发症及预防

1. **气胸**　穿刺后少量气胸无需处理,患侧卧位休息即可;穿刺针刺破肺大疱时会引起急性大量气胸,部分患者需行胸腔闭式引流或手术。

2. **出血**　病灶血供丰富时,穿刺后即刻可见少量出血,凝血功能正常时少量出血无需处理;穿刺伤及较大血管和心脏时会导致失血性休克,危及患者生命,尽管发生率极低,也应高度重视。

3. **针道种植**　超声引导经皮穿刺活检针道种植发生率低,对取样器(穿刺活检针)的正确处理可大幅度降低针道种植。

4. **取材失败**　病灶内大片液化坏死或病灶较小时穿刺活检易失败,对疑有液化坏死的较大肿块可采用超声造影引导进行穿刺活检,以保证取材的成功率。

5. **急性胸膜反应**　在局麻或穿刺至胸膜时,个别患者出现急性胸膜反应(acute pleura reaction),表现为头晕、面色苍白、出冷汗、脉弱等,若出现此情况应暂停穿刺,让患者平卧休息,多数无需处理,必要时注射 0.1% 肾上腺素 0.3~0.5ml。

6. **穿刺部位疼痛**　穿刺后患者会感到局部疼痛,多数能忍受,且症状自行消失;部分疼痛较重,在排除出血、气胸等并发症时可给予止痛药对症处理。

（八）临床价值

不明原因胸腔积液伴胸膜增厚,或外周型肺结节的患者经影像学检查、肿瘤标志物和胸腔积液细胞学等一系列检查后,仍未能找到确切病因或难以鉴别良恶性,有时虽高度怀疑某种疾病,但因找不到确切的病理学证据而无法最终确诊者,超声引导的经皮穿刺活检可明确病灶性质和来源。但对中

央型病灶、邻近心脏和大血管的小病灶,超声引导穿刺活检风险高,尚需借助其他方法如 CT 引导的穿刺活检、胸腔镜和气管内超声引导穿刺活检等方法以明确诊断。

三、腹膜穿刺活检

（一）概述

部分腹腔积液患者作为临床急症就诊,确定腹腔积液来源及性质是制定进一步治疗方案的关键。因腹膜病变导致的腹腔积液在穿刺抽液生化或细胞学检测同时,为明确诊断对增厚的腹膜进行组织学活检。腹膜穿刺活检的传统方法主要包括腹部小切口腹膜活检、剖腹探查术腹膜活检。影像学引导的腹膜穿刺活检主要有 CT 引导的腹膜穿刺活检、腹腔镜腹膜活检和超声引导的穿刺活检。尽管 CT 引导的穿刺活检可直观避免胃肠损伤,但仍以超声引导的腹膜穿刺活检操作简便,临床应用较为广泛,加之超声融合成像技术的逐步开展,使超声能够获取其他影像学的优势,以弥补其不足。

（二）适应证

1. 腹膜局限性或弥漫性增厚,伴腹腔积液。

2. 网膜局限性增厚或网膜因恶性肿瘤形成网膜饼(omental cake)。

3. 硬化包裹性腹膜炎,也称为茧腹症,常以肠梗阻就诊。

4. 不明原因的腹腔积液,经影像学检查、肿瘤标志物和腹腔积液细胞学等一系列检查后,仍未能找到确切病因或难以鉴别良恶性,有时虽高度怀疑某种疾病,但因找不到确切的病理学证据而无法最终确诊。

（三）禁忌证

1. 凝血功能异常。凝血酶原时间 >30s,凝血酶原活动度 <40%,血小板计数 <50×10⁹/L。

2. 无安全进针路径或肠管壁水肿、扩张,或肠麻痹。

3. 患者不能配合但临床需要时,可给予镇静或浅的静脉麻醉后再行操作。

4. 近期使用抗凝药物,多数需停药 7~10 天;低分子肝素停药 24 小时。

（四）术前准备

1. **仪器及物品**

（1）超声设备:彩色多普勒超声仪,腹部低频或浅表高频探头,徒手或使用穿刺引导架。

（2）穿刺置管器具:最常用 20G、18G 或 16G 活检针,腹腔积液较多时,可先置管引流再行穿刺活检,可备多孔引流导管、导丝、扩皮器,破皮用小尖刀和包扎敷料。

（3）消毒用物品：同上。

（4）药品：局麻药主要为 2% 盐酸利多卡因，生理盐水等。

（5）急救仪器及药物：如生理监护仪，电除颤仪，以及常规急救药物。

2. 患者准备

（1）结合必要的 X 线片或 CT 扫描。

（2）术前检查血常规、血清四项、凝血四项等指标。

（3）术前与患者及其家属谈话，重点说明治疗目的、简要过程、风险和可能的并发症、费用等，并签署知情同意书。

（五）操作步骤及方法

1. 体位　患者平卧位，以患者能够耐受的体位为宜，可采用靠垫协助固定体位。

2. 选择穿刺路径　首先采用常规超声显示腹膜增厚处及腹腔积液，明确腹膜增厚的范围，与周围重要脏器、肠管和大血管的关系。

彩色多普勒检测病灶内和周围的血供；选择穿刺路径，以最短路径、最安全为原则，并要求：①穿

刺点应选在积液较深处且前方无肠管，周围避开肝脏、肾脏、脾脏等腹腔及腹膜后器官和大血管（图 12-6-3A、B）；②测量穿刺针路径上体表至病灶深部的最大距离；③将选择好的穿刺点在体表做标记。

3. 穿刺点消毒及麻醉　对穿刺部位进行常规皮肤消毒，铺巾。采用无菌消毒膜包裹超声探头，使用穿刺引导架时，正确安装穿刺引导架。启动超声再次确定进针路径，在进针点处采用 2% 盐酸利多卡因行局部麻醉，超声实时观察下将局麻浸润至腹膜壁层，在皮肤进针点处用尖刀破口 2mm 左右。

4. 超声引导组织穿刺活检　在彩色实时超声引导下用 20G、18G 或 16G 组织活检针，进针至病灶前沿或病灶内（图 12-6-3C），击发活检针后垂直出针，重复上述操作 2~3 次，尽量避免原针道处重复取组织，以保证组织标本的满意率。部分腹水量较大者需先放掉一定量腹腔积液，后行组织活检。超声引导穿刺抽腹腔积液或置管引流的方法详见相关章节。局部压迫穿刺点并敷料包扎。将获得的组织条轻轻置于无菌滤纸上，避免挤压，再放入 10% 甲醛溶液标本瓶，贴好患者信息条形码送检。

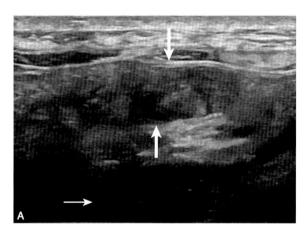
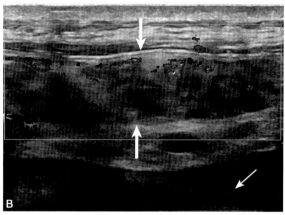
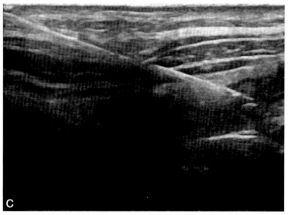

图 12-6-3　超声引导腹膜活检术

女，30 岁，腹胀伴发热就诊。A：常规灰阶超声显示腹膜增厚（粗箭头）伴腹水（细箭头）；B：彩色多普勒超声显示腹膜增厚（粗箭头）伴腹水（细箭头）；C：超声引导下穿刺活检

5. 术后观察 术后压迫穿刺点处约 10 ~ 15min,超声观察穿刺部位。穿刺后嘱患者静卧休息 24 小时,注意观察有无不适反应。

（六）操作注意事项

1. 选择穿刺路径时,于患者平静呼吸状态下清楚显示靶目标,彩色多普勒引导避开肠管、肝脏、肾脏、脾脏等腹腔和腹膜后器官和大血管,上腹部穿刺时避免误伤膈肌及胸膜;穿刺过程中,牢记"不见针尖不进针"的原则。

2. 多角度取材,避免在同一针道处反复取材,以保证组织标本的满意度。

3. 直径大于 5cm 腹膜肿块或肿块疑有液化坏死时,建议在超声造影引导下取活检,以避免阴性结果。

4. 穿刺过程中发现肿块处针道出血较明显时,可即刻在超声引导下沿穿刺针道局部注射止血药,以止血。

（七）并发症及预防

1. **肠管损伤** 存在肠管壁病变或扩张时,穿刺针伤及肠管可引起肠漏。穿刺针经过结构功能正常的胃肠壁对后方病灶穿刺相对安全,穿刺后禁食水 4 ~ 6 小时。

2. **出血** 腹膜肿块血供丰富时,穿刺后即刻可见少量出血,凝血功能正常时少量出血无需处理;穿刺伤及较大血管和实质性器官引起出血等,发生率极低。

3. **针道种植** 超声引导经皮穿刺活检针道种植发生率低,小于 0.01%;含黏液较多的恶性肿瘤,穿刺活检易引起腹膜、腹壁的种植性转移,穿刺前需进行正确评估。

4. **取材失败** 多见于病灶出现液化坏死、病灶较小等情况。对于常规超声显示病灶不满意或疑有液化坏死时,采用超声造影引导进行穿刺活检,可显著增加取材的成功率。

5. **腹腔积液外漏** 腹腔积液较多情况下腹膜穿刺活检易导致积液外漏,建议先引流腹腔积液后再行腹膜穿刺活检。

6. **穿刺部位疼痛** 穿刺后患者会感到局部疼痛,多数能忍受,且症状自行消失;部分疼痛较重,在排除出血并发症时可给予止痛药对症处理。

（八）临床价值

不明原因腹腔积液伴腹膜或网膜增厚的患者经影像学检查、肿瘤标志物和腹腔积液细胞学等一系列检查后,仍未能找到确切病因或难以鉴别良恶性,有时虽高度怀疑某种疾病,但因找不到确切的病理学证据而无法最终确诊。超声引导穿刺活检可使多数患者明确病变性质和来源,且此方法采用实时影像引导,准确性高,并发症少,已广泛应用于临床。而对部分仍不能明确诊断的患者尚需借助其他方法,如腹部小切口腹膜活检、剖腹探查术腹膜活检等,或 CT 引导的穿刺活检。

思考练习题

孔某某,男,65 岁,以"进食哽噎感 2 个月余"为主诉入院。胃镜检查提示食管癌伴狭窄,活检组织病理结果回报:鳞癌。为求进一步诊治而来我院,门诊以"食管占位"收入胸外科。既往史:无特殊。查体:体温:36.2℃,脉搏:52 次/min,呼吸:18 次/min,血压:131/88mmHg,神志清醒,查体合作。胸廓对称无畸形,呼吸运动正常,肋间隙正常。腹平坦,柔软,无压痛、反跳痛,腹部无包块。颈部超声提示:左侧锁骨上窝见两个低回声结节,类圆形,边界清楚,淋巴门结构显示不清,CDFI 示其内可见血流信号。

1. 上述患者左侧锁骨上窝两个低回声结节考虑什么?怎么确诊?

2. 若结节较大,内可见液化区,需要注意什么?ER12-6-1 为参考答案。

ER12-6-1 思考练习题参考答案

（吕发勤 胡剑秋）

参考文献

1. Seo S, Yoo C, Yoon DH, et al. Clinical features and outcomes in patients with human immunodeficiency virus-negative, multicentric Castleman's disease: a single medical center experience. Blood Res, 2014, 49（4）: 253-258.

2. Shimizu I, Okazaki Y, Takeda W, et al. Use of percutaneous image-guided coaxial core-needle biopsy for diagnosis of intraabdominal lymphoma. Cancer Med, 2014, 3（5）: 1336-1341.

3. Veerapand P, Chotimanvijit R, Laohasrisakul N, et al. Percutaneous ultrasound-guided fine needle aspiration of abdominal lymphadenopathy in AIDS patients. J Med Assoc Thai, 2004, 87(4):400-404.

4. Hieken TJ, Trull BC, Boughey JC, et al. Preoperative axillary imaging with percutaneouslymph node biopsy is valuable in the contemporary management of patients with breast cancer. Surgery, 2013, 154(4):831-838.

5. Petralia G, Conte G, Fiori ED, et al. Contrast-enhanced ultrasound sonography optimises the assessment of lymph nodes in oncology. Ecancermedicalscience, 2013, 26, 7: 328.

6. Avritscher R, Krishnamurthy S, Ensor J, et al. Accuracy and sensitivity of computed tomography-guidedpercutaneous needle biopsy of pulmonary hilarlymph nodes. Cancer, 2010, 15, 116(8):1974-1980.

7. Crowe DR, Eloubeidi MA, Chhieng DC, et al. Fine-needle aspiration biopsy of hepatic lesions: computerized tomographic-guided versus endoscopic ultrasound-guided FNA. Cancer, 2006, 25, 108(3):180-185.

8. Britton PD, Provenzano E, Barter S, et al. Ultrasound guided percutaneous axillary lymph node core biopsy: how often is the sentinel lymph node being biopsied? Breast, 2009, 18(1):13-16.

9. Schoellnast H, Komatz G, Bisail H, et al. CT-guided biopsy of lesions of the lung, liver, pancreas or of enlarged lymph nodes: value of additional fine needle aspiration (FNA) to core needle biopsy (CNB) in an offsite pathologist setting. AcadRadiol, 2010, 17(10):1275-1281.

10. Torchia MG, Misselwitz B. Combined MR lymphangiography and MR imaging-guided needle localization of sentinel lymph nodes using Gadomer-17. AJR Am J Roentgenol, 2002, 179(6):1561-1565.

11. Brandén E, Wallgren S, Högberg H, et al. Computer tomography-guided core biopsies in a county hospital in Sweden: complication rate and diagnostic yield. Ann Thorac Med, 2014, 9(3):149-153.

12. Boskovic T, Stanic J, Pena-Karan S, et al. Pneumothorax after transthoracic needle biopsy of lung lesions under CT guidance[J]. 2014, 6Suppl 1:S99-S107.

13. Shaikh H, Thawani J, Pukenas B. Needle-in-needle technique for percutaneous retrieval of a fractured biopsy needle during CT-guided biopsy of the thoracic spine. Interv Neuroradiol, 2014, 31, 20(5):646-649.

14. Lee HS, Lee GK, Lee HS, et al. Real-time endobronchial ultrasound-guided transbronchial needle aspiration in mediastinal staging of non-small cell lung cancer: how many aspirations per target lymph node station? Chest, 2008, 134(2):368-374.

15. Choi YR, An JY, Kim MK, et al. The diagnostic efficacy and safety of endobronchial ultrasound-guided transbronchial needle aspiration as an initial diagnostic tool. Korean J Intern Med, 2013, 28(6):660-667.

16. Sperandeo M, Dimitri L, Pirri C, et al. Advantages of thoracic ultrasound-guided fine-needle aspiration biopsy in lung cancer and mesothelioma. Chest, 2014, 146(5): e178-179.

17. Ofiara LM, Navasakulpong A, Beaudoin S, et al. Optimizing tissue sampling for the diagnosis, subtyping, and molecular analysis of lung cancer. Front Oncol, 2014, 22, 4:253.

18. Vmoreira BL, Guimaraes MD, de Oliveira AD, et al. Value of ultrasound in the imaging-guided transthoracic biopsy of lung lesions. Ann Thorac Surg, 2014, 97(5): 1795-1797.

19. Moreira BL, Guimaraes MD, de Oliveira AD, et al. Value of ultrasound in the imaging-guided transthoracic biopsy of lung lesions. Ann Thorac Surg, 2014, 97(5):1795-1797.

20. Jeon KN, Bae K, Park MJ, et al. US-guided transthoracic biopsy of peripheral lung lesions: pleural contact length influences diagnostic yield. ActaRadiol, 2014, 55(3): 295-301.

21. Wang J, Gao L, Tang S, et al. A retrospective analysis on the diagnostic value of ultrasound-guided percutaneous biopsy for peritoneal lesions. World J SurgOncol, 2013, 11:251.

22. Allah MH, Salama ZA, El-Hindawy A, et al. Role of peritoneal ultrasonography and ultrasound-guided fine needle aspiration cytology/biopsy of extravisceral masses in the diagnosis of ascites of undetermined origin. Arab J Gastroenterol, 2012, 13(3):116-124.

23. Moghadamfalahi M, Podoll M, Frey AB, et al. Impact of immediate evaluation of touch imprint cytology from computed tomography guided coreneedle biopsies of mass lesions: Single institution experience. Cytojournal, 2014, 11:15.

24. Feeney DA, Ober CP, Snyder LA, et al. Ultrasound criteria and guided fine-needle aspiration diagnostic yields in small animal peritoneal, mesenteric and omental disease. Vet Radiol Ultrasound, 2013, 54(6):638-645.

25. Que Y, Tao C, Wang Y, et al. Nodules in the thickened greater omentum: a good indicator of lesions? J Ultrasound Med, 2009, 28(6):745-748.

26. Que Y, Wang X, Liu Y, et al. Ultrasound-guided biopsy

of greater omentum:an effective method to trace the origin of unclear ascites. Eur J Radiol,2009,70(2):331-335.

27. Uzunkoy A,Harma M,Harma M. Diagnosis of abdominal tuberculosis:experience from 11 cases and review of the literature. World J Gastroenterol, 2004, 10(24):3647-3649.

28. Oge T,Ozalp SS,Yalcin OT,et al. Peritoneal tuberculosis mimicking ovarian cancer. Eur J Obstet Gynecol Reprod Biol,2012,162(1):105-108.

29. Cağlar M,Cetinkaya N,Ozgü E,et al. Persistent ascites due to sclerosing encapsulating peritonitis mimicking ovarian carcinoma:a case report. J Turk Ger Gynecol Assoc,2014,15(3):201-203.

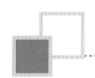

第十三章 介入性超声新技术

第一节 超声造影引导技术

一、概述

临床上,超声引导的穿刺置管引流、穿刺活检、穿刺注药以及肿瘤的热消融治疗等是常用介入超声诊疗技术,多数采用常规超声可以完成。然而,在临床工作中,为避免介入超声并发症以及获取最佳介入效果,常常需要超声造影引导技术。

二、适应证

1. 肝脏肿瘤,特别是多发肿瘤患者的经皮经肝胆管穿刺置管引流。

2. 急性化脓性胆囊炎可疑穿孔患者的超声引导穿刺置管引流。

3. 腹腔感染灶穿刺置管引流前需明确感染灶与肠管的关系,如急性化脓性阑尾炎阑尾周围脓肿、急性胰腺炎腹腔和腹膜后感染灶等。

4. 肝、肾、脾脓肿,常规超声难以明确液化程度时。

5. 深部器官或组织病灶,穿刺活检前需要明确病灶的血供情况,以及直径>5cm 的病灶,为取得满意的活检组织时。

6. 囊性病灶硬化治疗前,对于乳头、分隔及实质内血供判定。

7. 腹部实质脏器(肝脾肾胰)创伤出血的超声引导微创治疗。

8. 各部位肿瘤的消融前后评价。

三、禁忌证

1. 凝血功能异常。凝血酶原时间>30s,凝血酶原活动度<40%,血小板计数<50×10⁹/L,感染所致骨髓抑制,凝血功能异常者,可以边引流边纠正凝血功能。

2. 无安全进针路径或病灶较小,邻近重要器官和大血管。

3. 患者不能配合但临床需要时,可给予镇静或浅的静脉麻醉后再行操作。

4. 近期使用抗凝药物,多数需停药 7~10 天;低分子肝素停药 24 小时。

5. 频繁咳嗽,穿刺易损伤周围重要结构,可暂时使用镇咳。

6. 其他参考各部位常规介入技术的禁忌证。

四、术前准备

(一)仪器及物品

1. **超声设备** 彩色多普勒超声仪,备有超声造影功能,凸阵低频或线阵高频探头,徒手或使用穿刺引导架。

2. **超声造影用物品** 外周静脉穿刺用套管针、止血带、三通管、一次性注射器等。

3. **消毒用物品和穿刺活检或置管物品** 同常规介入超声。

4. **药品** 超声造影剂,局麻药主要为2%盐酸利多卡因,生理盐水等。

5. **急救仪器及药物** 如生理监护仪,电除颤仪,以及常规急救药物。

(二)患者准备

1. 术前复习 X 线片或 CT、MR 检查。

2. 术前检查心功能、血常规、血清四项、凝血四项等指标。

3. 术前与患者及其家属谈话,重点说明治疗目的、简要过程、风险和可能的并发症、费用等,并签署知情同意书。

五、操作步骤及方法

1. **体位** 患者可取侧卧位、俯卧位或仰卧位,以能够耐受的体位为宜,可采用靠垫协助固定体位。

2. **超声造影剂的配制** 造影剂按说明书的要求配制,可采用以下方式给药:

(1)经周围静脉注射:最常用的是经肘前静脉团注,其次经腕部浅静脉。给药方式和剂量可依靶器官和检查目的而定,注射后用5ml生理盐水冲管。也可采用连续注射的方式,必要时用微量注射泵控制输注速度。

（2）经非血管管道注入（如胆管、膀胱、输卵管、引流管等）。在10～20ml的生理盐水里加入0.2ml的造影剂,一般可获得良好的显影效果。

3. 选择穿刺路径 首先采用常规超声显示病灶,判定与周围重要脏器和大血管的关系;彩色多普勒检测病灶内和周围的血供;启动超声造影模式,同时助手经外周静脉注射超声造影剂。选择穿刺路径,将选择好的穿刺点在体表做标记(图13-1-1A)。

4. 介入穿刺部位消毒及麻醉 对穿刺部位进行常规皮肤消毒,铺巾。采用无菌消毒膜包裹超声探头,使用穿刺引导架时,正确安装穿刺引导架。再次启动超声确定进针路径,在进针点处采用2%盐酸利多卡因行局部麻醉,超声实时观察下行局麻,可在皮肤进针点处用小尖刀破口2mm左右。

5. 超声造影引导组织穿刺或置管引流 在超声造影实时引导下用组织活检针或PTC针,进针至病灶前沿或病灶内,进行组织活检或置管引流(图13-1-1B～C)。处置结束后局部压迫穿刺点并敷料包扎。

6. 术后观察 术后压迫穿刺点处约10～15min,超声观察穿刺部位。穿刺后嘱患者静卧休息24小时,注意观察有无不适反应。

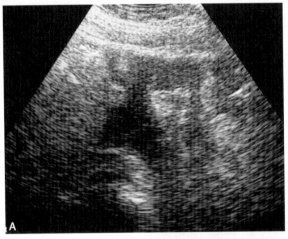
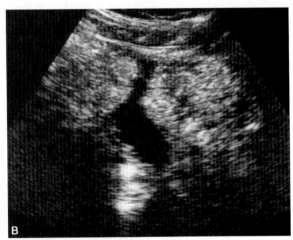
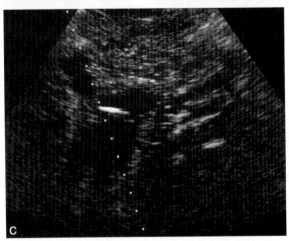

图13-1-1 超声造影引导急性胰腺炎置管引流
男,46岁,急性胰腺炎。A:常规超声显示结肠旁沟异常回声区,内透声性差;B:超声造影显示无血供区;C:超声造影引导下将PTC穿刺针进入无血供区,进行置管引流

六、操作注意事项

1. 超声造影引导穿刺或置管引流时,由于目前超声造影剂持续时间多在5min之内,因此要求操作熟练、准确、快速,以符合急重症救治的实效要求;若操作时间较长,可再次注射超声造影,以保持引导的准确性。

2. 于患者平静呼吸状态下选择穿刺路径,超声造影引导避开较大血管和重要结构,使穿刺针准确到达靶部位。

3. 其他同各急重症介入超声的"操作注意事项"。

七、并发症及预防

1. **出血** 病灶血供丰富时,穿刺后即刻可见少量出血,凝血功能正常时少量出血无需处理;穿刺伤及较大血管和心脏时会导致失血性休克,危及患者生命,尽管发生率极低,也应高度重视。

2. **穿刺部位疼痛** 穿刺后患者会感到局部疼痛,多数能忍受,且症状自行消失;部分疼痛较重,在排除出血、气胸等并发症时可给予止痛药对症处理。

3. **急性胸膜或腹膜反应** 在局麻或穿刺至胸膜或腹膜时,个别患者出现急性胸膜反应,表现为头晕、面色苍白、出冷汗、脉弱等,若出现此情况应暂停穿刺,让患者平卧休息,多数无需处理,必要时注射 0.1% 肾上腺素 0.3~0.5ml。

4. **造影剂不良反应** 超声造影检查用的造影剂安全性高,一般不会发生药物反应,但不同患者由于特异体质或各种事先不能预知的原因,在造影剂使用过程中和后期有可能出现:头痛(1.5%);其他少见不良反应(0.1%~1%):恶心、腹痛、发热、视觉异常、皮疹等;发生过敏性休克及其他难以预料的意外情况,现代医疗手段尚难预知。

八、临床价值

超声造影是超声诊断领域的"第三次革命",使常规超声技术如虎添翼,经过十余年的发展已在临床工作中发挥举足轻重的作用。超声造影在急危重症救治过程中,特别是急性炎症病灶穿刺置管引流、腹部实质脏器(肝、脾、肾、胰)创伤出血的早期诊断和超声引导微创治疗、肿瘤病灶的穿刺活检及消融前后评价中发挥关键作用。

(吕发勤 胡剑秋)

参 考 文 献

1. Lv F, Tang J, Li W, et al. Hemostatic agents injected directly into hepatic injury sites for liver trauma hemorrhage by the guidance of contrast-enhanced ultrasound: an animal experiment. Ultrasound Med Biol, 2008, 34 (10):1604-1609.

2. Lv FQ, Duan YY, Yuan LJ, et al. Doppler superior vena cava flow evolution and respiratory variation in superior vena cava syndrome. Echocardiography, 2008, 25 (4): 360-365.

3. Lv FQ, Duan YY, Liu X, et al. Establishment of a rabbit of superior vena vava obstruction. Exp Anim, 2007, 56 (2):111-117.

4. Lv F, Tang J, Luo Y, et al. Contrast-enhanced ultrasound imaging of active bleeding associated with hepatic and splenic trauma. Radiol Med, 2011, 116(7):1076-1082.

5. Lv FQ, Tang J, Luo YK, et al. Percutaneous treatment of blunt hepatic and splenic trauma under contrast-enhanced ultrasound guidance. Clin Imaging, 2012, 36(3): 191-198.

6. Lv F, Tang J, Luo Y, et al. Muscle crush injury of extremity: quantitative elastography with supersonic shear imaging. Ultrasound Med Biol, 2012, 38(5):795-802.

7. Lv F, Tang J, Luo Y, et al. An assessment of the muscle blood perfusion of extremities undergone crush injury by using contrast enhanced ultrasound: an animal experiment. Journal of Trauma and Acute Care Surgery, 2013, 74(1):214-219.

8. Lv F, Tang J, Luo Y, et al. Emergency contrast-enhanced ultrasonography for pancreatic injuries in blunt. Radiol Med, 2014, 119(12)920-927.

9. Lv F, Ning Y, Zhou X, et al. Effectiveness of contrast enhanced ultrasoundin classification emergency treatment of abdominal parenchymal organ trauma. Eur Radiol, 2014, 24(10):2640-2648.

10. Schmidt J, Rattner DW, Lewand RK, et al. A better model of acute pancreatitis for evaluating therapy. Ann Surg, 1992, 215:44-56.

11. Chen X, Wang Y, Luo H, et al. Ulinastatin reduces urinary sepsis-related in flammation by up regulating IL-10 and down regulating TNF-α levels. Mol Med Rep, 2013, 8(1):29-34.

12. Wallner G, Solecki M, Ziemiakowicz R, et al. Morphological changes of the pancreas in course of acute pancreatitis during treatment with ulinastatin. Pol Przegl Chir, 2013, 85(3):114-122.

13. Mattix KD, Tataria M, Holmes J. Pediatric pancreatic trauma: predictors of nonoperative management failure and associated outcomes. J Pediatr Surg, 2007, 42(2): 340-344.

14. Wallner G, Solecki M, Ziemiakowicz R, et al. Morphological changes of the pancreas in course of acute pancreatitis during treatment with Ulinastatin. Pol Przegl Chir, 2013, 85(3):114-122.

15. Lv F, Tang J, Luo Y, et al. Contrast-enhanced ultrasound imaging of active bleeding associated with hepatic and

splenic trauma. Radiol Med,2011,116(7):1076-1082.

第二节　容积导航技术

一、概述

容积导航技术是介入性超声技术与 CT 或 MR 成像进行有效的结合,在其引导下完成介入性操作。此技术可以充分利用 CT 或 MR 成像整体观的优势以及超声实时显像优势,克服超声成像中经验依赖强、气体和骨影响大、其他影像不能实时引导的不足,既可采用常规超声,也可采用超声造影与其他影像技术的成像融合,在颅脑、胸部、腹腔重症救治以及骨折固定中均可以发挥作用。

二、适应证

1. 腹腔脏器病变的介入性诊断和治疗时,为有避免肠管影响及伤及肠管。如急性化脓性阑尾炎阑尾周围脓肿、急性胰腺炎腹腔和腹膜后感染灶的介入治疗等。

2. 脑出血的术中超声引导血肿清除术。

3. 中央型肺肿瘤的穿刺活检和消融治疗。

4. 腹部实质脏器(肝脾肾胰)创伤出血的超声引导微创治疗。

5. 骨折的精准复位固定,减少和避免 X 线和 CT 引导时医生和患者的放射线辐照。

三、禁忌证

1. 凝血功能异常。凝血酶原时间>30s,凝血酶原活动度<40%,血小板计数<50×10^9/L。感染所致骨髓抑制,凝血功能异常者,可以边引流边纠正凝血功能。

2. 无安全进针路径或病灶较小,邻近重要器官和大血管。

3. 频繁咳嗽,穿刺易损伤周围重要结构,可暂时使用镇咳。

4. 其他禁忌证　与各部位常规介入技术的禁忌证相同。

四、术前准备

(一)仪器及物品

1. 超声设备　彩色多普勒超声仪,备有容积导航功能,凸阵低频或线阵高频急救仪器及药物:如生理监护仪,电除颤仪,以及常规急救药物。

2. 探头　徒手或使用穿刺引导架。

3. 消毒用物品和穿刺活检或置管物品　同常规介入超声。

4. 药品　超声造影剂,2%盐酸利多卡因,生理盐水等。

(二)患者准备

1. 提前采集 CT 或 MR 图像,拷入超声仪器备用。

2. 术前检查心功能、血常规、血清四项、凝血四项等指标。

3. 患者不能配合介入诊疗但临床需要时,可给予镇静或浅的静脉麻醉后再行操作。

4. 近期使用抗凝药物,多数需停药 7~10 天;低分子肝素停药 24 小时。

5. 术前与患者及其家属谈话,重点说明治疗目的、简要过程、风险和可能的并发症、费用等,并签署知情同意书。

五、操作步骤及方法

1. 体位　患者采取的体位与 CT 或 MR 成像时的体位一致,可采用靠垫协助固定体位。

2. 超声造影剂的配制　超声造影与其他影像融合成像时,造影剂按说明书的要求配制,在 10~20ml 的生理盐水里加入 0.2ml 的造影剂,一般可获得良好的显影效果。可采用以下方式给药:

(1)经周围静脉注射:最常用的是经肘前静脉团注,其次经腕部浅静脉。给药方式和剂量可依靶器官和检查目的而定,注射后用 5ml 生理盐水冲管。也可采用连续注射的方式,必要时用微量注射泵控制输注速度。

(2)经非血管管道注入(如胆管、膀胱、输卵管、引流管等)。

3. CT 或 MR 的图像与超声图像进行融合连接超声仪的容积导航设备组件,启动容积导航模式,将 CT 或 MR 图像导入超声仪,此时屏幕上同时并列显示超声与 CT 的图像;全过程保持患者体位不变,先在屏幕左侧常规超声条件下标记腹部一结构作为标识(mark),然后调整超声探头使之与患者身体表面垂直,保持超声探头位置不动,探头不要用力深压,显示清楚目标图像即可;立即在屏幕另一侧调出 mark 的 CT 或 MR 切面,在两侧图像中均选取 mark 为目标点,使 CT 或 MR 与超声图像进行初步融合;应用容积导航自带重叠(overlay)功能使 CT 或 MR 与超声图像重叠,对 CT 或 MR 图像进行微调使之与超声图像较好重合后,即完成 CT 或 MR 与超声图像的融合。图像融合成功后,超声探头可任意摆动,屏幕上超声图像的旁边可实时显示相应的 CT 图像。

4. **定位病灶及穿刺点** 图像融合成功后,立即在常规超声条件下结合实时显示的 CT 或 MR 图像,确定靶病灶的位置(图 13-2-1),使用容积导航特有的 GPS 组件 Target 功能对确定的病灶进行定点标

注;此时在超声与 CT 或 MR 图像中的病灶目标点处会同时出现"T+"标志,因探头位置变动未能显示原标记位点时,"T+"标志会消失变为"T−"。启动超声引导功能,调整探头,使病灶处显示出"T+"标志,并使引导线中心经过病灶"T+"标志处,同时注意避开重要血管、肠道或骨骼,即确定好穿刺位点。

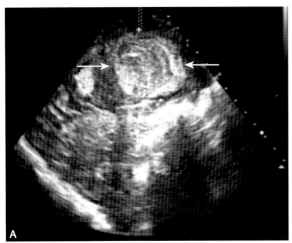
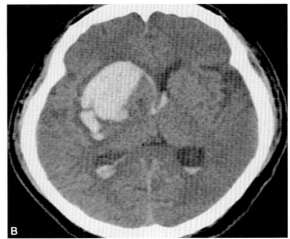

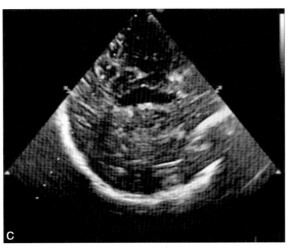

图 13-2-1 容积导航引导急性脑出血血肿清除

A:术中经颅窗超声显示颅内血肿(箭头);B:与 CT 容积导航确定颅内血肿的位置,并在此引导下行血肿清除术;C:术后即刻评价血肿清除效果

5. **容积导航辅助引导下的穿刺活检或置管** 在容积导航辅助常规超声实时引导下,使用穿刺活检针或 PTC 穿刺针缓慢经皮穿刺,使针尖到达"T+"标志处,进行组织活检或置管。

6. **介入穿刺部位消毒及麻醉、术后观察** 同"常规超声引导的介入操作步骤及方法"。

六、操作注意事项

1. 容积导航引导术前需提前采集其他影像学图像,采集时患者的体位与超声介入治疗时的体位

一致。

2. 采用超声造影与其他影像图像融合时,由于目前超声造影剂持续时间多 5min 之内,因此要求操作熟练、准确、快速;若操作时间较长,可再次注射超声造影,以保持引导的准确性。

3. 其他同各急重症介入超声的"操作注意事项"。

七、并发症及预防

1. **出血** 病灶血供丰富时,穿刺后即刻可见

少量出血,凝血功能正常时少量出血无需处理,容积导航技术引导的介入诊疗可有效避免伤及较大血管和心脏。

2. **穿刺部位疼痛**　穿刺后患者会感到局部疼痛,多数能忍受,且症状自行消失,容积导航技术引导的介入诊疗可有效避免伤肺、骨等所致疼痛。

3. **急性胸膜或腹膜反应**　在局麻或穿刺至胸膜或腹膜时,个别患者出现急性胸膜反应,表现为头晕、面色苍白、出冷汗、脉弱等,若出现此情况应暂停穿刺,让患者平卧休息,多数无需处理,必要时注射 0.1% 肾上腺素 0.3~0.5ml。

4. **造影剂不良反应**　超声造影检查用的造影剂安全性高,一般不会发生药物反应,但不同患者由于特异体质或各种事先不能预知的原因,在造影剂使用过程中和后期有可能出现:头痛(1.5%);其他少见不良反应(0.1%~1%):恶心、腹痛、发热、视觉异常、皮疹等;发生过敏性休克及其他难以预料的意外情况,现代医疗手段尚难预知。

5. **其他**　其他并发症与各急重症介入超声的"并发症及预防"相同。

八、临床价值

容积导航引导的介入性超声技术是近年来发展起来超声新技术,在急性化脓性阑尾炎阑尾周围脓肿、急性胰腺炎腹腔和腹膜后感染灶的介入治疗、脑出血的清除术、中央型肺肿瘤的穿刺活检和消融治疗及腹部实质脏器(肝、脾、肾、胰)创伤出血的超声引导微创治疗、骨折的精准复位固定均可有效应用,可有效避免肺和肠管影响,对避免伤及肠管、肺及其他重要脏器发挥较大作用,同时可以减少和避免 X 线和 CT 引导治疗期间对医生和患者的放射线辐照。

（吕发勤　胡剑秋）

参 考 文 献

1. 中国医师协会超声医师分会. 超声造影临床应用指南. 第 2 版. 北京:人民卫生出版社,2017.
2. 中国医师协会超声医师分会. 中国介入超声临床应用指南. 第 2 版. 北京:人民卫生出版社,2017.
3. Zhou X, Chen L, Feng C, et al. Establishing an animal model of intracerebral hemorrhage under the guidance of ultrasound. Ultrasound Med Biol, 2013, 39（11）: 2116-2122.

第三节　回顾、现状与展望

一、超声造影引导技术

超声引导的穿刺置管引流、穿刺活检、注药治疗以及肿瘤的热消融治疗等是常用介入超声诊疗技术,多数采用常规超声可以完成。然而,在临床工作中,为避免介入超声并发症,以及获取最佳介入效果,常常需要超声造影引导技术。

超声造影是超声诊断领域的"第三次革命",使常规超声技术如虎添翼,经过十余年的发展已在临床工作中发挥举足轻重的作用。超声造影引导的介入技术在急危重症救治过程中已发挥较大作用,成为不可或缺的技术。

（一）腹部实质脏器创伤出血

超声造影诊断肝、脾、肾、胰创伤灶和活动性出血的准确率由常规超声的 46.7% 提高到 97% 以上。基于此,超声造影引导的肝、脾、肾、胰创伤灶的黏合封闭和活动性出血的止血治疗技术可使 80% 以上的腹部实质脏器创伤患者免于开腹手术,该技术已在临床得到推广应用。

（二）急性胰腺炎

急性胰腺炎特别是重型急性胰腺时,漏出胰液对自身和周围组织消化、腐蚀,腹腔及腹膜后急性液体积聚引起腹腔压力增高,以及感染等,需要早期穿刺置管引流或局部注药,以减轻炎症反应,降低腹腔压力预防腹腔筋膜间室综合征,控制感染。而急性胰腺炎所致腹膜的消化、腐蚀及炎症,急性液体积聚的透声性差,以及肠管壁肿胀、麻痹等,这些导致常规超声引导穿刺置管风险高,易引起肠管穿孔及血管损伤等严重并发症。超声造影引导可有效鉴别无活性的坏死区与有活性的炎症反应的腹膜,其引导的穿刺置管引流更安全、可靠。

（三）腹部炎性病灶

1. 急性胆囊炎、急性阑尾炎,尤其是体质较弱的老年和肿瘤患者,妊娠期妇女的急腹症等,超声引导穿刺置管引流是分期治疗的关键步骤。临床上,发病超过 72 小时的急性胆囊炎和急性阑尾炎,首先采用超声引导穿刺置管引流术,可在早期有效控制全身炎症反应,过后择期手术切除原发感染灶,有效降低早期手术的死亡率,此方案是近年来指南的要求。由于局部炎症反应,部分患者的局部肠管扩张、肠壁水肿,并与胆囊或阑尾黏连,穿刺时伤及已发生炎症的肠管将引起肠漏并发症。超声造影引导可有效鉴别炎症反应的腹膜和肠管,其引导的穿刺置管引流更安全、可靠。

2. 肝、肾、脾感染灶,或腹腔腹膜后间隙的感染灶,常规超声常难以明确液化程度而无法行穿刺置管引流,超声造影可以明确液化及其程度的同时行穿刺置管引流,使引流更安全、彻底。

（四）特殊病灶的穿刺

1. 囊性病灶,如妇科囊性肿瘤、甲状腺囊性病灶等行穿刺抽液硬化或穿刺活检前,最好进行超声造影检查,明确分隔、乳头处血供情况。其优势:一是避免恶性或交界性病灶的硬化治疗,二是针对有活性组织行穿刺活检,提高阳性率。

2. 较大实性病灶,特别是直径大于5cm肿瘤,其内部容易发生液化、坏死,超声造影引导的穿刺活检能显著提高活检的阳性率。

（五）肿瘤的消融前后疗效评估

深部肿瘤如肝、脾、肾、胰的占位性病变,浅表器官肿瘤如甲状腺、乳腺占位性病变的消融治疗前后病灶血供评估以及评价治疗效果等均可采用超声造影。

二、容积导航技术

容积导航引导的介入性超声技术是近年来发展起来超声新技术,在超声技术与CT或MR成像进行有效的结合下,完成介入性操作。此技术可以充分利用CT或MR成像整体观的优势以及超声实时显像优势,克服超声成像中经验依赖强、气体和骨影响大、其他影像不能实时引导的不足,既可采用常规超声,也可采用超声造影与其他影像技术的成像融合,在颅脑、胸部、腹腔重症救治以及骨折固定中均可以发挥较大作用。笔者结合本团队的实际工作体会,就容积导航引导的介入性超声技术简述如下:

（一）腹腔和腹膜后病灶

由于腹腔和腹膜后内重要结构如实质脏器、空腔脏器、大血管和神经等较多,且位置相对深,穿刺针容易发生偏移,导致穿刺并发症,且其一旦发生,均较为严重。CT或MR显示空间结构上优势大,而超声具有实时显像的特点,采用超声与其他影像的融合成像引导介入诊疗可有效避免对周围结构的损伤,尤其是对肠管的损伤。主要用于:①急性胰腺炎、急性化脓性阑尾炎,以及腹腔和腹膜后间隙感染灶的介入治疗;②胰腺创伤出血、创伤性胰腺炎的超声引导介入治疗。

（二）脑出血或脑肿瘤

尽管经颅超声多普勒可以显示颅脑Willis环及其主要分支的血流,但颅内占位性病变如血肿、肿瘤的超声诊断和介入治疗因颅骨遮挡,难以实现,是超声技术的"盲区"。在已开颅骨窗的情况下,超声可以发挥其作用。既往颅内血肿的清创、颅内肿瘤的切除效果多依赖操作者的经验,或有条件的医院采用术中CT评估,其不足一是损伤周围脑组织和重要核团的概率大,二是止血不彻底时不能即刻发现,三是没有术中CT时难以即刻评估是否有血肿或肿瘤的残留。采用超声与CT或MR的融合成像引导术中脑血肿或脑肿瘤治疗术,由于采用实时引导,术中病灶清除彻底,避免伤及周围正常脑组织;术后即刻评价治疗效果,在急重症救治时更省时。

（三）肺病变

周围型肺肿瘤、脓肿的超声引导介入诊断和治疗在临床已得到广泛应用,但对于有肺气遮挡的病灶,超声因气体全反射无法显示病灶位置、大小及其与周围重要结构的关系,难以处置。而采用超声与CT或MR融合成像引导肿瘤的穿刺活检、消融治疗,脓肿的引流等,可避免伤及周围正常结构,也可以避免CT引导时医患的放射性暴露。容积导航技术用于气胸的减压治疗,效果亦佳。

（四）骨折

传统的肢体骨折复位固定依赖于手法,以及X线或CT评估。一些身体交界部位骨折如盆骨、肩胛骨等复位固定常需要上述影像技术的直接引导下完成。这些部位骨折复位由于不能实时引导,医患的放射性暴露时间长,风险高,其次是对手术医生的经验依赖性大,三是容易损伤周围大血管和其他重要结构。采用超声与CT或MR的融合成像引导骨折复位固定术,周围空间结构更清晰,复位过程可视化,复位准确,避免并发症,减少和避免X线和CT引导时医生和患者的放射线暴露。在急重症救治时更省时。

目前,超声与其他影像的容积导航引导技术尚存在一些不足:

（1）不同厂家生产的超声融合成像技术有很大不同,与其他影像学图像融合成像时操作较烦琐,部分融合程度欠满意。

（2）融合成像前,首先进行其他影像学检查,患者的体位与超声引导时的体位要完全一致,否则容积导航不准确。

（3）其他影像学检查后应尽快实施超声容积

导航引导术，否则随着病情进展，病变部位、形态、内部结构已发生了变化，所融合图像不足以反映病情变化，容积导航技术引导将不准确。

综上所述，超声造影和容积导航技术是超声医学的新发展，为介入性超声的进一步应用提供了新技术，为微创外科学的发展提供了新的有效方法，其价值大，临床应用前景广阔。

（吕发勤　胡剑秋）

参 考 文 献

1. Zhou X, Chen L, Feng C, et al. Establishing an animal model of intracerebral hemorrhage under the guidance of ultrasound. Ultrasound Med Biol, 2013, 39（11）: 2116-2122.

2. Cao YZ, Tu YY, Chen X, et al. Protective effect of ulinastatin against murine models of sepsis: inhibition of TNF-α and IL-6 and augmentation of IL-10 and IL-13. Exp Toxicol Pathol, 2012, 64（6）: 543-547.

3. Shu H, liu K, He Q, et al. Ulinastatin, aprotease inhibitor, may inhibit allogeneic blood transfusion-associated pro-inflammatory cytokines and systemic inflammatory response syndrome and improve postoperative recovery. Blood Transfus, 2013, 8: 1-10.

4. Song J, Park J, Kim JY, et al. Effect of ulinastatin on perioperative organ function and systemic inflammatory reaction during cardiac surgery: a randomized double-blinded study. Korean J Anesthesiol, 2013, 64（4）: 334-340.

5. Lv F, Tang J, Li W, et al. Hemostatic agents injected directly into hepatic injury sites for liver trauma hemorrhage by the guidance of contrast-enhanced ultrasound: an animal experiment. Ultrasound Med Biol, 2008, 34（10）: 1604-1609.

6. Tang J, Lv F, Li W, et al. Contrast-enhanced sonographic guidance for local injection of a hemostatic agent for management of blunt hepatic hemorrhage: a canine study. Am J Roentgenol, 191（3）: W107-111.

7. Tang J, Lv F, Li W, et al. Percutaneous injection of hemostatic agents for severe blunt hepatic trauma: an experimental study. Eur Radiol, 2008, 1604-1609.

中英文名词对照索引